Dr. Christian Ohm
Anton Curic

Gesundheits Lexikon A-Z

eco

Titelgestaltung: Roberto Patelli
Printed in Germany

ISBN 3-933468-52-3

Zum Gebrauch dieses Lexikons

Dieses neue und kompakte Gesundheitslexikon gibt zuverlässig Auskunft über Fachbegriffe und Fremdwörter, gleich ob es sich um Krankheiten, Diagnose- und Therapieverfahren, Begriffe aus der Anatomie oder gängige alternative Heilverfahren handelt.

Verweise erleichtern die Verwendung dieses Lexikons wesentlich; sie sind durch ein Sternchen (*) nach dem Eintrag bzw. bei mehrteiligen Begriffen nach dem alphabetisch relevanten Wortteil gekennzeichnet (z.B. Colitis ulcerosa unter C, anabole Steroide* unter S). Dadurch erhält der Benutzer die Möglichkeit, schnell und unkompliziert zu weiterführenden Informationen zu gelangen.*

Bitte beachten: Alle Diagnose- und Therapiehinweise in diesem Buch verstehen sich als sachliche Erklärungen und nicht als medizinische Ratschläge. Einen nötigen Besuch beim Arzt können sie also keinesfalls ersetzen.

aa:
Abk. für ana partes aequales (synonym: ana; āā. pt. aequ.), macht auf Rezepten kenntlich, das die Bestandteile einer Arzneimischung gleiche Gewichtsanteile haben.

Abasie:
die völlige Unfähigkeit zu gehen, meistens verursacht durch Erkrankungen des Nervensystems (Ataxie*, Chorea*).

Abbausyndrom:
das allgemeine Nachlassen der psychischen Leistungsfähigkeit. Das betrifft auch die Fähigkeit, die eigene sinnliche und gedankliche Wahrnehmung zu ordnen und zu integrieren.

Abbruchblutung:
eine Blutung, ähnlich der normalen Menstruation* (Monatsblutung). Sie kann auftreten, wenn nach Beendigung einer Hormonbehandlung (z.B. in den Wechseljahren) der Hormonspiegel absinkt. Man spricht deshalb auch von einer Hormonentzugsblutung. Sie kann auch nach dem Absetzen der Anti*-Baby-Pille auftreten.

ABC-Schema:
die Abfolge lebensrettender Maßnahmen in Notfallsituationen: A = Atemwege freimachen, B = Beatmung (z.B. Sauerstoffmaske oder Mund zu Mund), C = Cirkulation (den Kreislauf prüfen und wieder in Gang bringen, z.B. mit einer Herzdruckmassage*)

Abdomen:
Fachausdruck für Bauch und Unterleib (adjektivisch: abdominal, abdominalis).

Abdominalgravidität:
siehe Bauchhöhlenschwangerschaft*.

Abführmittel (Laxanzien):
Diese Mittel erleichtern und beschleunigen den Stuhlgang. Die meisten Abführmittel verhindern im Dickdarm den normalen Wasserentzug aus dem Stuhl. Der höhere Wassergehalt macht den Stuhl weicher, im Extremfall auch flüssig. Das Stuhlvolumen wird erhöht, wodurch der Transport durch den Darm angeregt wird. Man unterscheidet die Abführmittel nach ihren Wirkmechanismen:
1. Gleitmittel: z.B. Paraffinöl oder Glycerin, die sozusagen als Schmiermittel im Dickdarm wirken.
2. Füll- und Quellstoffe: z.B. Kleie, Agar-Agar. Das sind nicht verdaubare Stoffe, die sich im Darm mit Wasser vollsaugen, das Volumen des Stuhls erhöhen und ihn weicher machen.
3. Wasserentziehende Stoffe: z.B. Glaubersalz oder Karlsbader Salz. Diese Salze entziehen dem Darm Wasser und halten es im Stuhl fest, der dadurch weicher und voluminöser wird. Im Prinzip genauso wirken eine Reihe nicht verdaubarer Zucker (Sorbit, Mannit oder Xylit).
4. Chemische Wirkung: In diese Gruppe gehören eine ganze Reihe von Wirkstoffen, die sowohl pflanzlicher als auch synthetischer Herkunft sein können. Sie bewirken eine Hemmung der Wasser- und Mineralstoffaufnahme aus dem Stuhl in den Darm. Der Effekt ist der gleiche wie bei den wasserentziehenden Stoffen.
5. Wirkung auf die Darmbakterien: z.B. mit Milchzucker, der von den Bakterien im Darm zu Stoffen abgebaut wird, die im Stuhl das Wasser zurückhalten und quellend wirken.
Abführmittel gehören zu den am meisten verkauften Arzneimitteln. Den Großteil machen dabei Präparate aus, die frei verkäuflich zur Selbstbehandlung eingesetzt werden. Sie

werden aber auch benötigt, um den Darm vor einem chirurgischen Eingriff, einer Darmspiegelung oder einer Röntgenaufnahme möglichst vollständig zu entleeren.
In Deutschland leiden etwa zwei Drittel aller Menschen unter einer andauernden Verstopfung* (Obstipation). Davon nimmt etwa die Hälfte regelmäßig Abführmittel ein. Gegen eine kurzfristige Einnahme von Abführmitteln ist nichts einzuwenden. Aufgrund der Nebenwirkungen sollten sie aber auf keinen Fall über längere Zeit eingenommen werden. Dabei spielt es auch keine Rolle, ob es sich um pflanzliche oder synthetische Abführmittel handelt, da sich deren Wirkungsweisen im Prinzip nicht voneinander unterscheiden.
Die längerfristige Einnahme von Abführmitteln kann einen Mangel an lebenswichtigen Mineralstoffen und Vitaminen zur Folge haben, wovon der Kaliummangel der gefährlichste ist. Mangel an Kalium führt unter anderem dazu, daß die Darmmuskulatur mit dem Transport des Stuhls überfordert ist, die Verstopfung also noch schlimmer wird, dem dann wieder mit einer Erhöhung der Abführmitteldosis begegnet wird. Ein Teufelskreis entsteht. Im Extremfall kann der gestörte Mineralstoffhaushalt zu Störungen der Herztätigkeit führen.
Besonders kritisch ist die Anwendung von Abführmitteln in Abmagerungskuren zu sehen. Häufig wird hier ein Gewichtsverlust nur durch einen Wasserverlust erzielt. Andererseits ist während einer Diät die Gefahr eines Mineralstoffmangels aufgrund der eingeschränkten Ernährung besonders hoch. Die auf Dauer wirksamsten Mittel gegen eine Verstopfung sind quellfähige Ballaststoffe (z.B. Kleie) aus Gemüse, Obst und Vollkornprodukten. Zu beachten ist nur, daß auch genug Flüssigkeit aufgenommen werden muß.
Abführmittel dürfen niemals angewendet werden, wenn diffuse Bauchbeschwerden auftreten, die sich nicht eindeutig auf eine Verstopfung zurückführen lassen. Auch bei einem Darmverschluß dürfen auf keinen Fall Abführmittel eingenommen werden.

Abhängigkeit:
bezeichnet die Unfähigkeit, ohne einen bestimmten Stoff oder ein Medikament auszukommen. Die Abhängigkeit kann körperlicher Natur sein, das heißt, es machen sich körperliche Entzugserscheinungen bemerkbar, wenn das Medikament oder der Stoff (z.B. Alkohol) nicht mehr zur Verfügung steht. Es gibt aber auch die Form der psychischen Abhängigkeit, die sich in einem zwanghaft auftretenden Verhalten äußert, einen Stoff zu konsumieren.
Neben den klassischen Drogen wie Alkohol, Cocain und Heroin gehören Schlaf- und Schmerzmittel zu den Mitteln mit dem größten Abhängigkeitspotential. Derartige Medikamente sollten daher niemals über einen längeren Zeitraum eingenommen werden, sofern nicht zwingende medizinische Gründe dafür sprechen.

Abhärtung:
Stärkung der körpereigenen Abwehrkraft durch Maßnahmen, die die psycho-vegetativen und hormonellen Reaktionsmuster sowie immunologischen Abwehrvorgänge günstig beeinflussen. Wichtige Möglichkeiten zur Abhärtung bieten eine ausgewogene und vollwertige Ernährung, ausreichende Bewegung, Kaltwasseranwendungen (Hydrotherapie*), Sauna*, Lichttherapie* sowie Entspannungstechniken wie das Autogene* Training und Tai*-Chi-Chuan.

Abklatschung:
Mit einem nassen Lappen werden kurze, kräftige Schläge auf die Haut gegeben, anschließend erfolgt eine sanfte Abtrocknung. Wird zur vorbeugenden Abhärtung* sowie bei akuter Bronchitis* angewendet.

Ablatio:
Entfernung, Ablösung oder Abtragung eines Körperteils (Amputation*). Als Ablatio retinae wird die Ablösung der Netzhaut* des Auges bezeichnet.

Ableitung (auch „ableitende Therapie"):
therapeutisches Verfahren, das ursprünglich aus der Humoralpathologie* stammt. Der Ableitung liegt die Vorstellung zugrunde, daß sich die Körpersäfte bzw. -energien in bestimmten Körperregionen gestaut haben und deshalb abgeleitet werden sollen, um einen Gleichgewichtszustand wiederherzustellen. Eine Ableitung kann durch Wickel, Sitzbäder, Fußbäder, Wassertreten, Kniegüsse u.a. herbeigeführt werden. Gegebenenfalls können zur Steigerung der Wirkung über die bloße Ableitung hinaus auch ausleitende Maßnahmen (siehe Ausleitung*) ergriffen werden.

AB-Null-Inkompatibilität:
die Unverträglichkeit verschiedener Blutgruppen*, z.B. bei einer Bluttransfusion oder zwischen Mutter und Kind (Morbus* haemolyticus neonatorum). Nur bestimmte Kombinationen von Blutgruppen sind untereinander verträglich. Wird eine unverträgliche Blutgruppe übertragen, kommt es zu einer Abwehrreaktion, die zum Tod führen kann (siehe Blutgruppen*).

Abort (Abortus, Fehlgeburt):
Die vorzeitige Beendigung der Schwangerschaft durch Ausstoßung eines Fetus mit einem Geburtsgewicht unter 500g. Bei einem höheren Gewicht gilt er als Totgeburt*. Bis zur 12. Schwangerschaftswoche spricht man von einem Frühabort, danach von einem Spätabort. Die Ursachen sind nicht immer eindeutig. Häufig sind es Infektionen des Fetus oder organische Mißbildungen, die zum Tode des Fetus und damit zum Abort führen (Toxoplasmose*, Listeriose*). Als habituellen Abort (anlagebedingte Fehlgeburt) bezeichnet man die Fehlgeburt einer Frau, bei der schon drei Schwangerschaften mit einem Abort geendet haben.
Ein Frühabort wird häufig nur als besonders starke Blutung wahrgenommen. Ein Spätabort kann einen geburtsähnlichen Verlauf nehmen, mit allen damit verbundenen Risiken.

Abreibung:
nasse Abreibung mit einem kühlen feuchten Tuch, regt die Hautdurchblutung an und bringt den Stoffwechsel in Schwung. Aufgrund des Kältereizes wird auch das Immunsystem stimuliert.

Absiedelung:
siehe Metastase*.

Abstillen:
die Umstellung der Ernährung des Säuglings von der Muttermilch (Stillen*) auf andere Nahrungsmittel. Das Abstillen kann in manchen Fällen aufgrund von Erkrankungen der Mutter notwendig werden, insbesondere wenn bestimmte Medikamente eingenommen werden müssen.
Das Abstillen geschieht am zweckmäßigsten, indem nach und nach über Wochen und Monate eine Stillmahlzeit nach der anderen durch Brei ersetzt wird. Besonders geeignet für die erste Fremdmahlzeit sind

pürierte Möhren, die dann später mit Kartoffeln und Fleisch aufgewertet werden sollten. Bis zum Ende des sechsten Lebensmonats sollte zumindestens noch teilweise gestillt werden, um das noch nicht voll ausgereifte Immunsystem* des Kindes mit den in der Muttermilch enthaltenen Schutzstoffen zu unterstützen. Von vielen Kinderärzten wird empfohlen, allergiegefährdete Kinder bis zum sechsten Lebensmonat voll zu stillen.

Abstinenz:
Enthaltsamkeit, Verzicht z.B. auf Alkohol, Drogen, Rauchen oder Geschlechtsverkehr.

Abstoßungsreaktion:
Abstoßung eines transplantierten Organs oder eines Implantates* durch das Immunsystem* des Empfängers, das das Organ oder Implantat als Fremdkörper behandelt. Um die Abstoßungsreaktion zu vermeiden, müssen Organspender und Empfänger zueinander passen. Häufig müssen Personen mit implantierten Organen ihr Leben lang mit Medikamenten behandelt werden, die das Immunsystem unterdrücken, um eine Abstoßungsreaktion zu verhindern.

Abstrich:
die Entnahme von Material z.B. von der Oberfläche der Schleimhäute, der Haut oder Wunden zur Untersuchung auf Bakterien oder auf Veränderungen der Zellen.

Abszeß:
eine Eiteransammlung in einem Hohlraum, der sich durch abgestorbenes (eingeschmolzenes) Gewebe gebildet hat. Später bildet sich eine Art Haut (Membran) und schließt den Abszeß ein. In den meisten Fällen bildet sich ein Abszeß als sogenannter heißer Abszeß unter der Haut, seltener tiefer im Körper. Auslöser ist eine Infektion durch Bakterien, die z.B. in Folge kleiner, an sich harmloser Wunden in den Körper gelangt sind. Wird der heiße Abszeß nicht behandelt, kommt es zu Schwellungen, Rötungen der Haut bis hin zu Fieber, allgemeiner Müdigkeit und Schmerzen. Ein Abszeß muß in den meisten Fällen aufgeschnitten werden, um dem Eiter und abgestorbenen Gewebe eine Abflußmöglichkeit zu geben. Ein kalter Abszeß entsteht ohne die typischen Anzeichen einer Entzündung. Meistens ist er auf eine chronische Infektion zurückzuführen, manchmal ausgelöst durch Tuberkulose-Bakterien.

Abtreibung:
umgangssprachlicher Ausdruck für einen absichtlich herbeigeführten Schwangerschaftsabbruch*.

Abusus:
Fachwort für einen Mißbrauch eines Medikamentes oder anderer Stoffe (z.B. von Alkohol = Alkoholabusus).

Abwehrsystem:
siehe Immunsystem*.

Acarus scabici:
siehe Krätzmilbe*.

ACE-Hemmer:
Medikamente zur Absenkung des Blutdrucks. Sie unterdrücken die Bildung des körpereigenen ACE (angiotensin converting enzyme) in der Niere. Durch das Ausschütten von ACE wird der Blutdruck gesteigert. ACE wird natürlicherweise gebildet, um den Durchfluß des Blutes durch die Niere aufrecht zu erhalten. Dazu ist ein gewisser Blutdruck notwendig, der über das ACE erhöht werden kann. Der Blutdruck wird um so

mehr gesteigert, je mehr die Nieren belastet oder geschädigt sind.
ACE-Hemmer wirken, indem die Blutgefäße erweitert werden. Sie dürfen aufgrund ihrer Nebenwirkungen nur unter ärztlicher Kontrolle eingenommen werden.

Acetylcholin:
Substanz, die an der Übertragung von Signalen zwischen den Nervenzellen beteiligt ist. Seine Wirkungsstätte sind die Synapsen*, das sind die Endungen, an denen die Nervenzellen aufeinandertreffen. Zwischen den beiden Synapsen wird das Acetylcholin als Botenstoff eingesetzt. Es wird auch als Medikament verwendet. Seine Wirkungsdauer ist sehr kurz, da es vom Körper sehr schnell wieder abgebaut wird.

Acetylsalicylsäure (ASS):
eines der bekanntesten schmerz- und fiebersenkenden Mittel (bekannter noch unter seinem ältesten Markennamen „Aspirin"). Es wird auch zur Behandlung von rheumatischen Erkrankungen eingesetzt. Aufgrund seiner gerinnungshemmenden (das Blut verdünnenden) Eigenschaft wird es auch zur Vorbeugung und im Anschluß eines Herzinfarktes* oder eines Schlaganfalles* verordnet. Neuerdings werden der Acetylsalicylsäure viele weitere Wirkungen (Krebsvorbeugung usw.) zugeschrieben, die aber bisher nicht nachgewiesen werden konnten.

Achalasie:
Störung der glatten Muskulatur* in inneren Hohlorganen*, die durch die fehlende Erschlaffung gekennzeichnet ist. Die Ursache ist häufig eine Beeinträchtigung der Nervenbahnen, die den Muskel ansteuern. Eine Achalasie tritt häufig in der unteren Speiseröhre auf, wodurch es zu schweren Schluckbeschwerden kommen kann. Feste Speisen können in der Speiseröhre hängenbleiben, die dadurch aufgeweitet wird. In diesen Fällen ist ein chirurgischer Eingriff notwendig.

Achillessehne:
verknüpft den dreiköpfigen Wadenmuskel mit dem Fersenbein. Ein Achillessehnenanriß oder ein kompletter Riß ist eine typische Sportverletzung. Wer einmal einen kompletten Riß miterlebt hat, wird das dabei entstehende Geräusch nicht vergessen. Beschwerden an der Achillessehne sollten auf keinen Fall ignoriert werden. Tückischerweise treten Schmerzen häufig nur zu Beginn eines Trainings auf und verschwinden nach dem Warmwerden. Eventuelle Entzündungszeichen an der Achillessehne sollten nicht mit cortisonhaltigen Medikamenten behandelt werden, da diese auf Dauer die Sehne weiter schwächen. Eine echte Heilung einer Achillessehnenverletzung kann sehr lange dauern, da die Sehne nicht besonders gut mit Blut versorgt wird. Eine Ausheilung ist nur durch eine Trainingspause oder das Umsteigen auf andere, die Sehne nicht beanspruchende Trainingsmethoden zu erzielen. Nach einem kompletten Riß muß die Sehne genäht werden.
Der Name entstammt dem griechischen Sagenheld Achilles, dessen einzige verletzliche Stelle die Achillessehne war. Er starb an einem vom Gott Apollon auf die Achillessehne gelenkten Pfeil.

Acholie:
Störung der Gallenbildung oder Behinderung des Gallenabflusses in den Darm. Häufig die Ursache für Fettverdauungsstörungen, was zu einem Stuhl mit einem hohen Fettgehalt führt.

Achromatopsie:
siehe Farbenblindheit*.

Achseldrüsen:
Schweißdrüsen in den Achseln, die neben dem Schweiß ein spezifisches Sekret absondern, welches unter anderem auch Sexualhormone enthält und einen ganz spezifischen, persönlichen Geruch besitzt. Die Behaarung der Achseln sorgt dafür, daß dieser Geruch lange erhalten bleibt und gut verteilt wird.

Aconitum napellus:
blauer Eisenhut, Mönchskappe; Arzneipflanze aus der Familie der Hahnenfußgewächse, Ranunculaceae. Verwendete Teile: Wurzelknolle (Drogenbezeichnung: Aconiti tuber) und Kraut (Aconiti herba). Inhaltsstoffe: Esteralkaloide, Aconitin. Heilwirkung und Verwendung: schmerzlindernd bei Neuralgien, Ischias und Gicht (Einreibungen); wegen der giftigen Wirkung innerlich nur selten angewendet. Im Ayurveda bei Asthma und Herzschwäche; in der Homöopathie* wird die frische blühende Pflanze verwendet (Kürzel: Acon.).

ACTH (adrenocorticotropes Hormon):
ein Hormon, das auf die Nebennierenrinde* wirkt und dort die Hormonproduktion anregt. Produziert wird es in der Hypophyse* (Hirnanhangdrüse). Dabei unterliegt seine Produktion tageszeitlichen Schwankung mit den höchsten Werten am frühen Morgen. Bei Streß oder Kälte ist die Produktion von ACTH ebenfalls erhöht. Es bewirkt eine Erhöhung des Blutfett- und Blutzuckerspiegels.

Adamsapfel:
Vorwölbung des Schildknorpels beim Mann, dessen Wachstum von männlichen Sexualhormonen ausgelöst wird.

Adam-Stokes-Syndrom:
eine durch akute Herzrhythmusstörungen hervorgerufene mangelhafte Durchblutung des Gehirns. Die Symptome können ein leichter Schwindelanfall, aber auch eine Bewußtlosigkeit sein. In besonders schweren Fällen tritt ein Atemstillstand und der Tod ein.
Die Ursache der zugrundeliegenden Herzrhythmusstörungen kann in einer Schädigung des Erregungsleitsystems* des Herzmuskels liegen. Aber auch die Einnahme von Medikamenten (Digitalispräparate*) oder der Ausfall eines Herzschrittmachers kann die Ursache sein.

Adaptation:
Anpassung, angepaßt sein an. Die Adaptation der Augen z.B. ist die Anpassung des Auges an unterschiedliche Helligkeitsverhältnisse.

Addison-Krankheit:
durch Schädigung der Nebennierenrinde* stark verminderte oder völlig versiegende Produktion der dort gebildeten Hormone. Zu 50 % ist eine Autoimmunreaktion (Autoimmunkrankheit*) die Ursache, zu 30 % eine Tuberkulose*.
Die Folgen sind dramatische Stoffwechselstörungen, die sich äußerlich in einer Verfärbung der Haut bemerkbar machen (Bronzehautkrankheit), ansonsten aber zu Abmagerung, Magen-Darm-Störungen, Übelkeit, Schwächezuständen und Blutdruckabfall führen. Eine Behandlung ist nur durch eine äußerliche Zufuhr der Nebennierenrindenhormone möglich.

Adduktoren:
allgemeine Bezeichnung für „heranziehende“ Muskeln, z.B. an der Innenseite der Oberschenkel. Als Adduktion bezeichnet man das Heran-

führen eines Gliedes zur Mittellinie des Körpers.

adenoide Vegetationen:
eine starke Vergrößerung der Rachenmandeln im frühen Kindesalter. Die Nasenatmung wird behindert, was sich in einer Neigung zum Schnarchen und einer kloßigen Sprache bemerkbar macht. Die Kinder atmen permanent durch den leicht geöffneten Mund. Es bildet sich ein sogenanntes Rachenmandelgesicht. Die Behandlung erfolgt chirurgisch meist nach dem zweiten Lebensjahr.

Adenokarzinom:
Krebserkrankung an Schleimhäuten oder Drüsen, mit Drüsengewebsbildung.

Adenom:
gutartige Geschwulst, ausgehend von den Magen-Darm-Schleimhäuten oder von Drüsengewebe (Autonomes* Adenom). Aufgrund der Gefahr, daß sich das Adenom in einen bösartigen Tumor verwandelt, wird es in der Regel operativ entfernt.

Adenoviren:
eine weitverbreitete Virenfamilie. Auslöser von Erkrankungen der Atemwege, häufig unter Beteiligung der Bindehaut im Auge.

Aderlaß:
ein Verfahren zur Ausleitung*. Beim Aderlaß entnimmt man aus einer Armvene eine bestimmte Menge Blut, wobei die Behandlung bei Bedarf mehrmals wiederholt wird. Ziel ist eine Verdünnung des Bluts, einschließlich einer Förderung der Sauerstoffzufuhr im gesamten Körper, sowie eine Befreiung von krankmachenden Stoffen. Früher (noch bis ins 19. Jahrhundert) ein gängiges therapeutisches Verfahren, wird der

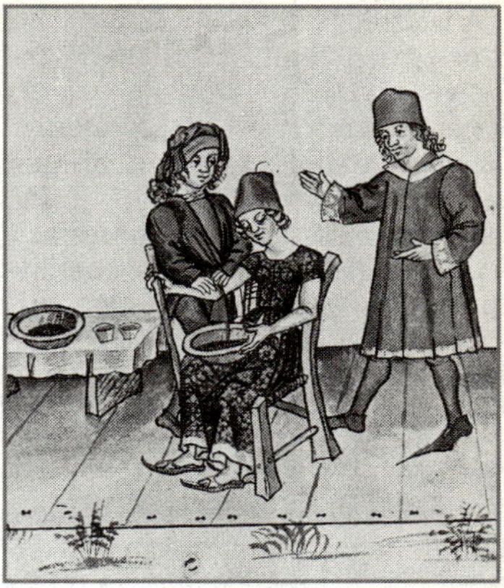

Aderlaß: historische Darstellung

Aderlaß heute nur noch in der humoralpathologisch orientierten Naturheilkunde angewendet.

Adipositas:
siehe Fettsucht*.

Adnexe:
damit werden die Anhangsgebilde der Geschlechtsorgane bezeichnet. Bei der Frau sind dies Eileiter und Eierstöcke, beim Mann Prostata, Hoden, Samenbläschen, Samenleiter. Im allgemeinen werden damit aber nur die weiblichen Geschlechtsorgane bezeichnet.

Adoleszens:
Lebensalter zwischen dem Ende der Pubertät und dem Erwachsenwerden. Etwa das Alter zwischen15 und 20 Jahren.

Adrenalin:
ein Hormon* der Nebennierenrinde*, dessen Ausschüttung eine Reaktion auf Gefahr, eine Bedrohung oder eine körperliche Anstrengung ist. Es wirkt über das vegetative Nervensystem* anregend auf den Blutdruck,

die Herztätigkeit, die Atemwege und steigert den Blutzucker- und Blutfettgehalt. Dagegen wird die Aktivität des Verdauungssystems vorübergehend gedämpft. Durch permanenten Streß*, also Adrenalinausstoß, ohne daß man sich körperlich anstrengt, läuft der alamierte Stoffwechsel sozusagen ins Leere, was zu den entsprechenden Streßsymptomen (Bluthochdruck, Störungen im Verdauungssystem, usw.) führt.

Adstringens:
Mittel, das äußerlich insbesondere auf die Schleimhäute wirkt und deren Oberfläche verringert. Es bildet sich eine schützende Schicht aus Eiweißstoffen, wodurch Krankheitserregern weniger Angriffsfläche geboten wird. Viele pflanzliche Hustentees haben diese Wirkung.

Aerobier:
Bakterien, die zum Wachsen Sauerstoff benötigen. Für viele Bakterien ist Sauerstoff dagegen giftig (Anaerobier*).

Aerosoltherapie:
Therapieform, bei der in einem feinsten Nebel verteilte Medikamente eingeatmet (Inhalation*) werden. Besondere Bedeutung hat die Aerosoltherapie in der Behandlung von Asthma* und bei Erkrankungen der Bronchien*.

Aflatoxine:
Giftstoffe, die von vielen Schimmelpilzen hergestellt werden und die vor allem zu Leberschäden führen. Besonders gefährlich sind Aflatoxine, die von Schimmelpilzen auf Nüssen und Brot gebildet werden. Sie können Leberkrebs auslösen. Verschimmeltes Brot und verdächtig aussehende Nüsse daher im Zweifelsfall wegwerfen.

After (Anus):
der letzte, etwa vier Zentimeter lange Teil des Enddarms. Die Kontrolle über den Stuhl erfolgt über den inneren und äußeren Schließmuskel. Im Falle des Versagens dieser Muskeln spricht man von Inkontinenz*. Die am Übergang zwischen Enddarm und Afterkanal liegenden Blutgefäße (Hämorrhoidalpolster) können bei krampfaderartiger Vergrößerung zu inneren Hämorrhoiden* entarten. Das gleiche kann mit den Blutgefäßen am Afterausgang geschehen, wobei man dann von äußeren Hämorrhoiden spricht.

Agglutination:
ein Vorgang, bei dem sich in das Blut eingedrungenes Fremdeiweiß (Antigen*) mit den auf sie passenden Antikörpern* im Blut zu einem Komplex (einer festen Verbindung) bindet. Wird auch als „Verklumpen" umschrieben.

Agnosie:
wenn trotz intakter Sinnesorgane die dort gesammelten Informationen im Gehirn nicht verarbeitet und aufgenommen werden können. Es wird zwar, je nach Störung, ein Gegenstand gesehen, aber nicht erkannt. Man spricht in diesem Fall von „Seelenblindheit". Ebenso können auch das Hören (Seelentaubheit) oder der Tastsinn gestört sein.

Agonie:
Todeskampf, die letzte Zeit vor dem Eintritt des Todes.

Agranulozytose:
das Absinken der Zahl der weißen Blutkörperchen (Leukozyten*), zumeist aufgrund allergischer Reaktionen auf Medikamente; kann z.B. bei der Krebsbehandlung während der Chemotherapie auftreten. Die

Folge ist eine erhebliche Beeinträchtigung des Immunsystems. Früher führte dies durch die Überschwemmung des Körpers mit Krankheitserregern (Sepsis*) in den meisten Fällen innerhalb weniger Tage zum Tode.

Ähnlichkeitsregel:
in der Homöopathie* therapeutische Grundregel, nach der der Patient mit einem Arzneimittel behandelt werden soll, das bei einem Gesunden gerade die Symptome hervorrufen würde, die der Kranke aufweist: „Ähnliches möge durch Ähnliches geheilt werden" (lat. „simile similibus curentur", daher auch „Simileprinzip" genannt). Entdeckt wurde diese Regel von Samuel Hahnemann*, dem Begründer der Homöopathie. Für ein und denselben Patienten können zumeist mehrere homöopathische Arzneimittel als ähnlich seinem Leiden angesehen werden, wobei die Aufgabe des homöopathischen Behandlers u.a. darin besteht, die sogenannte „Wertigkeit" der Symptome festzustellen. Außerdem kann die Spannbreite der Behandlung nur einzelne Symptome oder die Gesamtheit aller Lebensäußerungen des Patienten betreffen – je nachdem ob eine akut vorliegende, vorübergehende Symptomatik oder die gesamte Konstitution des Patienten ins Auge gefaßt wird.

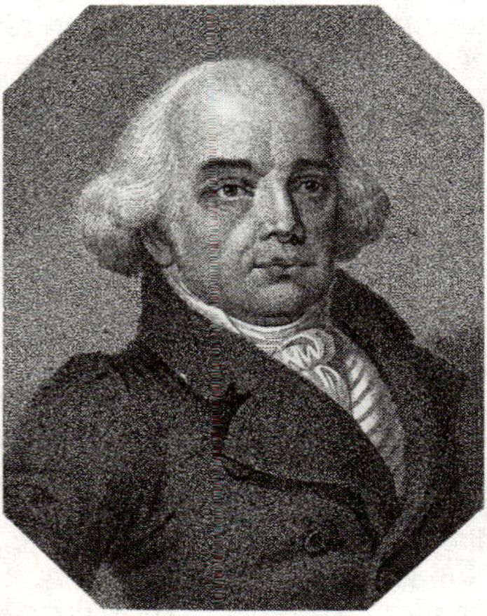

Ähnlichkeitsregel: Samuel Hahnemann

AIDS:
Abkürzung für **A**cquired **I**mmune **D**eficiency **S**yndrome, deutsch: erworbene Schwäche des Immunsystems, eine durch Viren (HI-Virus = Human immunodeficiency virus) übertragene Krankheit, die sich auf die Fähigkeit des Immunsystems auswirkt, mit Infektionen und Tumoren fertigzuwerden.
Übertragung: Sie erfolgt entweder über die Samenflüssigkeit (Sperma*), die Scheidenflüssigkeit oder direkt über das Blut. Das Virus muß direkt in die Blutbahn gelangen, um eine Infektion hervorzurufen. Außerhalb des Körpers ist das HI-Virus nur begrenzt überlebensfähig, da es gegenüber Sauerstoff- und Lichteinwirkung sehr empfindlich reagiert. Eine direkte Infektion über die unversehrte Haut durch Berührung ist daher nicht möglich. Der häufigste Übertragungsweg der Viren ist immer noch der ungeschützte Geschlechtsverkehr. Besonders risikoträchtig ist der Analverkehr, da es hierbei sehr leicht zu Verletzungen der Darmschleimhaut kommt, durch die das HI-Virus vom Sperma in das Blut eindringen kann. Besonders problematisch ist es, daß eine Infektion zwar jahrelang unbemerkt bleiben, das Virus aber trotzdem schon weitergegeben werden kann. An zweiter Stelle der Risiken steht die Verwendung von infizierten Spritzen, die von Heroinabhängigen bei der Injektion von Drogen verwendet und untereinander ausgestauscht werden.

Ein weiteres Infektionsrisiko besteht in der Übertragung von Blut aus Konserven, was aber inzwischen aufgrund verbesserter Testmöglichkeiten auf das HI-Virus (hoffentlich!) nicht mehr vorkommt. Häufig wird das HI-Virus auch von der Mutter während der Schwangerschaft oder der Geburt auf das Kind übertragen. Das Risiko, ein infiziertes Kind zu bekommen, liegt bei einer infizierten Mutter bei etwa 20 %. Dieser Übertragungsweg spielt in den Ländern Zentralafrikas eine größere Rolle.
Verlauf: Der Verlauf der Krankheit kann sehr stark variieren. Es kann Jahre dauern, bis die ersten Symptome auftreten. Inzwischen gibt es mit HIV infizierte Personen, die zehn Jahre und mehr ohne jedes Symptom ganz normal gelebt haben. Noch ist unklar, ob und wieviele Infizierte entweder das Virus komplett wieder loswerden oder ihr ganzes Leben trotz einer andauernden Infektion symptomlos bleiben.
Bei vielen Infizierten tritt nach einiger Zeit das sog. Lymphadenopathie-Syndrom auf. Die Lymphknoten schwellen an, es kommt zu einer allgemeinen Schwächung mit Durchfällen, Fieber und Gewichtsverlust. Dieses Syndrom tritt zum Teil schubweise auf, zwischendurch kann es also immer wieder zu Erholungsphasen kommen. Im Endstadium nimmt dann der allgemeine Schwächezustand des Körpers zu, es treten immer häufiger Infektionen auf, gegen die sich der Körper nicht zur Wehr setzen kann. Viele Infizierte sterben in diesem Stadium an einer Lungenentzündung. Zu den Infektionen kommen lebensgefährliche Blutungen und bösartige Tumoren, insbesondere der Haut (Kaposi-Sarkom*), hinzu.
Therapie: Eine Heilung einer HIV-Infektion gibt es bis heute nicht. Auch existiert noch kein Impfstoff. Durch Verabreichung einer Kombination verschiedener Medikamente, die den Stoffwechsel und die Vermehrung der HI-Viren behindern, kann der Verlauf der Krankheit verzögert werden. Diese Präparate werden allerdings nicht von allen Patienten vertragen, da sie schwere Nebenwirkungen haben können. Gegen die in Folge der Immunschwäche eingetretenen Infektionskrankheiten muß mit Antibiotika vorgegangen werden.
Die HI-Viren gehören zu den sogenannten Retroviren*. Es gibt die zwei Typen HIV-1 und -2. Typ 1 ist der in Europa und Nordamerika vorherrschende, während Typ 2 in Zentral- und Ostafrika verbreitet ist. Über die Entstehung des HI-Virus gibt es verschiedene Theorien. Man nimmt im allgemeinen an, daß es in Afrika entstanden ist, wo es von Affen auf den Menschen übergegangen ist und von wo es über Nordamerika nach Europa gelangte. Inzwischen ist es auch in Asien angekommen. In Indien und Thailand ist momentan die schnellste Ausbreitungrate zu verzeichnen. Die größte Schwierigkeit, das HI-Virus zu bekämpfen, liegt in dessen großer Variabilität. Es ändert so schnell sein äußeres Erscheinungsbild, daß das Immunsystem es nicht wiedererkennt und damit nicht bekämpfen kann. Das erschwert auch die Entwicklung eines Impfstoffes.
Die Zahl der Infizierten wird weltweit (Stand 1998) auf 20 Millionen Menschen geschätzt, in Deutschland auf etwa 80 000. Die größte Ausbreitung hat das Virus in Zentralafrika gefunden, wo zum Teil ein Zehntel und mehr der Gesamtbevölkerung infiziert ist.

Akanthose:
Vermehrung einer bestimmten Zellart, der Stachelzellenschicht der Haut.

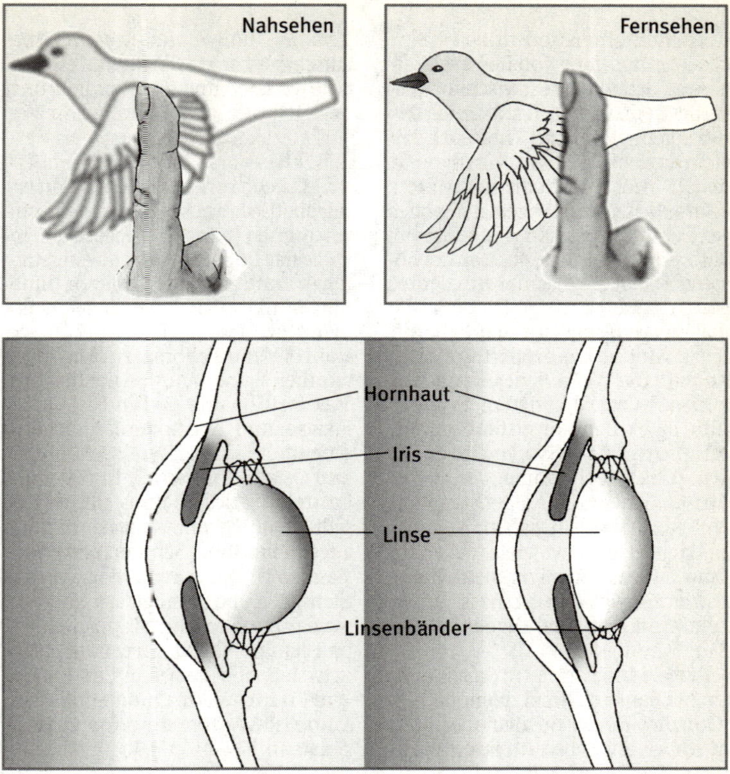

Nah- und Fernakkommodation des Auges

Akkommodation:
die Anpassung des Auges an die unterschiedliche Entfernung von betrachteten Gegenständen durch die Wölbung der Augenlinse. Die Fähigkeit dazu läßt im Alter langsam nach.

Akne:
Unter Akne versteht man eine Sammlung verschiedenster Krankheiten der Talgdrüsen der Haut. Die eigentliche Akne ist die Akne vulgaris, die in der Hauptsache ab der Pubertät bis etwa zum 25. Lebensjahr auftritt. Die Veranlagung dazu ist meistens vererbt.
Akne entsteht, wenn die Talgdrüsen der Haut eine übergroße Menge an Talgsekret produzieren und dieses sich mit abgestorbenen Zellen der Haut und Bakterien mischt. Die Ausgänge der Talgdrüsen verstopfen, der Talg wird gestaut, die Bakterien vermehren sich, und es gibt eine Entzündung mit Rötung der Haut und mit Eiterbildung. So etwas bezeichnet man umgangssprachlich als einen Mitesser. Die klassische Akne tritt dabei nur an den Haartalgdrüsen

(Gesicht, Nacken, Brust usw.) auf. Die Behandlung der Akne ist schwierig und dauert lange (mindestens ein halbes Jahr). Eine endgültige Ausheilung gelingt in der Regel nur mit einer Kombination aus Antibiotika, dem Wirkstoff 13-cis-Retinsäure und – äußerlich angewandtem – Benzoylperoxid, das ebenfalls alle Bakterien abtötet. Das Ausquetschen der Mitesser ist zu vermeiden, wenn man nicht genau weiß, wie man das macht, da die Gefahr besteht, daß die Bakterien und das Talg-Eitergemisch noch tiefer in die Haut eindringen, was später zur Bildung tiefer Narben führt. Vor dem Ausdrücken sollte mit warmen Wasser oder einem Dampfbad die Haut aufgeweicht werden.

Akren:
Damit werden alle Körperenden umschrieben, wie die Fingerspitzen, die Zehen, die Nase und das Kinn.

Akromegalie:
eine Erkrankung der Hypophyse*, die vermehrt Hormone absondert. Dadurch kommt es zu einer Vergrößerung der Körperspitzen (Akren) also der Nase, der Lippen aber auch der Zunge, der Ohren und des Unterkiefers. Ursache ist ein Adenom* der Hypophyse, das (wenn möglich) chirurgisch entfernt wird.

Aktinomykose (Strahlenpilzkrankheit):
eine Mischinfektion mit dem Bakterium Actinomyces israelii als Hauptbeteiligtem. Dieses an sich harmlose Bakterium, das in der Mundhöhle jedes Menschen vorkommt, kann z.B. über einen unbehandelten kariösen Zahn in das Körperinnere eindringen und dort eine Entzündung verursachen. Betroffen sind vor allem die Hautpartien von Wangen und Hals. Dort bilden sich Abszesse* und Fisteln*. Eine Behandlung ist schwierig (Antibiotika) und führt häufig nicht zur endgültigen Ausheilung.

Akupressur:
Massagetechnik in der chinesischen Medizin, die auch chiropraktische Handgriffe beinhaltet (siehe Chiropraktik*). Dabei werden bestimmte Punkte entlang sogenannter Meridiane*, durch die die Lebensenergie „Chi" fließt, durch Druck der Fingerkuppen oder der ganzen Handfläche bearbeitet; der Akupressur liegt die gleiche Theorie zugrunde wie der Akupunktur*. Unter westlichem Einfluß ist die Akupressur erweitert worden und wird nun oftmals nicht mehr nur an Punkten enlang der Meridiane durchgeführt, sondern auch an bestimmten „Schmerzpunkten". Besondere Anwendungsbereiche sind Schmerzen im Gesicht, am Kopf, im Nacken und am Rücken; außerdem werden mit Akupressur Alltagsbeschwerden, wie etwa Nebenhöhlenentzündungen*, behandelt. Eine japanische Variante der Akupressur ist Shiatsu*.

Akupunktur:
aus der Traditionellen* Chinesischen Medizin stammende Therapiemethode, bei der an anatomisch genau lokalisierten Punkten Akupunkturnadeln* unterschiedlich tief eingestochen werden, wobei Blockierungen der Lebensenergie „Chi" aufgehoben und das gestörte Gleichgewicht zwischen den Prinzipien Yin* und Yang wiederhergestellt werden soll. Nach chinesischer Vorstellung bewirken Blockaden der Lebensenergie eine Störung im Zusammenspiel der Organe und die eigentlichen Krankeitserscheinungen. Ein genauer Einsatz der Akupunkturnadeln soll den Energiestau auflösen und so die Grundla-

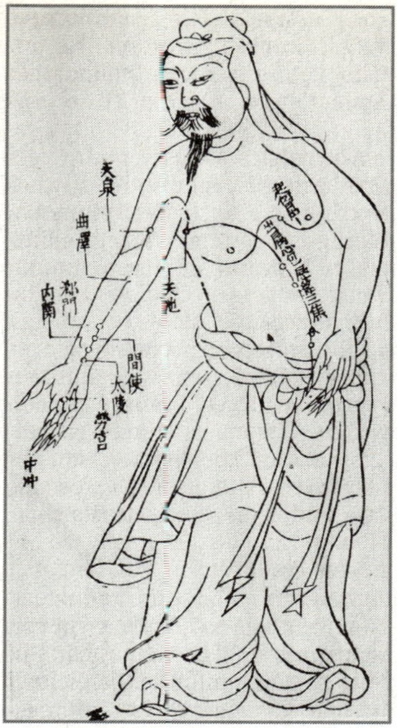

Akupunkturkarte

ge der Organstörungen beseitigen. Hierzu benötigt der Behandler diagnostische Kenntnisse, die an der Traditionellen Chinesischen Medizin orientiert sind, sowie hervorragende anatomische Kenntnisse. Die Traditionelle Chinesische Medizin unterscheidet 14 Hauptmeridiane und 361 Hauptakupunkturpunkte. Es gibt verschiedenen spezielle Formen der Akupunktur, darunter die Ohrakupunktur*, die Gesichts-, Nasen- und Kopfakupunktur, Hand- und Fußakupunktur. Ein Sonderfall ist das Abbrennen von Kraut auf den Akupunkturpunkten (Moxibustion*).
Geschichte: Die Anfänge der Akupunktur in China gehen auf das 3./4. Jahrtausend v. Chr. zurück. In der schamanischen Heilkunst (siehe Schamanismus*) ritzten die Priester-Ärzte wohl mit Steinsplittern die Haut, um krankmachende Dämonen zu vertreiben. Über Punktmassagen mit Fingerkuppen und Handflächen und die Behandlung mit Holzstäbchen gelangte man zur Verwendung von Nadeln aus Metall. Wichtig für die Entwicklung der Akupunktur ist die naturphilosophische Theorie von Yin und Yang (etwa 400-500 v. Chr.). Als ein maßgebendes Lehrbuch der Akupunktur gilt bis heute das zweibändige Basiswerk der konfuzianischen Heilkunde, „Huang-ti neiching“, das „Lehrbuch des Gelben Kaisers“ aus der frühen Han-Dynastie (nach 200 v. Chr.). Im Westen findet die Akupunktur seit Jahren Eingang in die Ausbildungspläne der Universitäten. Die Zahl der Ärzte und Heilpraktiker in Deutschland, die die Akupunktur mittlerweile praktizieren, geht in den 90er Jahren bereits in die Zehntausende.

Akupunkturnadeln:
biegsame, rostfreie Nadeln aus Edelstahl, aber mitunter auch aus Gold oder Silber, die ausschließlich bei der Akupunktur verwendet werden. Ihre Dicke variiert etwa zwischen 0,2 und 0,4 mm, es gibt aber auch wesentlich dickere Akupunkturnadeln; ihre Länge beträgt zwischen einem und 20 cm. Je nach Verwendungszweck gibt es verschiedenartig geformte Nadeln.

akut:
beschreibt ein plötzliches auftretendes Ereignis, schnell verlaufend, heftig auftretend. Das Gegenteil von chronisch*.

akutes Abdomen:
ein sehr allgemeiner Begriff, der Symptome beschreibt, wie sie bei einer ganzen Reihe von meistens schwerwiegenden Krankheiten des Bauch-

raumes (Abdomen*) auftreten können. Ein akutes Abdomen erkennt man an starken Schmerzen, einer Bauchdeckenspannung* und dem allgemeinen sehr schlechten Aussehen des Kranken. Ursache kann eine schwere Blinddarmentzündung* sein, ein Darmverschluß* oder ein Magendurchbruch* usw., die alle ein sofortiges Handeln verlangen.

Akutmittel:
homöopathisches Arzneimittel, das bei einer akuten und vorübergehenden Erkrankung verabreicht wird, im Gegensatz etwa zum Konstitutionsmittel*.

Akzeleration:
damit wird die Beschleunigung der Entwicklungsgeschwindigkeit von Kindern und Jugendlichen beschrieben, die seit Anfang des Jahrhunderts in Europa zu beobachten ist. Das Größenwachstum hat um etwa 10 cm zugenommen, die Pubertät beginnt im allgemeinen bis zu zwei Jahre früher. Die Ursachen dafür sind unbekannt.

Alant:
Inula helenium; Arzneipflanze aus der Familie der Korbblütler, Asteraceae. Verwendete Teile: getrocknete Wurzel; Drogenbezeichnung: Helenii rhizoma. Inhaltsstoffe: Inulin, ätherisches Öl (u.a. Helenin), Triterpensaponine, Sterine, Polyacetylene. Heilwirkung und Verwendung: geringe schleimlösende und hustenlindernde Wirkung. In der Homöopathie wird die frische Wurzel verwendet (Inula helenium, Kürzel: Inul.).

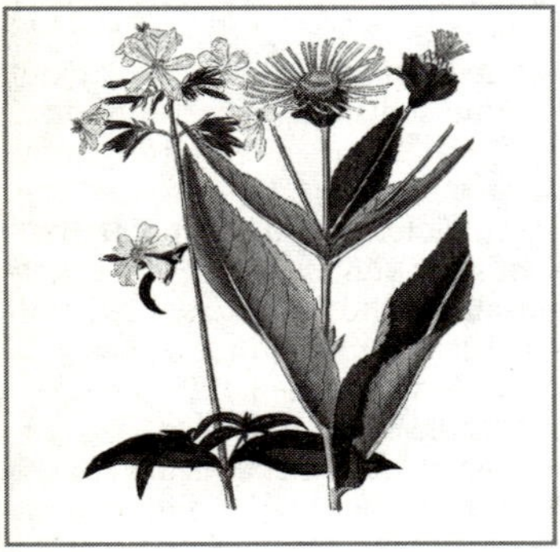

Alant

Albinismus:
angeborenes Fehlen von Pigmenten in der Haut, den Haaren und den Augen. Wer unter Albinismus leidet, wird als Albino bezeichnet. Kennzeichen sind hellblonde Haare und Augenbrauen, hellblaue bis rötliche Augen und eine sehr helle Haut.

Albumine:
Eiweißstoffe im Blut, mit mannigfaltigen Funktionen (z.B. Transport von wasserunlöslichen Stoffen, wie Fetten). Als Albuminurie bezeichnet man das vermehrte Auftreten von Eiweiß im Harn, was auf Nierenerkrankungen hinweisen kann. Es kann aber auch eine ganz normale Folge einer größeren körperlichen Anstrengung sein.

Alchemie:
Bezeichnung für die Chemie der Antike und des Mittelalters, nach Paracelsus* eine der drei Säulen der Medizin (neben Philosophie und Astronomie). Vom arabischen Wort al-kimiya abgeleitet, wurde im alten Ägypten und Mesopotamien seit dem 2./3. Jahrhundert mit Alchemie die „schwarze Kunst" (ägypt. kmm = „schwarz") der Verwandlung eines unvollkommenen Stoffs in einen vollkommenen (vor allem Gold und Silber), aber auch die Kunst der Lebensverlängerung und der Erschaffung künstlichen Lebens bezeichnet. In der Alchemie verwob sich das em-

pirisch-rationale Wissen jener Zeit mit magischen und mystischen Traditionen. Im 19. Jahrhundert erfuhr die medizinische Komponente der Alchemie einen Höhepunkt, als man in Anlehnung an die paracelsische Tradition nach einem Universalheilmittel suchte. Von der Wissenschaft des 20. Jahrhunderts wurde die Alchemie jedoch nur noch insofern ernsthaft wahrgenommen, als man ihre Vorläuferfunktion für die moderne Psychologie erkannte (C. G. Jung).

Aldosteron:
für den Mineralstoff- und Wasserhaushalt wichtiges Hormon der Nebennierenrinde*. Es bewirkt insbesondere die Zurückhaltung von Natrium und eine vermehrte Ausscheidung von Kalium in den Nieren. Wasser wird im Zellzwischenraum angesammelt. Medikamente, die das Aldosteron hemmen, können bei Bluthochdruck verordnet werden. Sie wirken harntreibend (Diuretika*).

Alexander-Technik (auch „Eutonie"):
eine von der Physiotherapeutin Gerda Alexander (geb. 1908) entwickelte pädagogisch-physiotherapeutische Entspannungstechnik, die es ermöglicht, durch Bewußtmachung von Bewegungsabläufen, die ansonsten automatisch und mechanisch ausgeführt werden, zu einer Übereinstimmung mit dem dem Individuum eigenen Rhythmus und dadurch zu größerer Ausgeglichenheit zu gelangen. Die bewußte Wahrnehmung soll sich gleichsam auf stereotype Gewohnheiten und Verhaltensreaktionen „ausdehnen". So soll schädlichen Bewegungsgewohnheiten, wie etwa einer falsch eingeübten Sitzhaltung, entgegengewirkt und sollen Muskelverspannungen abgebaut werden.

Alexie:
Leseunfähigkeit.

Alkaloide:
natürlich vorkommende Substanzen, von relativ kompliziertem Aufbau, fast immer stickstoffhaltig, die in den meisten Fällen pharmakologische Wirkungen haben, z.B. Nikotin, Koffein, Chinin, Morphin, Strychnin oder die Mutterkornalkaloide.

Alkalose:
Sie tritt auf, wenn der pH-Wert* (ein Maß dafür, wie sauer oder basisch eine wäßrige Lösung ist) des Blutes über die Marke von 7,44 steigt. Das bedeutet ein basisches Milieu. Eine Alkalose entsteht z.B. bei einer gesteigerten schnellen Atmung (Hyperventilation*) infolge von psychischer Erregung.

Alkohol:
chemisch gesehen eine Vielzahl von Stoffen, die jeweils eine oder mehrere OH-(Hydroxyl-)Gruppen tragen. Umgangssprachlich gebraucht für Ethanol (Äthanol, Äthylalkohol).

Alkoholismus:
meistens eine Mischung aus psychischer und körperlicher Abhängigkeit. Letztere ist eingetreten, wenn körperliche Entzugserscheinungen nach dem Verzicht auf Alkohol auftreten. Alkoholismus bleibt das Leben lang erhalten. Nur eine absolute Abstinenz kann den Alkoholiker vor einem Rückfall bewahren, weshalb man auch von trockenen (abstinenten) Alkoholikern spricht. Man teilt Alkoholiker in fünf Gruppen ein:
Alpha-Typ: der sogenannte Konflikttrinker, der den Alkohol zur Bewältigung persönlicher Probleme konsumiert. Ein Verzicht auf Alkohol ist möglich.
Beta-Typ: der Gelegenheitstrinker,

der ohne besonderen Anlaß regelmäßig Alkohol konsumiert. Wird in der Gesellschaft als normal akzeptiert. Keine körperliche Abhängigkeit.
Gamma-Typ: der „echte" Alkoholiker mit psychischer und körperlicher Abhängigkeit. Regelmäßig tritt ein Kontrollverlust ein, wobei Alkohol bis zum Vollrausch getrunken wird.
Delta-Typ: chronischer Trinker, der den Alkohol über den Tag verteilt trinkt, ohne in einen echten Rausch zu verfallen. Es besteht eine körperliche Abhängigkeit.
Epsilon-Typ: der sogenannte Quartalssäufer, der zwischen wochenlangen Zeiten der Abstinenz über mehrere Tage exzessiv trinkt und einen absoluten Kontrollverlust erleidet.
Die Folgen des Alkoholismus können gravierend sein. Besonders gefährlich ist die unumkehrbare Schädigung der Leber durch eine Leberzirrhose*. Zudem kann es zu Veränderungen in der Persönlichkeit und zu Schäden im Gehirn kommen. Schwangere Alkoholikerinnen müssen damit rechnen, ihr ungeborenes Kind schwer zu schädigen. Häufig treten Fehl- oder Totgeburten auf, es kann zu schweren körperlichen Mißbildungen kommen. Auf jeden Fall entwickelt sich eine Schädigung des kindlichen Gehirns.

Alkoholvergiftung:
Eine akute Vergiftung mit Alkohol bei Aufnahme von 100g reinem Alkohol. In schweren Fällen kann eine Atemlähmung zum Tod führen.

Allergie:
bezeichnet das „Entgleisen" des Immunsystems* in seiner Reaktion auf körperfremde, aber an sich harmlose Substanzen, die als Allergene bezeichnet werden. Wenn ein Allergen das erste Mal auf das Immunsystem trifft, wird dieses zu Abwehrmaßnahmen angeregt und bildet Antikörper*. Sobald diese Reaktion einmal stattgefunden hat, bleibt das Immunsystem sozusagen in Alarmstimmung und ist vorbereitet. Die Antikörper stehen bereit. Das bedeutet, daß beim nächsten Kontakt mit dem Allergen die Reaktion ungleich stärker verläuft. Die Symptome können sehr unterschiedlich sein: Hautrötungen, Hautausschläge, Schnupfen, Bindehautenzündung, Asthma und Durchfälle. Im Extremfall kann es zu einem Kreislaufversagen und Bewußtlosigkeit kommen.
Dem Verlauf nach unterteilt man Allergien in vier Gruppen:
Typ 1: Soforttyp: Die Reaktion auf das Allergen findet innerhalb von Sekunden oder Minuten statt (z.B. bei Heuschnupfen, Asthma oder Insektenstichen). Die Reaktion kann in einen lebensbedrohenden Anaphylaktischen* Schock münden.
Typ 2: Zytotoxischer Typ (Zellgift-Typ): Hier bildet das Allergen (meist ein Medikament) einen Verbund mit körpereigenen Zellen, z.B. roten Blutkörperchen. Das Immunsystem greift damit nicht nur das Allergen, sondern auch die eigenen Zellen an und löst sie auf (hämolytische* Anämie). Die gleiche Reaktion findet bei der Abstoßung transplantierten Gewebes oder bei einer Blutübertragung mit unverträglichen Blutgruppen* statt.
Typ 3: Immunkomplex-Typ: Hierbei entstehen, nachdem das Allergen mit einem Antikörper reagiert und von den Freßzellen* des Immunsystems zerstört wurde, Abbauprodukte, die sich schädigend auf verschiedene Gewebetypen (Niere, Lunge) auswirken können.
Typ 4: Spättyp: wird durch eine spezielle Antwort des Immunsystems auf ein Allergen ausgelöst (durch so-

genannte T-Lymphozyten). Die Reaktion tritt meistens erst nach zwei bis drei Tagen auf. Das Kontaktekzem* und andere Ekzeme gehören zu dieser Gruppe.
Die Ursachen einer Allergie sind unklar. Eine große Rolle spielt die erbliche Veranlagung, aber wichtig ist auch, in welchem Maße man einem potentiellen Allergen täglich ausgesetzt ist. Offenbar spielen aber auch psychische Faktoren eine Rolle. Ob die Vielzahl neuartiger Substanzen, denen wir uns heute ausgesetzt sehen eine Rolle spielt, wird zwar oft behauptet, ist aber unsicher. Es hat sich allerdings herausgestellt, daß ein gutes Training des Immunsystems im Kindesalter der Entwicklung einer Allergie vorbeugen kann. Es hat sich gezeigt, daß Kinder, die in hygienisch weniger perfekt geführten Haushalten aufgewachsen sind, weniger anfällig für Allergien sind. Sie mußten sich mit sehr viel mehr Keimen und Bakterien herumschlagen und ihr Immunsystem war offenbar besser konditioniert.
Die Behandlung von Allergien ist schwierig und häufig erfolglos. Zwar lassen sich die Symptome meistens recht zuverlässig dämpfen, aber die Allergie selbst wird damit nicht bekämpft. Bewährt hat sich in diesem Zusammenhang die Einnahme von Calciumpräparaten. Am wirksamsten ist immer noch das vollständige Vermeiden des Kontakts mit dem Allergen. Die Hyposensibilisierungstherapie* ist nicht ganz unumstritten, hat aber in vielen Fällen Erfolge gezeigt. Hier wird der Patient mit zunächst sehr kleinen Mengen des Allergens in Kontakt gebracht, die dann immer weiter gesteigert werden.

Allgemeininfektion (Blutvergiftung):
siehe Sepsis*.

Allopathie:
von Samuel Hahnemann* geprägter Begriff, der in Abgrenzung zur Homöopathie* die in der Schulmedizin übliche Diagnostik und Therapeutik bezeichnet, aber von Homöopathen auch synonym für die Schulmedizin insgesamt verwendet wird. Allopathie bezeichnet inhaltlich eine Diagnostik, die Krankheitssymptome anatomisch eingegrenzt lokalisiert, und eine Therapeutik, bei der den Symptomen entgegenwirkende, sie „unterdrückende", chemisch hergestellte Arzneimittel verabreicht und der therapeutische Erfolg nach der Vorstellung einer linearen Dosis-Wirkungs-Beziehung beurteilt werden.

allopathisch:
Ursprünglich bezeichnete Samuel Hahnemann* als allopathisch solche Arzneimittel, deren Prüfungssymptome (siehe Homöopathie*) in keinem Zusammenhang zu den Symptomen einer gegebenen Erkrankung standen. Als allopathisch werden heute auch schulmedizinische, nicht-homöopathische Richtungen bezeichnet.

Aloe:
Aloe barbadensis (Synonym: Aloe vera); Arzneipflanze aus der Familie der Liliengewächse, Liliaceae. Verwendete Teile: Saft aus den Blättern; Drogenbezeichnung: Aloes extractum. Inhaltsstoffe: Anthrachinone (Aloin, Aloe-Emodin), Harze, Gerb- und Bitterstoffe. Heilwirkung und Verwendung: Abführmittel, das auf die Peristaltik des Dickdarms einwirkt; als solches Bestandteil vieler Abführmittel-Fertigpräparate; außerdem Bittermittel, das die Gallesekretion fördert.

Alopecia areata:
kreisförmiger Haarausfall, der bis zur völligen Kahlheit fortschreiten kann

(Alopezie = Haarlosigkeit). Meistens bildet er sich nach etwa drei Jahren wieder zurück. Die Ursachen sind unbekannt, die Veranlagung dazu ist aber offenbar vererbt.

Alpha-Fetoprotein:
ein Protein im Fetus, dessen Konzentration im Fruchtwasser der Mutter im Falle eines fehlenden Verschlusses des Rückenmarks stark erhöht ist. Da es dann auch im Blut der Schwangeren zu finden ist, führt man zunächst eine Blutuntersuchung durch, der dann, falls ein deutlich erhöhter Wert festgestellt wurde, eine Fruchtwasseruntersuchung (Amniozentese*) folgt.
Das Alpha-Fetoprotein wird auch von einigen Tumoren (Leber-, Hoden- und Ovartumoren) produziert. Durch seine Bestimmung läßt sich der Fortschritt dieser Tumoren in gewissem Maße feststellen (Tumormarker*).

Alpha-Rezeptoren:
an diese lagern sich Noradrenalin, Adrenalin* und verwandte Verbindungen an und lösen damit die entsprechenden Reaktionen aus. Man findet diese Rezeptoren* vor allem in der Muskulatur von Arterien und Venen, im Magen-Darm-Trakt, im Auge und in der Harnblase. Durch die Blockade der Alpha-Rezeptoren mit bestimmten Medikamenten (Alpha-Rezeptoren-Blocker) läßt sich zum Beispiel der Blutdruck senken (siehe auch Beta-Blocker*).

Als-ob-Symptom:
in der Homöopathie* Bezeichnung für ein Symptom, dessen Spezifität nur durch einen bildhaften Vergleich wiedergegeben werden kann, etwa: „Gefühl, als hätte der Patient ein Haar auf der Zunge". Die Spezifität solcher Diagnostik ermöglicht dem Homöopathen eine genaue Differenzierung von Arzneimittelbildern*, außerdem können Symptome von psychotherapeutisch orientierten Behandlern tiefenpsychologisch gedeutet werden.

Alteration:
siehe Umstimmung*.

Altern:
Altern bedeutet den langsamen Verlust der Fähigkeit des Körpers, sich wechselnden Verhältnissen anzupassen. Die Stoffwechselvorgänge werden infolge von Schäden in den Zellen verlangsamt. Der Wassergehalt der Haut nimmt ab, die Elastizität des Gewebes läßt nach. Das fortschreitende Absterben von Gehirnzellen läßt die intellektuelle Leistungsfähigkeit absinken, und es kann zu Wesensveränderungen kommen.
Der Alterungsprozeß ist möglicherweise genetisch programmiert, indem die Zellen im fortgeschrittenen Lebensalter nicht mehr mit allen notwendigen Stoffen versorgt werden und absterben oder ihre Funktionsfähigkeit einbüßen. Man schätzt, daß die „natürliche" Grenze des Alters bei etwa 120 Jahren liegt.

Alternativmedizin (auch „Komplementärmedizin"):
nur unscharf abgegrenzte Bezeichnung für diagnostische bzw. therapeutische Richtungen, die von der Schulmedizin nicht oder nur eingeschränkt anerkannt werden. Oft auch synonym für „Naturheilkunde" verwendet.

Alveolen („kleine Mulde"):
So werden die Lungenbläschen bezeichnet, in denen der Gasaustausch des Blutes stattfindet. Sauerstoff wird aufgenommen und Kohlendioxid wird abgegeben.

Als Alveolen werden auch die knöchernen Betten für die Zahnwurzeln bezeichnet.

Alzheimer-Krankheit:
eine Krankheit, die im allgemeinen erst im fortgeschrittenen Lebensalter auftritt (ab 50 bis 70 Jahren) und die zu einer vollkommenen Orientierungslosigkeit, Verwirrtheit und einem fast kompletten Ausfall des Gedächtnisses führt. Frauen sind öfter davon betroffen als Männer. Man stellt eine regelrechte Schrumpfung (Atrophie*) des Gehirns fest, wobei sich im Gehirn Ablagerungen bilden. Meistens setzt die Krankheit harmlos ein, wobei die ersten Anzeichen häufig als normale Degenerationserscheinungen des Alters gesehen werden. Später geht es dann so weit, daß die Patienten ständig gepflegt werden müssen.
Die Ursachen der Alzheimer-Krankheit sind immer noch unbekannt. Man vermutet, daß eine vererbte Stoffwechselkrankheit dahinter steckt, da familiäre Häufungen beobachtet werden. Ein Aufhalten des Prozesses oder gar eine Heilung ist bis heute nicht möglich.

Amalgam:
allgemein eine Bezeichnung für Legierungen (Mischungen) von Quecksilber mit anderen Metallen. Für das in der Zahnmedizin verwendete Amalgam werden Silber, Kupfer und Zinn verwendet. Ob es dabei zu einer schleichenden Quecksilbervergiftung kommt, ist zwar umstritten, aber eher unwahrscheinlich. Allerdings sind (sehr seltene) allergische Reaktionen gegen Amalgam beschrieben worden.

Amarum (Mehrz. Amara):
Bittermittel; pflanzlich Droge, die Bitterstoffe enthält, die bei oraler Aufnahme die Bitterrezeptoren der Zunge erregen und dadurch die Speichel- und Magensaftsekretion anregen. Man unterscheidet einfache Bittermittel (z.B. Bitterklee), Bittermittel mit ätherischen Ölen (Amara-Aromatica, z.B. Pomeranzenschale), Bittermittel mit Scharfstoffen (Amara-Acria, z.B. Ingwer) sowie adstringierende Bittermittel (Amara-Adstringentia, z.B. Chinarinde).

ambulant („gehend"):
Der Patient sucht zur Behandlung den Arzt auf und geht anschließend wieder nach Hause. Im Gegensatz zur stationären Behandlung über mehrere Tage in einer Klinik.

Amenorrhö:
das Ausbleiben der Menstruation* (Regelblutung). Man spricht von einer primären Amenorrhö, wenn auch nach dem vollendeten 18. Lebensjahr die Menstruation ausbleibt. Die primäre Amenorrhö ist selten und beruht zumeist auf einer Fehlbildung der weiblichen Geschlechtsorgane mit einer verminderten Hormonproduktion.
Die sekundäre Amenorrhö ist dagegen weitaus häufiger. Damit beschreibt man das Ausbleiben der Menstruation über drei bis sechs Monate nach zuvor normalen Zyklen. Die Ursache liegt in einem gestörten Hormonhaushalt. Sehr häufig tritt sie bei Extremsportlerinnen und magersüchtigen Frauen auf. Nicht zuletzt können auch psychische Probleme die Ursache sein.

Aminosäuren:
Grundbausteine der Eiweiße (Proteine). Das menschliche Körpereiweiß wird aus zwanzig verschiedenen Aminosäuren aufgebaut, von denen zehn als essentiell gelten, d.h. nicht vom Körper selbst hergestellt werden

können. Diese Aminosäuren müssen in unserer Nahrung enthalten sein.

Amnesie:
Damit umschreibt man alle möglichen Formen des Gedächtnisverlustes oder der Gedächtnisbeeinträchtigung. Eine Amnesie kann nach Gehirnverletzungen, bei psychischen Krankheiten oder nach Vergiftungen vorkommen. Eine komplette Amnesie ist selten, in der Regel ist sie zeitlich oder inhaltlich begrenzt.

Amnioskopie (Fruchtwasserspiegelung):
Untersuchung des Fruchtwassers in der Spätschwangerschaft. Eine (fast) risikolose Untersuchung, bei der ein Spezialinstrument durch Scheide und Gebärmutterhals bis an die Fruchtblase herangeführt wird, um die Farbe und Beschaffenheit des Fruchtwassers zu beurteilen. Klares bis milchiges Fruchtwasser wird als normal angesehen. Grünlich, gelblich oder bräunlich verfärbtes Fruchtwasser deutet auf ein erhöhtes Risiko des Kindes hin.

Amniozentese (Fruchtwasserpunktion):
ein Verfahren, das bei Verdacht auf Mißbildung oder Krankheit des Fetus angewendet wird. Dabei wird durch die Bauchdecke der Schwangeren die Fruchtblase punktiert (mit einer Spritze angestochen) und eine geringe Menge Fruchtwasser entnommen. Da darin auch kindliche Zellen enthalten sind, können insbesondere genetische (vererbte) Defekte festgestellt werden. Das Risiko ist relativ hoch. In jedem hundertsten Fall kommt es aufgrund dieser Untersuchung zu einer Fehlgeburt.

Amöbenruhr:
eine Darminfektion durch Amöben (tierische Einzeller), die vor allem in den tropischen Ländern weitverbreitet ist. Ursache ist in der Hauptsache unsauberes Wasser. In vielen Fällen verläuft die Infektion unbemerkt und ohne das Auftreten von Symptomen. Erst bei einer zusätzlichen Schädigung der Darmschleimhaut können sich die Amöben dort festsetzen und eine akute Entzündung verursachen, die bis zum Darmdurchbruch gehen kann. Durch den Blutkreislauf werden die Amöben in manchen Fällen bis in die Leber verschleppt, wo sie Abszesse* verursachen können.

Amphetamine:
synthetische Aufputschmittel mit starker Suchtgefährdung. Sie waren früher in Appetitzüglern enthalten, die aber inzwischen vom Markt genommen wurden. Dauerhafter Mißbrauch führt zu Psychosen*, zu Nieren- und Leberschäden.

Amputation:
die Abtrennung eines Körperteils entweder infolge eines Unfalls oder durch eine Operation. Eine Amputation kann nötig werden z.B. bei Durchblutungsstörungen („Raucherbein"), Krebsleiden oder schweren Verletzungen des betroffenen Gliedes.

Amyloidose:
eine Ablagerung von faserigen Eiweißstoffen, die in fast allen Gewebetypen auftreten kann. Ursache sind häufig chronische Erkrankungen, aber auch Krebsleiden. Je nach betroffenem Gewebe kann eine Amyloidose sehr gefählich werden, insbesondere wenn lebenswichtige Organe dadurch geschädigt werden. Eine Therapie der Amyloidose gibt es nicht. Die einzige Möglichkeit besteht in der Bekämpfung der verursachenden Krankheit.

Anabolika:
allgemein den aufbauenden Stoffwechsel (Anabolismus) unterstützende Medikamente, in der Regel männliche Geschlechtshormone oder Abkömmlinge davon (anabole Steroide*). In der Medizin werden sie nach schweren Erkrankungen zur Beschleunigung der Regeneration eingesetzt. Bekannter und verbreiteter ist allerdings ihre mißbräuchliche Anwendung im Sport (Doping).

Anaerobier:
Bakterien, die für ihren Stoffwechsel nicht auf Luftsauerstoff angewiesen sind. Meistens ist Sauerstoff für diese Bakterien sogar tödlich.

Analeptika:
den Kreislauf oder das Nervensystem anregende Stoffe. Können in höherer Dosierung zu „Krampfgiften" werden.

Analfissur:
Einrisse in der Schleimhaut des Afters, die sehr schmerzhaft sein können. Wenn eine äußerliche Behandlung mit Cremes und Salben nicht hilft, müssen sie operativ behandelt werden.

Analfisteln:
Kanäle im Afterbereich, die sich häufig schmerzhaft entzünden. Ursache können Entzündungen des Afters sein. Meistens ist eine chirurgische Behandlung notwendig.

Analgetika:
der Fachausdruck für Schmerzmittel. Die stärksten Schmerzmittel sind das Morphin und die daraus abgeleiteten Verbindungen (Opiate). Sie werden bei starken Schmerzen z.B. bei Krebskranken eingesetzt. Das damit verbundene Suchtrisiko wird häufig überschätzt. Ein schwaches Analgetikum ist z.B. Acetylsalicylsäure* (ASS).

Anämie:
umgangssprachlich für Blutarmut. Damit ist eine Verminderung entweder der roten Blutkörperchen (Erythrozyten*) oder des Blutfarbstoffes Hämoglobin* innerhalb der roten Blutkörperchen gemeint. Da diese für den Sauerstofftransport zuständig sind, wird im Falle einer Anämie der gesamte Stoffwechsel nicht ausreichend mit Sauerstoff versorgt. Die Folgen sind eine schnelle Ermüdbarkeit, Blässe, Empfindlichkeit gegenüber Kälte, Atemnot und ein erhöhter Pulsschlag. Eine Anämie kann die verschiedensten Ursachen haben:

1. durch einen großen Blutverlust, z.B. nach einem Unfall, einer Operation oder einer chronischen inneren Blutung. Unter Umständen wird eine Bluttransfusion durchgeführt.

2. durch einen Eisenmangel aufgrund von Unterernährung oder einseitiger Kost. Eisen ist unbedingt notwendig, um das Hämoglobin aufzubauen. Aber Vorsicht: Zuviel Eisen ist auch nicht gesund.

3. durch den Mangel an Vitaminen* (Vitamin B_{12} und Folsäure). Beide Vitamine sind unerläßlich zur Produktion der roten Blutkörperchen. Die perniziöse* Anämie ist eine Erbkrankheit, deren Träger nicht in der Lage sind, das Vitamin B_{12} aufzunehmen.

4. Durch vorzeitigen Abbau der roten Blutkörperchen kann es ebenfalls zu einer Anämie kommen (hämolytische* Anämie). Normalerweise überleben die roten Blutkörperchen etwa 120 Tage. Werden sie vorzeitig aufgelöst, wird das Gleichgewicht gestört. Die Ursachen dafür können sehr vielfältig sein.

5. aufgrund angeborener Störungen in der Herstellung von Hämoglobin oder den roten Blutkörpchen. Das sind z.B. die Sichelzellanämie*, eine in Afrika weitverbreitete Krankheit, die Thalassämie*, die gehäuft bei Mittelmeeranrainer auftritt oder die Kugelzellenanämie.

Anamnese:
wichtige Vorbereitung zur Diagnosestellung durch den Arzt (vgl. Erstanamnese* in der Homöopathie). Es werden die Krankengeschichte der Familie, wie des Patienten selbst aufgenommen. Typische Fragen an den Patienten richten sich z.B. auf häufig auftretende Krankheiten bei Eltern, Großeltern oder Geschwistern und auf die Lebensgewohnheiten des Patienten selbst, wie z.B. seinen Alkoholkonsum.

Anaphrodisiakum:
pflanzliche Droge, die den Geschlechtstrieb herabsetzen soll. In der Volksheilkunde wurde zu diesem Zweck etwa Mönchspfeffer (Vitex agnus castus) verwendet.

Anästhesie:
Im weitesten Sinne bedeutet Anästhesie die Unempfindlichkeit gegenüber Schmerzen und Temperaturen. Weitaus häufiger wird dieser Begriff aber mit der Schmerzausschaltung während einer Operation (Narkose*) oder mit der Schmerztherapie* in Verbindung gebracht. Als Anästhesisten bezeichnet man einen Facharzt, der speziell für diese Aufgaben ausgebildet worden ist.

Anaphylaktischer Schock:
eine extrem starke (allergische*) Überempfindlichkeitsreaktion, die akut lebensbedrohend werden kann. Es kommt zu einer plötzlichen Erweiterung der Blutgefäße, mit starken Blutdruckabfall, zur Verengung der Atemwege, und im schwersten Fällen zu einem Herz- und Atemstillstand. Die häufigsten Ursachen sind Insektenstiche oder Nahrungsmittelallergien. Auch eine Allergie gegen Antibiotika (Penicillin*) kann der Auslöser sein.

Anastomose:
eine Verbindung zwischen zwei Hohlorganen* (z.B. zwischen einer Arterie* und einer Vene*) des menschlichen Körpers, die angeboren oder durch eine Krankheit erworben sein kann. Je nach betroffenem Organ muß sie operativ entfernt werden. Eine Anastomose kann auch künstlich angelegt werden, um eine Engstelle zu umgehen, z.B. zwischen Magen und Darm.

Anatomie („Kunst des Zergliederns"):
die Lehre vom Aufbau des Körpers. Sie beschreibt die Lage von Körperorganen und von spezifischem Gewebe innerhalb der Organe im Zusammenhang mit der jeweiligen Funktion.

Androgene:
Sammelbegriff für die männlichen Sexualhormone. Sie werden im wesentlichen im Hoden, in geringen Mengen aber auch in den Eierstöcken* der Frau und in der Nebennierenrinde* gebildet. Das wichtigste Androgen ist das Testosteron, das maßgeblich die Entwicklung der männlichen Geschlechtmerkmale beeinflußt. Seine Wirkung umfaßt auch den Eiweißaufbau, den Muskelaufbau und den Knochenaufbau, weshalb es als Anabolikum* eingesetzt werden kann.

Andorn:
Marrubium vulgare, Weißer Andorn; Arzneipflanze aus der Familie der Lippenblütler, Lamiaceae. Verwendete Teile: getrocknetes Kraut; Drogenbezeichnung: Marrubii herba. Inhaltsstoffe: Diterpen-Bitterstoffe (Marrubiin, Marrubenol), Flavonoide, Alka-

loide (u.a. Betonicin, Stachydrin), ätherisches Öl. Heilwirkung und Verwendung: als Bittertonikum appetitanregend und magenstärkend; wirksam gegen Durchfälle; verflüssigt bei Atemwegerkrankungen den Schleim, der dadurch besser abgehustet werden kann; wirksam bei Bronchitis, Keuchhusten und Bronchialasthma.

Andrologie:
die „Lehre vom Mann". Sie beschränkt sich in der Regel darauf, herauszufinden warum ein Kinderwunsch nicht in Erfüllung geht. In etwa der Hälfte der Fälle liegt die Ursache beim Mann. Ein Androloge (Zusatzbezeichnung für Hautärzte oder Urologen) ist ein Arzt, der sich damit beschäftigt, die Gründe dafür herauszufinden und wenn möglich zu beseitigen.

Anenzephalie:
sehr schwere, relativ häufige (1:1000) Mißbildung bei Neugeborenen. Das Schädeldach fehlt und ebenso Teile des Gehirns. Sogenannter „Frosch-" oder „Krötenkopf".

Aneurysma:
die Ausweitung eines arteriellen Blutgefäßes oder des Herzens infolge einer angeborenen oder erworbenen Wandveränderung. Die Ursache eines erworbenen Aneurysma ist meistens eine Arteriosklerose* oder eine Infektion. Gefährlich ist es vor allem dann, wenn es über längere Zeit unentdeckt bleibt und sich nur durch sehr diffuse Beschwerden bemerkbar macht. Platzt ein Aneurysma, kann ein Patient innerhalb weniger Minuten innerlich verbluten. Aus diesem Grund ist eine vorbeugende Operation meistens unumgänglich.

Angehörigengruppe:
Von Sozialpsychiatern in psychiatrischen Einrichtungen angebotener Gesprächskreis mit Angehörigen psychisch Erkrankter. Erstmals in den 70er Jahren enstanden, liegt den Zusammenkünften einer solchen Gruppe die Einsicht zugrunde, daß nicht nur der Patient selbst, sondern in hohem Maße auch dessen Angehörige bzw. Bezugspersonen in ihrer Lebensführung und ihrem Verhältnis zum Patienten von der Krankheit betroffen sind. Ziel der Auseinandersetzung mit dieser Problematik ist über einen bloßen Erfahrungsaustausch hinaus die Aufhebung von gesellschaftlicher Isolation, die Aussprache und seelische Entlastung.

Angelika:
Angelica archangelica, Engelwurz; Arzneipflanze aus der Familie der Doldengewächse, Apiaceae. Verwendete Teile: Wurzeln (Drogenbezeichnung Angelicae radix) und Kraut (Angelicae herba). Inhaltsstoffe: Lactone und Cumarine, in den Wurzeln zusätzlich ätherisches Öl. Heilwirkung und Verwendung: als Tee oder Medizinalwein ein appetitanregendes, verdauungsförderndes Magenmittel; hilft gegen Blähungen, Darmkrämpfe und Völlegefühl.

Angina:
allgemein „Verengung". Wird im medizinischen Sprachgebrauch für eine Mandelentzündung* verwendet.

Angina pectoris:
damit werden die Symptome beschrieben, die entstehen, wenn die Herzkranzgefäße* nicht mehr in der Lage sind, das Herz ausreichend mit Blut und in Folge dessen mit Sauerstoff zu versorgen. Es handelt sich dabei um einen anfallsweise auftretenden Schmerz der Herzregion, der auf die Schulter und den linken Arm ausstrahlen und mehrere Sekunden bis

Minuten anhalten kann. Damit verbunden ist häufig ein Gefühl der Enge im Brustraum, das mit einem Gefühl von Todesangst einhergehen kann.
Als Ursache kann jede mögliche Form einer koronaren Herzkrankheit* in Frage kommen. Besonders häufige Ursache einer Angina pectoris ist eine Arteriosklerose* (eine durch Ablagerungen entstandene Verengung der Herzkranzgefäße). Die Behandlung eines akuten Anfalls erfolgt mit Nitropräparaten. Die Angina pectoris ist ein deutliches Warnzeichen, das auf einen drohenden Herzinfarkt hinweist. Deshalb ist in jedem Fall der Arzt aufzusuchen.

Angiographie:
eine Röntgenabbildung der Blutgefäße, nachdem ein Kontrastmittel gespritzt worden ist, das diese im Röntgenbild erkennbar macht. Es lassen sich Störungen in der äußeren Form (Aneurysma*), in der Lage der Blutgefäße sowie Engstellen mit einem behinderten Blutdurchfluß erkennen. Die Untersuchung der Venen* wird als Phlebographie, die der Lymphgefäße* als Lymphographie bezeichnet.

Angiokardiographie:
die Angiographie* der Gefäße des Herzens, der Herzklappen und der Herzhöhlen. Das Kontrastmittel wird in diesem Fall über einen Herzkatheter zugeführt.

Angiologie:
die Lehre von den Gefäßen, die sowohl die Blut- als auch die Lymphgefäße umfaßt.

Angiom (Hämangiom):
eine gutartige Geschwulst, die durch Neubildung (Wucherung) von Gefäßgewebe entsteht.

Anilinvergiftung:
Anilin ist ein sehr wichtiger Grundstoff in der Chemie, allerdings auch ein gefährliches Blutgift, das die roten Blutkörperchen schwer schädigen kann. Die Anilinvergiftung ist eine meldepflichtige Berufskrankheit.

Anis:
Pimpinella anisum; Arzneipflanze aus der Familie der Doldengewächse, Apiaceae. Verwendete Teile: Früchte; Drogenbezeichnung: Anisi fructus. Inhaltsstoffe: Ätherisches Öl (vorwiegend trans-Anethol), Furanocumarine, Flavonoide, Fettsäuren, Phenylpropane, Sterine, Proteine. Heilwirkung und Verwendung: Karminativum (Mittel gegen Blähungen), löst Koliken und hilft bei Übelkeit und Völlegefühl; wirksam gegen Husten (auswurffördernd).

Ankylose:
eine vollständige Gelenkversteifung aufgrund einer Arthritis* oder Arthrose*.

Ankylostoma duodenale:
ein Hakenwurm*, der als gefährlicher Parasit den Dünndarm befallen kann. Die Larven entwickeln sich aus den mit dem Kot ausgeschiedenen Eiern im Erdboden und gelangen durch Barfußgehen durch die Haut in den Körper. Kommt hauptsächlich in Nordafrika vor.

Anomalie:
Abweichung von der Regel, Entwicklungsstörung.

Anopheles:
eine weit verbreitete Stechmücke (Fiebermücke), die mit ihrem Speichel Tropenkrankheiten wie Malaria* übertragen kann. Die Malariamücke kommt nur in den Tropen vor, da sie keine winterlichen Temperaturen er-

tragen kann. (Ausnahme sind Flugplätze, wohin Malariamücken als blinde Passagiere transportiert werden.) Die Versuche, über die Bekämpfung der Mücken die Malaria auszurotten, sind nach anfänglich großen Erfolgen bisher fehlgeschlagen.

Anoplura:
Bezeichnung für Läuse*.

Anorexia nervosa:
siehe Magersucht*

Antagonist (Gegenspieler):
1. Die meisten unserer Muskeln haben einen Gegenspieler, um ein Glied in einem bestimmten Gleichgewicht zu halten. Dieser wird als Antagonist bezeichnet.
2. Auch Medikamente, die die Wirkung eines bestimmten Stoffen aufheben, werden als Antagonist bezeichnet (z.B. Kalziumantagonisten*).

Antazida:
Medikamente, die eine zu starke Säureproduktion im Magen abpuffern sollen (Säureblocker). Häufig rezeptfrei in Apotheken erhältlich.

Anthrakose:
Kohlenstaublunge. Der Kohlenstaub lagert sich in den Lungenbläschen ab (Staublunge*).

Anthrax:
siehe Milzbrand*.

anthroposophische Ernährung:
Ernährungsweise, die gemäß der anthroposophischen Lehre (siehe anthroposophische* Medizin) der Gesunderhaltung des Organismus dienen bzw. die Heilung einer akuten Krankheit unterstützen soll. Es werden naturbelassene Lebensmittel aus einheimischer, biologisch-dynamischer Landwirtschaft bevorzugt. Die anthroposophische Ernährung wird individuell zusammengestellt, ist aber vom Prinzip her Ovo-Lacto-vegetarisch (zwar werden Fleisch und Fisch gemieden, aber nicht Eier und Milch und daraus hergestellte Produkte).

anthroposophische Medizin:
von dem Begründer der Anthroposophie Rudolf Steiner (1861-1925) ausgehende und von ihm gemeinsam mit der holländischen Ärztin Ita Wegmann (1876-1943) entwickelte Heilmethode auf geistiger Grundlage, die jedoch nicht als Gegensatz zur wissenschaftlichen Schulmedizin, sondern als ihre Erweiterung verstanden wird. Steiners Lebenswerk ist geprägt von der Suche nach einem „Erkenntnisweg, der das Geistige im Menschenwesen zum Geistigen im Weltall führen will“. In einer Synthese von westlichem und östlichem Gedankengut entwickelte er ein anthropologisches Modell, demzufolge der Mensch aus vier „Wesensgliedern“ besteht: „Stoff-“ oder „physischer Leib“, „Lebens-“ oder „Ätherleib“, „Seelen-“ oder „Astralleib“ und der „Ich-Leib“. Jedem dieser vier Wesensglieder sind Funktionen zugeordnet, die selbst nicht sichtbar, aber erlebbar sind. Gesundheit und Krankheit werden den vier Leibern zugeordnet: Gesundheit ist danach das individuell richtige Gleichgewicht zwischen den Wesensgliedern; Krankheit jedoch beruht auf einer Störung dieses Gleichgewichts im Organismus.
Die Therapie der anthroposophischen Medizin zielt weitgehend darauf ab, die dem Körper innewohnenden Heilsysteme (Selbstheilungskräfte) zu aktivieren bzw. zu stärken. Arzneimittel können pflanzlichen, tierischen wie auch mineralischen Ursprungs sein und werden in speziel-

len pharmazeutischen Verfahren (u.a. durch homöopathische Potenzierung) hergestellt. Die bekannteste Heilpflanze der Anthroposophen ist die Mistel*, die insbesondere in der Krebstherapie verwendet wird. Der Verlauf der Therapie und die Wahl der Heilmittel werden aufgrund der geistigen Prinzipien der Anthroposophie erklärt: Die Behandlung soll „das Wesensgefüge des Menschen zur Neuordnung aufrufen und die Selbstheilungskräfte im Ätherleib anregen". Dennoch wird, wenn es angezeigt erscheint, auch auf die Methoden der Schulmedizin zurückgegriffen; dies ist insbesondere der Fall, wenn nicht angenommen werden kann, daß der Körper aus eigener Kraft sein gesundes Gleichgewicht wiedererlangen kann. Dementsprechend müssen anthroposophische Behandler zunächst ein schulmedizinisches Studium und danach eine Zusatzausbildung absolvieren. Ergänzt wird die medikamentöse Behandlung u.a. durch künstlerische* Therapien, Physiotherapie*, Heileurythmie* und anthroposophische* Ernährung.

Anti-Baby-Pille:
die umgangssprachliche Bezeichnung für Dragees, die ein Hormongemisch aus Östrogenen* und Gestagenen* (weibliche Geschlechtshormone) enthalten. Täglich eingenommen verhindern sie den Eisprung und damit eine ungewollte Schwangerschaft (Empfängnisverhütung*).

Antibiotika:
eine Sammelbezeichnung für Medikamente, die für Krankheitserreger abtöten können. Es gibt Antibiotika, die nur gegen wenige Erreger wirksam sind, während andere fast das gesamte Bakterienspektrum abdekken (Breitbandantibiotika). Das erste Antibiotikum war das Penicillin, das 1928 entdeckt wurde. Es ist ein Stoffwechselprodukt eines Schimmelpilzes (Penicillium).
Ein großes Problem stellt die Resistenzbildung vieler Bakterien gegenüber den Antibiotika dar. Daher wird in vielen Fällen eine Kombination mehrer Antibiotika verwendet. Es sollten grundsätzlich auch nur dann Antibiotika verwendet werden, wenn es sich nicht vermeiden läßt.

Antidepressiva:
Medikamente mit stimmungsaufhellender, antriebssteigernder oder angstlösender Wirkung.

Antidotierung:
Allgemein die Bekämpfung eines Giftes mit einem Gegengift (Antidot). In der Homöopathie die Aufhebung oder Blockierung der Wirkung eines homöopathischen Arzneimittels. Eine Antidotierung kann vom Behandler absichtlich herbeigeführt werden, um einem falsch gewählten oder dosierten Arzneimittel entgegenzuwirken, oder vom Patienten ungewollt, indem er unwissentlich dem Einfluß antidotisch wirkender Substanzen (starke Gerüche, Genußmittel, allopathische Arzneien u. ä.) ausgesetzt ist.

Anti-D-Prophylaxe:
siehe Morbus haemolyticus neonatorum*.

Antiemetika:
Medikamente, die das Erbrechen verhindern und die Übelkeit dämpfen können. Sie können z.B. bei einer Chemotherapie eingesetzt werden.

Antigen:
Damit werden alle Stoffe beschrieben, gegen die der Organismus Anti-

körper* bildet, sofern er ihnen ausgesetzt wird. Bei Antigenen handelt es sich zumeist um Eiweißstoffe oder Bakterien. Es können jedoch auch gegen kleinere Moleküle Antikörper gebildet werden. Der Antikörper erkennt ein spezifisches Antigen und lagert sich daran an (Agglutination*). Dieser Komplex wird wiederum von den Freßzellen* (Immunsystem*) erkannt und zerstört.

Antigentiter:
eine Bestimmungsmethode, um festzustellen, wieviele Antikörper* gegen ein spezifisches Antigen* im Blut enthalten sind, d.h. wie gut jemand dagegen immunisiert ist.

Antihistaminika:
Medikamente zur Bekämpfung der Auswirkungen des Hormons Histamin*, welches bei der Auslösung allergischer Reaktionen eine Schlüsselrolle spielt. Leider haben die meisten Antihistaminika auch eine ermüdende Wirkung.

Antihypertonika (Antihypertensiva):
Medikamente zur Absenkung eines erhöhten Blutdrucks. Ihre Wirkungsweisen sind durchaus unterschiedlich. (z.B. Diuretika*, Alpha*-Rezeptoren-Blocker, Kalzium-Antagonisten*, ACE-*Hemmer, Vasodilatantien*)

Antikoagulanzien:
Medikamente (z.B. Heparin und Cumarine) zur Hemmung der Blutgerinnung. Mit ihrer Hilfe soll der Bildung von Blutgerinnseln (Thrombosen*) vorgebeugt werden.

Antikörper:
Diese werden vom Immunsystem* zur Abwehr beim Eindringen eines Antigens* (Bakterium, Fremdeiweiß u.a.) gebildet.

Antiphlogistika:
entzündungshemmende Medikamente.

Antipyretika:
fiebersenkende Medikamente.

Antitussiva:
hustenstillende Medikamente.

Antivitamine:
Substanzen, die die Vitamine aus ihren Wirkorten verdrängen und damit unwirksam machen. Zum Beispiel hemmen die Cumarine das Vitamin K und damit die Blutgerinnung.

Antlitzdiagnostik:
diagnostische Verwertung der Gesichtsbildung nach dem äußeren Augenschein (etwa: Mundwinkelfalten als Anzeichen von Funktionsstörungen innerer Organe). Gemäß der Einsicht, daß das äußere Erscheinungsbild es verrät, wenn „innen" etwas nicht stimmt, gehört die Antlitzdiagnostik zum diagnostischen Grundbestand schon der frühesten Medizin. Vgl. auch Pathophysiognomik*.

Anurie:
wenn die Harnproduktion gestoppt ist, bzw. weniger als 100 ml Harn am Tag produziert wird. Die Ursachen können vielfältig sein und bedürfen einer sofortigen Behandlung.

Anus:
siehe After*.

Anus praeternaturalis:
künstlicher Darmausgang, der vorübergehend oder permanent die Stuhlableitung ermöglicht. Meistens in der Bauchdecke gelegen.

Aorta:
die große Hauptschlagader, durch die

das Blut für den gesamten großen Blutkreislauf geleitet wird. Von der Aorta zweigen alle anderen großen Arterien ab. Sie geht vom Herz zunächst wie ein Spazierstock in einem Bogen nach oben (Bogen-Aorta) und führt dann in der Nähe der Rückenwirbelsäule in den Bauchraum herab (Brust-Aorta, Bauch-Aorta).

Apallisches Syndrom:
Ein totaler Ausfall der Gehirnrinde aufgrund einer Verletzung oder nach einem Herzstillstand, während das Stammhirn noch funktioniert und für die Atmung und den Kreislauf sorgt. Appaliker zeigen keinerlei Reaktion auf äußere Reize. Dauert der Zustand über längere Zeit an, so endet er schließlich mit dem Tod.

Apathie:
Teilnahmslosigkeit. Kommt vor infolge von Psychosen*, Schocks nach Unfällen oder nach übergroßer Anstrengung.

APGAR-Schema:
benannt nach Virginia Apgar, einer Anästhesistin; ein Punkteschema zur Abschätzung des Zustandes eines Neugeborenen jeweils in kurzen Abständen direkt nach der Geburt. Es wird auf Atmung, Puls, Grundtonus der Muskeln, Aussehen und Reflexe geprüft. Es können zehn Punkte erreicht werden, wobei neun oder zehn Punkte einem normalen Befund gleichkommen. Bei einer Punktezahl unter fünf liegt eine akute Gefährdung des Säuglings vor.

Aphasie:
eine Störung im Gehirn mit der Folge von Sprachstörungen. Das können wenig schwerwiegende Ausfälle sein, aber auch die komplette Unfähigkeit, zu sprechen oder Sprache zu verstehen.

Aphonie (Stimmlosigkeit):
Ursachen können Entzündungen der oberen Luftwege, Tumoren, Lähmungen im Kehlkopfbereich oder auch psychische Erkrankungen sein.

Aphrodisiaka:
Präparate, die den Geschlechtstrieb oder die Potenz anregen bzw. verbessern sollen. Die meisten der klassischen „Wundermittel" funktionieren nicht, es sei denn über ihren Placeboeffekt*.

Aphten:
kleine etwa linsengroße Geschwüre im Bereich des Mundes und der Zunge. Sie können recht schmerzhaft sein. Über ihre Ursachen weiß man wenig, man vermutet eine Infektion mit Viren. In der Regel verschwinden sie innerhalb einer bis vier Wochen von allein.

Apitherapie:
in der Naturheilkunde* Bezeichnung für die therapeutische Verwendung von Bienenprodukten (von lat. apis, „Biene"). Als Bienenarzneimittel werden u.a. Honig, Bienenköniginfuttersaft (Gelée royale), Propolis und Bienengift verwendet.

Apnoe:
Atemstillstand.

Apoplexie:
siehe Schlaganfall*.

Appendix:
Fachbezeichnung für Blinddarm* bzw. Wurmfortsatz. Eine Appendizitis ist eine Blinddarmentzündung, die Appendektomie beschreibt eine Entfernung des Blinddarms.

Appetit:
nicht mit Hunger zu verwechselndes Verlangen nach bestimmten Lebens-

mitteln. Der Appetit sorgt (normalerweise) dafür, daß wir uns ausgeglichen und abwechslungsreich ernähren.

Appetitzügler:
mit Hilfe dieser Mittel soll bei Übergewicht das Eßverhalten beeinflußt werden, um zu einer schnelleren Gewichtsabnahme zu kommen. Aufgrund ihrer schweren Nebenwirkungen dürfen sie nur unter ärztlicher Aufsicht verabreicht werden.

Approbation:
die Zulassung, als Arzt arbeiten zu dürfen. Als Approbation wird auch die Zulassung zum Beruf des Zahnarztes, des Tierarztes und des Apothekers bezeichnet.

Apraxie:
wenn bestimmte Bewegungen und Handlungen von Armen oder Beinen nicht mehr ausgeführt werden können, obwohl sie an sich noch vollständig funktionsfähig sind. Die Ursache ist eine Schädigung der zuständigen Gehirnbereiche durch einen Unfall oder einen Gehirntumor.

Arachidonsäure:
sehr wichtige vierfach ungesättigte Fettsäure (siehe Fette*), die der Körper aus Linolsäure oder Linolensäure, beides mehrfach ungesättigte Fettsäuren, herstellen kann. Vorläufer z.B. der Eikosanoide (Prostaglandine*).

Arachnoidea (Spinnengewebshaut):
eine stark verzweigte Bindegewebsschicht um Gehirn und Rückenmark.

Arboviren:
eine weitverbreitete Gruppe von Viren, von denen etwa 80 den Menschen befallen und gefährliche Krankheiten auslösen können (z.B. Lassa-Fieber, Dengue-Fieber, Tollwut, Ebola-Virus, verschieden Arten von Gehirnhautentzündung). Sie werden meistens von blutsaugenden Insekten übertragen.

Arndt-Schulz-Gesetz:
nach Rudolf Arndt (1835-1900) und Hugo Schulz (1835-1932) benanntes biologisches Grundgesetz über die individuell unterschiedliche Wirkung schwacher, mittlerer und starker Reize auf die Förderung bzw. Hemmung der Lebenskraft. Das Arndt-Schulz-Gesetz wurde bis 1945 oft herangezogen, um die Wirkungsweise homöopathischer Arzneimittel zu erklären.

Arnika:
Arnika montana, Bergwohlverleih; Arzneipflanze aus der Familie der Korbblütler, Asteraceae. Verwendete Teile: Blütenköpfe; Drogenbezeichnung: Arnicae flos. Inhaltsstoffe: Sesquiterpenlactone, Flavonoide, ätherisches Öl mit Thymol, Schleim, Polysaccharide. Heilwirkung und Verwendung: als Salbe oder Kompresse bei Quetschungen, Blutergüssen, Stauchungen, Muskelschmerzen (entzündungshemmend, verbessert die Resorption, heilungsfördernd); als Spülung bei Entzündungen des Mund- und Rachenraums. In der Homöopathie Verwendung der ganzen, blühenden Pflanze oder des getrockneten Wurzelstocks (Kürzel: Arn.).

Aromatherapie:
therapeutische Anwendung ätherischer Öle als Duftstoffe. Die ätherischen Öle werden oral verabreicht, inhaliert oder äußerlich u.a. als Einreibemittel, als Zusatz von Massageöl verwendet oder zum Badewasser gegeben; das heißt, sie werden über Haut und Schleimhäute aufgenom-

men. Es werden ausschließlich unverfälschte ätherische Öle verwendet, jedoch keine synthetisch hergestellten oder isolierte Bestandteile des Öls. Ziel der Aromatherapie ist es, die körpereigene Regeneration zu unterstützen; viele Therapeuten verbinden die Aromatherapie jedoch auch mit esoterischem Gedankengut (etwa der Behauptung, die Pflanze, aus der das ätherische Öl gewonnen wird, habe eine „Seele", deren Kraft sich auf den Patienten übertragen lasse). Schulmedizinisch nachgewiesen ist eine therapeutische Wirkung bei zahlreichen ätherischen Ölen; so wirken z.B. Thuja- und Zitronenöl heilungsfördernd bei Husten, Lavendel- und Hopfenöl wirken entspannend, Rosmarinöl wirkt anregend, das Öl von Kampfer und Thymian wirkt desinfizierend.

Arrhytmie (Herzrhythmusstörungen*):
Daß das Herz gelegentlich aus dem Rhythmus gerät, kommt bei vielen Menschen gelegentlich vor. Allerdings kann es auch ein Krankheitszeichen sein, weshalb immer ein Arzt aufgesucht werden sollte.

Arterien (Schlagadern, Pulsadern):
als Arterien werden alle Blutgefäße bezeichnet, in denen das Blut vom Herzen weg transportiert wird. Mit Ausnahme des Blutes, das in die Lungen transportiert wird, handelt es sich dabei um sauerstoffreiches Blut.

Arterienverkalkung:
siehe Arteriosklerose*.

Arteriosklerose (Arterienverkalkung):
Damit wird eine aus vielfältigen Ursachen herrührende Veränderung in den Arterien* beschrieben, die zu einem verminderten Blutdurchfluß führt. Die Konsequenz ist eine schlechtere Durchblutung mit einer mangelhaften Sauerstoffversorgung der betroffenen Organe. Besonders gefährlich ist eine Verengung der Herzkranzgefäße, die einen Herzinfarkt* zur Folge haben kann. Eine Durchblutungsstörung im Gehirn kann zum Schlaganfall* führen.
Hauptursache von Arteriosklerose sind Ablagerungen in den Arterien. Sie können sich bilden, wenn Cholesterin* durch oxidative Vorgänge (z.B. freie Radikale*, Sauerstoff) verändert wurde. Das Immunsystem versucht, dieses Cholesterin zu beseitigen, was aber nicht gelingt, sondern gerade zu den Ablagerungen führt. Als Folge einer verengten Stelle können sich Blutgerinnsel bilden, die eine zusätzliche Behinderung der Durchblutung darstellen.
Die Lehre, daß zuviel Cholesterin und Fett in der Nahrung für die Arteriosklerose mitverantwortlich seien, gilt heute zumindest als fragwürdig. Vorbeugend hilft aber auf jeden Fall ein gewisses Maß an körperlicher Bewegung.
Andere Ursachen für eine Arteriosklerose können ein Diabetes* (Zukkerkrankheit) oder regelmäßiges Rauchen sein. Die Ablagerungen können nicht wieder rückgängig gemacht werden, weshalb verengte Gefäße mechanisch erweitert oder umgangen (Bypass*) werden müssen.

Arthralgie:
Gelenkschmerzen, zumeist verursacht von rheumatischen Erkrankungen.

Arthritis:
Gelenkentzündung eines oder mehrerer Gelenke, die im Extremfall bis zu einer völligen Versteifung des betroffen Gliedes führen kann. Die Krankheit kann akut auftreten oder chronisch verlaufen. Im akuten Fall

treten zum Teil heftige Schmerzen in dem betroffenen Gelenk auf, es ist von außen gerötet und erwärmt. Bei einer chronischen Arthritis ist jede Bewegung des Gelenks mit Schmerzen verbunden, während im Ruhezustand häufig nichts zu bemerken ist. Die Ursachen können vielfältig sein. Es können Bakterien infolge einer Verletzung oder aus einem anderen Infektionsherd in das Gelenk gekommen sein. Als Erreger kommen sehr viele Bakterien oder Viren in Frage. Andere Ursachen sind allergische Reaktionen (Autoimmunkrankheiten*), rheumatische Erkrankungen (Rheumatische* Arthritis) oder kristalline Ablagerungen (Gicht*).

Arthrodese:
eine chirurgisch durchgeführte Versteifung eines Gelenkes zumeist aufgrund einer schweren Arthrose*. Ziel ist das Ausschalten von Schmerzen, bei gleichzeitiger Erhaltung eines Teils der Funktionsfähigkeit des am Gelenk ansitzenden Gliedes.

Arthrose:
der dauerhafte Verschleiß eines Gelenkknorpels, oft aufgrund zu starker oder sehr einseitiger Belastungen (Leistungssportler) über längere Zeit. Weitere Ursachen können Rheuma*, Verletzungen, Stoffwechselstörungen, angeborene oder erworbene Formveränderungen des Gelenkes sein. Dazu ist Arthrose eine typische Alterserscheinung, deren schließliches Auftreten auch anlagebedingt ist.
Der Verlauf geht schleichend vor sich: Der Knorpel wird aufgrund der stetigen Belastung langsam abgerieben bis hin zu seiner völligen Zerstörung. Selbst die Knochen können als Folge der Zerstörung angegriffen werden. Spätestens in diesem Stadium ist die Arthrose mit sehr starken Schmerzen verbunden.
Die Therapie ist sehr vielfältig und hängt von der eigentlichen Ursache, vom Stadium und dem betroffenen Gelenk ab. Zunächst sollen alle Belastungen ausgeschaltet werden, Übergewicht reduziert, Kälte und Nässe vermieden werden. Dann kann eine gezielte Gymnastik durchgeführt werden, unter Umständen kombiniert mit Wärmeanwendungen. Medikamente können helfen, die Schmerzen in Grenzen zu halten und Entzündungen zu vermeiden. Mit Knorpelaufbaupräparaten kann versucht werden, den Knorpel zu einem Wachstum anzuregen. Letztendlich kann auch durch operative Korrekturmaßnahmen eine Besserung erreicht werden, oder es wird als letzte Maßnahme ein künstliches Gelenk implantiert.

Arthroskopie:
Gelenkspiegelung, meist am Kniegelenk. Unter Narkose oder Lokalanästhesie wird das Gelenk mit Gas oder einer Flüssigkeit leicht aufgeblasen und ein Endoskop* eingeführt. Auf diese Weise läßt sich der Zustand des Gelenkes gut beurteilen.

Artischocke:
Cynara scolymus; Arzneipflanze aus der Familie der Korbblütler, Asteraceae. Verwendete Teile: frische und getrocknete Blätter, Wurzel; Drogenbezeichnung: Cynarae folium bzw. Cynarae radix. Inhaltsstoffe: Cynaropicrin, Cynarin, Inulin, Flavonoide. Heilwirkung und Verwendung: Bittermittel mit günstiger Wirkung auf den Leberstoffwechsel; fördert die Produktion von Verdauungssäften, insbesondere die Gallensekretion; senkt Blutfett und Cholesterin.

Arzneibad:
medizinisches Bad unter Verwendung eines arzneilich wirksamen Ba-

dezusatzes; dieser kann aus Kräutern, aus mineralischen oder chemischen Wirkstoffen hergestellt sein. Die Wirkstoffe gelangen über die Haut oder durch Inhalation über die Lunge in den Körper.

Arzneimittelbeziehung:
in der Homöopathie* Bezeichnung für die gegenseitige Beeinflussung der Wirkung von nacheinander verabreichten Arzneimitteln. Es werden danach folgende Arzneimitteltypen unterschieden:
1. Antidote: Arzneimittel, die die Wirkung eines zuvor verabreichten Arzneimittels hemmen oder aufheben;
2. Komplementärmittel: Arzneimittel, die ein zuvor verabreichtes Mittel in der Wirkung ergänzen;
3. Folgemittel, die nach dem Auswirken eines zuvor gegebenen Mittels dessen Wirkung nicht negativ beeinflussen;
4. inkompatible Arzneimittel, die mit zuvor gegebenen Mitteln unverträglich sind;
5. Kollateralmittel: Arzneimittel, die in ihrer Wirkung ähnlich sind und als mögliche Alternativen zu betrachten sind.

Arzneimittelbild:
in der Homöopathie* Bezeichnung für die Gesamtheit aller möglichen, einem homöopathischen Arzneimittel zuzuordnenden Symptome, die sich aus Arzneimittelprüfungen* und aus klinischen Beobachtungen ergeben; unkorrekterweise auch für die Symptomatik eines Patienten verwendet.
Die Zuordnung eines bekannten Arzneimittelbilds zur individuellen Patientensymptomatik ist Voraussetzung für die Arzneimittelwahl. Je nach Ausprägung und Spezifität werden die Symptome des Patienten nach ihrer Wertigkeit für die Ähnlichkeit mit dem Arzneimittelbild beurteilt und dadurch ggf. die Wahl zwischen mehreren in Frage kommenden Arzneimitteln begründet.

Arzneimittelprüfung:
in der Homöopathie* Bezeichnung für die kontrollierte Anwendung einer Arzneisubstanz an einer Gruppe von Gesunden, um an ihnen die Wirkung zu beobachten. Die Prüfungssymptome aller Probanden werden im Arzneimittelbild* zusammengefaßt und in die homöopathische Materia* medica aufgenommen.

Arzneipflanze:
siehe Heilpflanze*.

Arztbrief:
der vom behandelnden Krankenhausarzt geschriebene Brief an den Hausarzt des Patienten bei dessen Entlassung. Darin enthalten ist alles über die im Krankenhaus erfolgte Behandlung.

Asbestose:
eine Berufskrankheit, die durch die dauerhafte Einatmung von Asbeststaub entstehen kann. Es entwickeln sich die typischen Symptome einer Staublunge*. Asbeststaub kann auch die Entstehung eines Lungen- oder Lungenfellkrebses verursachen.

Ascaris:
Spulwurm, der im Dünndarm seine Geschlechtsreife entwickelt und dessen Eier über den Kot ins Freie gelangen. Werden diese über verunreinigtes Trinkwasser oder Nahrungsmittel aufgenommen, gelangen die Eier wieder in den Dünndarm, wo die Larven schlüpfen. Diese bohren sich durch die Darmwand und wandern über das Blut in die Leber und dann in die Lunge. Von dort werden sie hochgehustet und gelangen dann wieder in den Dünndarm, wo sie geschlechtsreif werden und neue Eier

legen bzw. befruchten können. Es kann zu schweren Schädigungen aller durchwanderten Organe einschließlich der Blutkörperchen kommen.

Asepsis:
Prinzip der Keimfreiheit zur Vermeidung einer Infektion. Alle Gegenstände einschließlich der Hände von Ärzten und Gesundheitpersonal müssen steril (aseptisch) sein, bevor eine Wunde behandelt wird.

Asphyxie:
Notfallsituation infolge eines Atemstillstandes (Apnoe). Der Begriff wird vor allem bei Neugeborenen verwendet, die nicht angefangen (bzw. wieder aufgehört) haben zu atmen.

Aspiration:
Wenn fremdes Material flüssig oder fest in die Lunge gelangt, z.B. infolge einer Bewußtlosigkeit, spricht man von Aspiration. Es besteht akute Erstickungsgefahr oder die Gefahr einer Entwicklung einer späteren Lungenentzündung.

ASS:
siehe Acetylsalicylsäure*.

Asthenozoospermie:
die fehlende Beweglichkeit der Spermien, die deshalb nicht in der Lage sind, eine Eizelle zu befruchten.

Asthma (Asthma bronchiale):
unter Asthma versteht man eine Erkrankung der Bronchien* der Lunge, in deren Verlauf es zu Anfällen von Atemnot kommen kann. Ursache dafür ist eine krampfartige Zusammenziehung der Bronchialmuskulatur, gekoppelt mit einer erhöhten Schleimproduktion unter Anschwellung der Bronchialschleimhaut. Typisch ist, daß es keine Schwierigkeiten beim Einatmen, sondern beim Ausatmen der Luft gibt. Es bleibt zuviel Luft in den Lungen zurück und es kommt nicht genug Luft nach, um den Sauerstoffbedarf zu befriedigen. Die Ausatmung ist keuchend und brummend. Man hat Angst zu ersticken. Ein Asthmaanfall kann sehr lange (mehrere Stunden) dauern, was lebensgefährlich werden kann.
Die Hauptursachen für Asthma sind Allergien. Andere Ursachen können eine Infektion, die Einwirkung von Stäuben und Gasen oder psychische Faktoren sein.

Astigmatismus:
eine zumeist angeborene fehlerhafte Krümmung der Hornhaut des Auges, so daß kein scharfes Sehen möglich ist. Astigmatismus kann durch spezielle Kontaktlinsen oder Brillen korrigiert werden.

astrologische Medizin (auch „Astromedizin"):
Bezeichnung für die Berücksichtigung der astrologischen Deutungskunde zu medizinischen Zwecken, insbesondere zur Erklärung von Krankheiten und zur Prognose von Heilungschancen, auch zur Bestimmung günstiger Zeitpunkte für bestimmte medizinische Maßnahmen (Operationen u.a.).

Astromedizin:
siehe astrologische* Medizin.

Aszites (Bauchwassersucht):
ist die Ansammlung von Wasser in der Bauchhöhle. Dazu kann es infolge einer Infektion im Bauchraum, durch Aufstauungen im Kreislaufsystem oder nach Krankheiten innerer Organe kommen. Auch ein Tumor im Magen-Darm-Trakt kann der Auslöser sein. Das Wasser kann mit einer Nadel punktiert und untersucht werden. Bei kleineren Mengen können

harntreibende Mittel (Diuretika*) helfen, bei größeren Mengen muß es eventuell über einen Abfluß abgeleitet werden.

Ataxie:
Störung der Koordination der Muskeln untereinander. Es liegt zumeist eine Störung des Kleinhirns* oder ein Rückenmarksdefekt zu Grunde.

Atemstillstand:
siehe Apnoe*.

Atemtherapie:
Behandlungsverfahren, das zu einer Verbesserung der Atmung führen soll. Die Gründe für eine ungenügende Atmung sind vielfältig, so etwa seelische Streßfaktoren, Bewegungsmangel, Fehlhaltungen, Muskelverspannungen, Übergewicht und Erkrankungen der Atemorgane.
Eine dauerhaft „flache“ Atmung führt dazu, daß der Körper mit zuwenig Sauerstoff versorgt und durch das Zurückhalten von Kohlensäure nicht genügend entsäuert wird; dies führt neben den genannten Faktoren zu einer weiteren Beeinträchtigung des Wohlbefindens und verstärkt auf lange Sicht gesundheitliche Probleme.
Durch eine gezielte Atemtherapie läßt sich solchem Atemfehlverhalten entgegenwirken. Atemtherapie kann sowohl das Bewußtsein auf die eigene Atmung lenken, aber auch auf halb- oder unbewußtem Wege die Atmung korrigieren. Neben Bewegungsübungen kommen in den verschiedenenen Atemschulen physikalische Therapien sowie pharmakologische Maßnahmen zur Anwendung.
Zu den anerkannten Ausbildungsberufen im Bereich der Atemtherapie gehören der Atemtherapeut, der seine Ausbildung an Privatschulen erhält, sowie der Physiotherapeut (Krankengymnast), der in einer staatlichen Ausbildung spezielle Verfahren der Atemgymnastik erlernt.

Atemwege:
Alle Organe, durch die die Atemluft geleitet wird, also Nase, Rachenraum, Kehlkopf, Luftröhre und Bronchien.

Atemzentrum:
die Gehirnteile, die für die Steuerung der Atemtätigkeit zuständig sind.

ätherische Öle:
siehe Aromatherapie*.

Atherom:
eine gutartige Geschwulst oder Zyste* auf der Haut, die vererbt wird oder durch das Aufstauen von Talgdrüsensekret entstehen kann. Das Atherom wird operativ entfernt.

Atherosklerose:
siehe Arteriosklerose*.

Ätiologie:
die Ursache einer Krankheit oder eines Symptoms.

Atlas:
medizinisch der oberste Halswirbel, auf dem der Schädel lastet. Benannt nach der griechischen Sagengestalt gleichen Namens, dem Träger des Himmelsgewölbes.

Atmung:
das Atmen im umgangssprachlichen Sinne umfaßt die sogenannte äußere Atmung. Damit wird der Gasaustausch zwischen der Luft und dem Blut in den Lungen beschrieben. Sauerstoff wird in das Blut aufgenommen, Kohlendioxid abgegeben. Die roten Blutkörperchen transportieren den Sauerstoff zu den Zellen. Die Weitergabe des Sauerstoffs an die Zel-

len und innerhalb der Zellen bezeichnet man als innere Atmung.
Die Atmung wird vom Atemzentrum im Stammhirn aus gesteuert. Als Brustatmung bezeichnet man das Einatmen durch das Anheben des Brustkorbes; als Bauchatmung das Einatmen über das Absenken des Zwerchfells. Das durchschnittliche Atemvolumen je Atemzug in Ruhe entspricht etwa einem halben Liter Luft, wobei unter Belastung durchaus das Zehnfache (5 l) erreicht werden kann. Erwachsene machen in Ruhe etwa 10-20, Kleinkinder 30-40 Atemzüge je Minute.

Atonie:
allgemein fehlende Gewebespannung, z.B. in der Muskulatur (Tonus*).

Atrophie:
Schrumpfung oder Schwund. Man beschreibt damit einerseits die allgemeine Abmagerung des Körpers bei Hunger, schweren Krankheiten oder Magersucht, andererseits die Schrumpfung von Organen und Gewebeteilen.

Atropin:
ein giftiger Stoff (Alkaloid*) aus der Tollkirsche. Er wirkt auf das Nervensystem, verursacht Herzrasen, Pupillenvergrößerungen und eine Lähmung aller Verdauungsvorgänge. In geringsten Mengen wird Atropin als Hilfsstoff in der Augenheilkunde eingesetzt. Es erweitert die Pupillen und erleichtert damit die Untersuchung des Augenhintergrundes. Es hat zudem eine krampflösende Wirkung auf die Verdauungsorgane und wird bei bestimmten Arten von Herzrhythmusstörungen eingesetzt.

Audiometrie:
Untersuchung, um das Hörvermögen zu testen. Dabei wird einerseits die Fähigkeit zum Hören von Tönen unterschiedlicher Höhe und Lautstärke, andererseits von Sprache und Geräuschen untersucht.

Aufklärungspflicht:
Vor jedem Eingriff muß der behandelnde Arzt den Patienten über die Art und den Umfang des Eingriffes informieren. Wesentlicher Teil dieser Aufklärung, die in einem persönlichen Gespräch stattfinden muß, ist, neben der Notwendigkeit des Eingriffs und möglichen Alternativen, die Beschreibung der Komplikationen, die im Verlauf des Eingriffs eintreten können. Der Patient muß sich vor dem Eingriff mit der Behandlung einverstanden erklären.

Auflösung:
in der Humoralpathologie* Bezeichnung für den Abtransport krankmachender Stoffe von den betroffenen Körperregionen, etwa durch Güsse oder Wickel. Die dadurch abgeleiteten Stoffe (Ableitung*) sollen hernach durch ausleitende Verfahren (Ausleitung*) aus dem Körper ausgeschieden werden.

Auge (Augapfel, Bulbus oculi):
der zentrale Bestandteil unseres Sehorgans, zu dem neben dem Augapfel der Sehnerv*, das Sehzentrum (im Gehirn), die Augenlider*, die Bindehäute*, die Tränenkanäle* und die Augenmuskeln gehören.
Die äußere Hülle des Auges besteht in der Hauptsache aus einer weißen undurchsichtigen Lederhaut (Bindegewebshaut, das Weiße im Auge). Sie wird vorne von der durchsichtigen Hornhaut, der Cornea, unterbrochen, durch die das Licht in das Auginnere gelangen kann. Die zweite Schicht hinter (bzw. unter) der Hornhaut wird von der Regenbogenhaut* (Iris) gebildet. Hinter der Le-

derhaut (Bindegewebshaut) befindet sich die Aderhaut. Die Regenbogenhaut reguliert die Größe des zentralen „Sehloches", der schwarzen Pupille. Hinter der Linse befindet sich der Glaskörper*, der gemeinsam mit der Hornhaut und der Linse für die Brechung des Lichtes im Auge sorgt.

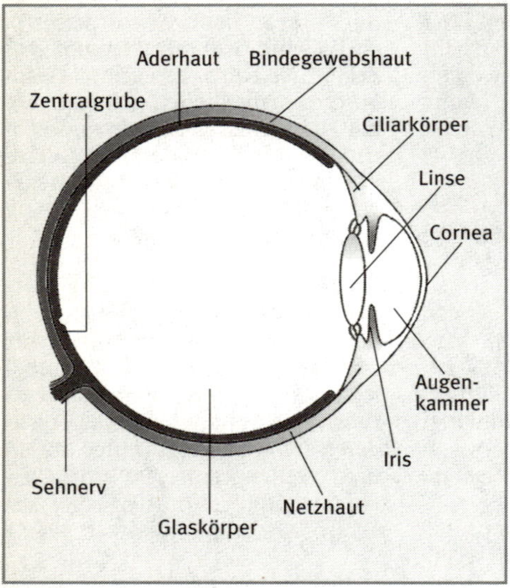

Querschnitt durch das menschliche Auge

Die Hinterwand des Auges wird von der Netzhaut gebildet. Darin befinden sich die lichtempfindliche Zellen, die das Licht aufnehmen und als Nervensignale weitergeben. Die sogenannten Stäbchen vermitteln das Hell-Dunkel(Schwarz-Weiß)-Sehen, die Zapfen das Farbensehen. Im Hintergrund des Auges setzt der Sehnerv an, über den alle Informationen gebündelt zum Gehirn weitergegeben werden. Am Ansatzpunkt des Sehnervs hat unser Auge einen kleinen blinden Fleck, von dem wir aber normalerweise nichts bemerken.

Augendiagnostik:
siehe Irisdiagnostik*.

Augeninnendruck:
der auf der Augeninnenhaut lastende Druck. Der Normalwert liegt bei etwa 173mm Hg (einer Einheit für den Druck). Ein erhöhter Augeninnendruck ab etwa 20 mm Hg kann ein Hinweis auf den Grünen* Star (Glaukom) sein.

Augenhintergrund:
Eine aufschlußreiche Untersuchungsmethode ist die Betrachtung des Augenhintergrundes. Genaugenommen werden dabei die Blutgefäße der Netzhaut* beurteilt, was wichtige Hinweise auf den Verlauf z.B. von Diabetes mellitus (Zuckerkrankheit*), Arteriosklerose*, Bluthochdruck (Hypertonie*) und Erkrankungen des Nervensystems zuläßt.

Augenlid:
Schutzhaut für das Auge. Mit jedem Lidschlag verteilt sich zudem die Tränenflüssigkeit über die Hornhaut. So wird das Austrocknen des Auges verhindert und Schädigungen vorgebeugt.

Augentrost:
Euphrasia officinalis oder spec.; Arzneipflanze aus der Familie der Rachenblütler, Scorphulariaceae. Verwendete Teile: das frische oder getrocknete Kraut; Drogenbezeichnung: Euphrasiae herba. Inhaltsstoffe: Iridoidglykoside (bes. Aucubin), Lignane, Gerb- und Bitterstoffe, Flavonoide, Phenolsäuren, ätherisches Öl. Heilwirkung und Verwendung:

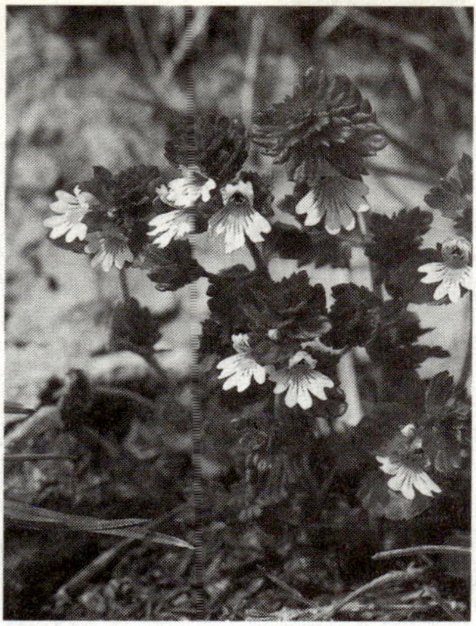

Augentrost

wegen der entzündungshemmenden Wirkung äußerlich als Bad bzw. Spülung (mit Augentrost-Tee) bei entzündlichen Augenerkrankungen (Bindehaut- u. Lidrandentzündung) und Mittelohrentzündungen; ist in zahlreichen Augentropfen enthalten. Das Homöopathikum Euphrasia officinalis (Kürzel: Euphr.) wird u.a. bei den genannten Symptomen gegeben.

Augenwurm (Loa Loa):
ein parasitärer Wurm, der vor allem in den Regenwaldgebieten Westafrikas vorkommt. Er wird bis zu einem halben Millimeter groß und nistet sich hinter dem Augenlid oder der Bindehaut ein, wo er chronische Infektionen verursachen kann.

Aura:
1. eine typische Erscheinung vor dem Beginn eines epileptischen Anfalls (Epilepsie*). Die einzelnen Empfindungen können sich von Fall zu Fall sehr voneinander unterscheiden. Das Spektrum reicht von visuellen Erscheinungen (Funkensehen), über Geschmacks- oder Geruchswahrnehmungen, bis hin zu Beklemmungen, Angstgefühlen oder Schwindel.
2. Bezeichnung in verschiedenen Richtungen der Alternativmedizin* für ein energetisches Feld, das den Organismus umgibt; synonym werden je nach Therapierichtung auch die Bezeichnungen „Astralleib“ (siehe anthroposophische* Medizin), „siderischer Leib“, „bioenergetisches Feld“, „Biod“ u.a. verwendet. Durch elektronographische Techniken, wie z.B. der Kirlian*-Fotografie, soll die Aura sichtbar und dadurch zu diagnostischen Zwecken nutzbar gemacht werden.

Aura-Soma-Therapie:
Spekulatives, von Vicky Wall (geb. 1918) entwickeltes Heilverfahren, das Elemente der Edelsteintherapie*, Aromatherapie* und Farbtherapie* kombiniert. Ziel ist die Harmonisierung des sogenannten „Aura-Soma-Bereichs“, wobei Soma einen angeblich vorhandenen feinstofflichen Energiekörper im grobstofflichen Körper bezeichnet. Vgl. auch Aura*.

Ausfluß (Fluor genitalis):
ein Heraustreten eines weißlich bis bräunlichen Sekrets aus dem Bereich der Scheide. Die Ursachen dafür sind genauso vielfältig wie das Aussehen des Ausflusses. Er kann weiß, gelb, bräunlich und selten auch blutig sein. In den meisten Fällen wird eine Infektion die Ursache sein, manchmal sind es auch ganz normale stoffwechselbedingte Vorgänge, die den Ausfluß hervorrufen. Obwohl in den seltensten Fällen eine ernsthafte Krankheit dahinter steckt, sollte unbedingt ein Arzt aufgesucht werden. Ausfluß bei Kindern weist in der Regel auf einen Fremdkörper in der Scheide hin.

Auskultation:
das Abhorchen des Körpers. Eine uralte, aber immer noch nützliche Methode, um Krankheitsursachen auf die Spur zu kommen. Es werden die Atemgeräusche, die Magen- und Darmgeräusche und die Geräusche beim Abklopfen des Körpers abgehört.

Ausschlag:
siehe Exanthem*.

Außenbandriß:
ein Bänderriß des oberen Sprunggelenks*, die häufigste Verletzung am Bewegungsapparat überhaupt. Ursache ist zumeist das Umknicken des Fußes. Der Riß heilt von alleine, sofern das Gelenk zunächst mit einem Gips ruhiggestellt wird. Eine operative Behandlung ist notwendig, wenn das Fußgelenk bereits sehr instabil ist, was in den meisten Fällen die Folge einer früheren Verletzungen ist.

Ausleitung (auch „ausleitende Therapie"):
Behandlungsmethode, die ursprünglich aus der Humoralpathologie* stammt. Ihr liegt die Vorstellung zugrunde, daß bestimmte Körpersäfte bzw. -energien im Körper im schädigenden Überfluß vorhanden sind und deshalb ausgeleitet (ausgeschieden) werden sollten. Typische Verfahren der Ausleitung sind Aderlaß*, Blutegeltherapie*, Schröpfen*, das Baunscheidt-Verfahren*, Cantharidinpflaster* sowie eine Verstärkung der Schweißsekretion.

Austauschtransfusion:
der Austausch des größten Teils des Blutes durch Spenderblut. Dieses Verfahren wird bei Neugeborenen im Falle einer Blutgruppenunverträglichkeit mit der Mutter (Morbus* haemolyticus neonatorum) angewendet. In seltenen Fällen wird eine Austauschtransfusion auch bei Erwachsenen durchgeführt, z.B. bei Vergiftungen, Infektionen oder Zwischenfällen bei einer Blutübertragung.

Auswurf (Sputum):
Als Auswurf wird das gesamte Material umschrieben, das infolge von Husten oder nach Räuspern aus Rachenraum und Bronchien in den Mund transportiert wird. Aus Farbe und Geruch lassen sich erste Hinweise auf eine zugrunde liegende Krankheit erkennen. Eine bakterielle Untersuchung gibt Aufschluß über eine mögliche Infektion.

Autismus:
Eine psychische Krankheit, die sich in einer Abkapselung und Isolierung von der Außenwelt und den Personen der Umgebung äußert.

Autoantikörper:
siehe Autoimmunkrankheiten*.

Autogenes Training:
in den 30er Jahren von dem Neurologen J. H. Schultz (1884-1970) auf Basis von Erfahrungen mit Hypnose* und Yoga* entwickelte Entspannungsmethode. Durch Autosuggestion werden ansonsten physiologisch autonom ablaufende Prozesse gezielt beeinflußt, so z.B. das Schwere- oder Wärmegefühl in den Extremitäten; eine tiefgreifende Selbstentspannung setzt dadurch ein, die bei vielen Krankheiten einen günstigen Einfluß auf die Heilung bewirken kann. Anwendungsgebiete sind u.a. Schlafstörungen, Streß, Unruhe, Ängste, Schmerzzustände, Bluthochdruck und Verdauungsstörungen.

Autohämatotherapie:
siehe Eigenbluttherapie*.

Autoimmunkrankheiten (Autoaggressionskrankheiten):
bei diesen Krankheiten bildet das Immunsystem* Antikörper* gegen eigenes Körpergewebe (Autoantikörper). Aus welchen Ursachen heraus es zu solchen Reaktionen kommt, ist bis heute ungeklärt. Viel spricht für eine erbliche Veranlagung (z.B. familiäre Häufungen). Autoimmunkrankheiten richten sich häufig gegen ein spezifisches Gewebe eines Organs. Besonders häufiges Opfer ist dabei die Schilddrüse*, deren Schädigung zu einer Schilddrüsenunterfunktion (Hypothyreose) führen kann. Daneben können aber auch der Magen, die Bauchspeicheldrüse oder die Nebenniere angegriffen werden. Bei Erkrankungen des rheumatischen Formenkreises kommt es nach der Reaktion (Agglutination*) des Autoantikörpers mit eigenem Gewebe zu Ablagerungen vor allem in den Gelenken (Arthritis), aber auch in anderen Organen. Es gibt einige Krankheiten, von denen angenommen wird, daß sie zu den Autoimmunkrankheiten zählen. Darunter sind die Colitis* ulcerosa und die Multiple* Sklerose.

Autointoxikation:
eine Selbstvergiftung infolge eines Nieren- oder Leberversagens.

Autonomes Adenom:
ein zumeist in der Schilddrüse* vorkommendes sich abkapselndes Geschwulst (Adenom*), das zwar weiterhin Schilddrüsenhormone produzieren kann, aber nicht mehr auf die normale Steuerung durch die Hypophysenhormone (Hypophyse*) reagiert. Das Autonome Adenom produziert deshalb häufig zuviel Schilddrüsenhormone, mit der Folge einer Schilddrüsenüberfunktion.

Autonosode:
Nosode*, die aus Material hergestellt wird, das vom Patienten selbst stammt.

Autopsie:
die Untersuchung einer Leiche, z.B. zur Feststellung der Todesursache oder des vorhergegangenen Krankheitsverlaufes.

Autoregulation:
die Fähigkeit des Organismus, sein funktionelles Gleichgewicht selbst zu regulieren und dieses gegen störende Einflüsse aufrechtzuerhalten bzw. wiederherzustellen. Die Medizin kann sich diese Fähigkeit zunutze machen, indem sie die körpereigenen Regulationsmechanismen des Patienten unterstützt und auf ihn einwirkende krankmachende Einflüsse minimalisiert.

Autotransfusion:
eine Erste-Hilfe-Maßnahme z.B. nach einem Schock*. Die Beine werden hochgelegt, damit das dort gestaute Blut in den Körper und die lebenswichtigen Organe zurückfließen kann.
Im weiteren Sinne bezeichnet man damit auch eine Blutspende für sich selbst, z.B. vor größeren Operationen. Im Bedarfsfall wird das eigene Blut dann wieder dem Körper zugeführt. Bei einigen Operationen wird der Blutverlust auch dadurch kleingehalten, daß das eigene verlorene Blut gefiltert und anschließend dem Körper wieder zugeführt wird.

Autouronosodentherapie:
siehe Eigenurintherapie*.

AV-Block (atrioventrikulärer Block):
eine Störung (Blockade) des Erregungsleitungssystems* des Herzens zwischen den Vorhöfen und den Kammern. Dadurch kommt es zu

einer Verzögerung in der Koordination zwischen den Muskeln der Vorhöfe und der Kammern. Je nach Stärke des AV-Blocks können Herz-Rhythmusstörungen* die Folge sein. Im schlimmsten Fall kommt es zu einem Adam*-Stokes-Syndrom.
Die Ursachen können vielfältig sein: Schäden der Herzkranzgefäße*, angeborene Herzfehler*, Vergiftungen oder entzündliche Erkrankungen des Herzmuskels. Je nach Schwere wird der AV-Block nach Graden von I bis III unterschieden. Sofern die Ursachen nicht beseitigt werden können, muß ein Herzschrittmacher* eingesetzt werden.

Avitaminose:
Mangelkrankheiten aufgrund eines oder mehrerer fehlender Vitamine*.

Axilla:
die Achselhöhle (Achseldrüsen*).

Ayurveda (Sanskrit für „Wissen vom langen Leben"):
im Nordwesten Indiens auf Grundlage der altindischen vedischen Überlieferung im Zeitraum von etwa 500 v. Chr. bis etwa 500 n. Chr. entwickelte Lebenslehre einschließlich eines vollständigen medizinischen Lehrgebäudes. Im Ayurveda wird der Mensch als Abbild des ihn umgebenden Universums gesehen: Im Mikrokosmos des Menschen gibt es demzufolge dieselbe Struktur wie im Makrokosmos des universellen Lebens; beiden liegen auch dieselben „Elemente" zugrunde. Das Zusammenwirken aller strukturellen Komponenten wird auf physiologischer Ebene als Gleichgewicht (Gesundheit) bzw. Ungleichgewicht (Krankheit) der drei „Doshas" Vata, Pitta und Kappha beschrieben; auch ihre Qualität wird vom Mischungsverhältnis der Elemente bestimmt. Das Verhältnis von Vata, Pitta und Kappha zueinander bestimmt die Grundkonstitution des einzelnen Menschen wie auch seine charakterlichen Schwächen und gesundheitlichen Anfälligkeiten. Jeder Organismus ist nach ayurvedischer Auffassung bestrebt, sein inneres Gleichgewicht zu bewahren, aber auch in Harmonie mit seiner Umwelt zu leben. Treten hier Störungen auf, können eine Rückkehr auf den rechten Lebensweg und eine ayurvedische Heilbehandlung die gesunde Balance wiederherstellen. Zur Behandlung gehören Ernährungsumstellungen, Reinigungskuren (Fasten, Einläufe, Aderlaß u.a.), arzneiliche Therapien, Farb-, Aroma- und Musiktherapien sowie Meditations-, Körper- und Atemübungen (u.a. Yoga).
Das ayurvedische Wissen ist in sogenannten Samhitas überliefert worden, von denen nur noch drei erhalten sind: Caraka, Sushruta und Vagbhatta Samhita (nach den Verfassern benannt und etwa vom 5. bis zum 7. Jahrhundert entstanden). Diese drei bilden die klassische Trias der traditionellen indischen Medizin. Trotz Einflüsse der westlichen Medizin kann der Ayurveda sich bis heute in Indien behaupten, ja stellt für die ärmere Bevölkerung eine unerläßliche Alternative zur kostspieligen westlichen Medizin dar und wird auch von der Weltgesundheitsorganisation unterstützt. Aufgrund seines „ganzheitlichen" Charakters findet der Ayurveda aber auch im Westen zunehmend Anklang bei Patienten, die der Schulmedizin gegenüber kritisch eingestellt sind und nach Alternativen suchen.

Azidose:
eine Übersäuerung des Blutes und des Körpers. (Das Gegenteil davon ist die Alkalose*.) Der Stoffwechsel hält

normalerweise ein Gleichgewicht, bei dem weder die Säuren noch die Basen das Übergewicht erhalten. Das Maß dafür ist der pH-Wert, der im Falle einer Azidose unter 7,36 fällt. In manchen Fällen ist das Puffer- oder das Ausscheidungssystem der Nieren einfach nur überfordert, was aber schnell von allein wieder behoben sein wird. Gefährlich wird es, wenn die Ursache einer Azidose ein Nierenversagen ist. Auch eine Zuckerkrankheit* kann die Ursache sein.

Bach-Blüten-Therapie:
von dem walisischen Arzt Edward Bach (1886-1936) entwickelte spekulative Therapieform mit 38 Heilmitteln, den sogenannten „Blütenessenzen". Die Grundlage für die Entstehung von Krankheiten machte Bach auf seelischer Ebene aus. Aus einem Ungleichgewicht in der inneren Balance der Persönlichkeit des Patienten und in seiner Beziehung zur ihn umgebenden Umwelt entsteht als Folgeerscheinung eine körperliche Symptomatik. Als „Grundübel" unterschied Bach 38 Persönlichkeitskonflikte, wie Angst, Unsicherheit, Gleichgültigkeit, Mutlosigkeit und Einsamkeit, zu deren Behandlung er in der freien Natur zumeist pflanzliche Heilmittel fand (mit einer Ausnahme: Rock Water, Quellwasser), deren angeblich „geistiges" bzw. energetisches Potential er durch ein Potenzierungsverfahren auf einen Trägerstoff (Wasser) übertragen zu können meinte. Die durch dieses Verfahren hergestellten Essenzen sollen die geistige bzw. energetische Kraft der jeweiligen Pflanze in konzentrierter Form enthalten und die Persönlichkeit des Patienten wieder soweit harmonisieren, daß die Selbstheilungskräfte des Organismus in die Lage vesetzt werden, die körperlichen Symptome wieder zum Verschwinden zu bringen. Während Bach selbst meinte, sein Heilsystem sei mit 38 Mitteln umfassend, haben nach seinem Tod zahlreiche Therapeuten in seiner Nachfolge das Repertoire an Blütenessenzen wesentlich erweitert.

Bad:
1. in der Balneotherapie* das Eintauchen des Körpers bzw. von Körperteilen zumeist in Wasser, aber auch in Wasserdampf, Peloid oder Gas. Vgl. auch Hydrotherapie* und die Kneipp*-Therapie.
2. Bezeichnung für Badezusätze mit medizinischer Wirkung, z.B. Kamillenbad.
3. Heilbad, Badeanstalt oder Badeort.

Badearzt:
Zusatzbezeichnung für einen approbierten Arzt als Spezialist für balneotherapeutische Maßnahmen; wird von der Landesärztekammer verliehen.

Bad, medizinisches:
Bad mit Wasser aus einer natürlichen Quelle (Heilwasser*) oder unter Verwendung eines medizinisch wirksamen Badezusatzes (Arzneibad*, Kräuterbad*) zum Zwecke der Vorbeugung oder Heilung von Erkrankungen.

Bacillus anthracis:
der Erreger des Milzbrandes*.

Bakerzyste (siehe auch Zyste*):
eine Ausstülpung der Gelenkkapsel (siehe Gelenk*) im Kniegelenk* möglicherweise aufgrund einer chronischen Schleimbeutelentzündung (Schleimbeutel*).

Bakteriämie:
das Vorkommen von Bakterien in der Blutbahn. In gewissen Grenzen ist das ein ganz normales Ereignis, mit dem das Immunsystem* ohne weiteres fertig wird. Allerdings kann es im Falle einer geschwächten Immunabwehr zu einer gefährlichen allgemeinen Infektion des gesamten Körpers kommen (Sepsis*).

Bakterien:
winzigste Lebewesen, die nur aus einer einzigen Zelle bestehen. (Zum Vergleich: Wir Menschen setzen uns aus etwa 80 Billionen Zellen zusammen.) Die meisten Bakterien sind kleiner als menschliche Körperzellen

und nur unter dem Mikroskop sichtbar. Sie haben sich an die extremsten Lebensbedingungen angepaßt. Bakterien findet man in 60 °C heißen Quellen oder am Grunde der Tiefsee. Viele kommen ohne Sauerstoff aus (Anaerobier*) bzw. vertragen ihn überhaupt nicht. Andere dagegen brauchen den Sauerstoff wie wir Menschen (Aerobier*).
Ohne Bakterien (Bakterienflora*) könnten wir nicht leben. Sie besiedeln den Darm, die Haut und die Mundhöhle und helfen uns z.B. bei der Verdauung oder schützen uns davor, daß sich krankheitserregende Bakterien (pathogene* Bakterien) bei uns ansiedeln. Besonders hervorzuheben sind die Darmbakterien. Wird die normale Darmflora z.B. durch das Verabreichen von Antibiotika* gestört, können sich dort fremde Bakterien oder Pilze (siehe Candida*) ansiedeln und (im harmlosen Fall) zu Verdauungsstörungen, aber auch zu schweren Infektionen führen. Die Grenze, ob ein Bakterium für uns nützlich oder schädlich ist, ist fließend. Das Darmbakterium E. coli ist z.B. im Darm selbst gern gesehen, in anderen Organen dagegen kann es schwere Erkrankungen auslösen.
Krankheitserregende Bakterien sind meist deshalb schädlich für uns, weil sie giftige Stoffe absondern, die unseren Stoffwechsel stören. Im Prinzip haben selbst die pathogenen* Bakterien ein Interesse daran, daß der infizierte Mensch möglichst lange weiterlebt, denn wenn er stirbt, sterben auch die Bakterien.

Bakterienaussscheider:
Mit diesem Begriff werden Menschen (aber auch Tiere, insbesondere Haustiere) bezeichnet, die eine Infektion überstanden haben, aber weiterhin über Atemwege, Kot oder Urin Bakterien ausscheiden, die andere Menschen infizieren können. Dieses Phänomen kommt z.B. bei der Cholera* vor, so daß auch die bereits genesenen Personen als Bakterienausscheider so lange in Quarantäne bleiben müssen, bis bei ihnen keine Bakterien mehr nachweisbar sind.

Bakterienflora:
die natürliche Ansiedlung von Bakterien auf Körpergeweben. Eine intakte Bakterienflora ist sehr wichtig vor allem für den Dickdarm. Das Darmbakterium E. coli produziert z.B. verschiedene für andere Bakterien giftige Substanzen, die eine Infektion mit diesen Bakterien verhindern helfen. Eine wichtige Rolle spielen auch die in der Scheide vorkommenden Milchsäurebakterien. Wie ihr Name schon verrät, produzieren sie Milchsäure, die das Scheidenmilieu so sauer (siehe pH*-Wert) werden läßt, daß sich dort keine anderen Bakterien mehr ansiedeln können. Dies ist auch ein Schutz des ungeborenen Kindes bei einer Schwangerschaft.

Bakterienruhr:
siehe Ruhr*.

Balanitis:
eine Entzündung der Eichel und der Vorhaut des Penis. Im allgemeinen eine Krankheit, die ohne größere Komplikationen verläuft, sofern sie entsprechend behandelt wird.

Baldrian, Echter:
Valeriana officinalis; Arzneipflanze aus der Familie der Baldriangewächse, Valerianaceae. Verwendete Teile: Wurzel; Drogenbezeichnung: Valerianae radix. Inhaltsstoffe: Ätherisches Öl, Iridoide (Valepotriate), bizyklische Sesquiterpene, Alkaloide. Heilwirkung und Verwendung: als Tee und Tinktur, in Tabletten- und Kap-

selform, ggf. als Bad, beruhigend und entspannend, fördert die Schlafbereitschaft, lindert nervöse Schmerzen im Magen- und Darmtrakt sowie nervöses Herzklopfen; blutdrucksenkend. Das Homöopathikum Valeriana officinalis (Kürzel: Valer.) wird aus der getrockneten Wurzel hergestellt.

Balint-Gruppe:
nach dem Psychoanalytiker Michael Balint (1896-1970) benannte Selbsthilfegruppe von Ärzten oder Angehörigen medizinischer Hilfsberufe zum Zwecke der berufsbedingten Leistungskontrolle (Supervision). In der Balint-Gruppe werden Fälle aus der eigenen Praxis diskutiert, insbesondere um konkrete Beziehungen zwischen den anwesenden Behandlern und ihren Patienten transparent zu machen und die Möglichkeiten des therapeutischen Erfolgs zu optimieren.

Ballaststoffe:
Bestandteile der Nahrung, die normalerweise vom Körper nicht verdaut werden können. Sie werden im Dickdarm von den Darmbakterien zum Teil gespalten und damit auch für den menschlichen Stoffwechsel verfügbar gemacht. Ballaststoffe tragen also durchaus ihren Teil zur Energieversorgung bei. Es hat sich gezeigt, daß die Spaltprodukte der Ballaststoffe (kurze Fettsäuren*) eine „pflegende" Wirkung auf die Darmschleimhaut ausüben und auf diese Weise vielerlei Krankheiten vorbeugen.
Aufgrund ihrer Quellfähigkeit und ihres Volumens regen die Ballaststoffe die Darmtätigkeit an und fördern eine geregelte Verdauung. Die meisten Ballaststoffe sind Kohlenhydrate wie Zellulose, Pektine usw. Sie sind für uns von unterschiedlichem Wert: z.B. können die Ballaststoffe aus dem Hafer dazu beitragen, den Cholesterinspiegel zu senken, indem sie das Cholesterin im Darm an sich binden und mit dem Stuhl ausscheiden. Die meisten Ballaststoffe verlängern zudem das Sättigungsgefühl im Anschluß an eine Mahlzeit, indem sie dazu beitragen, daß die Kohlenhydrate aus der Nahrung nur langsam vom Darm aufgenommen werden und damit länger „vorhalten".

Ballondilatation:
ein Verfahren, mit dem verengte Stellen der Herzkranzgefäße* über einen Herzkatheter aufgeweitet werden. Heutzutage ersetzt dieses relativ einfache (aber durchaus nicht ganz ungefährliche) Verfahren häufig den direkten operativen Eingriff. Man schiebt dazu über eine Arterie einen „Ballon" in das verengte Gefäß und bläst ihn kurz auf, wodurch die Ablagerungen gegeneinander verschoben und beseite geräumt werden. Häufig muß die Ballondilatation nach wenigen Monaten wiederholt werden. Zur dauerhaften Stabilisierung einer Arterie kann auch ein Stent* eingesetzt werden, eine Metallspirale, die ebenfalls über einen Herzkatheter an die entsprechende Stelle geschoben wird und dort bleibt.

Ballonsonde:
ein Instrument, das zur notfallmäßigen Stillung einer Blutung vor allem in der Speiseröhre Verwendung findet. Dazu wird ein Ballon in der Speiseröhre derart erweitert, daß der dadurch auf der Speiseröhreninnenwand lastende Druck die blutende Stelle abdichtet und damit die Blutung für einige Zeit stillt.

Balneologie:
Lehre von der therapeutischen Anwendung und der Heilwirkung des

Wassers und anderen Medien für balneotherapeutische Maßnahmen; vgl. Balneotherapie*.

Balneotherapie:
Behandlung mit medizinischen Bädern, Kuraufenthalten an Meeresküsten mit ihrem besonderen Reizklima, Trinkkuren und Inhalationen. Vgl. Arzneibad*, medizinisches Bad*, Hydrotherapie*.

Balsam:
ein Gemisch aus Harzen und ätherischen Ölen für äußerliche Behandlungen.

Bandscheibe:
Die Bandscheiben dienen als Polster zwischen den einzelnen Wirbelknochen. Sie ermöglichen die Beweglichkeit der Wirbelsäule und dienen als Puffer bei Belastungen. Im normalen Alterungsprozeß nimmt die Elastizität der Bandscheiben immer mehr ab. Durch zusätzlichen Verschleiß (einseitige dauerhafte Belastungen, Leistungssport) wird dieser Prozeß deutlich beschleunigt und es kann ein Bandscheibenschaden entstehen (nicht zu verwechseln mit einem Bandscheibenvorfall*). Durch andauernden weiteren Verschleiß kann die Bandscheibe komplett „abgearbeitet" werden, so daß zwei Wirbelknochen direkt und fest aufeinander sitzen. Die Wirbelsäule wird an diesem Punkt steif. In diesem Stadium verschwinden dann allerdings auch die Schmerzen, die mit einem Bandscheibenschaden im früheren Stadium verbunden sind, so daß häufig schon vorher eine Bandscheibe operativ komplett entfernt wird. Die beste Vorsorge gegen Bandscheibenschäden ist die Kräftigung der Rumpfmuskulatur (Bauch und Rükken), die das ganze System stabilisiert.

Bandscheibenvorfall:
Das Bandscheibengewebe besteht aus einem Gallert-Kern, der sich zwar verformen, aber nicht zusammendrücken läßt, und um diesen herum aus einem schichtenartig (wie eine Zwiebel) aufgebauten Bindegewebe. Letztere verbindet die Wirbelknochen untereinander und sorgt für die nötige Stabilität. Durch Überlastung kann das Bindegewebe reißen, wodurch der Gallertkern nach außen dringen kann. Dabei drückt er dann auf die Nervenstränge des Rückenmarks und verursacht starke Schmerzen. In den meisten Fällen ereignet sich ein solcher Bandscheibenvorfall im Bereich der Lendenwirbelsäule, mit Schmerzen in den Beinen und der Hüfte.
Hilfe im Falle eines Bandscheibenvorfalles gibt es in Form von Krankengymnastik oder Massagen (Physiotherapie*). Um die Muskelverspannungen zu lösen, wird meistens auch noch ein Schmerzmittel gegeben. Eine Operation wird notwendig, wenn der Vorfall zu Nervenausfällen (mit Störungen der Blasen- und Darmfunktion oder Lähmungen der Beine) führt. Alternativ ist eine Auflösung des Bandscheibengewebes mit Hilfe von eingespritzten Enzymen* möglich.

Bandwürmer (Cestodes):
Meist relativ harmlose und weitverbreitete Parasitenform. Bandwürmer entwickeln ihre Geschlechtsreife im Darm, wo sie ihre Eier legen. Diese gelangen mit dem Kot ins Freie, wo sie von verschiedenen Zwischenwirten (z.B. Rind, Schwein, Fisch) gefressen werden. Hier schlüpfen die Larven und gelangen über den Blutkreislauf in die Muskulatur. Zwischen den Muskelfasern bilden sie sogenannte Finnen* aus, die sich über Jahre im Muskel halten können.

Wird dann das Fleisch des Zwischenwirtes roh oder halbroh gegessen, werden die Finnen im menschlichen Darm wieder aktiv. Sie heften ihren Kopf an die Darmwand an, und der Zyklus kann von neuem beginnen. Je nach Zwischenwirt unterscheidet man Rinder-, Schweine- und Fischbandwurm. Symptome müssen nicht unbedingt auftreten. Typische Zeichen sind allerdings Appetitlosigkeit oder Heißhunger, Übelkeit, Müdigkeit und Gewichtsabnahme. Bandwürmer werden mit speziellen Wurmmitteln bekämpft.
Gefährlicher sind Bandwürmer, in denen der Mensch als (Fehl)-Zwischenwirt auftritt, wie der Hunde- oder Fuchsbandwurm* (Echinokokken*). Es bilden sich dabei Finnen in der Leber, die nach Ablauf von zehn oder mehr Jahren kindskopfgroß werden und zu schwersten Leberschäden führen können.

Bang-Krankheit:
siehe Brucellose*.

Barbiturate:
Schlafmittel, die ihren Namen nach der Barbitursäure erhalten haben. Früher häufig eingesetzt, stehen sie heute in der Kritik, da sie in die Abhängigkeit führen können und außerdem die besonders erholsamen REM-Schlaf*-Phasen unterdrücken. Heute werden Barbiturate zumeist zur Behandlung der Epilepsie* oder als Narkosemittel eingesetzt.

Bärentraube:
Arctostaphylos uva-ursi; Arzneipflanze aus der Familie der Heidekrautgewächse, Ericaceae. Verwendete Teile: Laubblätter; Drogenbezeichnung: Uvae ursi folium. Inhaltsstoffe: Hydrochinone (besonders Arbutin), Gerbstoffe, Flavonoide, Phenolglykoside. Heilwirkung und Verwendung: zur inneren Anwendung (z.B. Tee oder Kaltwasserauszug) bei akuten oder chronischen entzündlichen Erkrankungen der Blase und der ableitenden Harnwege (desinfizierend und adstringierend).

Barfußgehen:
Verfahren der Abhärtung* nach Sebastian Kneipp*; Sonderformen sind das Barfußgehen auf einer taufrischen Wiese (Tautreten*) sowie das Gehen in einem Tretbecken oder einer Badewanne (Wassertreten*).

Bärlapp:
Lycopodium clavatum; Arzneipflanze aus der Familie der Bärlappgewächse, Lycopodiaceae. Verwendete Teile: getrocknetes Kraut; Drogenbezeichnung: Lycopodii herba. Inhaltsstoffe: Alkaloide (u.a. Lycopodin, Lycodolin, Lycodin), Flavonoide, Triterpene. Heilwirkung und Verwendung: als Bestandteil von Tees bei Blasen- und Nierenleiden harntreibend, krampflösend und schmerzlindernd. In der Homöopathie ist Lycopodium clavatum (aus den Sporen zubereitet, Kürzel: Lyc.) eines der wichtigsten Mittel und wird auch zur Konstitutionsbehandlung* verwendet.

Bartflechte:
Die sogenannte gewöhnliche Bartflechte (Folliculitis barbae) wird durch Bakterien (Staphylokokken) hervorgerufen. Sie setzen sich am Haarfolikel, dem Gewebe, das an der Haarwurzel das Haar umgibt, fest. Es bilden sich Pusteln, die sehr stark jucken oder brennen können. Zur Behandlung reicht in der Regel eine Rasierpause mit gleichzeitiger Desinfektion der Haut.
Eine seltenere Variante der Bartflechte wird durch Pilze (Trichophyten) verursacht. Diese können allerdings

auch die Kopfhaut oder andere behaarte Hautpartien befallen. Beim Auftreten von Trichophyten müssen pilztötende Mittel äußerlich und innerlich eingenommen werden.

Bartholinische Drüsen:
die zwei Schleimdrüsen im unteren Bereich der großen Schamlippen. Ihre Sekrete befeuchten die Schamlippen und den Scheideneingang.

Bartholinitis:
eine Entzündung der Bartholinischen* Drüsen. Falls nichts dagegen unternommen wird, kann sich durch die Verstopfung der Drüsen ein Abszeß* bilden.

Basaliome:
eine wuchernde, krebsartige Geschwulst in der Haut, das sich aus den Basalzellen* bildet. Ein Basaliom bildet zwar keine Metastasen, ist also kein echter bösartiger Tumor, kann aber wuchernd in Nachbargewebe eindringen und dieses zerstören. Es muß daher komplett aus der Haut herausgeschnitten werden. Basaliome entstehen sehr häufig im Gesichtsbereich und anderen dem Licht ausgesetzten Hautpartien und können in sehr vielfältigen Ausformungen auftreten.

Basaltemperatur:
die sogenannte Ausgangstemperatur, die morgens immer zur gleichen Zeit direkt nach dem Aufwachen in Mund oder After gemessen wird. Der Begriff wird vor allem für den monatlichen Rhythmus der Körpertemperatur der Frau verwendet. Direkt nach dem Eisprung erhöht sich die Basaltemperatur abrupt um etwa 0,3 bis 1 °C, bleibt dann auf diesem Stand, um dann nach Beginn der Monatsblutung wieder auf den Ausgangswert abzusinken. Zur Empfängnisverhütung* ist die Messung der Basaltemperatur nur bei einem relativ regelmäßigen Lebenswandel geeignet. Bei Krankheiten, einem unregelmäßigen Schlafrhythmus oder hohem Alkoholkonsum, sind die Werte nicht aussagekräftig.

Basalzellen:
Zellen der Haut, die für die Regeneration der obersten Hautschicht verantwortlich sind.

Base:
gleichbedeutend mit Lauge. Wäßrige Lösungen sind basisch (oder alkalisch), wenn die Menge der Hydroxylionen (= OH) die der Protonen (H^+) übersteigt. Der pH*-Wert als Maß dafür liegt in diesem Fall über 7. Reines Wasser ist neutral und hat einen pH-Wert von genau 7. Basen können mit Säuren* neutralisiert werden.

Basedow-Krankheit:
Ursache ist die Überfunktion der Schilddrüse* (Hyperthyreose*) infolge einer Autoimmunreaktion (Autoimmunkrankheit*). Die typischen Symptome sind die hervorquellenden Augäpfel, ein Kropf und die Beschleunigung des Herzschlages. Dazu kommt eine starke innere Unruhe, Gewichtsabnahme und Haarausfall.

Bauchdeckenspannung:
Eine Reaktion auf das Betasten der Bauchdecke infolge einer Reizung des Bauchfells*. Die Bauchmuskeln ziehen sich zusammen, und der Bauch fühlt sich hart an. Ursache dafür sind meist entzündliche Vorgänge in der näheren Umgebung des Bauchfells, wie eine Blinddarmentzündung, Magen- und Darmdurchbrüche, Darmverschlüsse oder Rei-

zungen der Gallenblase. Die direkte Ursache ist so gut wie immer eine Bauchfellentzündung*.

Bauchfell (Peritoneum):
Eine Haut, die den gesamten inneren Bauchraum überzieht und woran die inneren Organe sehr beweglich befestigt sind.

Bauchfellentzündung (Peritonitis):
Die Bauchfellentzündung wird in der Hauptsache von Bakterien verursacht, die über Darm-, Magender Blinddarmdurchbrüche in den Bauchraum gelangt sind. Aber auch ein Darmverschluß kann die Ursache dafür sein. Eine Bauchfellentzündung ist immer ein Anzeichen für eine gefährliche Erkrankung im Bauchraum, die sofort behandelt werden muß. Das typische Kennzeichen für eine Bauchfellentzündung ist die Bauchdeckenspannung*.

Bauchhöhlenschwangerschaft:
eine Schwangerschaft außerhalb der Gebärmutter (Extrauteringravidität). Es kommt meistens innerhalb der ersten vier Monate zu einer Abstoßung des Embryos bzw. Feten, was mit schweren, lebensgefährlichen Komplikationen verbunden sein kann. Der Verlauf hängt sehr davon ab, wo sich die Eizelle eingenistet hat.

Bauchspeicheldrüse (Pankreas):
Die Bauchspeicheldrüse liegt wie ein dicker Schlauch direkt hinter dem Magen (etwa in gleicher Höhe) und mündet kurz hinter dem Magenausgang gemeinsam mit dem Gallenausgang (manchmal auch separat nebeneinander) in den Zwölffingerdarm. Sie sondert Verdauungssekrete ab, die dann im Dünndarm für die Zersetzung von Eiweißstoffen, Zukkern und Fetten sorgen.
Die andere Funktion der Bauchspeicheldrüse ist die Hormonproduktion aus den sogenannten Inselzellen (Langerhanszellen). Hier werden das Insulin* und das Glukagon* gebildet, die gemeinsam die Regulation des Blutzuckerspiegels übernehmen (Zuckerkrankheit*).

Bauchspeicheldrüsenentzündung (Pankreatitis):
im Prinzip eine Art von Selbstverdauung der Bauchspeicheldrüse durch die selbstgebildeten Verdauungsenzyme, die normalerweise in den Darm abgeleitet werden. Die eigentliche Ursache ist häufig nicht zu ermitteln. Es gibt ein gehäuftes Auftreten bei Alkoholismus und bei Gallensteinen und überhaupt bei Gallenwegserkrankungen. In manchen Fällen läßt sich eine Verstopfung der Kanäle von Galle und Bauchspeicheldrüse operativ entfernen. Wenn die Entzündung einen chronischen Verlauf nimmt, müssen die Betroffenen häufig ihr Leben lang die Enzyme* (Verdauungssekrete) und Hormone der Bauchspeicheldrüse einnehmen und sich sehr eingeschränkt (fettarm) ernähren.

Bauchwassersucht:
siehe Aszites*.

Baunscheidt-Verfahren (auch „Baunscheidtieren"):
nach Carl Baunscheidt (1807-1873) benanntes Verfahren der Reiztherapie*, bei dem mit einem Stichelgerät („Lebenswecker") Hautpartien des Patienten behandelt werden, wobei ein bis zwei Millimeter tief Nadeln in die Haut eindringen. Die enstehenden Wunden werden mit hautreizenden Stoffen eingerieben, so etwa Cantharadin, Wacholder- oder Senföl (früher auch mit dem kokarzinogenen Crotonöl). Die Behandlung soll heute eine „allgmeine Umstimmung" herbeiführen und wird bei

hormonellen Störungen, Nervenentzündungen, rheumatischen Schmerzen u.a. angewendet. Nach der Vorstellung Baunscheidts sollte dieses Verfahren auch ausleitende Wirkung haben (siehe Ausleitung*). Wegen möglicher Komplikationen (z.B. Infektionen) bei der Behandlung wird das Baunscheidtieren von der Schulmedizin abgelehnt.

Bazillen:
veralteter umgangssprachlicher Ausdruck für Bakterien. Genau genommen sind Bazillen eine bestimmte Klasse von Bakterien, die sich u.a. durch ihre Fähigkeit zur Bildung von Sporen* auszeichnen.

BCG:
eine Schutzimpfung vor der Tuberkulose*, die mit „abgeschwächten", d.h. in ihrer Virulenz* stark eingeschränkten, lebenden Bakterien durchgeführt wird. Das Kürzel BCG bedeutet Bacille-Calmette-Guérin.

BE:
Abkürzung für Broteinheit*.

Beatmung:
Eine künstliche Beatmung ist immer dann unbedingt durchzuführen, wenn ein Patient nicht mehr in der Lage ist, seine Atmung selbstständig im ausreichenden Umfang aufrechtzuerhalten. Im Notfall geschieht das mit einer Atemspende (Mund-zu-Nase oder Mund-zu-Mund). Ansonsten wird der Patient an ein Beatmungsgerät angeschlossen. Es gibt die verschiedensten Beatmungstypen und Geräte:
Bei der kontrollierten Beatmung unterliegt die Atmung der absoluten Kontrolle von außen, wobei unter Umständen spontane Atemreaktionen des Patienten mit Medikamenten ausgeschaltet werden müssen. Von assistierter Beatmung spricht man, wenn zwar das Atemvolumen vorgegeben wird, aber die Häufigkeit der Atmung dem Patienten überlassen bleibt. Bei der spontanen Ventilation wird die normale Atmung nur noch unterstützt, z.B. während einer Narkose mit einem Atembeutel, der bei jedem Atemzug zusätzlich Luft in die Lungen drückt. Man kann auch Intensivpatienten, die dazu in der Lage sind, die Steuerung eines Beatmungsgerätes selbst überlassen.

Bechterew-Krankheit (auch Bechterew-Strümpel-Marie-Krankheit, Spondylitis ankylosans):
eine vermutlich durch eine erbliche Veranlagung bedingte langsame Versteifung der Wirbelsäule (Entstehung eines „Buckels"). Die Erkrankung hat rheumatischen Charakter und kann sehr schmerzhaft sein. Typisch sind Schmerzen, die auf die Ferse und das Becken ausstrahlen. Die Therapie besteht in der medikamentösen Bekämpfung der Schmerz- und Entzündungssymptome und einer lebenslangen krankengymnastischen Behandlung, wodurch die völlige Versteifung der Wirbelsäule weit ins Alter hinausgeschoben werden kann.

Becken:
Das knöchernde Becken ist die Verbindung zwischen den Oberschenkeln und der Wirbelsäule. Es hat eine gewisse Schutzfunktion für die dort gelagerten inneren Organe und ist der Anker für die dort ansetzenden Muskeln. In der Form des Beckens gibt es deutliche Geschlechtsunterschiede: Das weibliche ist breiter und niedrig angelegt, während das männliche Becken schmaler und höher gebaut ist.

Beckenboden:
ein Muskelsystem, das auch als

Beckenbodenmuskulatur bezeichnet wird. Diese Muskulatur ist sozusagen den Geschlechts- und Darmausgängen vorgelagert und ist maßgeblich an der Kontrolle von Blase und Darm beteiligt. Bei Frauen kann die Beckenbodenmuskulatur nach einer oder mehreren Geburten durch die Dehnung so stark geschwächt sein, daß bei einem nur leicht erhöhten Druck der Harn nicht mehr gehalten werden kann (Harninkontinenz*). Es ist aber möglich, durch ein spezielles Training die Beckenbodenmuskulatur zu stärken und wieder aufzubauen.

Beckenendlage:
die Lage des Kindes in der Gebärmutter mit dem Kopf nach oben (Spezialfälle sind die Steißlage*, Fußlage oder Knielage), was die Geburt stark erschwert. Allerdings läßt sich das Kind häufig (60 % aller Fälle) durch eine erfahrene Hebamme oder einen Gynäkologen (Frauenarzt) während der 37. oder 38. Schwangerschaftswoche von außen her drehen.

Befruchtung:
Die Befruchtung ist die Verschmelzung der weiblichen Eizelle mit einer männlichen Samenzelle. Es bildet sich die Urzelle, aus der sich schließlich durch Zellteilung ein Kind entwickelt. Man unterscheidet begrifflich drei Stadien: Die Konzeption, den zur Befruchtung stattfindenden Geschlechtsverkehr, die Imprägnation, womit das Eindringen des Spermiums (Sperma*) in die weibliche Eizelle beschrieben wird und die Konjugation, die Verschmelzung des männlichen mit dem weiblichen Zellkern*.

Begleitsymptom:
in der Homöopathie Symptom, das zeitgleich mit dem Hauptsymptom auftritt und kausal nicht mit diesem zusammenzuhängen scheint (z.B. Kopfschmerzen bei Durchfall). Begleitsymptome weisen auf nichtlokale krankhafte Veränderungen des Organismus hin und spielen darum bei der Arzneimittelwahl in der Homöopathie* eine wichtige Rolle.

Beifuß:
Artemisia vulgaris; Arzneipflanze aus der Familie der Korbblütler, Asteraceae. Verwendete Teile: getrocknete Blätter und Wurzeln; Drogenbezeichnung: Artemisiae vulgaris herba bzw. Artemisiae vulgaris radix. Inhaltsstoffe: Ätherisches Öl, Sesquiterpenlactone, Flavonoide, Cumarinderivate, Triterpene. Heilwirkung und Verwendung: als aromatisches Bittermittel verdauungsfördernd und tonisierend, fördert die Galleproduktion in der Leber und den Gallefluß; wirkt ähnlich wie Wermut, jedoch milder und schmeckt weniger bitter. Das homöopathische Mittel Artemisia vulgaris wird aus der frischen, zu Beginn des Winters geernteten Wurzel hergestellt (Kürzel: Art-v.).

Beikost:
Zusatzernährung für Säuglinge, die noch in der Hauptsache von der Mutter gestillt werden. Meistens wird als erste Beikost Karottenmus gegeben (siehe auch Abstillen*).

Beinwell:
Symphytum officinale; Arzneipflanze aus der Familie der Borretschgewächse, Boraginaceae. Verwendete Teile: Wurzeln; Drogenbezeichnung: Symphyti radix. Inhaltsstoffe: Allantoin, Schleim, Triterpenoide, Phenolcarbonsäuren (Rosmarinsäure), Asparagin, Pyrrolizidinalkaloide, Gerbstoffe. Heilwirkung und Verwendung: regt die Zellbildung an und

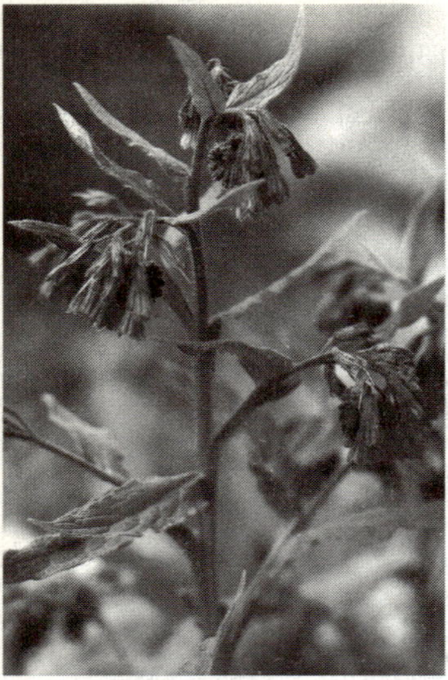

Beinwell

hilft dadurch, verletztes Gewebe zu heilen, etwa bei Blutergüssen, Verstauchungen und Knochenbrüchen; entzündungshemmend und antimitotisch bei Hautbeschwerden wie Akne, Schuppenflechte und Furunkeln. In der Homöopathie wird die frische Wurzel verwendet (Symphytum officinale, Kürzel: Symph.).

Beinwickel:
kombinierter Fuß- und Beinwickel mit Weiterführung bis zur Leistenbeuge; lokale Form der Kneipp*-Therapie.

Belastungs-EKG:
Ein Elektrokardiogramm (EKG*), das während einer körperlichen Anstrengung, zumeist auf einem Fahrrad-Ergometer durchgeführt wird. Das Belastungs-EKG gibt insbesondere Hinweise auf eine beginnende Erkrankung der Herzkranzgefäße (Arteriosklerose*), die im Ruhezustand möglicherweise nicht erkannt wird. Während im Ruhezustand der Herzmuskel noch ausreichend mit Blut versorgt wird, muß dies bei höherer Belastung keineswegs mehr der Fall sein.

Belegzellen:
Zellen in der Magenschleimhaut, die die Magensäure produzieren.

Belladonna:
Atropa belladonna, Tollkirsche; Gift- und Arzneipflanze aus der Familie der Nachtschattengewächse, Solanaceae. Verwendete Teile: Blätter (Drogenbezeichnung: Belladonnae folium) und Wurzel (Belladonnae radix). Inhaltsstoffe: Alkaloide (Atropin, Skopolamin, Hyoscyamin). Heilwirkung und Verwendung: Sämtliche Pflanzenteile der Tollkirsche sind tödlich giftig; Fertigpräparate (Extrakte, Tinkturen) werden zur Behandlung von kolikartigen Schmerzen im Bereich des Magen- und Darmtrakts eingesetzt, gelegentlich auch bei Neuralgien*. Belladonna ist eines der wichtigsten Akutmittel in der Homöopathie (Kürzel: Bell.), insbesondere als Mittel für Kinder; es wird aus der ganzen frischen Pflanze hergestellt.

benigne (gutartig):
Begriff für Geschwüre und Tumoren, die keine Absiedelungen (Metastasen*) bilden und im allgemeinen nur langsam wachsen. Das Gegenteil davon ist maligne*.

Benzodiazepine:
eine Stoffklasse, die zu den Tranquilizern* (siehe auch Psychopharmaka*) gezählt wird. Sie wirken angst- und spannungslösend, beruhigend, muskelentspannend und krampflösend. Der große Nachteil der Benzodiazepine ist die mit ihrer dauerhaften Verwendung verbundene Suchtgefahr. Als Schlafmittel sind sie daher

für einen regelmäßigen Gebrauch völlig ungeeignet.

Benzolvergiftung:
Benzol ist ein chemisch weitverbreiteter Stoff und unter anderem auch im Benzin in nicht unerheblichen Mengen enthalten. Eine akute Vergiftung führt in einen Rauschzustand bis hin zum Koma*, Atemlähmung und Herzrhythmusstörungen*. Eine dauerhafte chronische Vergiftung führt zu Kopfschmerzen, Schwindelzuständen, Übelkeit und zu Blutungen der Haut und der Schleimhäute. Benzol ist zudem als krebserregend eingestuft.

Bergkrankheit:
siehe Höhenkrankheit*.

Beriberi:
eine durch das Fehlen von Vitamin B_1 verursachte Vitamin-Mangelkrankheit. Beriberi trat weiter verbreitet erst im Zuge der Einführung mechanischer Reisschälmaschinen vor allem in Ostasien auf, als in der Hauptsache nur noch geschälter (polierter) Reis gegessen wurde. Die hauptsächlich in den Randschichten der Reiskörner enthaltenen Vitamine gehen dabei verloren. Es treten vor allem Funktionsstörungen in den Nerven auf. Beriberi kommt heute nur noch sporadisch vor. Der Name leitet sich von dem eigentümlichen Gang der Erkrankten ab, den man als Schafsgang (= Beriberi) bezeichnete.

Berufskrankheiten:
die melde- und entschädigungspflichtigen Krankheiten, die in der Berufskrankheiten-Verordnung aufgezählt sind.

Beschneidung:
die Entfernung eines Teils der männlichen Vorhaut am Penis. Sie wird aus rituellen Gründen zumeist schon im Säuglingsalter durchgeführt, kann aber auch aus medizinischen Gründen (z.B. bei einer Phimose*) notwendig werden.

Bestrahlung:
ein sehr allgemeiner Begriff, der sowohl die Behandlung von Hautkrankheiten mit Sonnenlicht, aber auch die Tumortherapie unter anderem mit Röntgenstrahlen oder radioaktiver Bestrahlung umfaßt (siehe auch Strahlentherapie*).

Betäubung:
siehe Narkose*, Anästhesie*.

Beta-Blocker (Beta-Rezeptoren-Blokker):
Mit Hilfe des vegetativen Nervensystems* wird unser Stoffwechsel im Gleichgewicht zwischen Aktivität und Erhohlung gehalten und an die aktuellen Anforderungen angepaßt. Bei körperlicher Aktivität und Streß überwiegt die Steuerung durch den Sympathikus*. Im Ruhezustand hat der Parasympathikus* den größeren Einfluß.
Die von der Nebennierenrinde ausgeschütteten Hormone Noradrenalin und Adrenalin haben eine ähnliche Wirkung wie der Sympathikus. Wie die Zusammenarbeit dieser beiden Systeme (Sympathikus-Hormone) aussieht, ist nicht ganz geklärt. An vielen Organen (Herz, Arterien, Bronchien usw.) gibt es Rezeptoren*, an denen Adrenalin oder Noradrenalin angelagert werden können, wodurch in den Organen eine entsprechende Reaktion ausgelöst wird. Man nennt diese Rezeptoren Alpha-* oder Beta-Rezeptoren, je nachdem, welchem Hormon sie den Vorzug geben (Adrenalin oder Noradrenalin). Beta-Blocker können sich nun an die Beta-Rezeptoren setzen und verhindern

so, daß Adrenalin oder Noradrenalin ihre Wirkungen ausüben können. Auch dämpfen sie vermutlich die Wirkungen des Sympathikus.
Letztendlich bewirken Beta-Blocker eine Abschirmung vor allem des Herzens vor überschießenden Streßreaktionen. Damit schlägt das Herz ruhiger und der Blutdruck wird insgesamt etwas abgesenkt.

Bettnässen (Enurisis):
Wenn Kinder nach Ende des vierten Lebensjahres die Kontrolle über ihre Blasenfunktion nicht beherrschen, spricht man von Bettnässen. Etwa 90 % aller Kinder hat mit 4 Jahren keine Probleme mehr mit der Blasenkontrolle, wenn auch in besonderen Situationen ein nächtliches Einnässen immer noch vorkommen kann.
Die meisten Kinder (ca. 80 %), die unter Bettnässen leiden, sind noch niemals in ihrem Leben trocken gewesen. Man nennt dies primäres Bettnässen. Tritt dagegen das Bettnässen auf, nachdem bereits über einige Monate hinweg kein Einnässen mehr vorgekommen ist, spricht man vom sekundären Bettnässen.
Die Ursachen können vielfältig sein. Bei primärem Bettnässen liegt oft eine Erkrankung der Harnwege vor, z.B. eine Harnblasenentzündung. Sekundäres Bettnässen hat oft seelische Ursachen, z.B. eine ständige Überforderung des Kindes. Zur Behandlung gibt es im Grunde kein Patentrezept. Zunächst müssen alle möglichen körperlichen Ursachen ausgeschlossen werden, bevor eine entsprechende psychologische Untersuchung beginnt. Die früher empfohlenen Methoden, z.B. abends das Trinken zu verbieten oder Zwang und Strafen anzuwenden, führen zu nichts, sondern bedeuten in den meisten Fällen eine unnötige und das Leiden sogar verlängernde Quälerei.

Bewegungsbad:
Wasserbad in Kombination mit bewegungstherapeutischen Maßnahmen. Wasser als Bewegungsmedium bietet aufgrund seiner Eigenschaften für Patienten mit Bewegungsbehinderungen Vorteile; der Widerstand, den Wasser den Bewegungen entgegensetzt, läßt sich für das Krafttraining geschwächter Muskeln nutzen. Bewegungsbäder dienen so der Rehabilitation wie auch der Erhaltung der Beweglichkeit.

Bewegungstherapie:
Therapie zur Vorbeugung und zum Gegensteuern von allgemeinem Bewegungsmangel, aber auch als Rehabilitationsmaßnahme nach Erkrankungen (eigentlich: Krankengymnastik*). Schon im 19. Jahrhundert wurde das Problem erkannt, daß große Bevölkerungsteile unter Bewegungsmangel litten. Durch gezielte Maßnahmen sollte diesem Mangel entgegengewirkt werden: „Turnvater" F. L. Jahn (1778-1852) initiierte eine Turnbewegung, D. G. M. Schreber (1808-1861) gründete die nach ihm benannten Gartenanlagen, die zur Körperertüchtigung dienen sollten. Eine moderne Fortführung dieses Gedankens findet man in gewandelter Form heute in der Fitneßbewegung; außerdem finden trendmäßige, oft „extreme" Spezialsportarten Verbreitung. Gesundheitlich erstrebenswerte Ziele wie größere Ausdauer und Beweglichkeit werden hier jedoch oft gerade vernachlässigt, ja sogar konterkariert, indem es zu Sportschäden kommt.

Bewußtlosigkeit:
das Fehlen jeglichen bewußten psychischen Erlebens unter Erhalt der

sonstigen normalen lebenserhaltenden Körperfunktionen. Eine nur sehr kurz andauernde Bewußtlosigkeit wird Synkope* genannt.

Bifidusbakterien:
Bakterien, die den größeren Anteil unserer Darmflora ausmachen (Bakterienflora*).
Besonders wichtig sind Bifidusbakterien für den Säugling. Bei gestillten Kindern besteht die gesamte Darmflora fast ausschließlich aus Bifidusbakterien, welche einen besonderen Schutz gegenüber Darminfektionen bilden.

Bifurkation:
der Abzweig, an dem sich die Luftröhre in die beiden Hauptbronchien aufteilt, die jeweils zu einem Lungenflügel führen.

Bilharziose (Schistosomiasis):
eine durch verschiedene Saugwurmarten verursachte Krankheit in tropischen Gegenden. Die Übertragung erfolgt, nachdem mit dem Kot oder dem Urin einer infizierten Person die Eier der Würmer in einen Fluß geraten sind. Als Zwischenwirt dient dem Wurm eine Wasserschnecke, aus der dann die Larven austreten und durch die Haut eines Menschen in den Organismus gelangen können. Es werden – je nach Wurmart – hauptsächlich Darm, Blase und Leber befallen, die dadurch chronisch schwer geschädigt werden. Die Wahrscheinlichkeit einer Entwicklung von Leber- oder Blasentumoren ist, sofern diese Organe befallen sind, sehr hoch.
Im Frühstadium sind die Heilungsaussichten sehr gut, aber je später die Bilharziose entdeckt wird, desto schwieriger wird die Behandlung. Bilharziose ist eine sehr weit verbreitete Krankheit. Man schätzt die Zahl der infizierten Personen auf etwa 300 Millionen.

Bilirubin:
ein gelber sehr intensiver Farbstoff, der beim Abbau des Hämoglobins entsteht. Er wird normalerweise über die Leber und den Darm entsorgt. Im Falle einer Gelbsucht* ist der Abbau in der Leber gestört oder der Abfluß des Bilirubins in den Darm ist blockiert. Das Bilirubin sammelt sich im Blut und im Körper an, so daß sich die Augen und die Haut gelb färben.

Bindegewebe:
Stützgewebe, das zur Befestigung und Verbindung der Organe untereinander, zur Stabilisierung der Haut und zur Festigung von Sehnen und Bändern gebraucht wird. Selbst die Knochen bestehen zu einem großen Teil aus Bindegwebe. Zwischen den Bindegewebszellen werden zusätzlich sehr zähe Fasern aus Kollagen eingebaut, einem Protein, das etwa ein Viertel unseres gesamten Körperproteins ausmacht.

Bindehaut (Conjunktiva):
die Schleimhaut, die, von der Hornhaut des Auges* ausgehend, sich über die Augapfelvorderseite spannt und gleichzeitig die Innenseite der Augenlider bedeckt. Sie produziert zusätzlich zur Tränendrüse Augenflüssigkeit und ist, wie alle Schleimhäute relativ infektionsanfällig.

Bindehautentzündung (Konjunktivitis):
eine Entzündung der Bindehaut z.B. aufgrund von Infektionen mit Bakterien, Viren oder Pilzen, durch äußerliche Reizungen oder Allergien. In den meisten Fällen ist eine Bindehautentzündung eine eher harmlose Angelegenheit, die bald wieder von

allein verschwindet. Treten aber Schmerzen, Fieber oder Eiter auf, sollte sofort ein Arzt aufgesucht werden. Das Reiben der Augen sollte möglichst vermieden werden.

Biochemie nach Schüssler:
nach dem Arzt Wilhelm Heinrich Schüssler (1821-1898) benanntes Therapieverfahren, das mit Hilfe von Mineralsalzen „alle durch innerliche Mittel heilbaren Krankheiten" heilen soll. Die moderne Biochemie bestätigt zwar Schüsslers Annahme, daß alle Lebensvorgänge auf der Bewegung chemisch definierbarer Stoffe beruht, zu denen auch die Mineralsalze gehören. Krankheiten sind nach Schüsslers Auffassung aber einzig und allein auf Störungen im Mineralstoffhaushalt zurückzuführen, was unzutreffend ist. Mit zwölf Mineralsalzen in homöopathischen D-Potenzen* (sogenannten „Funktionsmitteln") meinte er jede Störung beheben zu können.

Bioenergetik:
von dem Amerikaner Alexander Lowen (geb. 1910) begründete psychotherapeutische Methode auf der Basis der Körpertherapie* Wilhelm Reichs (1897-1957; siehe Vegetotherapie*), dessen Schüler Lowen war. Die bioenergetische Methode fußt auf der Entdeckung, daß sich im Spannungszustand der Muskulatur und in der Körperhaltung ungelöste seelische Konflikte als „Blockierungen" niederschlagen. Die dadurch entstehenden „Verpanzerungen" der Muskulatur stören den Fluß der Lebensenergie, was bei dauerhaftem Fortbestehen zu manifesten organischen Störungen und Krankheiten führen kann. Die bioenergetische Therapie versucht, die Blockaden durch Einbeziehung des Körpers in die psychotherapeutische Analyse (u.a. durch massageartige Manipulationen, Atemübungen und die sogenannte „Erdung") aufzulösen; dadurch sollen gleichzeitig die seelischen Konflikte, die den Blockaden zugrunde liegen, verarbeitet als auch die gesundheitliche Lebensqualität verbessert werden.

Biofeedback:
Verfahren, physiologische Veränderungen des Körpers während der Durchführung von Entspannungsübungen objektiv zu messen und sie dadurch der bewußten Wahrnehmung des Patienten zugänglich zu machen. Durch elektronische Messung mittels Sensoren können so etwa Herztätigkeit (Elektrokardiographie), Muskelspannungen (Elektromyographie) und Hautwiderstand (Elektrodermatographie) sicht- und hörbar gemacht werden; dies ermöglicht dem Patienten eine sofortige Selbstkontrolle und eine Optimierung des Übungserfolgs.

Biophysikalische Informationstherapie:
siehe Bioresonanztherapie*.

Biopsie:
die Entnahme und Untersuchung von Gewebeproben bei lebenden Patienten, z.B mit Hilfe einer Punktion*. Ein sehr schonendes Verfahren, um schnell Krankheitsbilder in den Organen zu diagnostizieren.

Bioresonanztherapie (Abkürzung BRT):
von dem Arzt Franz Morell und Erich Rasche 1977 vorgestelltes spekulatives Verfahren, das ursprünglich als Moratherapie bezeichnet wurde und heute oft Biophysikalische Informationstherapie (BIT) genannt wird. Nach Morells Konzept weist der Mensch ein körpereigenes elektromagnetisches Schwingungsmuster

auf, das sich bei krankhaften Störungen verändert. Mit Hilfe eines Geräts werden diese biophysikalischen Schwingungen über eine Elektrode gemessen und dann in modifizierter Frequenz über eine zweite Elektrode an den Patienten zurückgegeben; die krankmachenden Wellen sollen so „gelöscht" und die Schwingung wieder harmonisiert werden. Neben dieser Behandlungsweise mit Eigenschwingungen ist es nach Morell auch möglich, den Patienten mit Fremdschwingungen (sog. „Biologischen Umweltschwingungen") zu behandeln. Eine Diagnose im üblichen Sinne ist bei der Bioresonanztherapie nicht unbedingt erforderlich, denn das Meßgerät soll die Schwingungsfrequenz feststellen können, die einen Heilungsprozeß in Gang bringen kann. Das theoretische Konzept der Bioresonanz widerspricht wissenschaftlichen Erkenntnissen, eine Wirksamkeit der Therapie wird von der Schulmedizin verneint.

Biorhythmus:
periodische Schwankungen der Körperfunktionen, sowohl durch äußere Faktoren wie auch die „innere Uhr" hervorgerufen. Je nach der Dauer unterscheidet man drei Gruppen von Biorhythmen:
Zirkadiane Rhythmen dauern etwa einen Tag, dazu gehören der Schlaf-Wach-Rhythmus als auch die Schwankungen der Körpertemperatur; intradiane Rhythmen dauern länger als einen Tag, so etwa der Menstruationszyklus der Frau; ultradiane Rhythmen dauern kürzer als einen Tag, so etwa der Wechsel zwischen Traum- und Tiefschlafphasen. Ein Mißachten des Biorhythmus kann zunächst zu Unbehaglichkeitsgefühlen führen und sich auf Dauer in gesundheitlichen Störungen manifestieren. In der Diagnostik und Therapie wird der Biorhythmus vor allem in der Traditionellen* Chinesischen Medizin sowie in der Homöopathie* berücksichtigt.

Bioverfügbarkeit:
die Geschwindigkeit und die Menge, in der ein Medikament am Ort seiner Wirkung verfügbar ist. Je größer also die Bioverfügbarkeit, desto schneller ist ein Medikament wirksam und in entsprechend kleineren Mengen muß man es dosieren.

Bircher-Benner-Diät:
von dem Züricher Arzt Maximilian Bircher-Benner (1867-1939) entwickelte Diät, der die Grundidee zugrunde liegt, pflanzliche Kost sei die wertvollste von allen, weil Pflanzen in besonders hohem Maße die Energie des Sonnenlichts aufgenommen hätten. Ungeachtet dieser von der Ernährungswissenschaft überholten Theorie (so waren seinerzeit die Vitamine noch nicht bekannt) legte Bircher-Benner die Grundsteine zu einer vegetarischen Vollwertkost mit einem hohen Anteil an Rohkost, Vollgetreide und Gemüse.

Birke:
Betula pendula, Hängebirke; Arzneipflanze aus der Familie der Birkenge-

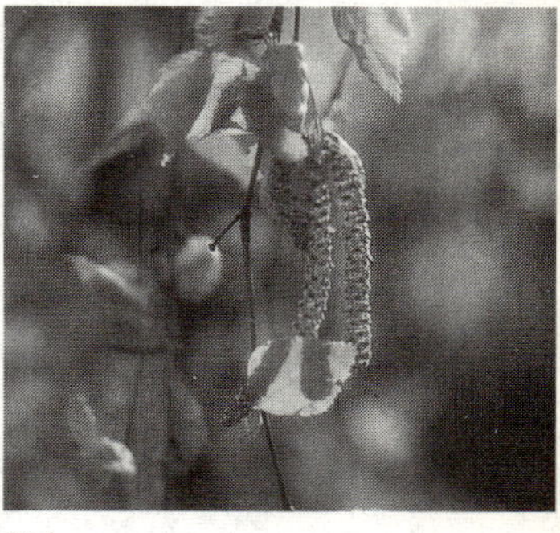

Birke

wächse, Betulaceae. Verwendete Teile: Blätter; Drogenbezeichnung: Betulae folium. Inhaltsstoffe: Flavonoide, ätherisches Öl, Gerb- und Bitterstoffe, Saponine, Vitamin C. Heilwirkung und Verwendung: als Tee entwässernd, zur Durchspülung der Harnwege bei bakteriellen, entzündlichen Erkrankungen; Nierengrieß und zur Vorbeugung von Nierensteinen.

BIT (Biophysikalische Informationstherapie):
siehe Bioresonanztherapie*.

Bittersüß:
Solanum Dulcamara, Bittersüßer Nachtschatten; Gift- und Arzneipflanze aus der Familie der Nachtschattengewächse, Solanaceae. Verwendete Teile: Stengel; Drogenbezeichnung: Dulcamarae stipes. Inhaltsstoffe: Steroidalkaloide (u.a. Solasonin, Solamarin, Solanin), Saponine, Gerb- und Bitterstoffe. Heilwirkung und Verwendung: eignet sich wegen ihrer Giftigkeit nicht zur Selbstbehandlung; als Wirkstoff in Salben wird die Pflanze wegen ihrer adstringierenden und antimikrobiellen Wirkung bei Schuppenflechte* und chronischen Ekzemen* empfohlen. In der Homöopathie ist Dulcamara (Kürzel: Dulc.) eines der wichtigsten Mittel; es wird aus den jungen Trieben und Blättern vor der Blüte hergestellt.

BKS:
Blutkörperchensenkungsgeschwindigkeit, siehe Blutsenkung*.

Blähungen (Meteorismus):
die vermehrte Gasbildung im Darm aufgrund verstärkter Gärungsvorgänge. Ursache sind zumeist ungewohnte Nahrungsmittel, wie z.B. Hülsenfrüchte, sehr faserhaltiges Gemüse und anderes. Allerdings können auch krankhafte Störungen im Darm und in der Darmflora* die Ursache von Blähungen sein. Deshalb sollte bei chronisch auftretenden Blähungen ein Arzt aufgesucht werden.

Blase:
siehe Harnblase*.

Blasensprung:
das Zerplatzen der Fruchtblase kurz vor der Geburt unter Abfluß des Fruchtwassers. Nach einem Blasensprung, ob natürlicherweise geschehen oder durch den Arzt provoziert (Blasensprengung), sollte innerhalb von vierundzwanzig Stunden die Geburt eingeleitet werden, da sonst das Risiko einer Infektion des ungeborenen Kindes zu groß wird.

Blattern:
siehe Pocken*.

Bleivergiftung:
eine zumeist chronisch verlaufende Vergiftung des Körpers mit Bleidämpfen, bleihaltigen Stäuben oder über die Nahrung. Das Blei sammelt sich im Körper an, so daß die Vergiftungssymptome nach und nach immer schwerer werden. Man erkennt eine Bleivergiftung an einem schiefergrauen Saum am Zahnfleisch, an Blässe, Appetitlosigkeit, Verdauungsstörungen und Anämie*. Auf Dauer kommt es dann zu Gehirn- und Nervenschäden, Nierenschäden, Sehstörungen und Gliederschmerzen.
Die häufigste Ursache einer Bleivergiftung sind immer noch bleihaltige Wasserleitungen in Altbauten, sofern nicht hartes Wasser eine Kalkschicht in den Leitungen gebildet und für einen Schutzmantel gesorgt hat.

Blitzguß:
spezieller Guß in der Kneipp*-Therapie, der thermischen Reiz und mecha-

nischen Druckreiz kombiniert. Aus einer Hochdruckdüse wird das Wasser aus einer Entfernung von etwa vier Metern über den Körper gelenkt. Sebastian Kneipp wandte noch den kalten Blitzguß an, heute jedoch kommt fast ausschließlich der heiße Rückenblitzguß nach Fey zur Anwendung.

Blut:
Die Funktionen des Blutes sind vielfältig. Es versorgt das Gewebe mit Sauerstoff und Nährstoffen, es transportiert Kohlendioxid und Abfallprodukte des Stoffwechsels wieder ab. Es reguliert die Körperwärme und verteilt Enzyme* und Hormone*. Insgesamt haben wir etwa 5 bis 6 Liter Blut in unseren Adern, was immerhin einem Zwölftel unseres Körpergewichtes (bei 70 kg) entspricht. Die Zusammensetzung des Blutes ist sehr vielfältig. Man unterteilt zunächst in zwei grundsätzlich verschiedene Bestandteile, das Blutplasma und die Blutkörperchen.
Blutplasma: Es macht etwa 55 % des Blutes aus, wovon 90 % Wasser und anorganische Salze sind. Der Rest des Blutplasmas sind Eiweißstoffe, die als Albumine*, Globuline* und Fibrinogene* bezeichnet werden. Blutplasma ohne Fibrinogen (einem Eiweiß, das für die Blutgerinnung* gebraucht wird) wird als Blutserum bezeichnet.
Blutkörperchen: Als Blutkörperchen bezeichnet man alle Blutzellen, die zusammen 45 % des Blutes ausmachen. Die roten Blutkörperchen (Erythrozyten) geben dem Blut seine Farbe. Sie sind dafür verantwortlich, den Sauerstoff zu den Zellen zu transportieren und das Kohlendioxid wieder wegzuschaffen. In jedem mm^3 (1/1 000 ml) Blut schwimmen etwa 4-5 Millionen rote Blutkörperchen. Die weißen Blutkörperchen (Leukozyten) sind hauptsächlich für die Immunabwehr verantwortlich. Man unterscheidet zwischen Granulozyten*, Lymphozyten* und Monozyten*. Ihre Zahl schwankt zwischen 4 000 bis 10 000 Zellen je mm^3 Blut.
Zu den Blutkörperchen gehören zu guter Letzt auch noch die Thrombozyten* (Blutplättchen), die für die Blutgerinnung zuständig sind. Ihre Zahl schwankt zwischen 150 000 und 400 000 je mm^3. Gibt es zuwenig Thrombozyten, gerinnt das Blut nicht und schon geringe Wunden können zu einem großen Blutverlust führen. Zuviele davon können dage-

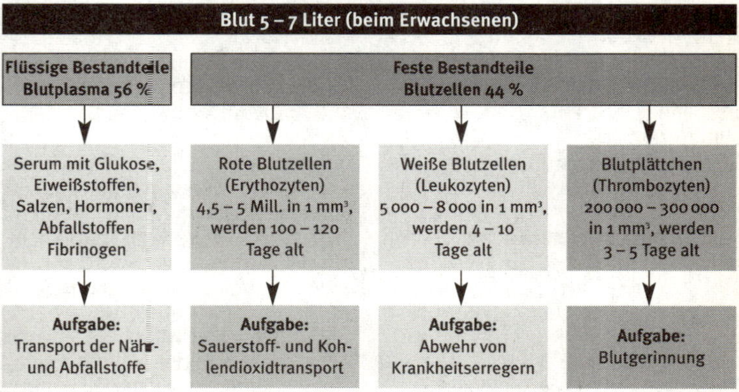

gen zur Bildung von Blutgerinnseln führen, die sich dann in Arterien festsetzen (Thrombosen), diese verstopfen und die Versorgung von Geweben mit Blut behindern.

Blutarmut:
siehe Anämie*.

Blutaustausch:
siehe Austauschtransfusion*.

Blutbild:
eine Blutuntersuchung, bei der die roten Blutkörperchen, die verschiedenen weißen Blutkörperchen und die Thrombozyten ausgezählt werden (Anzahl pro Volumen). Außerdem wird die Menge an Hämoglobin* je Liter und der sogenannte Hämatokrit* (Der Anteil der zellulären Blutbestandteile im Verhältnis zum Blutvolumen) bestimmt. Auch die Farbe des Blutes wird beurteilt.

Blutdruck:
der in den Arterien und in den Herzkammern herrschende Druck. Er hängt von der Leistung des Herzens und der Elastizität der Arterienwände ab. Der gemessene Blutdruck wird durch zwei Werte ausgedrückt: Der systolische Druck ist der Wert, direkt nach (bzw. mit) dem Herzschlag, wenn der Druck in den Arterien seinen höchsten Wert erreicht. Der diastolische Druck ist der niedrigste gemessene Druck, kurz vor dem nächsten Herzschlag.
Der Blutdruck nimmt im Laufe des Alters zu, da einerseits die Herzleistung abnimmt, andererseits die Elastizität der Arterienwände geringer wird. Durch körperliches Training läßt sich dieser Effekt allerdings über lange Zeit aufschieben.

Blutegeltherapie:
Ursprünglich als Methode zur Ausleitung* krankheiterzeugender Stoffe (vgl. Humoralpathologie*) entwikkelt, werden mit Hilfe von Blutegeln (Hirudo medicinalis) heute gezielt Thrombosen*, chronische Entzündungen und rheumatische Erkrankungen behandelt. Mit dem Speichel der Blutegel, die dem Patienten für etwa eine Stunde auf bestimmte Hautareale aufgesetzt werden, gelangt das blutverflüssigende und entzündungshemmende Protein Hirudin in den Körper; Hirudin wird wegen dieser Wirkung heute auch gentechnisch hergestellt.

Bluterkrankheit (Hämophilie):
eine Erbkrankheit, an der nur männliche Personen erkranken. Es fehlen bestimmte Gerinnungsfaktoren im Blut, weshalb ein Bluter schon bei kleineren Blutungen Gefahr läuft, einen sehr großen Blutverlust zu erleiden. Durch Injektionen muß der fehlende Gerinnungsfaktor von außen zugeführt werden. Bei Heranwachsenden ist bereits vorbeugend mehrmals pro Woche der Gerinnungsfaktor zu injizieren, weil es in der Wachstumsphase ansonsten zu Gelenkblutungen kommen kann, mit schweren Schäden für die Gelenke.

Blutgase:
So bezeichnet man die in der freien Natur gasförmigen Stoffe Sauerstoff und Kohlendioxid.

Blutgefäße:
alle Gefäße, die im Körper für den Bluttransport sorgen. Die Arterien* (Schlag- oder Pulsadern) transportieren das Blut vom Herzen in die Organe, in den Venen* (Blutadern) strömt das Blut zurück zum Herzen. Die Kapillaren* (Haargefäße) sind die ganz feinen Äderchen, durch die das Blut bis zur letzten Körperzelle trans-

portiert wird und in denen der eigentliche Stoffaustausch zwischen Blut und Zellen stattfindet.

Blutgerinnsel:
siehe Blutgerinnung*, Thrombose*.

Blutgerinnung:
ein sehr kompliziertes Zusammenspiel vieler sogenannter Gerinnungsfaktoren, das stattfindet, wenn das Blut aus den Blutgefäßen austritt. Eine wichtige Rolle spielt dabei das Fibrin*, das auch als sogenannter Blutfaserstoff bezeichnet wird und während der Gerinnung aus dem Fibrinogen, einem Bluteiweiß entsteht. Es bildet sich ein Blutgerinnsel, das die Wunde verschließt. Der gesamte Prozeß kann bis zu 10 Minuten dauern.
Zur Regelung der Blutgerinnung stehen sich die gerinnungsfördernden und gerinnungshemmenden Faktoren quasi gegenüber. Eine zu schnelle und leichte Blutgerinnung kann zu Thrombosen* führen, während eine zu langsame Blutgerinnung einen großen Blutverlust zur Folge haben kann.

Blutgruppen:
Die Blutgruppe ist eine erblich bedingte Eigenschaft des Blutes*. Sie wird durch bestimmte Eiweiße auf der Oberfläche von roten Blutkörperchen und auf anderen Körperzellen festgelegt. Nach dem klassischen AB-Null-System von Karl Landsteiner unterscheidet man die vier Blutgruppen A, B, AB und Null. In Europa herrschen die Blutgruppen A und Null vor, während in anderen Erdteilen die Blutgruppe B den größten Anteil stellt. Die Verteilung der Blutgruppen in Westeuropa ist wie folgt: A: 45 %, 0: 40 %, B: 10 %, AB: 5 %. Das wesentliche Unterscheidungsmerkmal der einzelnen Blutgruppen ist ihre Verträglichkeit miteinander. Zum Beispiel kann ein Träger der Blutgruppe A kein Blut der Blutgruppe B empfangen, weil er Antikörper* (Anti-B) gegen das B-Merkmal besitzt, die im Falle einer Bluttransfusion mit Blutgruppe B das Blut verklumpen ließen (Agglutination*). Dagegen enthält die Blutgruppe B Anti-A-Antikörper gegen das Merkmal A. Die Blutgruppe AB enthält keinerlei Antikörper, aber sowohl die A-, als auch die B-Merkmale. AB-Blut kann daher weder an Blutgruppe A noch an B übertragen werden. Im Gegenzug kann ein Träger der Blutgruppe AB sowohl A als auch B gespendet bekommen. Die Blutgruppe Null enthält Antikörper gegen A und B, dafür aber weder die Merkmale von A oder B. Null kann also an alle anderen Blutgruppen gespendet werden, verträgt aber selbst nur Blut der eigenen Blutgruppe Null. Eine Übersicht gibt die Tabelle unten:

Die Vererbung der Blutgruppen erfolgt nach den Mendelschen* Gesetzen. In den Erbanlagen sind immer zwei Merkmale (von jedem Elternteil

eigene Blutgruppe	Antikörper	kann Blut spenden an:	kann Blut* empfangen von:
A	Anti-B	A, AB	A, Null
B	Anti-A	B, AB	B, Null
AB	Keine	AB	AB, A, B, Null
Null	Anti-A, Anti-B	Null, A, B, AB	Null

* (Wenn möglich, wird allerdings immer nur das Blut der eigenen Blutgruppe auch tatsächlich übertragen.)

eines) vorhanden. Die Merkmale A und B sind dabei dominant gegenüber Null. Mit der Kombination A/Null (A von einem, Null vom anderen Elternteil) setzt sich die Blutgruppe A durch, bei B/Null B. Nur wenn Null/Null vererbt wurde, prägt sich die Blutgruppe Null aus. Bei A/B mischen sich beide Merkmale zur Blutgruppe AB.
Neben dem AB-Null-System gibt es noch den sogenannten Rhesusfaktor*. Dieser spielt bei Blutgruppenunverträglichkeiten zwischen Mutter und ungeborenem Kind eine große Rolle (Morbus haemolyticus neonatorum). Darüberhinaus unterscheidet man noch einige mehr oder weniger spezielle Faktoren, die aber eine geringe praktische Bedeutung haben.

Bluthochdruck:
siehe Hypertonie*.

Blut-Hirn-Schranke:
eine Schutzvorrichtung zwischen Blut und Hirngewebe, die verhindert, daß für die Nervenzellen schädliche Substanzen in das Gehirn eindringen können. Medikamente, die auf das Nervensystem einwirken sollen, müssen in der Lage sein, die Blut-Hirn-Schranke zu überwinden. Durch Bakterien oder bei Hirntumoren kann die Blut-Hirn-Schranke einen Teil ihrer Funktion verlieren.

Blutkonserven:
gespendetes Blut, das in Plastikbeuteln oder Flaschen tiefgekühlt längere Zeit haltbar gemacht werden kann. Neben den eigentlichen (Voll-) Blutkonserven werden auch noch spezielle Blutpräparationen für ganz bestimmte Zwecke hergestellt, z.B. wird ein Konzentrat von roten Blutkörperchen dazu verwendet, bei extremer Blutarmut dem Mangel an Hämoglobin entgegenzuwirken.

Blutkreislauf:
Der Blutkreislauf versorgt alle Teile des Körpers mit den nötigen Nährstoffen und Sauerstoff über die Blutgefäße* (Arterien*, Venen* und Kapillaren*). Der sogenannte kleine oder Lungenkreislauf beginnt in der rechten Herzkammer. Von hier aus wird das Blut in die Lunge gepumpt, wo es sich mit Sauerstoff anreichert und Kohlendioxid abgibt. Das Blut strömt zurück in den linken Vorhof. Von hier aus startet der große Kreislauf. Vom linken Vorhof wird das Blut in die linke Herzklappe geleitet und in die Aorta* gepumpt, die das sauerstoffreiche Blut im ganzen Körper (auch in die Herzkranzgefäße) verteilt. Nachdem das Blut in den Kapillargefäßen den Sauerstoff abgegeben und Kohlendioxid aufgenommen hat, gelangt es in die Venen und

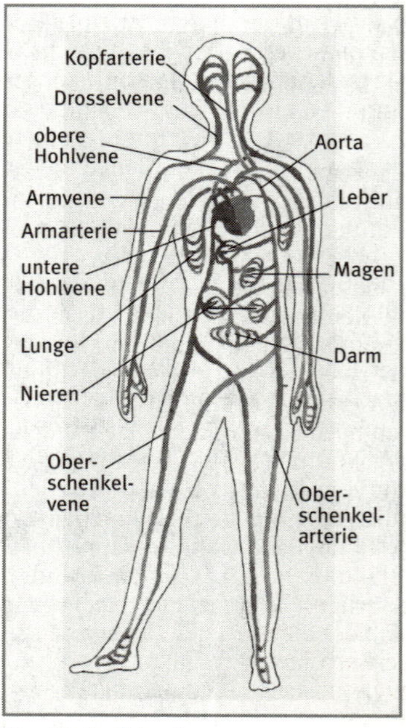

Der Blutkreislauf

fließt wieder in den rechten Vorhof ins Herz zurück. Vom Vorhof wird das sauerstoffarme (verbrauchte) Blut in die rechte Herzkammer geleitet, so daß es wieder über den kleinen Blutkreislauf in die Lunge gepumpt werden kann.

Blutplättchen:
siehe Thrombozyten*.

Blutplasma:
siehe Blut*.

Blutsenkung:
auch Blutkörperchensenkungsgeschwindigkeit oder BKS genannt. Eine Blutprobe aus den Venen wird durch Zusätze an der Gerinnung gehindert und in ein Röhrchen gefüllt. Nach jeweils einer und zwei Stunden wird nachgesehen, wieweit die Blutkörperchen auf den Boden des Röhrchens abgesunken sind. Bei Infektionen und vielen anderen Krankheiten ist die Senkungsgeschwindigkeit erhöht.

Blutsturz:
eine plötzlich eintretende sehr starke Blutung. Häufig aus Mund und Nase.

Bluttransfusion:
die Übertragung von Blut oder Blutbestandteilen auf einen Empfänger. Man verwendet in der Regel Blutkonserven der gleichen Blutgruppe von Spender und Empfänger. Durch eine Bluttransfusion kann ein großer Blutverlust ausgeglichen werden oder es werden bestimmte fehlende Bestandteile des Blutes zugeführt (Blutkonserven*). Als Transfusionszwischenfälle bezeichnet man Fehler bei der Blutgruppenbestimmung, Verwechslung von Blutkonserven, allergische Reaktionen oder die Verunreinigung von Blutkonserven mit Bakterien oder Viren. Die Gefahr, durch eine Bluttransfusion mit Krankheiten infiziert zu werden ist allerdings gering. Noch am größten ist die Gefahr einer Ansteckung mit Hepatitis* (Gelbsucht*). In sehr seltenen Fällen kann es auch heute noch zu einer Infektion mit HIV-Viren (siehe Aids*) kommen.

Blutvergiftung:
siehe Sepsis*.

Blutwäsche:
siehe Dialyse*.

Bockshornklee:
Trigonella foenum-graecum, Griechisch Heu; Arzneipflanze aus der Familie der Schmetterlingsblütler, Fabaceae. Verwendete Teile: getrocknete Samen; Drogenbezeichnung: Foenugraeci semen. Inhaltsstoffe: ätherisches Öl, Alkaloide (u.a. Trigonellin), Saponine, Flavonoide, Schleimstoffe, fettes Öl, Mineralstoffe, verschiedenen Vitamine. Heilwirkung und Verwendung: äußerlich als Breiumschlag bei Abszessen, Furunkeln, Geschwüren und Verbrennungen; innerlich zur Anregung des Appetits und zur Kräftigung z.B. in der Rekonvaleszenzphase).

Borreliose:
durch Infektion mit Borrelia-Bakterien verursachte Krankheit. In Westeuropa wird Borreliose hauptsächlich durch Zeckenbisse, früher auch durch Läuse übertragen. Die in Deutschland verbreitete Lyme-Borreliose (Zecken-Borreliose) ist vor allem dann gefährlich, wenn sie nicht früh genug erkannt wird. Symptomatisch ist ein roter runder Fleck, der sich nach einigen Tagen kreisförmig um den Zeckenbiß ausbreitet. Im Spätstadium der Krankheit kann es zu rheumatischer Arthritis* und neurologischen Störungen kommen, die

unter starken Schmerzen verlaufen können. Sehr häufig bleibt eine Infektion allerdings ohne jedes Symptom. Man schätzt, daß bis zu 10 % der Bevölkerung mit Borreliose infiziert ist (bei Waldarbeitern bis zu 30 %). Die Behandlung erfolgt mit der Gabe von Antibiotika.

bösartig:
siehe maligne*.

Botulismus:
eine Lebensmittelvergiftung, die auftritt, wenn das Bakterium Chlostridium botulinum in unzureichend gekochte Konservendosen oder Einmachgläser gelangt ist. Dieses Bakterium bildet ein starkes Gift, das innerhalb von einem halben bis drei Tagen zu Erbrechen, Sehstörungen und in schweren Fällen zum Tod durch Atemlähmung führt. Die Todesrate beträgt etwa 50 %.

Bradykardie:
ein Pulsschlag unter 60 Schlägen/Minute. Bei sportlich trainierten Menschen ist das ein ganz normaler Zustand. Im allgemeinen wird der Begriff Bradykardie daher nur verwendet, wenn es zu einem Absinken eines normalerweise höheren Pulsschlages kommt.

Brand (Gangrän):
wenn nach einem Absterben von Gewebeteilen die Zellen zerstört werden. Zum Zelltod kommt es nach Verletzungen, Erfrierungen und infolge mangelnder Durchblutung, z.B. bei Diabetikern oder starken Rauchern. Man spricht von trockenem Brand, wenn das Gewebe austrocknet und sozusagen mumifiziert wird, was zumeist nur an der Körperoberfläche stattfindet. Natürlicherweise kann man das bei der Nabelschnur des Säuglings beobachten. Der feuchte Brand geht normalerweise mit einer Bakterieninfektion und Fäulnis einher. Es bleibt im fortgeschrittenen Stadium meist nichts anderes übrig, als den betroffenen Körperteil zu entfernen.

Brechdurchfall:
siehe Durchfall*.

Breitbandantibiotika:
Antibiotika*, die eine sehr große Zahl von Bakterien bekämpfen können. Sie werden entweder vorbeugend eingesetzt, wenn eine insgesamt erhöhte Infektionsgefahr besteht (unter Umständen bei einer verminderten Immunabwehr) oder wenn nicht klar ist, um welche Art von Erregern es sich bei einer Infektion handelt.

Brennessel:
Urtica dioica, Große Brennessel; Arzneipflanze aus der Familie der Brennesselgewächse, Urticaceae. Verwendete Teile: Kraut (Drogenbezeichnung: Urticae herba), Samen (Urticae semen) und Wurzel (Urticae radix). Inhaltsstoffe: Flavonoide (Querce-

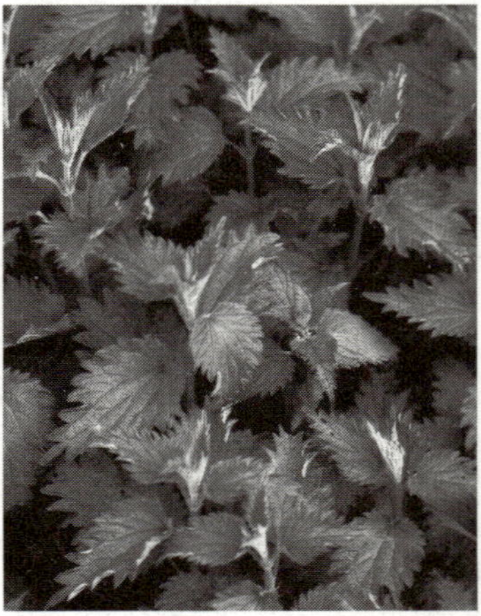

Brennessel

tin), Amine (Histamin, Cholin, Acetylcholin, Serotonin), Glucokinine, Mineralstoffe (Calcium, Kalium, Kieselsäure, Eisen); in den Wurzeln Phytosterine, Phenole. Heilwirkung und Verwendung: reinigend, entgiftend und harntreibend; als Aufguß oder Fertigpräparate bei entzündlichen Krankheiten der ableitenden Harnwege; bei arthritischen Beschwerden, die von schlechter Nierentätigkeit herrühren; antiallergen bei Heuschnupfen*, Asthma*, Neurodermitis*; als Haarwuchs- und Schuppenmittel (ggf. in Shampoos enthalten). In der Homöopathie verwendet man nur die Kleine Brennessel, Urtica urens (Kürzel: Urt-u.).

Brillenhämatom:
ein Bluterguß (Hämatom*) im Bereich der Augenlider und um sie herum. Ein typisches Kennzeichen einer Verletzung der Schädelbasis.

Brombeere:
Rubus fruticosus; Arzneipflanze aus der Familie der Rosengewächse, Rosaceae. Verwendete Teile: Blätter (Drogenbezeichnung: Rubi fruticosi folium) und frische Früchte (Rubi fruticosi fructus). Inhaltsstoffe: in den Blättern Gerbstoffe, Flavonoide, Fruchtsäuren, Vitamin C, pentacyclische Triterpensäuren; in den Früchten Gerb- und Bitterstoffe, Anthozyane, Pektin, Fruchtsäuren, Vitamine A, B und C. Heilwirkung und Verwendung: wegen der adstringierenden Wirkung der Gerbstoffe in den Blättern als Spülung bzw. Gurgelwasser bei Zahnfleischentzündungen, Mundgeschwüren und Halsschmerzen heilungsfördernd, ebenso die Beeren; wegen des herben Geschmacks der Blätter oft Bestandteil von Teemischungen.

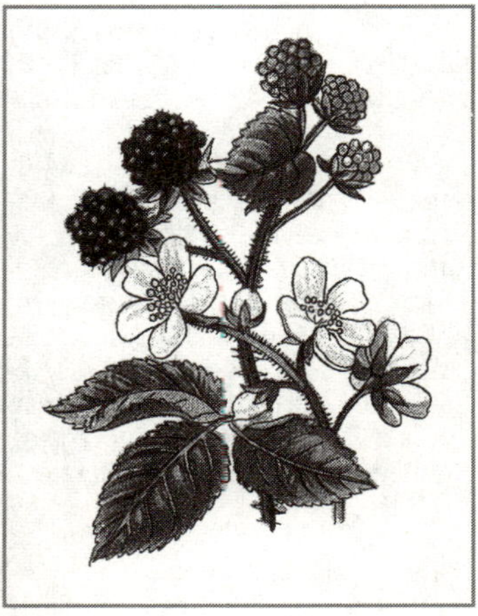

Brombeere

Bronchialkarzinom (Lungenkrebs):
ein Tumor*, der zumeist von dem sogenannten Plattenephitel (der äußeren Deckschicht) der Bronchien ausgeht. Die Symptome des Bronchialkarzinoms in der Frühphase werden häufig nicht erkannt, da sie mit den typischen Raucherbeschwerden verwechselt werden (trockener Reizhusten ohne oder mit sehr wenig Auswurf, später dann blutiger Auswurf, Schmerzen in der Brust oder im Rücken). Meist wird die Diagnose viel zu spät im Rahmen einer Röntgenuntersuchung der Lunge gestellt. Im fortgeschrittenen Stadium ist die Behandlung sehr schwierig, zumal der Tumor meistens sehr schnell wächst und Metastasen* bildet. Die Sterblichkeitsrate ist dementsprechend hoch.
Die Hauptursache für das Bronchialkarzinom ist das Rauchen. Raucher sind zehn- bis zwanzigmal so häufig betroffen wie Nichtraucher. Männer bei weitem häufiger als Frauen.

Bronchiektasen:
eine sackartige oder zylindrische Erweiterung der Bronchien, die nicht

mehr rückgängig zu machen ist. Dies führt zu einem chronischen Husten mit Auswurf, zu regelmäßig auftretendem Fieber und zu sogenannten Trommelschlegelfingern*. Als Ursache sind alle (schwereren) Erkrankungen der Bronchien oder durchgemachte Kinderkrankheiten möglich (chronische Bronchitis, Lungenentzündung, Keuchhusten oder Masern während der Kindheit usw.).
Wenn die Bronchiektasen gut abgegrenzt sind, kann die Behandlung operativ erfolgen, sonst müssen neben einer speziellen Atemgymnastik Antibiotika eingesetzt werden.

Bronchien:
Die Abzweigungen der Luftröhre bezeichnet man als Bronchien. Dabei teilt sich die Luftröhre zunächst in zwei Hauptbronchien, die jeweils in einen der beiden Lungeflügel einmünden. Die Hauptbronchien verzweigen sich dann immer mehr, ähnlich den Ästen eines Baumes. Die ganz feinen Verästelungen nennt man Bronchiolen. Diese enden schließlich in den Alveolen* (Lungenbläschen).

Bronchitis:
eine Entzündung der Schleimhäute der Bronchien augrund einer Infektion (meist durch Viren), einer Allergie oder einer Reizung durch Stäube oder andere Reizstoffe. Man unterscheidet die akute Bronchitis, die meistens im Zuge einer harmlosen Infektionskrankheit entstanden ist, von einer chronischen Bronchitis. Letztere entwickelt sich vor allem dann, wenn eine akute Bronchitis nicht vollständig ausgeheilt wurde, aber auch bei allergischen Reaktionen.

Bronchoskopie:
die Spiegelung der Bronchien. Ein bewegliches Endoskop* wird entweder durch den Mund oder die Nase in die Luftröhre bis in die Lunge vorgeschoben. Neben der reinen Betrachtung kann auf diese Weise auch Material entnommen, ein Fremdkörper beseitigt oder eine Bestrahlung durchgeführt werden. Im allgemeinen geschieht dieser Eingriff unter lokaler Betäubung.

Broteinheit (kurz BE):
Zur leichteren Berechnung der in Lebensmitteln enthaltenen Kohlenhydrate wurde vor allem für Diabetiker die Broteinheit eingeführt. Einer Broteinheit entsprechen 12g Kohlenhydrate, was in etwa auch in einer Scheibe Weißbrot enthalten ist. Auf Lebensmittelverpackungen sind die Kohlenhydrate häufig als Broteinheiten angegeben, damit Diabetiker schnell die verschiedenen Lebensmittel miteinander vergleichen können.

BRT:
siehe Bioresonanztherapie*.

Brucellose:
Krankheiten, die vor allem über Haustiere auf den Menschen übertragen werden. Ihre Verursacher sind Bakterien der Gattung Brucella. In Europa am weitesten verbreitet ist die Bang-Krankheit, die von Rindern übertragen wird. Sie verläuft im allgemeinen eher schleichend, indem nach einigen Wochen Fieberschübe auftreten, die aber immer wieder verschwinden, ohne daß weitere Symptome auftreten. Später kommt es dann zu einem allgemeinen Krankheitsgefühl und unter Umständen zu einem Befall verschiedenster Organe durch die Bakterien. Eine Behandlung erfolgt mit Antibiotika.

Bruch:
Ein Bruch ist in der Medizin sowohl ein Knochenbruch* (Fraktur), als

auch das Hervortreten von Organen durch eine Bindegewebslücke im Bauchraum (siehe Hernien*).

Bruker-Kost:
von dem Internisten Max-Otto Bruker (geb. 1910) entwickelte Vollwerternährung mit strengen Einschränkungen: Milch und Milchprodukte sowie Eier sollen nur beschränkt verzehrt werden, auf Zucker ist ganz zu verzichten.
Darüber hinaus trennt Bruker das, was er „Lebensmittel" nennt (dies sind Nahrungsmittel, die die von ihm so genannten „Vitalstoffe" enthalten, d. h. Vitamine, Mineralstoffe, Enzyme, hoch ungesättigte Fettsäuren, Ballaststoffe und Aromastoffe), von „Nahrungsmitteln" und „Präparate", die für „tot" und gesundheitsschädlich erklärt werden, z.B. Raffiniertes, Konserviertes und Genußmittel.
Die Bruker-Kost soll eine Reihe von Krankheiten bessern, heilen oder ihnen vorbeugen können; ihr Konzept entspricht jedoch nicht den Kenntnissen der modernen Ernährungswissenschaft.

Brust (Mamma):
Die Brust ist ein sekundäres Geschlechtsorgan der Frau. Das besteht in der Hauptsache aus Fettgewebe, worin das eigentliche Drüsengewebe eingelagert ist. Die Milch wird von dort aus über spezielle Milchgänge zur Brustwarze geleitet.

Brustdrüsenentzündung (Mastitis):
eine der häufigsten Erkrankungen der Mutter, in den Wochen nach der Geburt. Durch Schründe und Risse der Haut dringen Bakterien in die Brust ein und können Entzündungsherde bilden. Falls die Entzündung sich nicht zurückbildet, müssen Antibiotika eingesetzt werden.

Brustkrebs:
siehe Mammakarzinom*.

BSE:
steht für Bovine spongioforme Enzephalopathie oder umgangssprachlich Rinderwahnsinn. Im Prinzip eine Tierkrankheit, von der bis heute jedoch nicht eindeutig geklärt ist, ob sie auf den Menschen übertragbar ist. Sie wird von Prionen* (Eiweißkörpern) verursacht, die im Gehirn der erkrankten Tiere Veränderungen auslösen, die zum Tode führen. Falls die Krankheit auf den Menschen übertragen wird, dürfte die größte Gefahr von rohem Rindfleisch und insbesondere von Nervengeweben (Gehirn, Augen, usw.) ausgehen. Eine verwandte Krankheit beim Menschen ist die Creutzfeldt*-Jakob-Krankheit.

Buckel:
wenn die normalerweise leicht gebeugte Wirbelsäule unterhalb des Halses sehr stark gebeugt ist, spricht man von einem Buckel. Ursachen gibt es viele: angeborene Fehlbildungen oder Krankheiten (z.B. Bechterew*-Krankheit), eine Tuberkulose in der Wirbelsäule, Verletzungen, Osteoporose*, Lähmungen und nicht zuletzt Haltungsschäden.

Bulbus oculi:
Fachwort für den Augapfel, siehe Auge*.

Bulimie:
die sogenannte Eß-Brech-Sucht. Eine Eßstörung, die sich durch Heißhungerattacken mit anschließendem Erbrechen auszeichnet. Die Bulimie ist vermutlich die häufigste Eßstörung in den westlichen Ländern und wird von Außenstehenden häufig nicht erkannt, da die Betroffenen nicht in dem Maße abmagern wie z.B. Mager-

süchtige (Magersucht*). Unter einer Bulimie leiden hauptsächlich Frauen. Die Ursachen sind unklar und werden zumeist in seelischen Problemen zu suchen sein. Eine erbliche Veranlagung wird auch nicht komplett ausgeschlossen. Der auslösende Faktor einer Bulimie (oder einer Magersucht*) ist häufig eine Abmagerungskur, die in ein gestörtes Eßverhalten eingemündet ist.

Bulla:
allgemein für eine Blase in der Haut, die sich mit Blut, Wasser oder Eiter gefüllt haben kann.

Burn-out-Syndrom:
ein Zustand, den man vor allem bei Personen findet, die im sozialen Bereich arbeiten. Er beschreibt einen Erschöpfungszustand mit dem Gefühl des völligen Ausgebranntseins. Betroffen sind vor allem Betreuer in psychiatrischen Kliniken, Pflegepersonal, Seelsorger und andere.

Bursitis:
Schleimbeutelentzündung, siehe Schleimbeutel*.

Bypass:
ein Bypass kann notwendig werden, wenn ein Gefäß (häufig in den Herzkranzgefäßen) verengt oder ganz verstopft ist, so daß das dahinterliegende Gewebe nicht mehr ausreichend von Blut versorgt wird. Man umgeht das verstopfte Gefäß mit einer neuen Leitung, die entweder aus einem Stück natürlicher Ader oder aus Kunstmaterial gefertigt wird. Eine solche Operation kann entweder vorbeugend vor einem Herzinfarkt oder im Anschluß an einen Herzinfarkt erfolgen.

Ca:
Zeichen für das Element Kalzium*.

Cadmium:
giftiges Schwermetall, das sich im Körperfett anreichern kann. Noch immer spielt es als Farbpigment vor allem in gelben oder roten Kunststoffen eine Rolle.

Café-au-lait-Fleck:
ein hellbrauner, ovaler, flächiger Hautfleck, der aufgrund seiner typischen Färbung seinen Namen erhalten hat. Er geht meistens mit bestimmten Erbkrankheiten einher.

Caissonkrankheit:
siehe Taucherkrankheit*.

Calciferol:
der chemische Name für das Vitamin D (Vitamine*).

Calcitonin:
ein Hormon der Schilddrüse; es reguliert (senkt) den Kalziumspiegel im Blut, indem es einerseits Kalzium in die Knochen einschleust, andererseits über die Nieren ausscheidet. Calcitonin ist der Gegen- oder besser gesagt der Mitspieler des Parathormons*. Als Mittel gegen Osteoporose* kann Calcitonin dabei helfen, Kalzium in die Knochen einzubauen.

Calendula:
Calendula officinalis, Ringelblume; Arzneipflanze aus der Familie der Korbblütler, Asteraceae. Verwendete Teile: getrocknete Blütenblätter und Blütenköpfe; Drogenbezeichnung: Calendulae flos. Inhaltsstoffe: ätherisches Öl, Harze, Triterpene, Sterine, Glykosidische Bitterstoffe, Carotinoide, Schleim, Flavonoide. Heilwirkung und Verwendung: antiseptisch (antimykotisch, antibakteriell, antiviral) und entzündungshemmend in

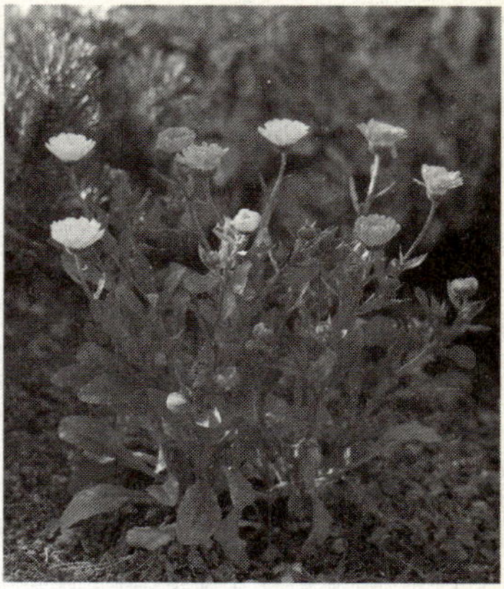

Calendula

Form von Salben und Kompressen wirksam bei kleinen Hautverletzungen (Schnitten, Abschürfungen o. ä.), bei Hautentzündungen, und -ausschlägen, Akne*, Pilzinfektionen, Windelausschlag; außerdem bei Verstauchungen und Verrenkungen. In der Homöopathie wird das frische, blühende Kraut verwendet (Kürzel: Calen.); Calendula gibt es auch als homöopathische Salbe.

Campylobacter pylori:
siehe Helicobacter pylori*.

Cancer:
bedeutet Krebs; davon abgeleitet ist der Begriff kancerogen, was krebserregend bedeutet.

Candida:
Erreger der Candidamykose (Soor). Unter Candida werden eine ganze Reihe von Hefepilzen zusammengefaßt, die natürlicherweise schon im Darm vorkommen. Sie werden im allgemeinen durch die Immunabwehr in Schach gehalten, können aber bei einem geschwächten Abwehrsystem die Schleimhäute des

Darms und des Rachenraumes in großem Stil befallen. Im fortgeschrittenen Stadium werden auch Organe wie die Lunge oder die Nieren befallen. Bei einer lange andauernden Behandlung mit Antibiotika kann es durch die Verdrängung der normalen Darmflora ebenfalls zu einer Candidamykose kommen. Man erkennt einen Candidabefall an weißen festhaftenden Belägen z.B. an der Mundschleimhaut.

Cantharidinpflaster (auch „Kantharidenpflaster"):
Pflaster mit der aus der Spanischen Fliege (Lytta vesicatoria) gewonnenen Substanz Cantharidin; dieses hautreizende Mittel beeinflußt das tieferliegende Gewebe reflektorisch, regt die Durchblutung in den Kapillaren an und unterbricht im Falle einer bereits bestehenden Entzündung ihren Ablauf. Durch Cantharidin wird an der Hautoberfläche eine Entzündung hervorgerufen, die die Entzündung tiefer gelegener Gelenke und Organe ausleiten (vgl. Ausleitung*) und den Körper insgesamt umstimmen soll (vgl. Umstimmung*). Anwendungsgebiete sind u.a. Rheuma, Gicht, Arthritis und chronische Rückenschmerzen; allerdings wirkt Cantharidin nierenschädigend.

Carcinoma in situ:
eine Frühform des Krebses, wenn sich zwar bereits Krebszellen gebildet haben, der Tumor aber noch nicht wuchernd in das Gewebe eingedrungen ist.

Catgut (englisch: Fiedeldarm):
aus Hammeldarm hergestelltes chirurgisches Nähmaterial, das vom Körper mit der Zeit aufgelöst wird und daher (normalerweise) nicht entfernt werden muß.

Causa:
in der Homöopathie* Bezeichnung für die auslösende Ursache (Causa occasionalis) einer Erkrankung, die entweder physischer, emotionaler oder geistiger Natur sein kann. Die Causa ist für die Arzneimittelwahl von besonderer Bedeutung, insbesondere wenn sie in einem ungewöhnlichen Verhältnis zur Reaktion der Erkrankung steht.

CEA:
Abkürzung für carcinoembrionales Antigen, ein sogenannter Tumormarker. Im Verlaufe einer Tumorerkrankung einiger Organe steigt seine Konzentration im Blut an. Man kann also durch seine Bestimmung eine Aussage über das Stadium der jeweiligen Krebserkrankung treffen. Allerdings sind die Werte zwischen verschiedenen Personen nicht vergleichbar, sondern müssen relativ auf einen Anfangswert bezogen werden.

Centesimalpotenz:
Bezeichnung für ein Verdünnungsverhältnis von 1:100 bei jedem Potenzierungsschritt bei der Herstellung homöopathischer Arzneimittel; Abkürzung C-Potenz. Vgl. Potenzierung*.

Cephalea (auch Cephalgie oder Cephalagia):
Kopfschmerzen.

Cephalosporine:
eine Gruppe von Antibiotika, neben den Penicillinen* die am längsten bekannte Gruppe. Sie sind zum Teil als Breitbandantibiotika* verwendbar.

Cestodes:
siehe Bandwürmer*.

Chakra (Sanskrit für „Rad"; Mehrz. Chakren oder Chakras):
Zuerst in den Schriften der tantri-

schen Medizin beschrieben, ist Chakra heute in verschiedenen esoterischen Therapieformen die Bezeichnung für ein feinstoffliches Energiezentrum, einem „Knotenpunkt", der eine Verbindung der Energie der nichtphysischen Existenzebene (z.B. Ätherleib) zum physischen Körper gewährleistet. Zumeist wird von sieben verschiedenen Chakren, gelegentlich aber auch von fünf gesprochen, wobei die Chakren verschiedenen Organen, Eigenschaften, Funktionen und Elementen zugeordnet werden. Vgl. Chakratherapie*.

Chakratherapie:
spekulatives bzw. esoterisches Therapieverfahren, bei dem mit Hilfe von Duftstoffen (Aromatherapie*), Edelsteinen (Edelsteintherapie*), Klängen, Mantras und Meditation der Körper auf der Ebene feinstofflicher Energie (Chakra*) harmonisiert bzw. aktiviert werden soll. Eine Diagnose im schulmedizinischen Sinne ist nicht üblich, sondern der Behandler schließt auf den Zustand der Chakren durch Untersuchung bzw. Sichtbarmachung der Aura*.

Cheilitis:
die Entzündung der Lippen z.B. im Gefolge eines Befalls mit Herpes-Viren oder bei einer Candida-Infektion.

Chemorezeptoren:
Diese haben die Eigenschaft, ganz bestimmte chemische Stoffe anlagern zu können (Rezeptoren*). Sehr empfindliche Rezeptoren dieser Art haben wir auf den Nasenschleimhäuten. Sie können chemische Substanzen, die durch das Einatmen in die Nase gelangt sind, aufnehmen und in Nervenimpulse umsetzen, aus denen dann eine geruchliche Empfindung wird. In den Blutgefäßen gibt es Chemorezeptoren, die den Sauerstoff- bzw. den Kohlendioxidgehalt messen können. Über die dort gesammelten Informationen wird z.B. die Atmung angeregt.

Chemotherapie:
Die Chemotherapie ist ein sehr weit gefaßter Begriff, der von Paul Ehrlich geprägt wurde. Chemotherapeutische Medikamente sind alle die Stoffe, die Krankheitserreger im menschlichen Körper hemmen oder ganz abtöten können, ohne dabei allzusehr die körpereigenen Zellen in Mitleidenschaft zu ziehen. Die ersten dieser Medikamente richteten sich gegen die Syphillis und gegen Tropenkrankheiten. Später kamen dann die ersten Mittel mit einer größeren Bandbreite an Anwendungsmöglichkeiten hinzu, wie die Sulfonamide*, Penicillin* und so weiter.
Im speziellen wird unter einer Chemotherapie meist eine medikamentöse Krebsbekämpfung verstanden. Die hierbei eingesetzten Mittel werden auch als Zytostatika* bezeichnet, da sie sich insbesondere gegen schnellwachsendes Gewebe, wie es Tumoren sind, richten. Da sie im Prinzip Zellgifte sind, haben sie zum Teil erhebliche Nebenwirkungen. Man spricht von einer adjuvanten Chemotherapie, wenn in Anschluß an eine Operation eventuell zurückgebliebene Metastasen abgetötet werden sollen. Eine neoadjuvante Chemotherapie wird vor einer Operation eingesetzt, um schon vorher den Tumor zu einem Teil zu zerstören.

China-Restaurant-Syndrom:
tritt nach dem Verzehr eines Übermaßes an Natriumglutamat auf, einem viel verwendeten Geschmacksverstärker, der in der chinesischen Küche besonders beliebt ist. Etwa eine Viertelstunde nach dem Essen treten die Symptome, wie Nacken-

steifheit, Muskelverkrampfungen im Gesicht und in den Armen und Schweißausbrüche auf, die aber nach kurzer Zeit wieder vergehen.

Chinarindenbaum:
Cinchona pubescens; Arzneipflanze aus der Familie der Rötegewächse, Rubiaceae. Verwendete Teile: Stamm- und Astrinde; Drogenbezeichnung: Cinchonae succirubrae cortex. Inhaltsstoffe: Alkaloide (besonders Chinin*, Chinidin, Cinchonidin, Chinonin), Triterpenbitterglykoside, Gerbstoffe. Heilwirkung und Verwendung: aufgrund des Chinins bis zum 1. Weltkrieg wichtigstes Mittel gegen Malaria; heute vor allem ein Bittertonikum zur Anregung des Appetits, der Speichel- und Verdauungssaftsekretion; das isolierte Chinin und Chinidin sind als fiebersenkende Wirkstoffe oft Bestandteile von Grippemitteln. In der Homöopathie häufig verwendetes Mittel (China officinalis, Kürzel: Chin.).

Chinin:
ein Bitterstoff aus dem Chinarindenbaum*, der das älteste und erste wirksame Mittel gegen die Malaria war. Es wird heute kaum noch verwendet, es sei denn als Geschmacksstoff in Limonaden.

Chirotherapie:
1895 vom Amerikaner D. D. Palmer (1845-1913) entwickeltes Verfahren der Manuellen* Medizin. Die Chirotherapie umfaßt verschiedene Handgrifftechniken, die „Blockierungen" in den Gelenken lösen sollen, um dadurch Haltungs- und Bewegungsstörungen zu beheben und ggf. die Ursache für Schmerzen zu beseitigen. In der Behandlung werden unterschieden: Weichteiltechniken (Massagegriffe wie Streichungen, Knetungen oder Friktionen), Mobilisationen (Übungen mit der verspannten Muskulatur und an den Gelenken) sowie Manipulationen (Impulse werden mit hoher Geschwindigkeit auf das Gelenk ausgeübt). Aufgrund mangelnder Kenntnisse und Erfahrungen ist es in der Chirotherapie zu schwersten Zwischenfällen gekommen, daher ist die Ausbildung streng geregelt, wird jedoch kaum an Universitäten, sondern an Privatschulen durchgeführt.

Chirurgie:
ist abgeleitet aus dem griechischen und bedeutet frei übersetzt „Handwerk". Der eigentliche Aufschwung der Chirurgie begann erst mit der Entdeckung wirksamer Betäubungsmittel im letzten Jahrhundert. Heute ist sie ein in viele Spezialgebiete aufgefächerter Zweig der Medizin.

Chlamydien:
Bakterien, die in die Zellen eindringen und dort bleiben. Früher hatte man sie aufgrund dieses Verhaltens zu den Viren gezählt. Zu den Chlamydien gehören die Erreger der Papageienkrankheit (Ornithose*) und der Ägyptischen Augenkrankheit (Trachom*).

Chloasma:
braune, sehr unregelmäßig verteilte Hautflecken. Sie entstehen durch vermehrte Pigmentablagerungen in der Haut, was durch eine Vielzahl von Ursachen ausgelöst werden kann (Anti-Baby-Pille, Medikamente u.a.). Häufig entsteht ein Chloasma während einer Schwangerschaft, das aber in der Regel bald nach der Geburt wieder verschwindet.

Chloroform:
eines der ersten wirksamen Narkosemittel. Wird wegen seiner gesund-

heitschädlichen Eigenschaften heute nicht mehr benutzt.

Chlostridien:
eine Bakteriengattung, die zu den Bazillen* gerechnet wird. Zu den Chlostridien gehört beispielsweise der Erreger des Wundstarrkrampfes* und des Gasbrandes*. Chlostridien sind auch Verursacher des Botulismus*, einer Lebensmittelvergiftung.

Cholangiographie:
eine Röntgenuntersuchung der Gallenwege mit Hilfe von Kontrastmitteln.

Cholangitis:
eine Entzündung der Gallenwege, die ihren Ursprung meist in Gallensteinen in den Gallengängen hat. Sie muß mit Antibiotika behandelt werden, und wenn nötig und möglich, müssen die Hindernisse in den Gallengängen beseitigt werden.

Cholelithiasis:
siehe Gallensteine*.

Cholera:
eine gefährliche Durchfallerkrankung, die durch eine Infektion mit dem Bakterium Vibrio cholerae ausgelöst wird. Zu einer Infektion kommt es, wenn verseuchtes Wasser getrunken oder roher Fisch aus choleraverseuchten Seen, Flüssen oder Meeren gegessen wird. Das Hauptsymptom der Cholera sind dünnflüssige Durchfälle, was zu einem äußerst gefährlichen Verlust an Wasser und Mineralstoffen führt. Wird nichts dagegen unternommen, kommt es in Folge dessen zu Krämpfen, Herzrhythmusstörungen und schließlich zum Tod. Die Sterblichkeit nach Cholerainfektionen ist immer noch sehr hoch.
Die wichtigste Behandlung ist die Gabe von Mineralstoffen und Wasser („Cola-Salzstangen-Diät"), wenn nötig über eine Infusion. Dazu wird die Infektion mit Antibiotika bekämpft. Zur Vorbeugung hilft das Abkochen des Wassers und aller anderen Lebensmittel. Heute kommt die Cholera vor allem noch in Ländern der Dritten Welt insbesondere in Asien vor. Noch im letzten Jahrhundert forderte sie aber auch in Mitteleuropa tausende Todesopfer.

Cholesterin:
ein sogenanntes Steroid, das für unseren Körper viele absolut lebensnotwendige Funktionen erfüllt und Ausgangsstoff für eine Reihe wichtiger Hormone und anderer Substanzen (Geschlechtshormone, Nebennierenrinden-Hormone, Vitamin D usw.) ist. Darüber hinaus wird es für den Aufbau aller Zellen und im besonderen Maße der Nervenzellen benötigt. Der Körper benötigt pro Tag etwa 1g Cholesterin, das in der Hauptsache von der Leber produziert wird. Ein Teil des benötigten Cholesterins wird über die Nahrung aufgenommen. Dabei wird die eigene Produktion zurückgefahren, wenn sehr viel Cholesterin über das Essen aufgenommen wird.
Von der Leber aus wird das Cholesterin zu den Zellen transportiert. Zuständig dafür sind spezielle Transportproteine, die nach ihrer Dichte geordnet werden. Das LDL (low-density-lipoprotein) übernimmt zum größten Teil diesen Part. Ein anderes, das HDL (high-density-lipoprotein) transportiert überschüssiges Cholesterin wieder zur Leber zurück. Die Ablagerungen in den Arterien sind bei Arteriosklerose vor allem auf das LDL zurückzuführen, das von aggressiven Substanzen im Blut (freie Radikale*) chemisch verändert und vom eigenen Immunsystem angegriffen wird. Die Stoffwechselpro-

dukte dieses Vorgangs sind „Schlakken", die sich an den Gefäßwänden ablagern können. Das HDL wirkt diesem Prozeß entgegen, indem es verlorengegangenes LDL quasi aufsammelt und zur Leber transportiert.
Daß ein hoher Cholesterinspiegel ein erhöhtes Risiko für das Entstehen einer Arteriosklerose* ist, ist unstreitig. Umstritten ist aber, was die eigentliche Ursache dieses Prozesses ist. Neuerdings wird spekuliert, ob nicht eine Bakterieninfektion (mit Chlamydien*) die eigentliche Ursache einer Arteriosklerose sei.

Chondrom:
eine Geschwulst im Knorpelgewebe. In den meisten Fällen eine gutartige Geschwulst, das sich in seltenen Fällen allerdings auch in einen bösartigen Tumor verwandeln kann. Ein typisches Kennzeichen eines Chondroms ist seine Degeneration unter Ausbildung einer weichen, schleimigen und fettigen Konsistenz.

Chorea (Veitstanz):
eine Erkrankung des Nervensystems, die durch regellose, plötzlich auftretende Bewegungen gekennzeichnet ist. Man unterscheidet mehrere Formen:
1. Chorea minor: Diese Form entwickelt sich in Folge einer Infektion mit Streptokokken (einer Bakterienart) im Alter zwischen 6 und 13 Jahren vor allem bei Mädchen. Es besteht ein Zusammenhang mit dem Auftreten von rheumatischem Fieber. In den meisten Fällen verschwindet die Krankheit nach einiger Zeit wieder, allerdings unter der Gefahr von Rückfällen und dem Zurückbleiben von (Bewegungs-)Tics.
2. Chorea major (Chorea Huntington): Diese Form ist eine Erbkrankheit, entwickelt sich aber erst ab dem 30. bis 50. Lebensjahr. Ihr Verlauf ist bisher nicht aufzuhalten und es kommt zusätzlich zu einem starken Abbau der geistigen Fähigkeiten.
3. Chorea gravidarum: Diese Variante tritt in der Schwangerschaft auf und wird als Erwachsenenform der Chorea minor angesehen.
4. Chorea senilis: Ein im Alter auftretendes choreaartiges Syndrom.
5. Benigne familiäre Chorea: Eine erblich bedingte Krankheit, aber ohne den mit der Chorea major verbundenen geistigen Abbau (benigne = gutartig). Diese Form beginnt allerdings meist schon im Kindesalter.

Chorion (Zottenhaut):
die mittlere Eihaut des Embryos in den ersten Wochen der Schwangerschaft. Aus den Chorionzotten entwickelt sich im Laufe der Schwangerschaft der Mutterkuchen (Plazenta*). Zwischen der 7. und 12. Schwangerschaftswoche lassen sich daraus Zellen entnehmen (Chorionbiopsie), um damit eine genetisch bedingte Krankheit des Fetus feststellen zu können. Allerdings ist dieses Verfahren für den Fetus nicht ganz ungefährlich: Das Risiko einer Fehlgeburt aufgrund einer dadurch provozierten Infektion des Fetus liegt bei etwa 3,5 %.

Chromosomen:
Die Träger des Erbgutes in den Zellkernen. Sie bestehen aus einer stark aufgewickelten Molekülkette die man als DNS* (Desoxyribonukleinsäure) bezeichnet. Der Mensch besitzt in jeder Zelle, mit Ausnahme der Samenzellen, insgesamt 46 Chromosomen. Diese bilden 23 Paare aus jeweils (fast) gleichen Chromosomen. Die Eizelle der Frau besitzt dagegen nur 23 einzelne Chromosomen, die sich mit den ebenfalls nur 23 einzelnen Chromosomen aus der Samenzelle des Vaters zu 23 Paaren vereini-

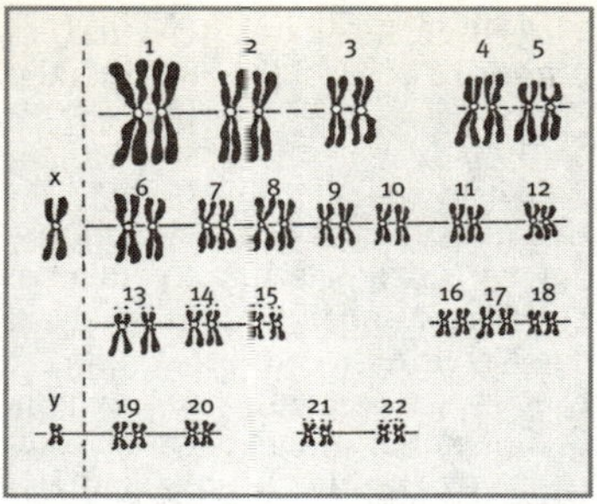

Diploider Chromosomensatz des Mannes

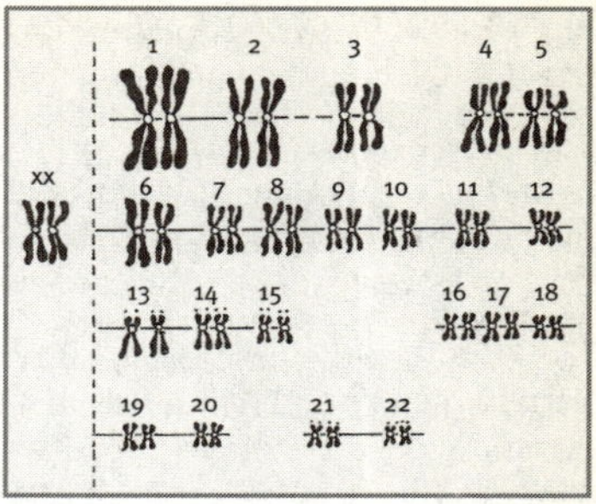

Diploider Chromosomensatz der Frau

gen. Der komplette Chromosomensatz eines Menschen stammt also genau zur Hälfte von jedem Elternteil. Eine gewisse Ausnahmestellung hat das Chromosomenpaar, das das Geschlecht bestimmt. Man unterscheidet dabei die X- und die Y-Chromosomen. Die Mutter vererbt immer nur ein X-Chromosom, während die Samenzellen des Vaters entweder ein X- oder ein Y-Chromosom enthalten. Bei der Vereinigung von Eizelle und Samenzelle können also zwei Kombinationen entstehen: Aus der XX-Kombination entwickelt sich ein Mädchen, während aus der XY-Kombination ein Junge entsteht.

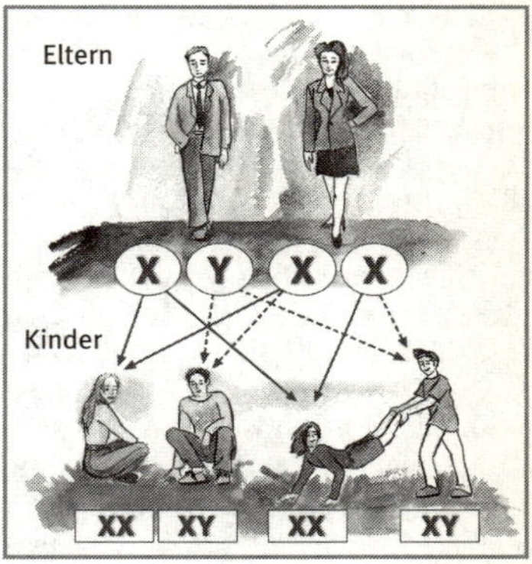

Die Kombination der Geschlechts-chromosomen

Chromosomenaberration:
In seltenen Fällen kommt es zu Fehlern in der Chromosomenstruktur oder der Chromosomenzahl. In den meisten Fällen werden sich daraus keine lebensfähigen Feten entwikkeln. Überleben sie dennoch, dann sind meistens Fehlbildungen, geistige Behinderungen und Stoffwechselstörungen die Folge. Die Ursachen dafür sind Störungen bei der Bildung der Eizelle oder während der ersten Zellteilungen nach der Befruchtung. Die bekannteste Chromosomenaberration ist wohl unter der Bezeichnung Down*-Syndrom (Mongoloismus) bekannt. Es handelt sich hierbei um ein dreifaches Auftreten des Chromosoms mit der Nummer 21. Man spricht daher auch von der Trisomie 21. Es sind noch viele andere, meistens sehr seltene Anomalien bekannt, die dann zu typischen Behinderungen des Kindes führen. Die Wahrscheinlichkeit einer Chromosomenaberration ist um so höher, je älter die Mutter ist: Mit 35 Jahren ist das Risiko etwa 1 %. Mit 40 Jahren steigt es auf 2,3 % und mit 45 Jahren schließlich auf 6,5 %.

chronisch:
das Gegenteil von akut*. Chronische Krankheiten können über Jahre dau-

ern und sind meistens schwer zu bekämpfen.

Chronobiologie:
Wissenschaft von der Rhythmik der Lebensvorgänge; vgl. Biorhythmus*.

Chymus:
so nennt man den mit Magensäften vermischten Speisebrei im Magen.

CK:
siehe Kreatinkinase*.

Claudicatio intermittens („Schaufensterkrankheit"):
im Grunde keine eigene Krankheit, sondern ein Symptom bei blockierten oder verengten Blutgefäßen in den Beinen. Die Muskeln in den Beinen werden nicht mehr ausreichend mit Sauerstoff versorgt, was zu einem ziehenden Schmerz in den Beinen führt. Die Betroffenen können kaum längere Strecken zu Fuß zurücklegen und müssen nach wenigen Schritten immer wieder Pausen einlegen. Sie bleiben also vor jedem Schaufenster stehen, woher sich der Name ableitet.

Clavus:
siehe Hühnerauge*.

Clearence:
Die Clearance ist ein Maß für die Ausscheidungsfähigkeit der Nieren. Man kann dazu einen Stoff in den Blutkreislauf injizieren, der von den Nieren ausgeschieden werden soll und mißt anschließend, wieviel davon nach einer gewissen Zeit noch im Blut vorhanden ist. Dies kann durch direkte Messungen im Blut oder indirekt aus dem Harn geschehen (meistens wird beides kombiniert). Je schneller die Stoffmenge abnimmt, desto besser ist die Funktionsfähigkeit der Nieren.

Cochlea:
die Schnecke*; ein Teil des Innenohres (Ohr*).

Codein:
ein Alkaloid* aus dem Schlafmohn, das vor allem als hustenstillendes Mittel verwendet wird. Es wirkt auf das Nervensystem und dämpft die Zentren, die den Hustenreiz steuern. Es findet vor allem dann Anwendung, wenn durch quälenden Husten der Schlaf massiv gestört wird. Grundsätzlich sollte aber der Husten selbst nicht bekämpft werden, da er dazu dient, die Luftwege vom Schleim zu befreien. Besser ist es, ein schleimlösendes Mittel zu geben, um das Husten zu erleichtern.

Colitis ulcerosa:
eine chronische Entzündung des Dickdarms, die sich nach und nach über den gesamten Darm ausbreiten kann. Die Krankheit verläuft in Schüben, zwischen denen es immer wieder zu einer Beruhigung der Symptome kommt. Allerdings ist jeder Rückfall zumeist auch mit einer weiteren Ausbreitung der Krankheit verbunden.
Ein akuter Krankheitsschub macht sich in blutigen, teils schmerzhaften Durchfällen bemerkbar. Je nach Ausmaß kommt es dann zu Fieber, Gewichtsverlust und Anämie*. Schwere Komplikationen der Colitis ulcerosa sind ein sogenanntes Megacolon* (eine gefährliche Aufweitung des Dickdarms), ein Durchbruch der Darmwand und nach lang andauernder Krankheitsdauer ein stark erhöhtes Krebsrisiko im Darm. Eine medikamentöse Behandlung ist möglich, sehr häufig bleibt jedoch nur die Entfernung des Dickdarms. Die Ursachen für das Entstehen einer Colitis ulcerosa sind unklar. Vieles spricht für eine familiäre Veranla-

gung und es wird angenommen, daß es sich um eine Autoimmunkrankheit* handelt.

Colon:
Dickdarm, siehe Darm*.

Colonhydrotherapie:
Verfahren zur Ausleitung*; Weiterentwicklung des Einlaufs*; auch als Darmbad bezeichnet. Mittels eines Einlaufbestecks oder eines Geräts mit Schlauchsystem wird Wasser oder eine Arzneimittellösung in den Darm eingeleitet. Durch eine Ablaufröhre preßt der Patient die Flüssigkeit wieder heraus; insbesondere im Zusammenhang mit einer Fastenkur sollen dadurch Gift- und Schlackenstoffe gemeinsam mit Stuhlresten ausgeschieden werden, um den Aufbau eines gesunden Bakterienmilieus zu erleichtern. Anwendungsbereiche sind u.a. Darmmykosen (Pilzbefall), Verstopfung, allgemeine Umstellungen der Ernährung und Neurodermitis. Die Colonhydrotherapie wird von Heilpraktikern und Naturheilärzten sowie in Kurkliniken durchgeführt; in der Schulmedizin spielt sie jedoch wegen fehlender Nutzennachweise keine Rolle.

Colortherapie:
siehe Farbtherapie*.

Commotio cerebri:
siehe Gehirnerschütterung*.

Compliance:
die Bereitschaft des Patienten, die Anweisungen des Arztes zu befolgen und die verordneten Medikamente auch einzunehmen. Diese Bereitschaft ist nicht besonders hoch: Es wird geschätzt, daß nur etwa zwei Drittel aller verordneten Medikamente auch tatsächlich eingenommen werden.

Computertomographie (CT):
im Prinzip eine intensive Röntgenuntersuchung des Körpers. Die Röntgenstrahlung wird dabei rundherum um den Körper geführt. Mit Hilfe eines Computerprogrammes wird nun aus den einzelnen Röntgenbildern ein zweidimensionales Bild einer Schicht des Körperquerschnitts erzeugt. Auf diese Weise lassen sich Organe oder andere Gewebe schichtweise „durchleuchten". Neuerdings können auch schon dreidimensionale Bilder erzeugt werden.

Conjunktiva:
siehe Bindehaut.

Convulsio:
ein Krampfanfall, eine Erschütterung.

Cor pulmonale:
so bezeichnet man ein Herz, das durch eine Störung im Lungenkreislauf eine vergrößerte rechte Herzkammer aufweist. Ursache sind meist Verstopfungen in den Gefäßen, die zur Lunge führen, so daß das Herz einen erhöhten Druck ausüben muß, um den Blutdurchfluß zu gewährleisten.

Cornea:
Die Hornhaut des Auges auf der Pupille* und der Iris*. Die Cornea ist die vorderste Schicht im Auge und geht in die weiße Augenhaut über. Sie ist durchsichtig und erfüllt neben der Schutzfunktion auch optische Funktionen.

Corpus luteum:
siehe Gelbkörper*.

Cortex:
1. anatomisch allgemein die Rinde; z.B. werden die Hormone der Nebennierenrinde als Corticoide be-

zeichnet, was sich von Cortex ableitet. In der Hauptsache wird Cortex aber als Bezeichnung für die Gehirnrinde verwendet. Diese ist die stark gefaltete etwa 5mm dicke Oberfläche des Gehirns. In der Gehirnrinde spielen sich die meisten anspruchsvolleren intellektuellen Leistungen ab.
2. pharmakologische Bezeichnung (lat.) für Rinde, Schale; im Unterschied zur früheren Nomenklatur wird in der neueren pharmazeutischen Terminologie der Pflanzenname der Bezeichnung des Pflanzenteils vorangestellt (z.B. Hamamelidis cortex; Hamamelisrinde).

Cortison:
Das wichtigste in der Nebennierenrinde produzierte Hormon. Neben seinen Wirkungen auf den Eiweiß- und Blutzuckerstoffwechsel zeichnet sich das Cortison vor allem durch seine entzündungshemmende Wirkung aus, die unabhängig von der Ursache, also auch bei Allergien funktioniert. Es wird daher vielfältig zur Dämpfung von entzündlichen Symptomen verwendet. Die Verwendung von Cortison bei der Bekämpfung von Sportverletzungen ist keinesfalls zu empfehlen, da es gleichzeitig den Aufbau von Bindegeweben hemmt, Bänder und Sehnen also noch zusätzlich schwächt.

Coxsackie-Viren:
eine sehr weit verbreitete Gruppe von Viren, die zu der Gruppe der Enteroviren (Viren, die im Darm vorkommen) gehört. Viele harmlosere und weniger harmlosere Infektionen gehen auf den Befall mit diesen Viren zurück. Das sind z.B. die Sommergrippe, Herpangina, Gehirnhautentzündung, Lähmungen ähnlich der Kinderlähmung u.a. Eine besonders gefährliche Komplikation der Coxsackie-Viren sind Herzmuskelentzündungen bei Säuglingen und Kleinkindern.

C-Potenz:
Kurzbezeichnung für Centesimalpotenz*.

Cranio-Sacral-Therapie:
von dem amerikanischen Osteopathen William Garner Sutherland (1873-1954) begründete und von dem Chirurgen John E. Upledger in den 70er Jahren weiterentwickelte manuelle Behandlungsmethode; Form der Osteopathie*, die auf der spekulativen Annahme beruht, daß die das Gehirn umschließenden Schädelknochen sich in einem bestimmten Rhythmus zueinander bewegen und dabei die Hirnflüssigkeit ab- und zunehme. Die Cranio-Sacral-Therapie soll krankmachende Störungen und Ungleichgewichte dieses Rhythmus durch bestimmte osteopathische Behandlungstechniken beheben. Die Behandlungsmethode ist „sanft", wird von der Schulmedizin schon in ihren theoretischen Voraussetzungen jedoch nicht anerkannt und von Behandlern oftmals mit esoterischem Gedankengut verwoben („göttliche Kraft in heilenden Händen").

Creutzfeldt-Jakob-Krankheit:
eine sehr seltene Erkrankung (ein Fall je eine Million Einwohner pro Jahr) des zentralen Nervensystems, mit tödlichem Ausgang meist innerhalb von ein bis zwei Jahren. Die Krankheit beginnt mit Reizbarkeit und Kopfschmerzen, führt schließlich zu Gedächnisstörungen und später dann zu Lähmungen, Schwachsinn, Krämpfen und Bewußtlosigkeit. Der Verursacher ist noch immer nicht eindeutig identifiziert. Es handelt sich vermutlich um ein sogenanntes

Prion, einen Eiweißkörper, das Veränderungen im zentralen Nervensystem auslöst. Eine Therapie gibt es bis heute nicht. Am häufigsten tritt die Creutzfeldt-Jakob-Krankheit ab etwa dem sechzigsten Lebensjahr auf.
Die Creutzfeldt-Jakob-Krankheit ist der BSE* bei Rindern verwandt, und man spekuliert darüber, ob BSE auf den Menschen übertragbar ist und eine besondere Form der Creutzfeldt-Jakob-Krankheit hervorruft. So waren in Großbritannien kurz nach dem Auftreten von BSE* innerhalb eines Jahres zehn Fälle mit einem ungewöhnlichen aber in allen zehn Fällen gleichartigen Verlauf dokumentiert worden (z.B. betrug das Durchschnittsalter der Patienten nur 28 Jahre). Diese Fälle haben zu Spekulationen geführt, daß eine Übertragung von BSE auf den Menschen tatsächlich möglich sein könnte.

Crohn-Krankheit:
siehe Morbus* Crohn.

Crotonöl:
Öl aus dem Samen der tropischen Pflanze Croton tiglium (Drogenbezeichnung Oleum crotonis); sehr starkes Abführmittel, das jedoch eine kokarzinogene Wirkung besitzt.

CT:
Abkürzung für Computertomographie*.

CTG:
Abkürzung für Cardiotokographie; diese wird mit dem sogenannten Wehenschreiber, an den schwangere Frauen kurz vor der Geburt „angeschlossen" werden, durchgeführt. Dabei werden Meßfühler auf dem Bauch befestigt, mit denen gleichzeitig die Wehentätigkeit und die Schnelligkeit des Herzschlags des Kindes aufgezeichnet werden können. Insbesondere läßt sich dabei feststellen, wie das Kind auf die Wehen der Mutter reagiert. Bei jeder Wehe der Mutter verlangsamt sich der Herzschlag des Kindes etwas. Erholt er sich hinterher nicht schnell genug wieder, dann ist das ein Zeichen, daß es dem Kind nicht so gut geht, wie es sollte.

Cumarine:
eine Gruppe von Stoffen, die die Blutgerinnung hemmen. Sie hemmen das Vitamin K und damit die Synthese bestimmter Gerinnungsfaktoren. Sie werden vor allem dann eingesetzt, wenn eine erhöhte Neigung zu Thrombosen* (Blutgerinnseln) besteht. Wer Cumarine regelmäßig einnimmt, muß das einem behandelnden Arzt zu erkennen geben, da die verlängerte Blutgerinnung bei einer operativen Behandlung wieder normalisiert werden muß.

Curare:
Pfeilgifte, die aus den Rinden südamerikanischer Lianen gewonnen werden und für die Jagd verwendet werden. In der Medizin werden sie verwendet, um während einer Operation die Muskeln des Körpers erschlaffen zu lassen.

Cushing-Syndrom:
Eine Stoffwechselkrankheit, die von einer Überproduktion der Hormone (insbesondere Cortison*) der Nebennierenrinde ausgelöst wird. Der Cortisonspiegel im Blut ist deutlich erhöht. Die Symptome sind Fettsucht, die sich allerdings auf den Rumpf und auf das Gesicht (das sogenannte „Vollmondgesicht") beschränkt, während Arme und Beine dünn bleiben, weiterhin Bluthochdruck, Osteoporose, Muskelschwäche und Glukose-Intoleranz.

Ursache der eigentlichen Cushing-Krankheit ist ein Tumor in der Hypophyse, wodurch es zu einer Erhöhung der ACTH*-Produktion (Adrenocorticotropes Hormon) kommen kann, das wiederum die Nebennierenrinde zu einer erhöhten Hormonproduktion anregt. Es kann aber auch eine andere Störung in der Hypophysen-Nebenierenrinden-Wechselwirkung dafür verantwortlich sein.

Zu einem leichteren Cushing-Syndrom kann es allerdings auch in Folge einer überdosierten medikamentösen Therapie mit Cortisonen kommen. Die Symptome sind dabei aber normalerweise nicht so stark ausgeprägt wie beim echten Cushing-Syndrom.

Cystitis:
siehe Zystitis*.

Damm:
der schmale Abschnitt aus Haut und Muskulatur, der zwischen dem After und den äußeren Geschlechtsorganen (beim Mann der Hoden, bei der Frau die Schamlippen) liegt.

Dammriß:
Der Damm* wird während der Geburt eines Kindes sehr stark gedehnt, und relativ häufig kommt es dabei zu einem Dammriß. Unter den Geburtshelfern umstritten ist die Ansicht, daß es besser sei, von vornherein durch einen kontrollierten Schnitt, dem Dammschnitt, einem Riß zuvorzukommen. Man glaubt, daß ein Schnitt besser verheile als ein Riß. Diese Ansicht wird aber inzwischen von vielen Experten angezweifelt.

Dammschutz:
ein Handgriff bei der Geburt, der den Damm unterstützt und einem Dammriß* vorbeugen soll.

Dampfbad:
Bad in Heißluft (bis ca. 50 °C) mit hohem Feuchtigkeitsgehalt, im Gegensatz zur Sauna*, in der die Luft viel heißer, aber extrem trocken ist. Das Dampfbad besitzt eine lange, bis in die Antike zurückreichende Tradition (irisch-römisches, russisches, türkisches Bad). Man unterscheidet Vollbäder von Teilbädern (etwa Kopfdampfbad zur Inhalation, wobei die Verwendung von Arzneipflanzen die Wirkung erhöhen kann).

Dampfkompresse:
sehr heiße, in kochendem Wasser vorbereitete Kompresse, die bei Koliken und Krämpfen helfen kann; siehe auch Hydrotherapie*.

Darm (Intestinum):
sozusagen das längste Hohlorgan des menschlichen Körpers. Man unterscheidet drei große Abschnitte: den 4-5 m langen Dünndarm, den 1,5 m langen Dickdarm und den etwa 20 cm langen Mastdarm. Der Dünndarm beginnt am Magenausgang; sein erster 25-30 cm langer Abschnitt wird Zwölffingerdarm (Duodenunum) genannt, da seine Länge etwa der Breite zwölf nebeneinander liegender Finger entspricht. Im Zwölffingerdarm strömen die Verdauungssekrete aus Galle* und Bauchspeicheldrüse* in den Darm und mischen sich mit dem Speisebrei aus dem Magen.

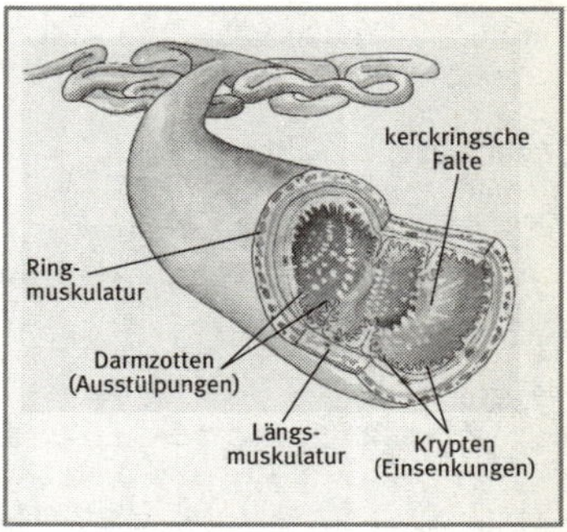

Querschnitt durch den Dünndarm

Die nächsten Dünndarmabschnitte sind der Leerdarm (Jejunum) mit einer Länge von 1,5 m und der Krummdarm (Ileum, 2 m). Die Innenwand des Dünndarmes ist mit einer Schleimhaut ausgekleidet. Sogenannte Darmzotten erstrecken sich dabei in das Innere des Darmes hinein, an denen der Großteil der Aufnahme der Nahrungsstoffe stattfindet. Je weiter der Dünndarm sich dem Dickdarm nähert, desto stärker ist er von Bakterien besiedelt, die bei der Verdauung nützliche Dienste leisten und den Darm vor Infektionen schützen.
An der Einmündungsstelle des Dünndarmes in den Dickdarm be-

findet sich der sogenannte Wurmfortsatz, der Blinddarm. Der Rest des Dickdarms wird auch als Grimmdarm (Colon) bezeichnet. Hier werden dem restlichen Speisebrei das noch vorhandene Wasser und viele Mineralstoffe entzogen, die für den Körper wichtig sind. Außerdem zersetzen hier Bakterien viele Substanzen, die von unseren körpereigenen Mechanismen nicht zu verdauen sind und stellen sie unserem Stoffwechsel zur Verfügung. Im sich an den Dickdarm anschließenden etwa 20 cm langen Mastdarm werden schließlich alle Überreste gesammelt und über den After ausgeschieden.

Darmbad:
siehe Colonhydrotherapie*.

Darmentzündung:
siehe Enteritis*.

Darmfistel:
ein Verbindungsgang zwischen dem Darm und der Bauchwand oder anderen Organen. Die Ursache ist meistens eine angeborene Fehlbildungen, kann aber auch eine Verletzungen oder andere Erkrankung sein. Eine Darmfistel muß operativ entfernt werden (siehe Fistel).

Darmkrebs:
Die meisten Krebserkrankung des Darmbereiches betreffen den Dickdarm und sind umso häufiger, je näher der entsprechende Darmabschnitt dem After liegt. Mastdarmkrebs macht etwa 50 % aller Darmkrebsfälle aus. Der Dünndarm ist dagegen eher selten von einer Krebserkrankung betroffen (1,5 % der Darmkrebsfälle). Die Heilungschancen hängen wie bei fast allen anderen Krebserkrankungen davon ab, in welchem Stadium der Krebs erkannt wird. Bei früher Diagnose (z.B. im Rahmen einer Vorsorgeuntersuchung) sind die Heilungschancen sehr gut (über 90 %). Hat sich erst ein größerer Tumor etabliert, werden die Aussichten zusehens schlechter. Ein Darmkrebs entwickelt sich fast immer aus einem Darmpolypen*.

Darmpolypen:
kleine im Prinzip gutartige Geschwulste der Schleimhaut im Dickdarm, die normalerweise kaum Beschwerden verursachen. Sie können allerdings entarten und sich zu einem Darmkrebs* entwickeln. Im Rahmen einer Darmspiegelung (Endoskopie*) werden Polypen sofort abgetragen, wenn sie entdeckt werden, da man allein aus ihrem Aussehen nicht schließen kann, ob sie letzendlich zur Entartung neigen oder nicht. Eine Operation ist dafür im allgemeinen nicht notwendig. Die Bildung von Darmpolypen ist zum Teil erblich veranlagt. In manchen Fällen bilden sich über 100 und mehr Polypen bereits in einem frühen Lebensalter aus.

Darmspülung (Klistier, Einlauf):
Eine Darmspülung wird vor allem vor Operationen durchgeführt, um den Darm völlig zu entleeren. In manchen Fällen wird eine Darmspülung auch zur Behandlung einer Verstopfung* durchgeführt.

Darmtuberkulose:
eine Entzündung des Darmes mit Tuberkuloseerregern, die entweder über eine Lungentuberkulose oder über infizierte Lebensmittel (vor allem Rohmilch) verursacht wird. Es kommt zu Durchfällen und Blähungen mit Fieber und einem allgemeinen Schwächzustand. Tuberkulose ist medikamentös gut behandelbar.

Darmverschluß (Ileus):
Die Störung oder komplette Unterbindung der Darmpassage durch einen mechanischen Darmverschluß oder eine Darmlähmung. Im ersteren Fall liegt eine Verengung (Stenose*) des Darmes vor, die viele Ursachen haben kann: eine angeborene Fehlbildung, Darmtumoren, Entzündungen, Darmpolypen*, eine Verstopfung z.B. mit Gallensteinen, unverdauten Nahrungsbestandteilen oder Kot, Tumoren von Nachbarorganen, eine Strangulation durch die Darmaufhängung, ein Bruch mit einer Einklemmung eines Darmabschnitts.
Eine Lähmung des Darmes kann sich in Folge einer Entzündung z.B. der Bauchspeicheldrüse, des Blinddarms, der Galle oder des Bauchfells entwickeln. Andere Ursachen können Stoffwechselstörungen oder Vergiftungen sein. Im Falle einer Darmlähmung lassen sich keinerlei Darmgeräusche mehr feststellen, es herrscht absolute Stille im Bauch. In jedem Fall bedarf ein Darmverschluß einer sofortigen ärztlichen Behandlung.

Dauerausscheider:
Damit bezeichnet man Personen, die im Anschluß an eine überstandene Infektion weiterhin Krankheitserreger ausscheiden und andere damit anstecken können. In Deutschland spielt dies insbesondere bei Salmonellen* eine Rolle, so daß bei verschieden Berufsgruppen (Köche etc.) vorsorglich eine Stuhluntersuchung durchgeführt wird.

Dauerkatheter:
eine Röhre durch die Harnröhre in die Blase zur Ableitung des Harns. Er wurde früher bei einer Harninkontinenz* verwendet, hat aber den überaus großen Nachteil, daß sich bei längerer Anwendung mit an Sicherheit grenzender Wahrscheinlichkeit eine Harnwegsinfektion entwickelt.

Debilität:
eine gemäßigte Form des Schwachsinns* mit allgemein verringerten intellektuellen Fähigkeiten.

Defibillation:
die akute Behandlung eines sogenannten Kammerflimmerns*, bei dem das Herz aufhört, regelmäßig zu schlagen und nur noch flimmert. In den meisten Fällen wird man versuchen, mit Hilfe eines Defibrillators durch einen leichten Elektroschock das Herz wieder in seinen Rhythmus zu bringen. Muß man damit rechnen, daß ein Patient häufiger unter einem Kammerflimmern leidet, dann kann auch eine Elektrode mit eingebautem Steuerungsmechanismus implantiert werden, die automatisch ein Kammerflimmern bemerkt und darauf reagiert. Als letzte Möglichkeit gibt es noch eine medikamentöse Defibrillitation mit sogenannten Antiarrhythmika.

Defloration:
die Zerstörung des Jungfernhäutchens meistens beim ersten Geschlechtsverkehr.

Degeneration (Entartung):
eine Veränderung der Funktion und Form eines Organs oder eines Gewebes, das seine Aufgaben nicht mehr optimal erfüllen kann. Man beschreibt damit längerfristige krankhafte Veränderungen, die nicht akut, z.B. durch direkte Verletzungen, eingetreten sind.

Dehydratation:
ein größerer Wasserverlust des Körpers, der fast immer mit einem Verlust an Mineralstoffen einhergeht. Eine Dehydratation ist besonders bei

Durchfall und Erbrechen zu befürchten, was z.B. bei der Cholera* bis zum Tode führen kann. Bei Kindern kann ein Durchfall aufgrund der relativ schnellen Dehydratation des kindlichen Körpers sehr schnell in eine kritische lebensgefährliche Situation führen, bei der nur noch Infusionen helfen können.

Dekompensation:
Wenn es im Stoffwechsel zu Störungen kommt, versucht der Körper normalerweise das Gleichgewicht durch bestimmte Gegenmaßnahmen aufrechtzuerhalten und die Störung auszugleichen, zu kompensieren. Ist er dazu nicht mehr in der Lage, spricht man von einer Dekompensation einer Störung.

Dekubitus:
ein sogenanntes Druckgeschwür, das vor allem bei längerer Bettlägerigkeit auftreten kann (Durchliegen). Das passiert meistens an den Stellen, an denen ein Knochen ziemlich dicht unter der Haut liegt, also am Steiß, den Fersen, den Schulterblättern, den Ellenbogen und am Hinterkopf. Die Ursache dafür ist die schlechte Durchblutung und ständige Reizung der Haut an den entsprechenden Stellen, was sich zunächst nur an Rötungen zeigt. Bei längerer Liegezeit reißt schließlich die Haut auf und das darunterliegende Gewebe wird mitbetroffen. Vorsorge gegen einen Dekubitus ist ein häufiger Lagenwechsel, spezielle Betten und regelmäßiges Abtrocknen der betroffenen Stellen.

Delirium:
kurz auch Delir genannt. Man bezeichnet damit meistens das Delirium tremens, das bei schwer alkoholkranken Personen z.B. im Laufe eines plötzlichen Entzugs oder bei einer besonders schweren Alkoholvergiftung auftreten kann. Die ersten harmlosen Vorboten sind das Zittern der Hände, Schweißausbrüche, die dann in einer zunehmenden geistigen Verwirrung und in Halluzinationen („weiße Mäuse") münden können. Es besteht Lebensgefahr.
Ein Delirium kann auch nach dem Konsum anderer Drogen auftreten. In der Psychiatrie spricht man im Zusammenhang mit bestimmten Psychosen* ebenfalls von einem Delirium, das aber wenig mit dem Delirium tremens zu tun hat.

Deltawellen:
eine Form der Gehirnströme (EEG*), die sich in Wellenform mit Hilfe von Elektroden am Kopf ableiten lassen.

Demenz:
der langsame Verlust der intellektuellen Leistungsfähigkeit aufgrund von Krankheiten (z.B. Alzheimer*), Alkoholmißbrauch oder Verletzungen. Als erstes macht sich ein schleichender Verlust des Gedächtnisses bemerkbar. Zum Schluß kann eine Demenz bis hin zu einem völligen Verfall der Persönlichkeit gehen.

Demineralisation:
eine Verarmung des Körpers an wichtigen Mineralien; z.B. kommt es im Zuge einer Osteoporose* zu einer Demineralisation der Knochen, die nach und nach über Jahre hinweg Kalzium* verlieren und damit stark geschwächt werden.

Demyelinisation:
der Verlust des Markes in den Umhüllungen der Nerven, den sogenannten Myelin-Scheiden, was Störungen bei der Übermittlung von Signalen zur Folge haben kann; tritt vor allem bei Multipler Sklerose und (früher) bei Syphillis auf.

Denguefieber (Sieben-Tage-Fieber):
eine Infektionserkrankung mit Arboviren*. Das Denguefieber ist eine relativ ungefährliche Tropenkrankheit, die von Stechmücken übertragen wird. Nach einer kurzen Inkubationszeit* von etwa einer Woche, kommt es zu einem akuten Fieberschub mit Temperaturen von 39 bis 40 °C. Dazu kommen Übelkeit, Muskel- und Gliederschmerzen und Gelenkschmerzen. Der Fieberschub dauert etwa 3 Tage, danach sinken die Temperaturen wieder ab. Am siebten Tag tritt das Fieber erneut auf, verschwindet dann aber meistens für immer. Nur in Ausnahmefällen kann es zu Komplikationen wie einem Kreislaufversagen oder einer Lungenentzündung kommen. Therapeutische Maßnahmen sind im allgemeinen nicht notwendig.

Dentition:
das „Zahnen" des Säuglings bzw. Kleinkindes. Die ersten Milchzähne brechen meistens ab etwa dem sechsten bis achten Monat durch. Abweichungen von dieser Regel sind häufig. Bis das ganze (Milch)-Gebiß komplett ausgebildet ist, kann es gut drei Jahre dauern.

Depersonalisation:
das Empfinden, daß die eigenen Gedanken und Gefühle nicht mehr von einem selbst, sondern fremdgesteuert sind. Ein Symptom schwerer Depressionen* und der Schizophrenie*.

Depotpräparate (Retardpräparate):
Medikamente, die derart verabreicht werden, daß sie nur sehr langsam in den Stoffwechsel einfließen. Auf diese Weise kann man z.B. auf das täglich mehrmalige Verabreichen eines Medikamentes verzichten. Viele Vitamin- oder Mineralstoffpräparate mit Depotwirkung werden sehr viel effektiver aufgenommen, da eine einmalige große Gabe häufig vom Körper gar nicht so schnell verwertet werden kann und zum größten Teil wieder ausgeschieden wird.

Depression:
auch depressives Syndrom genannt, das sich äußerlich vor allem als Antriebsschwäche zeigt. Die Ursachen einer Depression bleiben in den meisten Fällen unbekannt, zumal sie sich in sehr unterschiedlichen Ausprägungen zeigen kann. Man unterscheidet grob drei Arten einer Depression: eine Depression aufgrund einer körperlichen Erkrankung, eine Depression ohne Einwirkung von außen und eine psychoreaktive, also in seelischer Reaktion auf einen Einfluß von außen entstandene Depression. Bei allen Fällen von Depression besteht Selbstmordrisiko.

Dermatitis:
eine Entzündung der Haut.

Dermatologie:
ein Teilgebiet der Medizin, das sich mit der Haut und ihren Erkrankungen befaßt. Einen Hautarzt bezeichnet man folgerichtig als Dermatologen.

Dermatom:
Dieser Begriff kann mehrere Bedeutungen haben:
1. eine Geschwulst der Haut (ungebräuchlicher Ausdruck).
2. ein Hautabschnitt, der von ein und demselben Nervenstrang „versorgt" wird, der an einer bestimmten Stelle vom Rückenmark abzweigt. Um den Rumpf des Körpers verlaufen diese Hautbezirke wie ein Gürtel herum, an Beinen und Armen sind es lange Streifen, die sich an den Gliedern entlang ziehen.

3. ein Apparat, mit dem sehr dünne Hautteile abgehoben werden können, die man für eine Hauttransplantation an anderer Stelle braucht, z.B. bei Verbrennungen im Gesicht.

Dermatomykosen:
Befall der Haut mit Hautpilzen*.

Descensus:
allgemein für Senkung, z.B. die Senkung des Hodens aus der Bauchhöhle beim Kind vor der Geburt (Descensus testis) oder auch die Gebärmuttersenkung* (Descensus uteri).

Desensibilisierung:
1. die Behandlung einer Allergie*, bei der man den Körper kleinster Mengen des Allergens aussetzt (siehe Hyposensibilisierung*, Allergie*).
2. In der Psychiatrie wird eine Form der Verhaltenstherapie ebenfalls als Desensibilisierung bezeichnet. Man setzt dabei Patienten betimmten für sie angstauslösenden Situationen zunächst in einem sehr geringen Ausmaß aus, das man dann von Mal zu Mal langsam steigert. Gleichzeitig werden Entspannungstechniken angewendet, damit die Patienten die Situationen besser bewältigen können. Diese Technik wird bei einigen Phobien (z.B. bei Platzangst) mit Erfolg eingesetzt.

Desinfektion:
das Bekämpfen von Bakterien und anderen Kleinstlebewesen, um einer Infektion vorzubeugen. Zum Beispiel waschen sich Ärzte und anderes Gesundheitspersonal vor einer Behandlung die Hände mit einer desinfizierenden Seife. Für eine Operation werden nur desinfizierte Instrumente verwendet.

Desmoid:
ein Tumor, der vom Bindegewebe* ausgeht, meist von der Bauchdecke, aber auch von dem Bindegewebe in der Muskulatur von Armen und Beinen. Es handelt sich dabei um einen schnell wuchernden sogenannten semimalignen (halbbösartigen) Tumor, der aber keine Metastasen bildet.

Desoxyribonucleinsäure:
siehe DNS*.

Dezimalpotenz:
Bezeichnung für ein Verdünnungsverhältnis von 1:10 bei jedem Potenzierungsschritt bei der Herstellung homöopathischer Arzneimittel; Abkürzung D-Potenz. Vgl. Potenzierung*.

Diabetes inspidus:
eine Erkrankung, bei der die Nieren nicht mehr in der Lage sind, den Harn zu konzentrieren. Das heißt, es wird viel zu viel Wasser und zu wenige Inhaltsstoffe mit dem Harn ausgeschieden. Die Symptome sind eine bei weitem zu große Harnmenge und ein ständiger, kaum zu stillender Durst. Die Ursache dafür ist meistens ein Mangel an einem Hormon, dem ADH (antidiuretisches Hormon), das im Hypothalamus*, einer Gehirnregion, gebildet wird und dafür sorgt, daß das Wasser zum größten Teil von den Nieren zurückgehalten wird. Ein Diabetes inspidus entsteht entweder, wenn zuwenig oder gar kein ADH gebildet wird oder wenn die Rezeptoren* an der Niere nicht in der Lage sind, ADH anzulagern, so daß es seine Wirkung nicht ausüben kann.

Diabetes mellitus:
siehe Zuckerkrankheit*.

Diabetes renalis (renale Glukosurie):
Hierbei ist zwar die Zuckerkonzentration im Harn erhöht, aber kein erhöhter Zuckergehalt im Blut festzu-

stellen. Es handelt sich dabei um eine Störung in den Nieren, die den Blutzucker nicht zurückhalten, sondern mit dem Harn ausscheiden. In den meisten Fällen bemerkt man davon nichts, bis es zufällig während einer Routineuntersuchung entdeckt wird.

Diagnose:
Die Diagnose ist sozusagen der Abschluß einer Untersuchung, bei der festgestellt wird, welche Krankheit dem beobachteten Befund zu Grunde liegt. Die (richtige) Diagnose ist Voraussetzung für eine erfolgreiche Behandlung. Häufig wird es passieren, daß eine Diagnose nicht eindeutig gestellt werden kann und mehrere Erkrankungen bzw. Möglichkeiten einer Verletzung in Frage kommen. Man spricht dann von Differentialdiagnosen, die dann jeweils geprüft und ausgeschlossen werden müssen (z.B. ob es sich bei einem Husten um eine Bronchitis, eine schlichte Erkältung oder etwa um eine schwere Erkrankung der Lungen handelt). Eine Ausschlußdiagnose wird dann gestellt, wenn zwar die Symptome nicht eindeutig auf eine bestimmte Krankheit hinweisen, aber alle anderen möglichen Krankheiten, die auch in Frage kämen, ausgeschlossen werden konnten.

Diagnostik:
damit bezeichnet man bestimmte, meist technische Verfahren, um zu einer sicheren Diagnose zu kommen (z.B. Ultraschalldiagnostik, Laboratoriumsdiagnostik usw.).

Dialyse:
ganz allgemein ein Verfahren zum Abtrennen von Teilchen aus einer Flüssigkeit. Dabei werden zwei Flüssigkeiten durch eine Membran (eine sehr dünne Haut) voneinander getrennt, die für kleine Teilchen (z.B. Salze) durchlässig ist, die größeren (z.B. Eiweißstoffe) aber zurückhält. Dieses Prinzip ist im Moment fast die einzige Möglichkeit, bei einer gestörten Nierenfunktion das Blut von seinen Giftstoffen zu befreien. Dabei wird das Blut zumeist aus dem Unterarm entnommen und durch ein Dialysegerät geleitet. Hier werden überschüssige Salze und andere kleine Bestandteile des Blutes ausgewaschen, während die größeren lebenswichtigen Eiweißkörper weitgehend zurückbleiben. Das Blut wird dann wieder in den Körper zurückgeleitet. Diese ganze Prozedur dauert etwa 4 Stunden oder mehr und muß dreimal in der Woche wiederholt werden. Dabei kann die Funktion der Nieren nicht vollständig ersetzt werden, so daß es auf Dauer zu Störungen im Stoffwechsel kommen kann. In der Regel wird eine Dialyse immer nur als Überbrückung bis zu einer Nierentransplantation angewendet.
Eine Alternative zu der klassischen Dialyse ist die Peritonealdialyse, bei der als Dialysemembran das eigene Bauchfell herangezogen wird. Dazu leitet man über einen Katheter die Spülflüssigkeit (ca. 2 l) in die Bauchhöhle hinein und läßt sie eine halbe Stunde später wieder ablaufen. Über die Blutgefäße des Bauchfelles hat dabei eine Dialyse wie an einer künstlichen Membran stattgefunden. Dies läßt sich inzwischen auch vom Patienten selbstständig durchführen, indem ständig zwei Liter Spülflüssigkeit im Bauchraum bleiben und etwa alle sechs Stunden ausgetauscht werden. Neben dem großen Vorteil, daß die Patienten dies zu Hause selber machen können, hat es aber den großen Nachteil, daß die Reinigungsleistung über das Bauchfell nicht so groß ist und es daher schneller zu Stoffwechselstörungen

kommen kann. Außerdem besteht über den Katheter eine ständige Infektionsgefahr.

Diaphanoskopie:
die Durchleuchtung eines Körperteils mit einer Lampe, z.B. des Hodens beim sogenannten Wasserbruch*, einer Wasseransammlung im Hoden.

Diaphragma:
1. Eine halbdurchlässige Scheidewand, wie z.B. die bei der Dialyse* verwendete Membran.
2. Anatomisch wird damit das Zwerchfell zwischen dem Brust- und dem Bauchraum bezeichnet.
3. Als Diaphragma bezeichnet man außerdem noch eine Art Gummihütchen, das in die Scheide eingesetzt den Spermien den Weg in die Gebärmutter versperren soll und damit der Empfängnisverhütung dient. Ein Diaphragma hat den Nachteil, daß es nicht vor der Übertragung von Krankheiten schützen kann.

Diarrhoe:
siehe Durchfall*.

Diastole:
Nachdem das Herz das Blut durch die Arterien* gepumpt hat (Systole*), füllt es sich langsam wieder mit Blut. Diese Phase wird mit Diastole bezeichnet. Das Füllen des Herzens mit Blut erfolgt passiv, das heißt, daß allein der Druck aus den Venen* dafür verantwortlich ist, das Blut zum Herzen zurück zu transportieren.

Diät:
Ursprünglich die gesamte Lebensweise bezeichnend, wird der Begriff Diät heute nur noch für eine von der normalen Kostform abweichende Ernährungsweise zur Heilung einer Krankheit verwendet. Eine Diät wird individuell auf den Patienten abgestimmt und muß entweder vorübergehend oder zeitlebens eingehalten werden. In der Naturheilkunde dient eine Diät oft auch dem Zweck, den Körper während einer Phase der Umstimmung* oder der „inneren Reinigung“ und meditativen Selbstbesinnung von Verdauungs- und Stoffwechselarbeit zu entlasten. Siehe auch Heilfasten*.

Diathermie:
eine tiefenwirksame Erwärmung des Körpers oder einzelner Körperteile mittels hochfrequenter Wechselströme.

Diathese:
die Neigung oder Veranlagung eines Patienten zu ganz bestimmten Krankheiten oder Symptomen. Beispiele dafür sind die Neigung zu Allergien, aber auch zu Blutungen oder zu Entzündungen der Schleimhäute.

Dickdarm:
siehe Darm*.

Differentialblutbild:
ein erweitertes Blutbild*, bei dem detailliert die einzelnen Untergruppen der weißen Blutkörperchen (Leukozyten*) analysiert werden. Dadurch kann man sich ein genaueres Bild über das Stadium und den Verlauf einer Infektionskrankheit machen.

Digitalis:
die botanische Bezeichnung des Fingerhutes (z.B. der rote Fingerhut = Digitalis purpurea), in dessen Blättern herzstärkende Substanzen vorkommen. Sie werden auch als Herzglycoside* bezeichnet. In zu hohen Dosierungen sind sie giftig, was im übrigen auch für die Pflanze selbst gilt. Ihre Wirkung beruht auf der Stärkung der Herzkontraktion (der Zusammenziehung des Herzmuskels), was die

Herzfrequenz absenkt. Allerdings können sie auch zu Herzrhythmusstörungen führen, insbesondere wenn die Dosierung etwas zu hoch angesetzt wird.

Dilatation:
die Erweiterung eines Hohlorgans mit Hilfe eines Ballons oder anderer Hilfsmittel. Eine Dilatation wird häufig zur Erleichterung einer Untersuchung, aber auch aus therapeutischen Zwecken unternommen (Ballondilatation*), z.B. zur Beseitigung von Ablagerungen in Blutgefäßen.

Dioptrien:
Damit wird die sogenannte Brechkraft einer Linse z.B. für eine Brille angegeben. Eine Dioptrie ist der Kehrwert der Brennweite und wird jeweils pro Meter angegeben (m^{-1}). Für Brillengläser gegen Kurzsichtigkeit erhalten die Dioptrien einen negativen Wert, bei Brillen gegen Weitsichtigkeit (Lesebrillen) ist er positiv.

Dioxine:
eine ziemlich große chemische Substanzklasse; speziell wird damit jedoch eine bestimmte Gruppe von Umweltgiften beschrieben, die sich in geringsten Mengen im Verlauf einer jeden Vebrennung entwickeln. Es gibt viele verschiedene Dioxine, die keineswegs alle giftig sind. Welche Gefahren von den Dioxinen für den Menschen tatsächlich ausgehen, ist bei weitem noch nicht geklärt.

Diphterie:
eine durch Bakterien verursachte Krankheit, die zumeist über Tröpfchen übertragen wird. Sie befällt vor allem den Nasen-, Hals- und Rachenraum. Es bilden sich insbesondere im Rachen weißliche Beläge, die nach dem Abwischen nachbluten können. Die Diphterie am Kehlkopf wird auch als echter Krupp* bezeichnet und kann schwerste Komplikationen in Form von Erstickungsanfällen nach sich ziehen. Diphteriebakterien bilden ein starkes Gift, das sich schädigend vor allem auf das Herz und die Nerven auswirken kann, was zu Lähmungserscheinungen und zum Tod durch Herzversagen führen kann. In allen Fällen kann es zudem zu einer Verbreitung der Bakterien auf den ganzen Körper kommen.
Noch im letzten Jahrhundert war die Diphterie eine der gefährlichsten Seuchen und eine der Ursachen der damals hohen Kindersterblichkeit. Man schätzt, daß etwa ein Drittel bis die Hälfte der daran erkrankten Säuglinge und Kleinkinder an den Folgen verstarben. Durch die Schutzimpfung tritt sie bei uns nur noch selten auf, ist aber wieder auf dem Vormarsch, da nicht mehr alle Säuglinge geimpft werden. In den Nachfolgestaaten der UdSSR ist die Diphterie wieder zu einer gefährlichen Seuche geworden, mit 50000 gemeldeten Fällen für 1995. Von dort gelangt die Diphterie auch immer wieder nach Deutschland. Einen wirksamen Schutz vor der Diphterie bietet nur die dreifache aktive Schutzimpfung im Säuglings- und Kindesalter. Im Falle einer Erkrankung wird das sogenannte Diphterieheilserum gegeben, das einerseits Antikörper* gegen die Bakterien, andererseits Schutzstoffe gegen das von den Diphteriebakterien produzierte Gift enthält.

Diploid:
In allen unseren Körperzellen sind die Chromosomen* immer in doppelter Version vorhanden: Man spricht von einem diploiden Chromosomensatz. Ausnahmen sind sowohl die Eizellen der Frau, als auch die Sa-

menzellen des Mannes, die nur jeweils einzelne Chromosomen haben. Das bezeichnet man als haploid.

Diplopie:
siehe Doppeltsehen*.

Disaccharide:
sogenannte Doppelzucker; das sind Zucker, zu denen z.B. der weiße Haushaltszucker und der Milchzukker gehören, die aus zwei Einfachzukkern (Monosacchariden*) zusammengesetzt sind. Der Haushaltszucker ist beispielsweise eine Kombination aus Traubenzucker (Glukose*) und Fruchtzucker (Fructose*), die chemisch miteinander verbunden sind.

Dislokation:
Wenn sich nach Knochenbrüchen die Knochen gegeneinander verschieben oder verdrehen, spricht man von einer Dislokation. Bei einer Dislokation muß der Knochen eingerichtet werden, damit er nicht schief zusammenwächst.

Dissimilation:
die Verwandlung von Nahrung in Energie, wobei Kohlendioxid, Wasser und Wärme produziert werden.

Distorsion:
Eine Verletzung, die durch die Verdrehung eines Gelenks entstanden ist. Man redet in diesen Fällen auch von einer Zerrung oder einer Verstauchung. In schweren Fällen kann es auch zu einem Bänderriß kommen.

Diuretika:
harntreibende Medikamente; sie helfen dabei, im Falle einer Herzschwäche, bei Leberkrankheiten oder bei einer verminderten Nierenfunktion das Wasser aus dem Körper zu schleusen. Bei einem Zuviel an Wasser können sich in einzelnen Organen und Geweben Ödeme* bilden; besonders gefährlich ist z.B. ein Lungenödem. Neben den medikamentösen Diuretika kann man auch einige unserer täglichen Genußmittel als solche bezeichnen. So wirken z.B. Kaffee, Tee und Alkoholika diuretisch.

Divertikulose:
das gehäufte Auftreten sogenannter Divertikel im Dickdarm. Unter einem Divertikel versteht man ganz allgemein eine Austülpung aus der Wand eines Hohlorganes, die im Falle der Divertikulose von der Darmwand ausgeht. Im allgemeinen bleibt eine Divertikulose ohne größere Symptome. In einigen Fällen kommt es zu Verdauungsbeschwerden und abwechselnd zu Durchfall und Verstopfung. Als Komplikation einer Divertikulose kann es zu Entzündungen der Divertikel (Divertikulitis) mit Darmblutungen und der Gefahr einer Perforation des Darmes (ein Loch in der Darmwand), zu Abszeßbildungen (Abszeß*), Entstehung von Fisteln* und eines Darmverschlusses* kommen.
Die Ursache einer Divertikulose liegt vermutlich in einer zu ballaststoffarmen Ernährung. Sie entwickelt sich meist erst im höheren Alter, gehäuft ab etwa 60 Jahren (etwa 20 % der Bevölkerung in Deutschland). In vielen Fällen ging eine längere chronische Verstopfung voraus. Eine Vorbeugung gegen Divertikulose ist die Umstellung der Ernährung auf eine ballaststoffreichere Kost.

DNS (Desoxyribonucleinsäure):
ein langes wie eine Wendeltreppe verdrehtes Molekül, in dessen Aufbau unsere Erbanlagen niedergelegt sind. Die Seitenteile der DNS-Treppe

Ein Einzelbaustein der DNS besteht aus drei Molekülen: Zucker, Phosphat und Base

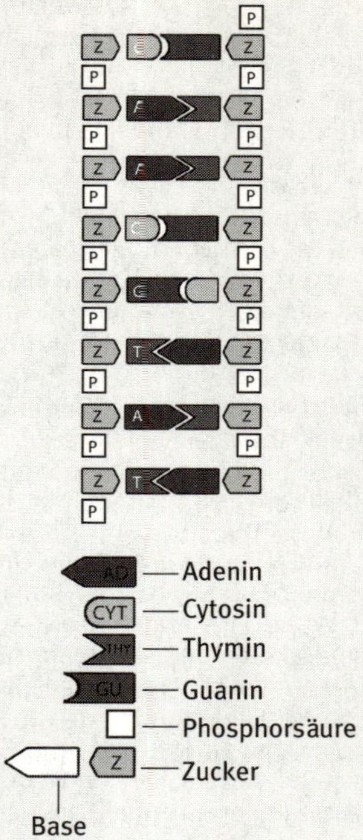

(oder besser Leiter) bestehen aus aneinandergebundenen Zuckereinheiten, die sozusagen als Trittstufen die sogenannten Basenpaare tragen. In der Abfolge dieser Basen, von denen es insgesamt vier gibt, steckt die Information, wie unser Körper aufgebaut ist und wie er funktioniert. Die stark zusammengeknäulte DNS bildet die Chromosomen*.

Dolor:
der Schmerz.

Doppeltsehen (Diplopie):
das zweifache Sehen eines Gegenstandes. Es gibt zwei mögliche Ursachen: Einerseits, wenn sich die Bilder beider Augen nicht miteinander decken und anderseits, wenn innerhalb eines Auges z.B. die Linse derart geschädigt ist, daß auf der Netzhaut zweimal der gleiche Gegenstand abgebildet wird.

Doppelblindstudie:
eine Studie zur Untersuchung der Wirksamkeit von Medikamenten. Dazu wird an eine Patientengruppe das Medikament, an eine andere ein beliebiges unwirksames Mittel verabreicht. Um dabei den Placeboeffekt* komplett auszuschalten, wissen weder der behandelnde Arzt noch der Patient, ob es sich um das Medikament oder ein unwirksames Mittel handelt. Dabei soll ausgeschlossen werden, daß der Patient über das Wissen, daß er ein Medikament bekommt, schon seine „Selbstheilungskräfte“ mobilisiert (Placeboeffekt*). Damit auch der Arzt nicht indirekt durch sein Wissen Einfluß ausüben kann, weiß auch er nicht, ob er ein wirksames oder unwirksames Medikament verschreibt. Ein neues Medikament hat dann seine Probe bestanden, wenn es deutlich besser wirkt, als das unwirksame Vergleichspräparat.

Dorsal:
Alles was sich am Rücken befindet, wird als dorsal bezeichnet. Das bezieht sich nicht nur auf den Rumpf, sondern wird auch für andere Körperteile verwendet.

Dosis:
die Mengenangabe bei der Verabreichung eines Medikamentes. Mit Dosis bezeichnet man allerdings auch die Strahlenmenge, der man bei einer radioaktiven Bestrahlung ausgesetzt wird.

Douglas-Abszeß:
die Bildung einer Eiteransammlung im Douglas*-Raum; Ursache ist häufig eine Blinddarmentzündung oder Entzündungen an den Eileitern oder den Eierstöcken.

Douglas-Raum:
ein Raum im weiblichen Unterbauch, der zwischen der Gebärmutter und dem Mastdarm liegt. Aufgrund seiner Lage als tiefster Punkt des Bauches sammeln sich hier bei Krankheiten im Bauchraum Wasser, Blut oder Eiter an (Douglas*-Abszeß).

Down-Syndrom (Mongolismus):
Es entwickelt sich aufgrund der häufigsten bekannten Chromosomen*-Aberration, der sogenannten Trisomie 21. Dabei ist das Chromosom* mit der Nummer 21 dreifach anstatt zweifach vorhanden. Statistisch gesehen kommt ein Down-Syndrom bei einer von siebenhundert Geburten vor. Die Häufigkeit steigt dabei mit dem Alter der Mutter an. Bis zu einem Alter von 30 Jahren ist die Wahrscheinlichkeit, ein mongolides Kind zur Welt zu bringen, nicht größer als 0,04 Prozent (ein Fall je 2500 Geburten). Mit 35 Jahren steigt dann die Wahrscheinlichkeit stark an: Zwischen 35 und 40 liegt die sie zwischen 0,5 und 1,3 %, zwischen 40 und 45 Jahren zwischen 1,3 und 4,4 %.
Die Auswirkungen des Down-Syndroms können von Person zu Person sehr unterschiedlich sein, meistens liegt aber eine erhebliche geistige Behinderung vor. Der Name Mongolismus ist auf die typische Gesichtsform zurückzuführen, die in gewisser Weise asiatisch anmutet. Charakteristisch ist aber auch die relativ geringe Größe und die rundlichen Körperformen. In bald der Hälfte der Fälle kommen Herzfehler hinzu. Häufig sind auch andere körperliche Fehlbildungen und Stoffwechselstörungen vorhanden. Die Sterblichkeit ist deshalb sehr hoch: nur etwa zehn Prozent erreichen das 25. Lebensjahr.

D-Potenz:
Kurzbezeichnung für Dezimalpotenz*.

Dragees:
eine Darreichungsform von Medikamenten, bei denen der eigentliche Wirkstoff von einer Hülle umgeben wird, um einen eventuellen schlechten Geschmack zu überdecken oder auch um den Wirkstoff vor der Zersetzung durch die Magensäure zu bewahren.

Drainage:
die Ableitung von Flüssigkeit. Man läßt z.B. nach einer größeren Operation sehr häufig eine Ableitung von der Wunde nach außen offen, um Wundsekrete und Nachblutungen abzuleiten. Der eigentliche Zweck dabei, ist die Verhinderung von Abszessen* und Infektionen. Auf diese Weise können auch aus anderen Körperhöhlungen eventuell sich angesammelte Flüssigkeiten abgeleitet werden. Ein häufig angewandtes Verfahren ist die Bülau-Drainage, mit der Flüssigkeit oder auch einfach Luft aus der Brusthöhle zwischen dem Lungengewebe und dem Brustfell abgeleitet wird.

Drei-Ebenen-Modell:
von Georgos Vithoulkas (geb. 1932) in die Homöopathie eingeführtes Modell, das die Gewichtung von Symptomen und ihre Entwicklung bei Heilung und Unterdrückung darstellt. Je nach Nähe zum Wesenskern des Menschen wird geistigen Symptomen die höchste, seelischen eine mittlere und körperlichen die nied-

rigste Bedeutung zuerkannt; Kriterium für diese Bewertung und die Anordnung der Symptome in diesem Modell ist die Einschränkung der schöpferischen Freiheit und die Ausdrucksfähigkeit des Patienten; d. h. Indikator für einen Heilungsprozeß ist die Zunahme an Freiheit und Kreativität.

Dreigläserprobe:
eine einfache Methode, um zu ermitteln, in welchem Bereich von Harnröhre, Blase oder Prostata die Quelle einer Blutung zu suchen ist. Man sammelt dazu den Urin in drei Gläsern. In das erste Glas kommt eine kleine Portion, die den Harn aus der Harnröhre enthält, in das zweite gelangt dann der Harn aus der Harnblase und in das dritte schließlich der Harn, der nach einer Massage der Prostata noch abläuft. Je nachdem in welchem der Gläschen sich Blut befindet, kann man auf den Ort der Blutung schließen. Liegt die Blutung dagegen in der Niere, ist das Blut in jedem Gläschen gleichermaßen vorhanden.

Dreitagefieber:
eine Bezeichnung für mehrere Krankheiten: Malaria* tertiana, Pappatacifieber* und das Exanthema subitum, ein harmloses Exanthem* bei Kleinkindern, mit Rötungen vor allem am Rumpf und an den Gliedern (nicht am Gesicht), das mit einem drei Tage währenden Fieberschub einhergeht. Dieses wird vermutlich von Herpesviren ausgelöst und verschwindet in der Regel ohne größere Komplikationen.

Dreiviertelbad:
Wannenbad, bei dem das Wasser nur etwa bis zum Zwerchfell reicht; wird in der Kneipp-Therapie bei Patienten mit schwachem Kreislauf wegen der gegenüber dem Vollbad geringeren Belastung bevorzugt.

Droge:
ein alter Begriff mit ursprünglich sehr positivem Klang, der aber in Verruf gekommen ist, da man heute unter Drogen vor allem rauschgiftartige Substanzen versteht. Im ursprünglichen Sinn bezeichnet eine Droge ein Heilmittel, das aus einer Pflanze gewonnen wurde.

Drogenabhängigkeit:
die Abhängigkeit* von Substanzen, welche auf unsere Stimmungen und Gefühle einwirken können.

Drüsen (Glandulae):
spezielle Organe, deren Aufgabe es ist, Stoffe abzusondern, die für den Organismus notwendig sind. Grundsätzlich unterscheidet man zwei Typen von Drüsen: die exokrinen Drüsen, die ihre Sekrete auf die Oberflächen von Hohlorganen wie dem Magen, dem Darm usw., aber auch der Haut ausschütten; die endokrinen Drüsen, die meist Hormone* produzieren und diese direkt in die Blutbahn einschleusen.
Beispiele für endokrine Drüsen: Hypophyse*, Nebennierenrinde*, Schilddrüse, Bauchspeicheldrüse (bei der Insulinproduktion).
Exokrine Drüsen sind: Schweißdrüsen, Magensaftdrüsen, Leber (Galleproduktion), Prostata, Bauchspeicheldrüse (bei der Produktion von Verdauungssekreten).

Drüsenfieber:
siehe Pfeiffersches* Drüsenfieber.

Dulcamara:
siehe Bittersüß*.

Ductus arteriosus apertus:
der häufigste Herzfehler* (10 % aller

vorkommenden Herzfehler) bei Kindern, vor allem bei Mädchen. Dabei bleibt die Verbindung zwischen der Aorta* und der Arterie, die das Blut in die Lunge transportiert, offen. Diese Verbindung gehört zum normalen Kreislauf im Fetus, dessen Sauerstoffversorgung über die Nabelschnur und nicht über die Lungen funktioniert. Nach der Geburt wird diese Verbindung normalerweise geschlossen. Je nach Größe der Verbindung äußert sich dieser Herzfehler mehr oder weniger stark. Zur Vermeidung von Komplikationen sollte er bereits im Säuglings- oder Kleinkindalter operativ behoben werden.

Dünndarm:
siehe Darm*.

Duodenum:
der Zwölffingerdarm, der erste Abschnitt des Dünndarms, siehe Darm*.

Durchfall:
Von einem Durchfall spricht man, wenn mehrmals am Tag breiige bis flüssige, ungeformte Stühle ausgeschieden werden. Die häufigste Ursache sind Infektionen, z.B. durch verdorbene Lebensmittel oder durch Salmonellen. Durchfall kann auch ein Symptom verschiedener schwerer Krankheiten wie Thyphus* oder Cholera* sein, die in Europa allerdings selten auftreten. Eine andere häufige Ursache von Durchfällen sind Allergien oder Unverträglichkeiten gegenüber bestimmten Lebensmitteln (z.B. Milchzucker). Bei vielen Menschen ist schlicht Nervosität die Ursache eines Durchfalles. Bei schwereren Darmerkrankungen (Krebs etc.) sind meist Blut- oder schleimige Beimengungen im Stuhl zu finden.
Bei lang andauernden Durchfällen sollte unbedingt ein Arzt aufgesucht werden. Durchfall bei Kindern kann zu einem gefährlichen Wasser- und Mineralstoffmangel führen, so daß hier, je nach Schwere des Durchfalls, bereits nach wenigen Stunden eine lebensbedrohende Situation eintreten kann und unverzüglich ein Arzt aufgesucht werden sollte.

Durchliegen:
siehe Decubitus*.

Dynamisierung:
Synonym für Potenzierung*.

Dyskrasie:
in der Humoralpathologie* Bezeichnung für die „schlechte“ Zusammensetzung der Körpersäfte.

Dysmenorrhö:
das Auftreten von Schmerzen während einer Monatsblutung (Periode). Ein leichtes Ziehen im Bauch und Rückenschmerzen während der Regel sind ganz normal und keineswegs ein Krankheitszeichen. Manchmal kommen als Ursache hormonelle oder Stoffwechselstörungen in Frage. In sehr seltenen Fällen ist eine ernsthafte Erkrankung oder eine Fehlbildung der Gebärmutter die Ursache. Besonders aufmerksam sollte man sein, wenn plötzlich, nach mehreren Perioden ohne größere Besonderheiten, plötzlich Schmerzen auftreten. In diesem Fall sollte ein Frauenarzt aufgesucht werden.

Ebola-Virus:
der Erreger einer gefährlichen Infektionskrankheit, die sich immer wieder in kleineren Epidemien in Zentralafrika ausbreitet. 1995 starben während einer Epidemie in Zaire 244 von ca. 300 Erkrankten. Die Sterblichkeit nach einer Infektion beträgt zwischen 50 und 90 %. Die ersten Symptome sind noch relativ harmlos, mit Fieber, Übelkeit, Durchfall und Kopfschmerzen. Es folgen aber bald Blutungen der inneren Organe und Schädigungen von Leber und Nieren. Die Übertragung der Krankheit erfolgt über Schmierinfektionen durch die normalen Körperausscheidungen, (Urin, Stuhl, Blut usw.). Im frühen Stadium sind die Symptome der Ebola-Infektion sehr uncharakteristisch und werden häufig nicht erkannt, auch wenn die Erkrankten frühzeitig in eine Klinik eingeliefert werden. Aus diesen Gründen sind auch Ärzte und Pflegepersonal besonders gefährdet.

Echinacea:
Echinacea angustifolia, Sonnenhut (daneben auch Echinacea purpurea); Arzneipflanze aus der Familie der Korbblütler, Asteraceae. Verwendete Teile: getrocknete Wurzel (Drogenbezeichnung: Echinaceae radix), gelegentlich auch das Kraut (Echinaceae herba). Inhaltsstoffe: Alkylamide, Kaffeesäure-Derivate (besonders Echinacosid und Cynarin), Polysaccharide (Inulin), Betain, ätherisches Öl. Heilwirkung und Verwendung: stärkt das Immunsystem, insbesondere bei Erkältungskrankheiten im Hals-, Nasen- und Rachenbereich; außerdem wirksam bei der Behandlung von Wunden und Hauterkrankungen (z.B. Schuppenflechte). In der Homöopathie wird ausschließlich die frische Wurzel der Echinacea angustifolia verwendet (Kürzel: Echi.).

Echinokokken:
der Hunde- und Fuchsbandwurm* (näheres zum seltener auftretenden Fuchsbandwurm siehe dort); die Eier des Hundebandwurmes werden über den Kot des Hundes ausgeschieden und können über diesen Umweg auch in den menschlichen Organismus gelangen. Dort schlüpfen die Larven, die vom Darm aus in den Blutkreislauf wandern und sich dann hauptsächlich in der Leber festsetzen (siehe auch Bandwurm*). Daneben können auch die Lunge oder andere Organe betroffen sein. Sie bilden dort die sogenannten Finnen* aus, die über Jahre hinweg aktiv bleiben und langsam immer größer werden. Zu Beschwerden kommt es dann erst nach etwa zehn bis fünfzehn Jahren, wenn die Finnen zum Teil kindskopfgroße gekammerte Hohlräume gebildet haben. Falls eine operative Entfernung möglich ist, ist sie das Mittel der Wahl, ansonsten bleibt nur eine medikamentöse Behandlung, manchmal für das ganze Leben.

Echoenzephalographie:
eine Ultraschalluntersuchung des Gehirns, vor allem bei Säuglingen, mit der krankhafte Veränderungen (z.B. ein Tumor oder eine Blutung) sichtbar gemacht werden können (Ultraschalluntersuchung*).

Echokardiographie (Sonographie):
Eine Ultraschalluntersuchung* des Herzens, mit der man die Herztätigkeit (die Herzklappen und die Dicke der Herzmuskeln) auf einem Bildschirm darstellen kann. Man kann diese Untersuchung von außen her über die Brust oder die Seite oder mit Hilfe eines Endoskops von der Speiseröhre her durchführen. Letztere Methode hat den Vorteil, daß die Ultraschallaufnahme direkt am Herzen

stattfindet, also sich keine störenden Körperteile dazwischen befinden, anderseits hat sie den Nachteil, daß man immer nur aus einer Richtung untersuchen kann.

Echo-Viren:
Eine Abkürzung für Enteric Cythopatogenic Human Orphan Viren; sogenannte Enteroviren, also Viren, die im Darm vorkommen und die man anfangs nicht einordnen konnte. Deshalb bezeichnete man sie als „Waisen" (engl.: „orphan"). Es gibt eine ganze Reihe davon (32 sind bis jetzt bekannt), von denen einige dafür bekannt sind, daß sie die Darmzellen schädigen können. Nach außen hin machen sie sich in Erkältungssymptomen, Erkrankungen des Magen-Darm-Traktes mit Durchfällen und unter Umständen einer Gehirnhautentzündung kenntlich. Letztere kann sehr gefährlich werden, da sich Viren nicht mit Antibiotika bekämpfen lassen. Die Ansteckung geschieht durch Tröpfchenübertragung (also Niesen, Husten usw.) und außerdem über alle anderen Körperausscheidungen.

E. coli (Escherichia coli):
ein Bakterium, das typischerweise in unserer Darmflora vorkommt. Im allgemeinen ist es harmlos, kann aber in anderen Organen durchaus Krankheiten hervorrufen. Besonders häufig sind dabei Infektionen der Harnwege, der Gallengänge, des Blinddarms und allgemeine Körperinfektionen (Sepsis) bei Säuglingen. Es gibt allerdings auch Stämme (so nennt man bei Bakterien die Unterarten) von E. coli, die Krankheiten im Darm auslösen können. Diese sind bei Säuglingen besonders gefährlich und verursachen ähnliche Symptome wie die Cholera*.

Ecstasy (auch XTC):
Modedroge, im gleichen Atemzug zu nennen wie „Speed" und Amphetamine. Es hat vor allem aufputschende Wirkung, so daß die eigene Erschöpfung nicht mehr bemerkt wird. Gefährlich kann es werden, wenn dazu auch noch zu wenig getrunken wird. Dabei hat dieser Stoff gefährliche Langzeitwirkungen, von denen die Entwicklung von Psychosen noch die harmloseste ist. Die gefährlichste Komplikation ist ein akutes Leberversagen.

Edelsteintherapie:
Bezeichnung für die Verwendung von Edelsteinen oder Halbedelsteinen zu medizinischen Zwecken. Ihr Ursprung liegt in der magisch-animistischen Heilkunst der Schamanen; heute beruht ihre Verwendung auf religiösen und esoterischen Vorstellungen. So wird Edelsteinen z.B. in der Hildegard*-Medizin, als Produkt des vierten Schöpfungstages, eine göttliche Heilwirkung zugesprochen. Als Amulette, die mit einem heilenden „Energiefeld" gegen Krankheiten schützen sollen, werden sie beispielsweise am Körper getragen; oder sie werden in rituellen Handlungen auf den liegenden Körper des Patienten aufgelegt. Einen wissenschaftlich akzeptierten Nachweis der Wirksamkeit von Edelsteinen als Heilmittel gibt es nicht.

EEG:
Abkürzung für Elektroenzephalogramm; diese Untersuchung gibt Hinweise auf die elektrische Aktivität des Gehirns. Elektroden am Kopf nehmen dabei die Signale auf und leiten sie an einen Schreiber weiter. Die Signale treten zumeist wellenförmig auf, und man ordnet sie nach ihrer Frequenz: man unterscheidet in Alpha-, Beta-, Delta- und Teta-Wel-

len. Die dabei auftretenden charakteristischen Muster geben Hinweise auf krankhafte im Gehirn stattfindende Prozesse wie z.B. bei Tumoren, Epilepsie u.a. Allerdings ist die Aussagekraft eines „normalen" EEG nicht besonders hoch, da es ernsthafte Erkrankungen nicht ausschließt.

Effloreszenzen:
Damit bezeichnet man sogenannte „Hautblüten", was im Prinzip nichts anderes zusammenfaßt als alle möglichen krankhaften Hautveränderungen. Werden Effloreszenzen unmittelbar durch eine Krankheit hervorgerufen, so spricht man von primären Effloreszenzen. Bilden sich dann im Anschluß daran neue Hautveränderungen aus, so nennt man diese sekundäre Effloreszenzen.

Eibisch:
Althaea officinalis; Arzneipflanze aus der Familie der Malvengewächse, Malvaceae. Verwendete Teile: Blätter (Drogenbezeichnung: Althaeae folium), Blüten (Althaeae flos), Wurzel (Althaeae radix). Inhaltsstoffe: Stärke, Schleim, Pektin, Flavonoide, Mineralstoffe; in Blättern und Blüten etwas ätherisches Öl. Heilwirkung und Verwendung: schützt und beruhigt als Tee oder Sirup die Schleimhäute von Mund und Rachen sowie von Magen und Darm; dämpft den Hustenreiz und erleichtert das Abhusten; hilft auch bei chronischem Asthma und Staublunge; äußerlich als Salbe bzw. Kompresse bei Furunkeln* und Karbunkeln* heilungsfördernd.

Eicheltripper:
siehe Balanitis*.

Eierstock (Ovarium):
In den Eierstöcken reifen die Eizellen heran, die dann bei einem Eisprung in den Eileiter gelangen und von dort in die Gebärmutter wandern. Die unreifen Eizellen werden bereits vom weiblichen Fetus vor der eigenen Geburt gebildet, und diese reichen für das ganze Leben. In den Eierstöcken werden weiterhin Geschlechtshormone (z.B. Östrogene*) gebildet. Eine Besonderheit der Eierstöcke ist die Bildung des Gelbkörpers*, direkt während eines Eisprunges. Wird das gebildete Ei befruchtet, dann werden vom Gelbkörper Gestagene* ausgeschüttet, Hormone, die die Schwangerschaft aufrechterhalten und eine Menstruation unterbinden.

Eigenblutspende:
Wird eine größere Operation lange im voraus geplant, dann ist immer eine Eigenblutspende anzuraten. Dabei wird etwa drei Wochen vor der Operation eigenes Blut abgenommen, um während der Operation gegebenenfalls wieder zugeführt zu werden. Man umgeht dabei viele Probleme, wie eine Unverträglichkeitsreaktion oder die Infektionsgefahr mit Hepatitis* oder Aids*.

Eigenbluttherapie (Autohämatotherapie):
unspezifische Reiztherapie, die am Patienten mit Injektionen seines eigenen Bluts durchgeführt wird; das körpereigene Blut soll den Organismus zu einer verstärkten Abwehrreaktion reizen und eine „vegetative" Umstimmung* bewirken. Der Behandler entnimmt dem Patienten zu diesem Zweck Blut aus der Vene und spritzt es ihm wieder ein: je nach Methode in die Vene, unter die Haut, in spezielle Akupunkturpunkte u.a. Dem Eigenblut kann ggf. auch ein Medikament zugesetzt werden, u.a. Echinacea, Mistelextrakt oder bestimmte Homöopathika*, aber auch destilliertes Wasser, oder es kann

auch Eigenblut als potenzierte Nosode* gespritzt werden. Aus der Methode, Eigenblut mit Sauerstoff zu versetzen, entwickelte sich die Ozontherapie*. In der Schulmedizin werden spezifischere Reizmethoden bevorzugt, weshalb die Eigenbluttherapie heute in der Regel nur noch von Heilpraktikern durchgeführt wird.

Eigenurintherapie (Autouronosodentherapie):
Behandlung mit dem eigenen Urin des Patienten, wobei drei Methoden zur Anwendung kommen:
1. das Trinken des Eigenurins (Uropothie) mit dem Ziel der Stoffwechselaktivierung, der „Entgiftung“ und der Umstimmung*;
2. die Injektion des Eigenurins ins Muskelgewebe, um eine Umstimmung zu bewirken, Infektionen, Allergien oder Migränen u.a. zu kurieren;
3. äußerliche Anwendungen wie Spülungen, Einläufe, Einreibungen zum Zwecke der „Reinigung“ oder der Behandlung von Verletzungen oder Hauterkrankungen. Die Wirkung dieser Therapie wird damit erklärt, daß die im Urin enthaltenen Antigene die Abwehrreaktion des Organismus stimulieren können. Bisher ist der Nachweis der Wirksamkeit dieser Therapie allerdings ausgeblieben.

Eihaut:
die Haut, die die Fruchtblase* um ein ungeborenes Kind umschließt. Man unterscheidet das Amnion (die innere), das Chorion* (die mittlere) und die Dezidua (die äußere Haut).

Eileiter (Tubae uterinae):
die Verbindung zwischen den Eierstöcken und der Gebärmutter. Durch den Eileiter wird das Ei zur Gebärmutter transportiert. Die Verschmelzung von Ei und Samenzelle findet in der Regel noch im Eileiter statt, bevor dann die Einnistung in die Gebärmutter geschieht.

Eileiterschwangerschaft (Extrauteringravidität):
In seltenen Fällen kann sich das befruchtete Ei anstatt in der Gebärmutter auch im Eileiter ansiedeln (in sehr seltenen Fällen auch im Eierstock oder in der Bauchhöhle). Da das Ei hier nicht genug Platz findet, kommt es sehr bald innerhalb weniger Wochen zu einer Abstoßung der Frucht. Die Symptome sind keineswegs eindeutig, weshalb auch eine Eileiterschwangerschaft oft nicht leicht zu erkennen ist. Typische Kennzeichen sind eine verspätete schwache Blutung, ein seitlicher wehenartiger Schmerz und meistens ein positiver Schwangerschaftstest. Eine Eileiterschwangerschaft kann dann gefährlich werden, wenn das Embryo die Wand des Eileiters durchbricht. Es kann dann zu schweren inneren Blutungen kommen und starke Schmerzen verursachen. Eine sofortige Operation ist erforderlich.

Einlauf:
Methode zur Darmreinigung, wobei der Darm mit einer Spülflüssigkeit ausgespült wird; in der Naturheilkunde ein Verfahren der Ausleitung* von Schadstoffen, die sich im Darm befinden, beispielsweise im Zusammenhang mit dem Heilfasten* (vgl. auch Darmspülung*).

Einzelmittel:
in der Homöopathie* Bezeichnung für ein einzelnes potenziertes Arzneimittel im Gegensatz zum Komplexmittel*. Die Verabreichung von Einzelmitteln ermöglicht es dem Behandler, die Wirkung eindeutig auf dieses Mittel zurückzuführen, wäh-

rend dies bei Verabreichung von Komplexmitteln oder mehrerer Homöopathika oder bei gleichzeitiger Verwendung von allopathischen Mitteln wegen Beeinträchtigungen der Wirkung, Unverträglichkeiten der Mittel untereinander, Wechselwirkungen usw (siehe Arzneimittelbeziehungen*) nicht möglich ist.

Eisen:
ein lebenswichtiges Spurenelement, dessen Hauptaufgabe darin besteht, in den roten Blutkörperchen (genau genommen im Hämoglobin*) den Sauerstoff an sich zu binden und zu den Zellen zu transportieren. Weiterhin wird Eisen in vielen Enzymen* z.B. bei der Umsetzung der Nahrungsenergie gebraucht. Der Körper hat ein spezielles System entwickelt, um einerseits einem Eisenmangel vorzubeugen, andererseits soll verhindert werden, daß zuviel freies Eisen im Blutkreislauf vorhanden ist. Das beugt einer Infektion mit Krankheitserregern vor, die ihrerseits auf das Eisen im Blut angewiesen sind.

Eisenhut, blauer:
siehe Aconitum* napellus.

Eisenmangelanämie:
Dauerhafter Eisenmangel führt schließlich zu einer Anämie* (Blutarmut). Es mangelt dem Körper an mit Eisen bestückten roten Blutkörperchen, so daß nicht genug Sauerstoff zu den Verbrauchern transportiert werden kann. Hauptursache ist der permanente Mangel an Eisen in der Nahrung. Andererseits ist die Eisenmangelanämie bei Frauen häufig durch eine starke Monatsblutung bedingt, so daß der monatliche Blutverlust nicht kompensiert werden kann. Aber auch andere unentdeckte Blutungen können zu einer Anämie führen, insbesondere im Bereich des Magen-Darm-Traktes.
Bei Schwangeren entsteht ein Eisenmangel häufig aufgrund des erhöhten Bedarfs, der nicht gedeckt werden kann. Es gibt aber Überlegungen, daß ein geringer Eisenmangel möglicherweise vom Körper als ein Schutzfaktor gegenüber Infektionen eingesetzt wird (siehe Eisen*). Man sollte deshalb erst bei einem größeren Defizit zu Eisenpräparaten greifen.

Eisprung:
siehe Ovulation*.

Eiter:
Eiter bildet sich immer dann, wenn Fremdkörper, etwa Bakterien oder Splitter in den Körper eingedrungen sind oder sich in Wunden oder Körperhöhlen angesammelt haben. Der Eiter ist dabei ein Gemisch aus weißen Blutkörperchen, die die Fremdkörper bekämpfen, und abgestorbenen Zellen. Im Normalfall ist die Eiterbildung ein natürlicher und notwendiger Schutzmechanismus des Körpers, um Krankheitserreger und sonstige Fremdkörper abzustoßen. Innerhalb des Körpers kommt es aufgrund einer Eiteransammlung dann allerdings häufig zu Abszessen*, die einer entsprechenden Behandlung bedürfen.

Eiweiß:
siehe Protein*.

Eizelle:
Bereits vor der Geburt werden in den weiblichen Eierstöcken über 400 000 Eizellen produziert, von denen dann im Laufe des Lebens nur ca. 400 zur befruchtungsfähigen Eizelle reifen. Bei einem Eisprung wird eine gereifte Eizelle freigegeben und wandert in Richtung Gebärmutter. Die Befruchtung findet in der Regel noch in den Eileitern statt. Gibt es keine Befruchtung, wird das Ei mitsamt einem Teil

der Gebärmutterschleimhaut abgestoßen, was dann zur Monatsblutung führt.

Ejakulation:
Der Samenerguß des Mannes, der beim männlichen Orgasmus reflektorisch ausgelöst wird. Das Ejakulat besteht aus wenigen Millilitern Sperma*, in denen Millionen Samenzellen enthalten sind.

EKG (Elektrokardiogramm):
Mit einem EKG wird über Elektroden die elektrische Herztätigkeit aufgenommen und graphisch dargestellt. Grundlage dafür ist die Muskeltätigkeit des Herzens, die jeweils mit ganz bestimmten elektrischen Zuständen einhergeht. Man erhält ein ganz charakteristisches (Zacken-)Muster, das über die Zeit aufgetragen wird. Aus Veränderungen dieser Muster lassen sich Störungen in der Funktion des Herzmuskels, insbesondere nach einem Herzinfarkt und bei Herzrhythmusstörungen erkennen. Aber auch vor einem drohenden Herzinfarkt und bei Angina* Pectoris können mit Hilfe eines EKG Durchblutungsstörungen in den Herzkranzgefäßen festgestellt werden. In manchen Fällen ist dies aber nur durch ein Belastungs*-EKG sichtbar zu machen.

Eklampsie:
auch als Spätgestose bezeichnete Krampfanfälle in der Spätschwangerschaft, die sehr plötzlich auftreten und zu einer lebensgefährlichen Bedrohung für die Schwangere und das Kind werden können (siehe auch Gestose*). Die Vorboten einer Eklampsie sollten daher sehr ernst genommen werden. Dies sind ein schneller Anstieg des Blutdrucks, starke Kopfschmerzen, Flimmern vor den Augen, verschwommenes Sehen, Übelkeit und Magenschmerzen. Die Folgen einer Eklampsie können dramatisch sein. Es kommt zu einem akuten Nierenversagen, Hirnblutungen und Thrombosen* mit der Gefahr einer Schädigung des Gehirns, der Nieren und der Leber. Häufig wird nach einer Eklampsie aufgrund der hohen Gefährdung der Mutter eine sofortige Entbindung durchgeführt, auch wenn das eine Frühgeburt bedeuten würde (in den meisten Fällen tritt eine Eklampsie allerdings ohnehin erst kurz vor der Geburt auf). Die Ursachen für eine Eklampsie wie auch der Gestosen* sind unklar. Man vermutet allgemein, daß die fehlende Fähigkeit des weiblichen Organismus sich auf die Schwangerschaft einzustellen, der Hauptgrund sei. In fast 80 % aller Fälle tritt eine Eklampsie im Laufe einer Erst-Schwangerschaft auf.

Ekzem:
eine allgemeine Umschreibung für eine Entzündungsreaktion (eine sogenannte Juckflechte) der Haut, die aber nicht ansteckend ist. Nach ihrem Verlauf unterscheidet man ein akut auftretendes Ekzem von einem chronischen Ekzem. Die häufigste Form des Ekzems ist das Kontaktekzem. Dieses kann durch Schadstoffe ausgelöst werden, wie z.B. das unter Ärzten und Pflegepersonal weitverbreitete Handekzem, das durch sehr häufiges Händewaschen mit aggressiven desinfizierenden Seifen verursacht wird. Ein Kontaktekzem kann sich aber auch durch eine allergische Reaktion entwickeln. Bekanntestes Beispiel ist hier das „Jeans-Knopf-Ekzem“, das von einer Allergie gegen nickelhaltige Metallegierungen ausgelöst wird, wie sie häufig für Modeschmuck und Knöpfe verwendet werden. Davon unterscheidet sich ein endogenes Ekzem (Neurodermitis*, seborrhoisches* Ekzem), dessen Ent-

stehen sich nicht auf äußerliche Einflüsse zurückführen läßt. Meistens ist eine ursächliche Behandlung nur von wenig Erfolg gekrönt, so daß man sich auf die Milderung der Symptome beschränken muß.

Elektroakupunktur:
nach den Prinzipien der klassischen Akupunktur* durchgeführte Therapievariante, bei der über die Akupunkturnadeln* mittels Elektroden schwache elektrische Impulse geleitet werden; wird vor allem bei chronischen Schmerzen angewendet.

Elektrokardiogramm:
siehe EKG*.

Elektrokoagulation:
eine hauptsächlich chirurgisch eingesetzte Methode, um Blutungen zu stillen oder eventuell Gewebe zu zerstören. Man setzt dabei die Spitze eines sogenannten Koagulators auf das entsprechende Gewebe, das dabei von einem elektrischen Strom durchflossen und in der Folge stark erhitzt wird. Dabei gerinnt das Eiweiß und bildet eine feste Schicht, wodurch sehr schnell eine Blutung gestillt werden kann.

Elektrolythaushalt:
Als Elektrolyte bezeichnet man Salze, die sich in Wasser in Form von elektrisch geladenen Teilchen auflösen. So löst sich z.B. das Kochsalz (= NaCl), in fester Form aus einem Chlor- (= Cl) und einem Natriumatom (= Na) bestehend, in Wasser in das positiv geladene Natrium (Na^+) und das negativ geladene Chlor (Cl^-) auf. In unserem Stoffwechsel stehen verschiedene Elektrolyte in einem genau geregelten Gleichgewicht. Dabei stehen sich z.B. Natrium und Kalium, aber auch Magnesium und Kalzium jeweils komplementär gegenüber (z.B. hält Natrium das Wasser im Körper, Kalium dagegen schleust es aus). Ein Überschuß oder Mangel des einen Elektrolyts hat dabei immer Folgen für das andere Elektrolyt. Die Elektrolyte bilden sozusagen das Milieu, in dem unsere Stoffwechselvorgänge ungestört und optimal ablaufen können. Daher ist ein größerer Elektrolytverlust auch immer lebensgefährlich. Größere Verluste ergeben sich insbesondere bei Durchfallerkrankungen und Erbrechen. Sie sind besonders bei Kleinkindern gefährlich. Reguliert wird der Elektrolythaushalt in der Hauptsache über die Ausscheidungen der Niere, die wiederum hormonell gesteuert werden.

Elektrophorese:
Mit diesem Verfahren kann man im Labor verschiedene Eiweiße voneinander trennen. So lassen sich die Zusammensetzungen des Bluteiweißes erkennen und krankhafte Veränderungen schnell feststellen. Das Prinzip der Elektrophorese beruht auf unterschiedlichen Wanderungsgeschwindigkeiten der Eiweiße im elektrischen Feld.

ELISA:
Abkürzung für Enzyme linked immuno sorbent assay; ein Test zum Nachweis ganz bestimmter Eiweißstoffe. Das Prinzip beruht auf einer Antikörper*-Antigen*-Agglutination*, indem man zu dem nachzuweisenden Eiweißstoff einen Antikörper zugibt und mit ihm reagieren läßt. Gleichzeitig ist an diesem Antikörper aber noch ein spezielles Enzym angebunden, das nunmehr mit einem speziellen Farbstoff reagiert, sofern denn die Antikörper-Antigen-Kupplung stattgefunden hat. Je nach Farbänderung kann man feststellen, ob und wieviel vom nachzuweisenden Stoff in der Probe vorhanden ist.

Embolie:
Eine Embolie entsteht dann, wenn durch einen beliebigen Gegenstand ein Blutgefäß verstopft wird. In den meisten Fällen wird eine Embolie durch ein losgerissenes Blutgerinnsel (Thrombose*) verursacht, das zunächst frei im Blut schwimmt, sich dann aber an einer engen Stelle eines Blutgefäßes festsetzen kann. Das dahinter liegende Gewebe wird dann nicht mehr von Blut und Sauerstoff versorgt, so daß sehr schnell eingegriffen werden muß, ehe die Zellen absterben. Meistens erfolgt die Behandlung mit Hilfe eines Katheters*, der in das Gefäß geschoben wird. Mit einem Ballon wird der festsitzende Pfropf dann aus dem Gefäß gezogen.

Embryo:
Während der ersten drei Monate der Schwangerschaft spricht man von der Embryonalphase. In dieser Zeit bilden sich fast alle lebenswichtigen Organe aus, so daß gerade diese Zeit gegenüber schädigenden Einflüssen am gefährlichsten ist. Mit mehr als drei Monaten spricht man von einem Fetus.

EMG:
Abkürzung für Elektromyographie, der Messung von Strömen in den Muskeln. Dazu werden feine Nadeln in die Muskeln eingestochen und die elektrischen Reaktionen bei willkürlichen Muskelanspannungen gemessen. Eine Schädigung ist in fast allen Fällen auf Nervenstörungen zurückzuführen.

Empfängnisverhütung:
die Verhinderung einer Befruchtung des Eis der Frau durch eine männliche Samenzelle beim Geschlechtsverkehr. Die „Sicherheit" einer empfängnisverhütenden Maßnahme wird mit dem Pearl-Index angegeben. Damit wird ausgedrückt, wieviel von 100 Frauen trotz Anwendung einer Verhütungsmethode damit rechnen müssen, innerhalb eines Jahres schwanger zu werden. Die Werte der am häufigsten gebrauchten Verhütungsmittel sind in der nachstehenden Tabelle aufgeführt:

Methode	Pearl-Index
Mikropille	0,2 – 0,5
Minipille	0,3 – 3,0
Temperaturmethode (Basaltemperatur*)	1 – 3
Dreimonatsspritze	0,3 – 3,6
Spirale*	1,5 – 3,0
Diaphragma*	2,0 – 3,0
Kondom	3 – 7
Spermienabtötende Mittel (Spermizide*)	> 5
Coitus inturruptus	25

Allerdings sind diese Zahlen insbesondere in den Fällen mit Vorsicht zu genießen, bei denen bei der Anwendung Fehler passieren können. Das betrifft insbesondere das Kondom, das andererseits bei korrekter Anwendung sehr sicher sein kann.

Emphysem:
die Ansammlung von Luft in Geweben. Siehe auch Lungenemphysem*.

Empyem:
eine Eiteransammlung in Körperhöhlen, z.B. in Gelenken, der Brusthöhle, der Gallenblase oder den Nasennebenhöhlen.

Emulsion:
die gleichmäßige Verteilung feinster Flüssigkeitstropfen in einer anderen Flüssigkeit, meist Fett in Wasser, wie z.B. in der Milch oder in vielen Hautcremes. Die Tröpfchen bleiben dabei

für sich und schließen sich gegen die andere Flüssigkeit ab. Zur Verdauung werden die Fette aus der Nahrung ebenfalls mit Hilfe von Verdauungssekreten emulgiert, wodurch sie in die Darmschleimhaut aufgenommen werden können.

endogen:
eine Krankheit oder ein Merkmal, die bzw. das wie „von selbst" aus innerer Ursache heraus entstanden ist (z.B. eine Autoimmunkrankheit*).

Endokarditis:
eine Entzündung des Endokards, der inneren Oberfläche des Herzens. Ihren Ausgang nimmt diese Entzündung meistens von den Herzklappen (Herz*), so daß sie häufig zu Herzklappenfehlern führt. Früher war die Endokarditis häufig die Folge eines rheumatischen Fiebers*, heute überwiegen als Ursachen Infektionen nach der Einpflanzung künstlicher Herzklappen, Infektionen im Rahmen intensivmedizinischer Maßnahmen und nicht zuletzt das Eindringen von Krankheitserregern aufgrund von Drogeninjektionen. Die Bekämpfung einer Endokarditis erfolgt durch die Beseitigung der verursachenden Krankheit und die Gabe von Antibiotika.

Endokrinologie:
die Lehre von den inneren Drüsen und der dort abgegebenen Hormone*, einschließlich ihrer Wirk- und Regelmechanismen.

Endometriose:
so nennt man das Auftreten von Gewebe der Gebärmutterschleimhaut (Endometrium) außerhalb der Gebärmutter. Dabei unterliegt dieses Gewebe den gleichen zyklusabhängigen Veränderungen wie die Gebärmutterschleimhaut selbst, die zunächst anschwillt und dann während der Menstruation zum Teil ausgestoßen wird. Bemerkbar macht sich eine Endometriose durch das Auftreten von Schmerzen im Rhythmus der monatlichen Periode. Die Behandlung richtet sich danach, ob das Gewebe an wenigen Stellen isoliert vorkommt und entfernt werden kann. Ist das nicht der Fall, dann erfolgt eine hormonelle Behandlung.

Endometritis:
eine Entzündung der Gebärmutterschleimhaut.

Endorphine:
vom Körper selbst produzierte schmerzstillende Mittel, die in ihrer Wirkung den Opiaten (Morphin etc.) ähneln und im Gehirn gebildet werden.

Endoskopie:
die Spiegelung des Körperinnern. Mit Hilfe der Endoskopie kann man auf relativ ungefährliche Weise Untersuchungen im Inneren des Körpers durchführen, z.B. im Magen, im Darm, in der Gebärmutter, in der Bauchhöhle und in den Harnwegen. Dabei sind die Endoskope je nach Art der Verwendung unterschiedlich aufgebaut. An ihrer Spitze haben sie eine kleine Lampe und (mit Ausnahme älterer Modelle) eine winzige Kamera, deren aufgenommene Bilder man auf einem Monitor anschauen kann. Außerdem kann man an der Spitze noch zusätzliche Geräte anbringen, mit denen z.B. Proben entnommen, Gewebe abgetragen, Fremdkörper beseitigt oder Steine zertrümmert werden können.

Endothel:
spezielles Gewebe, welches alle Blutgefäße und viele andere Organe von innen auskleidet.

Endotrachealtubus:
ein Schlauch, der durch den Mund oder die Nase bis in die Luftröhre geschoben wird und durch den entweder eine künstliche Beatmung oder eine Narkose durchgeführt wird. Mit Hilfe eines sogenannten „Cuffs", einer Art Ballon, wird dabei der Tubus gegen die Luftröhre abgedichtet, so daß weder Gas entweichen noch von außen hereinkommen kann.

Energiefluß:
im Unterschied zum physikalischen Begriff der Energie gehen östliche wie auch alternative westliche Behandlungssysteme bzw. -methoden von einer „fließenden Energie" im Körper aus; dazu gehören u.a. die Traditionelle* Chinesische Medizin, die Akupunktur*, der Ayurveda*, die anthroposophische* Medizin und die Bioenergetik*. Es handelt sich dabei um unterschiedliche Modellvorstellungen, die nicht in Begriffe der etablierten Wissenschaft übersetzt werden können; vgl. Chakra* und Aura*.

Engelwurz:
siehe Angelika*.

Englische Krankheit:
siehe Rachitis*.

Enteritis:
eine entzündliche Erkrankung des Dünndarms in Folge von Infektionen mit Bakterien oder Viren. In den westlichen Ländern ist eine Infektion mit Salmonellen die häufigste Ursache.

Enterostoma:
der künstliche Darmausgang, siehe Anus* praeternaturalis.

Entspannungstechniken:
Sammelbezeichnung für verschiedene Methoden, durch die unwillkürliche Körperfunktionen zum Zwecke der Entspannung beeinflußt werden können; siehe Alexander*-Technik (Eutonie), Atemtherapie*, Autogenes* Training, Meditation*.

Entzündung:
eine Entzündung ist eine Reaktion des Körpers auf einen schädigenden Reiz. Als die vier klassischen sehr allgemeinen Entzündungszeichen gelten die Erwärmung des entzündeten Gebietes, die Rötung, die Schwellung und der Schmerz. Die Erwärmung ist ebenso wie die Rötung auf die verstärkte Ansammlung von Blut in dem entzündeten Gewebe zurückzuführen. Schwellungen treten auf, wenn die Blutgefäße durchlässiger für Blutplasma (siehe Blut*) und weiße Blutkörperchen werden, die in das Gewebe austreten können. Man vermutet hinter diesem Geschehen sogenannte „Entzündungsvermittler" (Mediatoren), die diese Vorgänge aktivieren.
Neben den örtlichen Entzündungsreaktionen im direkt betroffenen Gewebe kann man aber noch einige allgemeine Symptome beobachten: Es werden vermehrt weiße Blutkörperchen (insbesondere Granulozyten*) gebildet, bestimmte Eiweißsubstanzen (die sogenannten Mediatoren) im Blut werden hergestellt, der gesamte Stoffwechselumsatz wird erhöht, wodurch es zu einer Erhöhung der Temperatur (Fieber*) kommt, und letztendlich tritt ein allgemeines subjektives Krankheitsgefühl auf.

Enuresis:
siehe Bettnässen*.

Enzephalitis:
eine Entzündung des Gehirns (siehe Gehirnentzündung*).

Enzyme:
Diese Stoffe, fast immer Proteine, beschleunigen im Stoffwechsel die lebenserhaltenden Prozesse, ohne selbst davon beeinflußt zu werden. So gut wie alle (biochemischen) Reaktionen und Prozesse im Köper laufen unter dem Einfluß von Enzymen ab.
Enzyme sind meistens sehr spezifische Stoffe, die sich auf ganz bestimmte Reaktionen spezialisieren. Sehr häufig sind sie dabei auf Kofaktoren (Coenzyme) angewiesen, die wir in vielen Fällen als Vitamine kennen. Für die Funktion vieler Enzyme ist auch die Anwesenheit von Spurenelementen entscheidend.
An Hand des Auftretens von Enzymen im Blut kann man bestimmte krankhafte Veränderungen im Stoffwechsel erkennen (z.B. wenn Zweifel bestehen, ob es zu einem Herzinfarkt* gekommen ist oder nicht). Dabei treten die Enzyme aus zerstörten Zellen in das Blut über, wo sie normalerweise nicht zu finden sind. Man mißt dabei die Enzymaktivität, d.h. wie schnell die Enzyme bestimmte Reaktionen beschleunigen, und vergleicht mit den Normalwerten einer gesunden Person.

Epidemie:
das zeitlich begrenzte massenhafte Auftreten einer Krankheit in einem bestimmten Gebiet. Charakteristikum einer Epidemie ist, daß sie wandert und sich ausbreitet, während bereits betroffene Gebiete nach einer gewissen Zeit frei davon werden. Im Gegensatz dazu steht die Endemie, die innerhalb eines ganz bestimmten Gebietes oder einer Volksgruppe vorkommt und nicht mehr verschwindet, sondern einen gewissen Anteil der Bevölkerung permanent befallen hat.

Epidermis:
die Oberhaut, also die oberste Schicht auf der Haut. Die Epidermis wird von keinem Gefäß durchzogen. Sie ist ein mehrschichtiges verhorntes Gewebe (sogenanntes Plattenepithel*), das bis zu 4 mm dick werden kann und dessen oberste Schicht von unten her ständig erneuert wird.

Epiduralanästhesie:
siehe Periduralanästhesie*.

Epikutantest:
ein Test auf Allergien*, bei dem ein Pflaster mit der zu prüfenden Substanz auf die Haut geklebt und dort ein bis zwei Tage belassen wird. Bilden sich Bläschen oder ähnliches auf der Haut, dann ist das ein Hinweis auf eine allergische Reaktion. Eine Wiederholung des Testes mit der gleichen Substanz ist nicht zu empfehlen, da sich gerade dadurch eine Allergie erst entwickeln kann.

Epilepsie (Fallsucht):
eine von einem Herd* im Gehirn ausgehende Störung, die sich über das ganze Gehirn ausbreitet, wobei es zu vorübergehenden krampfartigen Anfällen unter Ausfall des Bewußtseins kommt. Epileptische Anfälle treten sehr selten in Folge eines äußeren Reizes, z.B. nach Schlafentzug oder auch bei bestimmten Erkrankungen auf. Bei der eigentlichen Epilepsie kommt es immer wieder ohne äußeren Anlaß zu Anfällen. Neben dem sogenannten „großen Anfall", mit krampfartigen Bewegungen, Zu-Boden-Werfen, Einnässen und starrenden Augen gibt es auch kleinere, häufig kaum wahrgenommene Anfälle mit kurzen Zuckungen der Muskeln. Die Ursachen sind noch weitgehend unbekannt. Man nimmt an, daß es sich zumeist um ein Zusammenspiel äußerer und innerer (erblich beding-

ter) Faktoren handelt. Die Epilepsie ist medikamentös einigermaßen gut behandelbar. Etwa zwei Drittel der Kranken können auf diese Weise dauerhaft von ihren Anfällen befreit werden. Sprechen Medikamente nicht an, ist in manchen Fällen auch eine Operation möglich. Dabei werden im Gehirn kleine Teile, von denen die Anfälle bevorzugt ausgehen, entfernt bzw. einige Nervenbahnen durchtrennt.

Episiotomie:
der Dammschnitt, siehe Damm*.

Epistaxis (Nasenbluten):
im allgemeinen wird es durch äußere kleine Verletzungen der Blutgefäße in der Nasenhöhle ausgelöst. Bei einigen Krankeiten, wie z.B. Bluthochdruck (Hypertonie*) oder Arteriosklerose* tritt es gehäuft auf.

Epithel:
Unter Epithel wird ganz allgemein die Oberflächenschicht verstanden, die sowohl die äußeren, als auch die inneren Körperoberflächen bedeckt. Es übernimmt Schutzfunktionen, kann mit der Umgebung Stoffe austauschen oder ist für die Reizaufnahme (Tastsinn) zuständig. Es gibt je nach Funktion sehr verschiedene Epithelarten, z.B. das Epithel der äußeren Haut oder das Epithel der Netzhaut des Auges.

EPO:
Abkürzung für Erythropoetin, ein Hormon, das die Produktion der roten Blutkörperchen anregt und von den Nieren gebildet wird. Es hat als Dopingmittel von sich reden gemacht, wobei es zur Vermehrung der roten Blutkörperchen und damit zur Verbesserung der Sauerstoffversorgung verwendet wird. Natürlicherweise wird die EPO-Produktion bei einem relativen Sauerstoffmangel z.B. in größeren Höhen angeregt.

Epulis:
eine Geschwulstbildung im Zahnfleisch, die zerstörerisch in das benachbarte Gewebe hineinwuchern kann. Allerdings werden keine Metastasen* abgesiedelt. Zur Behandlung wird die Geschwulst abgetragen, wobei eventuell auch die Zähne und betroffene Kieferteile mit entfernt werden müssen, um eine Neubildung zu verhindern.

Erbgang:
siehe Mendelsche* Gesetze.

Erbkrankheiten:
Damit werden Krankheiten bezeichnet, die ihre Ursache in einem Fehler in den Genen haben. Diese Fehler können bereits von den Eltern vererbt oder erst durch Schädigungen der Eizellen von Mutter oder Vater entstanden sein. Bis heute ist es nicht möglich, eine Erbkrankheit durch eine Gentherapie zu heilen, man muß sich im allgemeinen darauf beschränken, ihre Auswirkungen zu mildern.

Erbrechen:
Funktional gesehen ist das Erbrechen die Zusammenziehung der Muskeln von Magen, Zwerchfell und des Bauches zum Zweck der Entleerung des Magens. Erbrechen ist ein Symptom der verschiedensten Krankheiten, z.B. bei Infektionen des Magen-Darm-Traktes, Migräne*, Gehirnerschütterung* oder Gehirntumoren. Gelegentlich findet ein Erbrechen auch aus rein psychischen Ursachen statt (Ekel, Nervosität etc.).

Erdstrahlen:
Strahlen, die an bestimmten Stellen (über unterirdischen Wasseradern

und Erzlagern) aus der Erdkruste austreten und bei regelmäßigem Aufenthalt in ihrem Wirkungsbereich (z.B. Bett) Erkrankungen verursachen sollen. Ihre Existenz sowie angebliche Nachweismöglichkeiten ihrer Existenz mittels Wünschelrute und Pendel sind wissenschaftlich umstritten.

Erektion:
das Aufrichten des Penis, der Klitoris oder der Brustwarzen aufgrund sexueller Erregung. Die direkte Ursache ist ein erhöhter Blutzufluß über die Arterien* und gleichzeitig ein gehemmter Abfluß über die Venen* in Folge sexueller Erregung. Als Erektion wird allerdings auch das Aufrichten der Haare (das „Zu-Berge-Stehen der Haare") bezeichnet, wofür ganz bestimmte Muskeln an den Haarwurzeln zuständig sind.

Erfrieren:
der Tod aufgrund einer starken Unterkühlung des Körpers. Meistens tritt der Tod ein, nachdem die Körperkerntemperatur auf etwa 24 bis 27 °C abgesunken ist.

Erfrierung:
die Unterkühlung der Haut bei sehr tiefen Temperaturen. Man unterscheidet mehrere Grade:
1. Rötung der Haut, wobei nur die oberste Hautschicht geschädigt ist.
2. Blasenbildung, ebenfalls wie beim ersten Grad auf die oberste Hautschicht beschränkt.
3. Das Gewebe unterhalb der oberen Hautschichten wird zerstört. Die Schädigung des Gewebes mit anschließendem Brand* (Gangrän) im Gewebe wird manchmal auch als 4. Grad bezeichnet.

Ergometrie:
das Messen der Arbeitsleistung der Muskeln mit Hilfe eines Ergometers, meist in Form eines Fahrrades, mit genauer Bestimmung der aktuell geleisteten Arbeit. Man nutzt die Ergometrie zur Überprüfung der Leistungsfähigkeit eines Patienten und für ein Belastungs-EKG*.

Ergotherapie:
Arbeitstherapie, in der Hauptsache zum Zweck der Rehabilitation eines Patienten.

Ergotismus:
eine Vergiftung mit Mutterkornalkaloiden (Ergotalkaloiden). Diese werden von einem Pilz produziert, der sich bevorzugt auf Getreidekörnern niederläßt. Es kommt zu schweren Nervenschäden, auch im Gehirn. Zuletzt kann es zu einem Brand* in den Fingern und den Zehen kommen.
Eine Vergiftungsgefahr durch Mutterkorn ist immer dann gegeben, wenn man nicht sorgfältig gereinigtes Getreide und Getreideprodukte zu sich nimmt. Ergotismus kommt heute eher selten vor, war aber im Mittelalter eine weitverbreitete Erscheinung. Man führt darauf eine Reihe von damals beschriebenen Tranceerscheinungen und Bewußtseinsstörungen zurück, die im Mittelalter religiös gedeutet wurden.

Erguß:
eine Ansammlung von Flüssigkeit (z.B. Blut, Wasser oder Eiter) im Gewebe. Ursache ist meist eine Entzündung. Es kann aber auch durch die erhöhte Durchlässigkeit von Geweben (z.B. dem Darm) zu einem Erguß kommen. Zu den Ergüssen zählen auch die Ödeme*, die aufgrund von Mineralstoffungleichgewichten oder einer Herzschwäche entstehen können.

Erkältung:
der Oberbegriff für eine Infektion, die sich nach einer leichten Unter-

kühlung auf die oberen Atemwege, das Mittelohr (Mittelohrentzündung*) oder die Harnwege konzentriert. In der Hauptsache sind die Krankheitserreger Viren (z.B. Echo-Viren), die allgegenwärtig in unserer Umgebung vorhanden sind. Sie vermehren sich erst nach einer vorübergehenden Schwächung der Immunabwehr aufgrund einer örtlichen Unterkühlung, die keineswegs unbedingt der später in der Hauptsache von der Infektion betroffene Ort sein muß. Komplikationen treten eher selten, z.B. bei einer allgemein geschwächten Immunabwehr auf.

Ermüdung:
Durch die Ansammlung von Abbauprodukten des Stoffwechsels kommt es zu einer verminderten Funktionsfähigkeit von Organen, Muskeln und Geweben. Eine andauernde Ermüdung ist ein Krankheitssymptom (sofern nicht ein permanenter Schlafentzug die Ursache ist). Manchmal verbirgt sich eine Anämie*, also eine Blutarmut dahinter. Sehr häufig ist eine Ursache aber nicht festzustellen, wie z.B. bei dem sogenannten Müdigkeitssyndrom*. Man vermutet in diesen Fällen aber auch Bakterien oder Viren als eigentliche Verursacher.

Ermüdungsbruch:
ein schleichender Bruch eines Knochens, der häufig nur als ein Riß nicht durch den ganzen Knochen hindurchgeht. Er entsteht in der Regel durch eine Überlastung der stabilisierenden Muskeln und daher einer Überbeanspruchung des Knochens. Häufig ist ein Ermüdungsbruch nicht eindeutig festzustellen, da der Riß auch auf einem Röntgenbild nicht erkennbar ist. Symptomatisch ist ein plötzlicher Schmerz, vor allem bei Belastungen, eventuell Entzündungszeichen mit Rötungen, Schwellungen und einer Erwärmung des Bruchbereichs sowie auf Dauer auch in Ruhelage langsam sich verstärkende chronische Schmerzen.

Ernährung:
Für unsere Ernährung brauchen wir sehr verschiedene Stoffe in unterschiedlichsten Mengen. Zunächst unterteilt man in sogenannte Makronährstoffe, die wir in größeren Mengen zu uns nehmen müssen, und in Mikronährstoffe, von denen manchmal winzigste Mengen ausreichen, um unseren Bedarf daran zu decken. Zu den Makronährstoffen gehören die Proteine, die in der Hauptsache als Baustoffe Verwendung finden, allerdings auch für die Energieversorgung eingesetzt werden können, wofür eigentlich vor allem die Kohlenhydrate und Fette zuständig sind. Zu den Mikronährstoffen gehören die Vitamine, die Mineralstoffe und die Spurenelemente. Dazu kommen noch eine Vielzahl zusätzlicher Stoffe, vor allem aus pflanzlicher Nahrung, die – wenn auch nicht unbedingt lebensnotwendig – durchaus gesundheitsfördernd sein können.
Ein gesunde Ernährung zeichnet sich vor allem anderen dadurch aus, daß sie schmeckt. Dazu muß sie abwechslungsreich und an die individuellen Vorlieben und Verträglichkeiten angepaßt sein. Im Prinzip gibt es keine goldenen Regeln, die auf jeden einzelnen zuträfen. Höchstens die Regel, sich nicht unbedingt nach den gerade aktuellen Ernährungsmoden zu richten, die nach wenigen Jahren vermutlich ohnehin wieder überholt sein werden, sondern sich auf das eigene Gefühl zu verlassen.
Die Ernährung ist eine der wichtigsten Säulen aller Medizinsysteme, denn die Ernährungsweise kann die Entstehung von Krankheiten begün-

stigen wie auch den Heilungsprozeß fördern. Eine bedarfsgerechte Ernährung richtet sich nach dem Alter, dem Geschlecht, dem Gesundheitszustand sowie den Erfordernissen der Umwelt. Vgl. anthroposophische* Ernährung, Bircher*-Benner-Diät, Bruker*-Kost, Diät*, Ernährung* nach Kollath, Heilfasten*, Makrobiotik*, Mayr*-Kur, Schroth*-Kur, Vollwerternährung*.

Ernährung nach Kollath:
von dem Hygieniker und Mikrobiologen Werner Kollath (1892-1970) entwickeltes Konzept der Ernährung, das Nahrungsmittel in sechs Wertstufen unterteilt: als wertvollste Nahrung werden danach naturbelassene, unbehandelte (also auch nicht erhitzte) pflanzliche und tierische Erzeugnisse angesehen, in denen noch Stoffwechselprozese ablaufen (sog. „Lebensmittel"), während Erhitzung und sonstige Verarbeitung die Stoffwechselprozesse hemmen (sog. „Nahrungsmittel"). Kollaths Konzept gilt als Basis für die Vollwerternährung*.

Erregungsleitungssystem:
Dieses System aus speziellen Muskelzellen im Herzen übernimmt selbständig die Kontrolle über die Koordination aller Muskeln des Herzens, um den normalen Herzrhythmus aufrechtzuerhalten. Der Anfang und eigentliche Schrittmacher ist dabei der Sinusknoten*, der am rechten Vorhof direkt neben dem Eingang der Hohlvene liegt. Die weitere Leitung erfolgt dann über den sogenannten AV-(Atrioventrikular)Knoten und das His-Bündel, als Fortsetzung des AV-Knotens. Diese leiten vom rechten Vorhof zu den anderen Herzkammern mit sogenannten Purkinje-Fasern über und enden jeweils auf den Muskeln, die die eigentliche Arbeitsleistung vollbringen. Von außen her wird das Erregungsleitsystem vom vegetativen Nervensystem* gesteuert, wodurch die Anpassung der Herzfrequenz und Schlagstärke an die jeweiligen Erfordernisse erfolgt.

Erstanamnese:
in der Homöopathie* zu Beginn einer Behandlung die ausführliche Erhebung der Krankheitssymptomatik aufgrund dem Patienten bewußt erinnerbarer biographischer Daten und Zusammenhänge, unter Zuhilfenahme der Familiengeschichte, objektiver Dokumente (z.B. Impfpaß) und ggf. Angaben von Verwandten (etwa von Eltern, wenn die Patienten Kinder sind). Die Anamnese bildet die Grundlage homöopathischer Diagnostik und somit der Arzneimittelwahl; auch der Verlauf der Behandlung läßt sich so prognostizieren.

Erstverschlimmerung:
in der Homöopathie als positives Zeichen erwartete Verstärkung der Symptome nach einer Arzneimittelgabe. Stärke und Dauer der Erstverschlimmerung richten sich danach, ob eine Erkrankung akut oder chronisch und wie reaktionsfähig („vital") der Organismus ist sowie nach der Potenz* des Arzneimittels. Sie wird als eine durch das Mittel hervorgerufene „Kunstkrankheit" betrachtet, die der Lebenskraft* den nötigen Impuls gibt, um dadurch die Selbstheilungskräfte anzufachen.

Erysipel:
siehe Wundrose*.

Erythem:
eine entzündliche Rötung der Haut, die durch eine starke, mehr oder weniger plötzliche Durchblutung hervorgerufen wird. Die Ursache dafür

ist meist in der Psyche zu suchen. Es gibt aber auch eine ganze Reihe von Hautkrankheiten, die ein Erythem verursachen können und daher die Bezeichnung „Erythema“ in ihrem Namen tragen (siehe die nachstehenden Stichwörter).

Erythema exsudatuivum multiforme:
Dieses Erythem wird auf Herpes- und andere Infektionen und auf Arzneimittelunverträglichkeiten zurückgeführt. In den meisten Fällen heilt es innerhalb von einer bis drei Wochen ab, kann aber auch einige Komplikationen zur Folge haben.

Erythema infectiosum acutum:
Diese Infektion ist auch unter der Bezeichnung Ringelröteln bei Kindern und Jugendlichen zwischen dem 6. und 15. Lebensjahr bekannt. Es handelt sich dabei um eine Virusinfektion, die einen girlandenförmigen Ausschlag am ganzen Körper bildet. Eine harmlose Kinderkrankheit, die meist innerhalb weniger Tage verschwindet.

Erythema migrans:
eine Folge der (Lyme)-Borreliose* nach einem Zeckenbiß. Es breitet sich innerhalb von Monaten über den gesamten Körper aus, heilt aber schließlich von alleine wieder ab. Um aber die mit einer Borreliose verbundenen Komplikationen zu vermeiden, sollte man eine Behandlung mit Antibiotika durchführen.

Erythema nodosum:
Von diesem Erythem sind in der Hauptsache Frauen betroffen, wobei die Ursache nicht klar ist. Man vermutet Arzneimittelunverträglichkeiten, die sich im Zusammenhang mit bestimmten Infektionskrankheiten bemerkbar machen, sowie Autoimmunkrankheiten*. Es bilden sich rote, zum Teil schmerzhafte, ziemlich große Knoten. Dazu können Kopf- und Gelenkschmerzen und Fieber auftreten. Es handelt sich dabei um eine relativ schwere Krankheit, die erst nach 3 bis 6 Wochen abheilt und im allgemeinen zur Bettruhe zwingt.

Erythrasma:
rotbraune, großflächige, aber scharf begrenzte Flecken, die vor allem bei Männern auftreten. Man beobachtet sie besonders häufig an den Innenseiten der Oberschenkel, insbesondere an den Stellen, die mit dem Hodensack in Berührung kommen. Es handelt sich dabei um eine Infektion mit Bakterien (sogenannten Corynebakterien), die im allgemeinen durch eine äußerliche Behandlung leicht zum Abheilen zu bringen ist. In hartnäckigeren Fällen müssen Antibiotika genommen werden.

Erythroblasten:
Zellen, aus denen schließlich die Erythrozyten* (rote Blutkörperchen) entstehen. Die Erythroblasten haben noch einen Zellkern, der bei ihrer Umwandlung ausgestoßen wird. In ihnen wird auch bereits das Hämoglobin gebildet, das schließlich für den Sauerstofftransport gebraucht wird. Als Erythroblastose bezeichnet man Krankheiten, die durch ein stark vermehrtes Auftreten von Erythroblasten im Blut gekennzeichnet sind (siehe fetale* Erythroblastose).

Erythrodermie:
die entzündliche Rötung der gesamten Hautfläche. Es bilden sich Schuppen und ein starker Juckreiz. Als Ursache kennt man Arzneimittelunverträglichkeiten kombiniert mit ganz bestimmten Krankheiten (z.B. Leukämie*) oder die Reaktion auf eine zuvor aufgetretene Hauterkrankung (z.B. nach einem Ekzem* oder einer

Schuppenflechte*). Eine Erythrodermie kann auch ohne erkennbaren Grund im Alter auftreten.

Erythrozyten:
Das sind die roten Blutkörperchen, denen wir die rote Farbe des Blutes zu verdanken haben. Sie haben die Form einer runden Scheibe mit einer leichten Delle in der Mitte. Sie enthalten das Hämoglobin*, welches den Sauerstoff aus der Lunge aufnehmen kann und zu den Körperzellen transportiert. Die Erythrozyten werden im Knochenmark aus den Erythroblasten* gebildet, haben dann eine Lebensdauer von etwa 120 Tagen und werden in der Milz wieder abgebaut. Die relativ kurze Lebensdauer hat unter anderem auch mit dem im Vergleich zur normalen Körperzelle reduzierten Stoffwechsel der Erythrozyten zu tun. Insbesondere verfügen sie über keinen Zellkern, nur über einen begrenzten Energievorrat und eine reduzierte Ausstattung mit Enzymen*.
Die Bildung der roten Blutkörperchen wird durch das von den Nieren ausgeschüttete Erythropoetin (EPO*) angeregt. Bei einem verminderten Angebot an Sauerstoff (z.B. in großen Höhen) wird über zusätzliches EPO die Bildung von roten Blutkörperchen angeregt. Die Zahl der Erythrozyten im Blut eines gesunden Erwachsenen liegt bei etwa 25 Billionen. In diesen Zellen befindet sich rund 650 g Hämoglobin.

Erythrozytenkonzentrat:
ein an roten Blutkörperchen besonders reiches Blutplasma (siehe Blutkonserven*), das aus normalen (Voll)-Blutkonserven hergestellt wird, indem man das Blut entweder zentrifugiert oder sich langsam absetzen läßt. Die weitgehend wäßrige überstehende Schicht des Blutes wird abgetrennt. Es wird vor allem dann verwendet, wenn Störungen bei der Bildung roter Blutkörperchen vorliegen oder als Blutkonserve bei Erkrankungen der Nieren, um eine zusätzliche Belastung mit Körperwasser zu vermeiden. Das gleiche gilt auch im Falle einer (Rechts)-Herzinsuffizienz (Herzschwäche).

Escherichia coli:
siehe E. coli*.

Essenz:
auf pflanzlicher, tierischer oder mineralischer Basis hergestellter flüssiger Ausgangsstoff unter Verwendung von Lösungs-, Träger- bzw. Konservierungsflüssigkeiten (in der Regel Alkohol bzw. Wasser). Vgl. Bach*-Blüten-Therapie, Homöopathie*, Urtinktur*.

Eßstörungen:
Damit werden alle Krankheiten bezeichnet, die sich in einem gestörten Eßverhalten äußern. Fast immer handelt es sich dabei um seelische Störungen ohne organische Ursachen. Das Spektrum reicht dabei von der Magersucht* bis hin zur extremen Fettsucht*. Bei der klassischen Magersucht (meist bei jungen Frauen auftretend) wird aus der „Fähigkeit“, mit extrem wenig Nahrung auszukommen, eine Art von Überlegenheitsgefühl gegenüber der Umgebung abgeleitet. Im Falle der Bulimie* gibt es zwischen den Hungerphasen immer wieder regelrechte Freßattacken, die dann durch Erbrechen oder die Einnahme von Abführmitteln wieder ausgeglichen werden sollen. Dabei muß es nicht zu der extremen Abnahme des Körpergewichtes kommen wie bei der Magersucht. Bei der (seelisch verursachten) Fettsucht ist dagegen alles umgekehrt: Seelische Probleme werden hier vor

allem durch das Essen ausgeglichen. Ein solches Verhalten wird wahrscheinlich bei vielen Menschen in gewissen Grenzen vorkommen, es führt aber im Extremfall zu einem starken Übergewicht. Dabei wird die Unzufriedenheit mit sich selbst und dem eigenen Körper immer größer und die Flucht in das Essen mit immer stärker werdenden Eßattacken immer häufiger. Ein Teufelskreis, aus dem nur eine therapeutische Behandlung herausführen kann.

Ethnomedizin:
Bezeichnung für die Medizin der Naturvölker, im weiteren Sinne auch für alle nicht-westlichen Medizinsysteme (darunter Ayurveda*, tibetische* Medizin u.a.). Ethnomedizin ist in Deutschland ein interdisziplinäres Arbeitsfeld (in der Ethnologie meist als „Medizinethnologie“, in der Medizin als „kulturvergleichende medizinische Anthropologie“ bezeichnet), jedoch kein eigenständiges Forschungsgebiet wie in anderen Ländern (z.B. USA und England: „medical anthropology“, Frankreich: „anthropologie médicale“). Dabei geht es um die Erforschung medizinischer Systeme insbesondere unter dem Blickwinkel ihrer biologischen und kulturellen Voraussetzungen.
Der in den letzten Jahrzehnten verstärkt stattgefundene Wissenstransfer zwischen den Kulturen hat im Westen das Interesse an fremden Medizinsystemen auch in der breiten Öffentlichkeit wachsen lassen. Kultur- und Medizinkritik haben nach heilkundlichen Alternativen im außereuropäischen Raum gesucht, und auch die akademische Medizin erkennt zunehmend, daß aus nichtwestlichen Medizinsystemen wertvolle Impulse kommen können. Insbesondere hat sich die pharmazeutische Forschung bzw. Industrie der Verwertung fremdländischer Arzneipflanzen zugewandt (Echinacea, Ginseng u. v. a.).
Daneben hat sich im Bereich der Alternativmedizin* die Vorstellung durchgesetzt, Ethnomedizin sei „sanft“, was aber nur mit großen Einschränkungen zutreffend ist; im alternativen Gesundheitsmarkt werden diagnostische und therapeutische Elemente fremder Medizinsysteme von vielen Behandlern und Patienten (oft auch zur Selbstbehandlung) aufgegriffen und in die hiesige Praxis integriert. Kritiker betonen dagegen, daß sich die Behandlungsmethoden und -erfahrungen aus anderen Kulturen nicht ohne weiteres auf europäische Verhältnisse übertragen lassen und daß dort sinnvolle Behandlungsformen, die oft auch einen religiösen Hintergrund haben, im westlichen Kulturkreis ihre Wirkung verlieren.

Eukalyptus:
Eucalyptus globulus; Arzneipflanze aus der Familie der Myrtengewächse, Myrtaceae. Verwendete Teile: Blätter bzw. das aus den Blättern gewonnene ätherische Öl; Drogenbezeichnung: Eucalypti folium bzw. Eucalypti aetheroleum. Inhaltsstoffe: ätherisches Öl (Cineol), Gerbstoffe. Heilwirkung und Verwendung: Bestandteil vieler Arzneien (Tees, Bäder, Inhalationslösungen u. v. m.) gegen Husten, Bronchitis und Asthma; hemmt die Schleimbildung, verflüssigt zähen Schleim und wirkt auswurffördernd sowie desinfizierend.

Eukrasie:
in der Humoralpathologie* Bezeichnung für den Zustand der ausgeglichenen, d. h. gesunden, Verteilung und Zusammensetzung der Körpersäfte.

Euphorie:
ein gehobenes, etwas übersteigertes Wohlbefinden, gekoppelt mit heiterer Stimmung, Sorglosigkeit und Optimismus. Die Euphorie ist nicht nur ein ganz normaler, gelegentlich auftretender Zustand bei gesunden Personen, sondern kommt hin und wieder auch bei schwer Kranken vor – ganz im Gegensatz zum realen Zustand des Patienten (z.B. bei Multipler* Sklerose, Tuberkulose*, Gehirntumoren* usw.).

Eurythmie:
siehe Heileurythmie*.

Euthanasie (Sterbehilfe):
Die Euthanasie soll das Leiden unheilbar kranker und unter Schmerzen leidender Personen verkürzen. Mit einer aktiven Sterbehilfe ist gemeint, daß eine dritte Person dem Kranken auf dessen Verlangen hin ein tödlich wirkendes Mittel verabreicht oder diesem in die Hand gibt, damit dieser es selbst einnimmt. Diese Form der aktiven Sterbehilfe ist außerordentlich umstritten. Die sogenannte passive Sterbehilfe bedeutet dagegen, daß weitere, das Leben des Kranken verlängernde Handlungen von Seiten des Arztes unterlassen werden.
Die Grenze zwischen der passiven Sterbehilfe und der Entscheidung des Arztes, daß jede weitere Behandlung auch aus medizinischer Sicht sinnlos sei, kann dabei fließend sein. In diesem Bereich gibt es schon seit längerem eine gesetzliche Grauzone, die es den Ärzten mitsamt den Angehörigen des Kranken sehr schwer macht, die richtigen Entscheidungen zu treffen.

Eutonie:
siehe Alexander*-Technik.

Ewing-Sarkom:
ein bösartiger (maligner*) Tumor des Knochenmarks, der meistens im jugendlichen Alter auftritt. Bereits im frühen Stadium werden Metastasen* vor allem in die Lunge abgesiedelt. Zur Behandlung wird meistens eine Kombination aus Strahlentherapie* und Chemotherapie* eingesetzt.

Exanthem:
Damit wird eine entzündliche Hauterkrankung beschrieben, die zeitlich begrenzt und durch eine bestimmte Abfolge von Rötungen und Ausschlägen (Effloreszenzen*) auf der Haut gekennzeichnet ist. Meistens ist davon der gesamte Körper betroffen. Zu den Krankheiten, die Exantheme auslösen können, gehören vor allem die Kinderkrankheiten, wie Masern, Röteln, Scharlach und Dreitagefieber. Ein anderer Exanthem-Typus entsteht bei Allergien und Unverträglichkeiten z.B. gegenüber bestimmten Arzneimitteln.

Exanthema subitum:
siehe Dreitagefieber*.

Exazerbation:
das Wiederaufflackern und die Verschlimmerung einer Krankheit, die sich über längere Zeit hinweg nur wenig bemerkbar gemacht hat oder sich auf einem bestimmten Niveau gehalten hat, ohne sich weiter auszubreiten.

Exitus letalis:
der letztlich tödliche Ausgang einer Krankheit oder Verletzung.

Exkoration:
eine Abschürfung der Haut.

Exkremente:
die Ausscheidungen des Körpers; normalerweise ist damit aber nur Kot und Urin gemeint.

exogen:
das Gegenteil von endogen*. Exogene Faktoren gelangen von außen her in den Körper und verursachen hier entsprechende Krankheiten oder Störungen

exokrin:
Damit werden Drüsen beschrieben, die ihre Sekrete nicht ins Blut, sondern nach „außen" abgeben, also auf die Haut oder in den Magen-Darm-Trakt. Dies sind z.B. die Talg- und Schweißdrüsen der Haut, die Verdauungssekrete der Leber und der Bauchspeicheldrüse.

Exophthalmus:
ein krankhaftes Hervortreten der Augäpfel aus der Augenhöhle. Bei stärkerem Hervortreten kann dabei auch die Beweglichkeit eingeschränkt sein. Die Ursache dafür kann z.B. in einer Schilddrüsenüberfunktion (Hyperthyreose), einem Tumor, einer Schädelverletzung oder einer Entzündung liegen.

Exostose:
eine Wucherung, die von den Knochenoberflächen ausgeht, die sich meist in Folge von Entzündungen, aber auch als eine gutartige Geschwulst entwickelt.

Expektoranzien:
schleimlösende Medikamente, die durch die Verflüssigung des Schleimes in den Bronchien oder durch den verstärkten Abtransport des Schleimes das Abhusten des Auswurfs (die Expektoration) erleichtern sollen.

Exploration:
eine Untersuchung der Krankheitsgeschichte eines Patienten, meist im Zusammenhang mit einer Anamnese* verwendet. Allgemein gebraucht für: „Erkundung".

Exposition:
sich einem bestimmten Reiz, einem Umwelteinfluß, Krankheitserregern oder einer Behandlung aussetzen.

Exsikkose:
das Austrocknen des Körpers durch einen übermäßig hohen Wasserverlust (Dehydratation*). Die Symptome einer Exsikkose sind eine verringerte Herzleistung, die Verdickung des Blutes, Hautfalten und letztlich Nierenschäden. Die Ursachen sind meistens schwere Durchfälle und Erbrechen, die aufgrund des damit einhergehenden Wasserverlustes gerade bei Kindern tödlich enden können.

Exspiration:
das Ausatmen; während man für das Einatmen die Muskeln des Brustkorbes oder des Zwerchfells betätigen muß, geschieht das Ausatmen passiv. Die Atemnot bei Krankheiten wie Asthma* ist durch die Behinderung der Ausatmung verursacht und nicht eine Behinderung der Einatmung.

Exstirpation:
die komplette operative Entfernung eines Organs oder eines Tumors*.

Exsudat:
Flüssigkeit, die aus den Blut- oder Lymphgefäßen im Rahmen von Entzündungen oder Verletzungen austreten kann. Es tritt dabei in freie Körperhöhlen, in das benachbarte Gewebe oder auf die Haut über. Das Exsudat ist eine häufige Ursache von Schwellungen bei Entzündungen*.

Extension:
eine Streckung von Gliedmaßen im Rahmen einer chirurgischen oder orthopädischen Behandlung. Meistens wird eine Extension nach Knochenbrüchen angewendet, um die betrof-

fenen Glieder in optimaler Weise verheilen zu lassen (Extensionsverband = Streckverband). Unter Extension versteht man allerdings auch die selbsttätige Streckung eines gebeugten Beines oder Armes durch die Muskeln.

extra, Extra:
bedeutet allgemein „außerhalb". Wird meistens benutzt, um etwas außerhalb des Körpers zu bezeichnen.

Extraktion (Herausziehen):
Damit wird in der Hauptsache das Ziehen eines Zahnes bezeichnet. Eine Extraktion ist aber auch das Herausziehen eines Splitters aus der Haut oder das Herausziehen eines Kindes während der Geburt, z.B. mit Hilfe einer Zange oder einer Saugglocke.

Extrakt:
Auszug aus frischen oder getrockneten Heilpflanzen; als Lösungs- bzw. Konservierungsmittel werden zumeist Wasser oder Alkohol verwendet. Extrakte werden meistens zu Fertigarzneien weiterverarbeitet, etwa Kräuterbonbons, Hustensäften, Salben, Badezusätzen u.a.

Extrasystole:
eine Herzrhythmusstörung, bei der außerhalb der normalen Herzaktivität ein zusätzlicher Herzschlag (Extrasystole) auftritt („Herzstolpern"). Die Systole* ist allgemein die Phase der Zusammenziehung des Herzens, bei der das Blut ausgetrieben wird. Ausgangspunkt der Störung ist das Erregungsleitsystem* des Herzens. Gelegentlich auftretende Extrasystolen sind ungefährlich und kommen auch bei gesunden Personen vor. Allerdings sollte im Zweifelsfall vom Arzt überprüft werden, ob eine ernsthafte Erkrankung des Herzens vorliegt.

Extrauteringravidität:
Die Einnistung des Eis außerhalb der Gebärmutter (siehe Eileiter-* und Bauchhöhlenschwangeschaft*).

Extrazellulärraum:
der gesamte Raum außerhalb und zwischen den Zellen, also nicht unbedingt außerhalb des Körpers; außerdem ist damit der Raum in den Blutgefäßen gemeint. Im extrazellulären Raum befindet sich ein großer Teil des Körperwassers. Bei Herzschwäche und anderen Krankheiten wird es nicht mehr heraustransportiert, sammelt sich an und kann zu Ödemen* führen.

Extremitäten:
die Gliedmaßen des Körpers, also Arme und Beine.

Extubation:
das Entfernen des Tubus (des Schlauches) aus der Luftröhre nach Beendigung einer künstlichen Beatmung.

Exzision:
das operative Entfernen von Gewebe ohne, daß dabei Organgrenzen oder Gewebestrukturen beachtet werden.

F:
das chemische Symbol für das Element Fluor.

Facelifting:
die Straffung der Gesichtshaut. Man entfernt Hautteile an den Randpartien des Gesichtes und spannt die Haut vom Gesicht her darüber. Auf diese Weise werden Falten geglättet, die dann aber nach einiger Zeit durch das natürliche Hautwachstum wieder hervortreten können.

Facies:
das Gesicht. Bei bestimmten Krankheiten kann das Gesicht einen typischen Ausdruck annehmen. Besonders charakteristisch ist die Facies abdominalis, die bei einer akuten Bauchfellerkrankung auftritt und sich durch einen verfallenen, ängstlichen Ausdruck auszeichnet. Die Facies lunata (Mondgesicht) ist ein typisches Phänomen beim Cushing*-Syndrom. Die Facies hippocratica ist das Gesicht eines sterbenden Menschen, mit blasser spitzer Nase, eingesunkenen Augen und grau-blasser Haut.

Fadenwürmer:
siehe Nematoden*.

Fahrradergometer:
siehe Ergometer*.

Fallot-Tetralogie:
eine Kombination von vier verschiedenen angeborenen Herzfehlern*, die relativ häufig gemeinsam auftreten und nach dem Erstbeschreiber benannt sind. Die Fallot-Tetralogie macht etwa 10 % aller Herzfehler bei Neugeborenen aus. Zu ihr gehören:
1. Pulmonalstenose: Eine Verengung der zu den Lungen führenden rechten Herzklappe.
2. Ventrikelseptumdeffekt: Ein Loch in der Wand zwischen der rechten und linken Herzkammer, mit der Folge, daß sauerstoffarmes Blut in den arteriellen Kreislauf gelangt.
3. Eine nach rechts verschobene Position der Aorta oberhalb des Herzens. Sie sitzt direkt über dem Ventrikelseptumdefekt (sie „reitet" darauf).
4: Die Vergrößerung der rechten Herzkammer. Eigentlich eine Reaktion auf die Pulmonalstenose (siehe Cor* Pulmonale).
Die Folge ist insbesondere eine mangelhafte Versorgung des Körpers mit Sauerstoff (Zyanose*, Blausucht), da einerseits nicht genug Blut in die Lungen geleitet wird, andererseits sich arterielles (sauerstoffreiches) mit venösem (sauerstoffarmen) Blut vermengt. Die äußerlichen Symptome sind neben der bläulichen Verfärbung vor allem der Körperspitzen, ein mangelhaftes Wachstum, Atemnot und geringe Ausdauer. Sie machen sich beim Kind meistens erst dann bemerkbar, wenn es mit anstrengenden Tätigkeiten, wie Krabbeln oder Gehen beginnt, also etwa ab dem ersten Lebensjahr. Es ist eine Operation des Herzens angeraten, um weitere Entwicklungsstörungen zu verhindern. Wann eine Operation durchgeführt wird, hängt davon ab, wie groß die jeweiligen Fehler sind und zu welchen Beschwerden sie führen. Häufig wird eine rein lindernde Operation schon im Säuglingsalter durchgeführt, der dann erst später mit etwa 5 Jahren eine echte korrigierende Operation folgt. Ansonsten wird eine Korrektur der Herzfehler ab dem zweiten Lebensjahr durchgeführt.

Fallsucht:
veralteter, umgangssprachlicher Ausdruck für Epilepsie*.

Fango:
eine Behandlung mit einem mineralischen Heilschlamm vulkanischen Ursprungs, der kalt oder warm für sogenannte Fangopackungen und Bäder verwendet wird. Er besitzt günstige Wirkungen bei rheumatischen Erkrankungen der Gelenke, lindert insbesondere Schmerzen und fördert körpereigene Heilungskräfte.

Farbenblindheit:
Man unterscheidet verschiedene Fälle der Farbenblindheit. In den seltensten Fällen besteht eine absolute Unfähigkeit des Farbensehens (Achromatopsie), die durch den Ausfall der Zapfen in der Netzhaut (Retina*) des Auges oder Erkrankungen im verarbeitenden Nervensystem hervorgerufen wird. Bei weitem häufiger sind spezielle Formen von Farbenblindheit, die man als Farbenfehlsichtigkeit bezeichnet. Am häufigsten ist die Rot-Grün-Blindheit, bei der anstelle roter oder grüner Farben nur jeweils ein bestimmter Grauton gesehen wird. Die Farbenblindheit kommt vor allem bei Männern vor, etwa 8 % aller Männer leiden unter irgendeiner Form der Farbenblindheit, bei Frauen sind sind es nur 0,4 %. In den meisten Fällen handelt es sich um ein ererbtes Phänomen.

Farbtherapie (auch „Colortherapie"):
Bezeichnung für die therapeutische Verwendung von Farben, d. h. entweder die Bestrahlung des Patienten mit farbigem Licht, die aktive Verwendung von Farben durch den Patienten in kreativen Therapien oder die farbliche Gestaltung von Räumen mit dem Ziel der Beeinflussung von psychischen Zuständen oder von Körperfunktionen. Die Vorstellung, daß Farben einen Einfluß auf den Organismus ausüben können, hat eine Reihe von unterschiedlichen Therapieformen beeinflußt bzw. hervorgebracht. So wird bei der Bestrahlung mit Farblicht davon ausgegangen, daß die jeweiligen Wellenlängen farbiger Lichter den Zellen des Organismus eine bestimmte heilwirksame „Information" vermitteln. In psychologisch orientierten Farbtherapien sollen Farben über die optische Wahrnehmung (z. B. der Wandfarbe in Räumen) das vegetative Nervensystem bzw. den psychischen Zustand beeinflussen. In kreativen Therapien soll durch die Auswahl und Verwendung von bestimmten Farben bzw. ihrer Deutung ein psychotherapeutischer Effekt erzielt werden. In der Farbakupunktur werden, statt Nadeln zu benutzen, bestimmte Akupunkturpunkte bestrahlt (vgl. Akupunktur*). Neben all diesen Verwendungsarten auf empirischer oder spekulativer Basis ist einzig eine therapeutische Wirkung von infraroten („Rotlicht") und ultravioletten („Blaulicht") Strahlen auf den Organismus physiologisch erwiesen.

Fastenkur:
siehe Heilfasten*.

Faszie:
aus Kollagenfasern bestehendes Bindegewebe, das Organe, Muskeln und ganze Muskelgruppen einhüllt.

Faulbaum:
Frangula alnus; Arzneipflanze aus der Familie der Kreuzdorngewächse, Rhamnaceae. Verwendete Teile: Rinde (ein Jahr lang gelagert); Drogenbezeichnung: Frangulae cortex. Inhaltsstoffe: Anthrachinonderivate (Frangulin und Glukofrangulin), Anthrone, Anthranole, Gerbstoffe, Flavonoide. Heilwirkung und Verwendung: Abführmittel, das die Peristaltik des Dickdarms anregt (z.B. als Tee), bei geringer Gallenbildung, Ver-

stopfung und schmerzhaften Analleiden.

Fäulnis:
der Abbau insbesondere von Eiweißen durch Bakterien unter Ausschluß von Sauerstoff. Im Körper findet eine Fäulnis nur in abgestorbenem Gewebe statt, wie es z.B. bei einem Brand* auftreten kann, wenn das Gewebe mit Bakterien infiziert ist.

Favismus:
eine Unverträglichkeit gegenüber Saubohnen, die als Erbkrankheit vor allem im Mittelmeergebiet zu finden ist. Nach dem Verzehr dieser Bohnen kommt es zu einer schweren hämolytischen Anämie* (Blutarmut). Ursache ist das Fehlen eines Enzyms des Kohlenhydratstoffwechsels, dessen Mangel erst durch einen Inhaltsstoff der Bohnen besonders schwerwiegende Auswirkungen hat.

Fazialislähmung:
eine Lähmung großer Teile der Gesichtsmuskulatur aufgrund einer Störung des die entsprechenden Muskeln ansteuernden Nervs (Nervus fazialis). Sie macht sich in einem Ausfall der mimischen Muskulatur bemerkbar: Das Augenlid kann nicht mehr vollständig geschlossen werden und hängt halb herab, ein Mundwinkel hängt herab, das Runzeln der Stirn ist unmöglich. Die Ursache der Beeinträchtigung des Nervs ist meistens nicht zu ermitteln, manchmal können allerdings Infektionen, z.B. eine Borreliose als Ursache identifiziert werden. Zur Behandlung kann man Cortisonpräparate geben. In den meisten Fällen besteht eine gute Aussicht, daß sich die Lähmungen wieder zurückentwickeln.

Fehlgeburt:
siehe Abort*.

Feigwarzen (Condylomata acuminata):
von einer Infektion mit Viren verursachte warzenartige Gebilde, die fast immer in der Nähe von oder an den Geschlechtsorganen und in der Aftergegend auftreten. Sie werden durch Geschlechtsverkehr übertragen und können zu ziemlich großen blumenkohlartigen Gebilden mit rosa Färbung werden. Bevorzugt siedeln sich die Feigwarzen dort an, wo bereits eine Infektion besteht. Auch bei einer Aidserkrankung besteht ein erhöhtes Infektionsrisiko. Behandelt werden die Warzen je nach Größe. Größere Exemplaren werden chirurgisch abgetragen, bei kleineren reicht eine äußerliche Behandlung mit Salben und Tinkturen.

Feldenkrais-Methode:
von dem Physiker Moshé Feldenkrais entwickelte Form der Körpertherapie*, bei der durch eine Schärfung bzw. Bewußtmachung der Körperwahrnehmung ungünstige Haltungs- und Bewegungsgewohnheiten korrigiert und insgesamt die Selbsterkenntnis gefördert werden soll. Der Feldenkrais-Methode liegt zwar ein primär pädagogisches Konzept (mit dem Ziel der Verwirklichung des freien Selbst) zugrunde, doch sie wird auf vielfältige Weise in der therapeutischen Praxis genutzt.

Feminisierung:
allgemein die Verweiblichung. Als testikuläre Feminisierung bezeichnet man eine Stoffwechselstörung, bei der die männlichen Sexualhormone nicht wirksam werden können. Kennzeichnend dafür ist das Verbleiben der Hoden in der Bauchhöhle, aus der sie normalerweise noch vor der Geburt heraustreten. Äußerlich entwickelt sich eine Frau, allerdings ohne Eierstöcke und Gebärmutter. Die Vagina endet blind, die Brust ent-

wickelt sich normal weiblich. Allerdings fehlt jegliche Geschlechtsbehaarung. In manchen Fällen treten zwar die Hoden heraus, bleiben aber verkümmert. Dann entwickelt sich kein eindeutiges männliches oder weibliches Geschlecht. Es läßt sich allerdings im nachhinein durch chirurgische Maßnahmen und die Gabe von Hormonen eine Geschlechtskorrektur durchführen. Die Ursache einer Feminisierung ist oft in einer erblichen Veränderung eines Geschlechtschromosoms, des X-Chromosoms, zu suchen (siehe Chromosomen*).

Fenchel:
Foeniculum vulgare; Arzneipflanze aus der Familie der Doldengewächse, Apiaceae. Verwendete Teile: Früchte; Drogenbezeichnung: Foeniculi fructus. Inhaltsstoffe: ätherisches Öl (besonders trans-Anethol, außerdem Fenchon und Methylchavicol), Flavonoide, Cumarine, Sterine. Heilwirkung und Verwendung: appetitanregend, harntreibend, entzündungshemmend, lindert Blähungen, Völlegefühl und Magenschmerzen; auswurffördernndes Hustenmittel; fördert auch die Milchbildung in der Stillzeit.

Ferndiagnose:
von einem Medium bzw. Geistheiler (siehe Geistheilung*) trotz räumlicher Trennung vom Patienten gestellte Diagnose aufgrund angeblich empfangener „Schwingungen" oder „Strahlungen". Ferndiagnosen werden ebenso wie die trotz räumlicher Trennung auf geistiger Ebene durchgeführte Heilung („Fernheilung") von der Wissenschaft in den Bereich des Okkulten verwiesen.

Ferritin:
ein Protein, das in der Darmschleimhaut und im Blut als mobiler Speicher für das Eisen zuständig ist. Der Gehalt an Ferritin ist damit ein gutes Maß für die Eisenreserven des Körpers. Gibt es sein Eisen ab, dann nennt man es Apoferritin. Dieses wandert bevorzugt wieder in die Darmschleimhaut, um das Eisen aus der verdauten Nahrung abzufangen und zu speichern.

Fersensporn (Kalkaneussporn):
ein dornenartiger knöcherner Auswuchs an der Ferse (genauer am Fersenbein), der durch eine Überlastung der dort ansetzenden Sehnen, durch eine Entzündung oder bei rheumatischen Erkrankungen entstehen kann. Er führt zu schmerzhaften druckhaften Beschwerden an der hinteren Fußsohle und an der Ferse.

Fertilität:
die Fruchtbarkeit. Als Fertilitätsstörung bezeichnet man alle Störungen, die zur Unfruhtbarkeit und einem unerfüllten Kinderwunsch führen können. Mit Hilfe der Fertilitätsdiagnostik soll herausgefunden werden, welche Ursachen einem unerfüllten Kinderwunsch zu Grunde liegen. Bei der extrakorporalen Fertilisation findet die Befruchtung außerhalb der Gebärmutter statt (siehe auch künstliche* Befruchtung).

Fetale Erythroblastose (Morbus haemolyticus fetalis):
Aufgrund einer Unverträglichkeit der mütterlichen Blutgruppe (meist ist es der Rhesusfaktor*) mit der des ungeborenen Kindes bildet die Mutter Antikörper gegen die roten Blutkörperchen des Fetus. Es kann zu einer mehr oder weniger schweren Anämie* (Blutarmut) des Fetus kommen, was sich im gehäuften Auftreten von Erythroblasten* zeigt. Meistens tritt dieses Phänomen erst bei der zweiten Schwangerschaft auf. Je nach Schwe-

re der Erythroblastose ist unter Umständen eine komplette Blutaustauschtransfusion des Fetus über die Nabelschnur notwendig.

Fette:
Unter einem Fett versteht man eine Verbindung aus Glycerin (einem aus drei Kohlenstoffatomen bestehendem Alkohol*) und je drei Fettsäuren. Der Charakter der Fette (z.B. ob fest oder flüssig) wird von den beteiligten Fettsäuren bestimmt. Dies sind langkettige Verbindungen aus Kohlenstoff und Wasserstoff mit einer Säuregruppe am Ende. Die sogenannten ungesättigten Fettsäuren enthalten einzelne Doppelbindungen, wobei einfach ungesättigte Fettsäuren eine, mehrfach ungesättigte mehrere Doppelbindungen enthalten. Das „Omega“ und die Zahl (z.B. Omega-3-Fettsäuren) vor ungesättigten Fettsäuren bezeichnet die Lage der Doppelbindungen.
Die Fette sind unser wichtigster Energiespeicher, bei denen in wenigen Gramm Fett sehr viel Energie gespeichert ist. Es wird meistens in speziellen Fettzellen gespeichert, und bei Hunger oder in Streßzuständen (z.B. nach der Ausschüttung von Adrenalin) wird Fett aus diesen Zellen mobilisiert und in das Blut abgegeben, um als Energiespender für alle anderen Zellen zur Verfügung zu stehen. Werden diese Fette dann nicht verbraucht, z.B. durch eine körperliche Anstrengung, dann sorgt der erhöhte Spiegel dieser Fette im Blut für ein erhöhtes Risiko, daß sich Ablagerungen in den Gefäßen bilden (Arteriosklerose*).

Fettembolie:
eine Verstopfung von Blutgefäßen durch kleine Fetttropfen. Das von dem betreffenden Gefäß mit Blut versorgte Gewebe bekommt nicht mehr ausreichend Sauerstoff, und es besteht die Gefahr, daß es abstirbt. Die Ursache einer Fettembolie ist meistens ein Knochenbruch eines markhaltigen (und damit fetthaltigen) Knochens (z.B. des Beckens oder des Oberschenkels) oder die Zerstörung anderen fetthaltigen Gewebes, woraus dann Fett in das Blut gelangen kann.

Fettleber:
die häufigste Lebererkrankung überhaupt, die durch eine abnormal gehäufte Ablagerung von Fett in den Leberzellen gekennzeichnet ist. Dabei kann dann der Fettgehalt der Leber auf 10 bis 50 % des Lebergewichts ansteigen. Die Leber wird stark vergrößert, was sich in manchen Fällen auch äußerlich durch ein Druckgefühl im Oberbauch äußern kann. Die häufigsten Ursachen für die Entwicklung einer Fettleber sind ein Übermaß an Alkohol und die Zuckerkrankheit*. In manchen Fällen kann auch eine Fehlernährung der Grund sein (ein Eiweißmangel kombiniert mit einem Kohlenhydratüberschuß). Bei Ausschaltung der Ursachen kann sich eine Fettleber durchaus wieder zurückbilden. Ansonsten besteht die Gefahr einer Leberzirrhose*.

Fettsäuren:
Grundstoffe der Fette*. Essentielle Fettsäuren sind diejenigen, die der Körper nicht selbst herstellen kann und daher mit der Nahrung aufnehmen muß.

Fettstuhl:
das Auftreten von Fett im Stuhl. Man erkennt einen Fettstuhl an seinem hell glänzenden Aussehen und seiner schmierigen, klebrigen Konsistenz. In manchen Fällen kann es auch sein, daß im Wasser neben dem Stuhl

regelrechte Ölflecken auftreten. Die Ursache eines Fettstuhles ist eine Fettverdauungsstörung. Es kann einerseits eine verminderte Verdauungssekretproduktion der Leber oder der Bauchspeicheldrüse vorliegen, andererseits kann die Fettaufnahme im Dünndarm gestört sein.

Fettsucht (Adipositas):
Damit ist keineswegs die unbezähmbare Sucht nach Fett gemeint, sondern einfach ein Übergewicht ab etwa 20 % oberhalb des sogenannten Normalgewichts. Allerdings ist das Gewicht sehr stark vom Typus der einzelnen Person abhängig, kann also für den einen (bei gleicher Größe) völlig normal, für den anderen schon viel zu viel sein. Davon abgesehen gibt es ein echtes Risiko bei Übergewichtigen erst ab einem sehr starken Grad an Übergewicht. Die einzelnen Untersuchungen zu diesem Thema widersprechen sich da durchaus.

Fetus:
Als Fetus bezeichnet man ein ungeborenes Kind ab etwa dem dritten Schwangerschaftsmonat, nachdem bereits die meisten wichtigen Organe in ihrer Struktur vollständig angelegt sind und im Prinzip nur noch zu wachsen brauchen.

Fibrin:
Das Fibrin bildet nach Beendigung des Blutgerinnungsprozesses ein festes Gerinnsel, das eine Blutung nach außen hin abschließt und zum Stoppen bringt. Es wird aus dem Fibrinogen* gebildet, einem Bluteiweißstoff, der unter Einfluß von Thrombin* zu Fibrin wird. Dieses vernetzt sich untereinander zu riesigen Molekülen, die dann unter dem Einfluß eines Blutgerinnungsfaktors (Faktor XIII) und durch die Zugabe von Kalzium* stabilisiert werden.

Fibrinkleber:
eine Nachahmung der natürlichen Blutgerinnung, die zur Stillung von Blutungen verwendet wird. Es handelt sich dabei um einen Zweikomponentenkleber, dessen eine Komponente aus Fibrinogen* und einem Gerinnungsfaktor (dem Faktor XIII) besteht, während die andere Komponente Thrombin* und Kalzium* enthält. Zusammengebracht entstehen dabei natürliche Gerinnsel.

Fibrinogen:
Ein Eiweißstoff im Blut*. Die Vorstufe des Fibrins*, das bei der Blutgerinnung gebraucht wird. Es wird in der Leber hergestellt.

Fibrinolyse:
Die Auflösung von Fibrin durch körpereigene Enzyme (Plasmin). Dabei wird der im Prinzip permanenten Blutgerinnung im Blut entgegengewirkt und entstehende Blutgerinnsel aufgelöst. Im Blut gibt es ein kompliziertes Gleichgewicht zwischen den die Blutgerinnung fördernden und den hemmenden Faktoren. Die Substanzen, die die Fibrinolyse in Gang setzen (Fibrinolytika), können als Medikamente eingesetzt werden, wenn sich bereits Blutgerinnsel (siehe Thrombose*) gebildet haben.

Fibroadenom:
ein gutartiger Tumor des Drüsengewebes, bei dem allerdings das Bindegewebe überwiegt. Besonders häufig ist er in den weiblichen Brüsten, aber auch in der Gebärmutter, den Eierstöcken und der Prostata zu finden (siehe Adenom*).

Fibrom:
ein gutartiges Geschwulst des Bindegewebes.

Fibrosarkom:
ein bösartiger Tumor des Bindegewebes.

Fibrose:
eine starke Vermehrung bzw. Verhärtung des Bindegewebes durch eine erhöhte Kollagenproduktion oder einen verminderten Kollagenabbau.

Fieber:
ein sehr unspezifisches Symptom, das bei sehr vielen Krankheiten auftreten kann. Die normale Körpertemperatur liegt im allgemeinen etwas unterhalb von 37 °C. Vom eigentlichen Fieber spricht man erst ab einer Temperatur von etwa 38 °C. Am besten mißt man die Körpertemperatur im Mund oder im After. Die Messung unter der Achsel ist relativ ungenau und liegt meistens um etwa ein halbes Grad zu tief.
Fieber ist eine Reaktion des Körpers, die vor allem dazu beitragen soll, die Abwehrkräfte des Körpers zu stärken. Deshalb sollte man auch mit fiebersenkenden Maßnahmen vorsichtig sein und zunächst versuchen, die Ursache des Fieber herauszufinden. Bei sehr hohen Temperaturen (ab etwa 40 °C) können fiebersenkende Mittel den Kreislauf entlasten, sie sollten aber auf jeden Fall nur in Rücksprache mit dem Arzt gegeben werden. Auf weiter steigendes Fieber weisen Schüttelfrost und das Frieren des Patienten hin. Kommt es dagegen zu Schweißausbrüchen und Hitzegefühlen, dann ist ein Abfall des Fiebers zu erwarten. Fieber hat in den meisten Fällen einen stark erhöhten Flüssigkeitsverbrauch zur Folge, weshalb sehr viel mehr als üblich getrunken werden sollte.

Fieberkrämpfe:
Krampfanfälle bei Kindern, die während eines sehr schnellen Fieberanstiegs in Folge einer infektiösen Erkrankung auftreten können. Sie dauern meist nicht länger als eine Viertelstunde und können von Bewußtlosigkeit begleitet sein. Normalerweise haben diese Fieberkrämpfe keinerlei schädigenden Nachwirkungen, müssen aber dennoch möglichst schnell ärztlich behandelt werden. Es besteht allerdings eine erhöhte Wahrscheinlichkeit, später an Epilepsie zu erkranken. Fieberkrämpfe können bis zu einem Alter von 5 bis 6 Jahren auftreten.

Filarien:
Fadenwürmer (Nematoden), die sich meistens unterhalb der Haut einnisten. Sie werden durch Insekten übertragen und sind nur in tropischen bzw. subtropischen Gebieten zu finden. Manche Filarien haben einen eigenartigen Tagesrhythmus und lassen sich nur zu bestimmten Tageszeiten im Blut nachweisen. Eine durchschlagende Behandlung gibt es noch nicht, allerdings ist der Verlauf der Krankheiten in der Regel auch nicht besonders schwer, und sehr selten kommt es zu Komplikationen (siehe Augenwurm*).

Filzlaus:
eine Läuseart, die in der Hauptsache die Schamhaare befällt, aber auch in der Achselbehaarung und den Augenbrauen vorkommen kann. Sie wird in der Hauptsache durch Geschlechtsverkehr übertragen. Weiteres siehe Läuse*.

Finnen:
das Larvenstadium der Bandwürmer. Ein Bandwurm* hat immer einen Haupt- und einen Zwischenwirt. Im Hauptwirt, z.B. dem Fuchs, erreichen die Bandwürmer ihre Geschlechtsreife und legen Eier, die dann auf verschiedenste Wege in die Zwischenwirte, z.B. die Mäuse gelangen. Hier

schlüpfen dann die Larven, die sich meistens in den Muskeln als Finnen niederlassen und darauf warten, daß der Zwischenwirt vom Hauptwirt gefressen wird.

Fischschuppenkrankheit (Ichthyosis vulgaris):
eine vererbte Hautkrankheit, die sich durch eine übermäßig starke Verhornung der Haut und eine stark verringerte Talgdrüsenproduktion bemerkbar macht. Sie setzt bereits mit der Säuglingszeit ein und bleibt das ganze Leben über bestehen. Eine Behandlung, die eine Heilung bringt, gibt es nicht. Dieses Leiden hat seinen Namen aus der Ähnlichkeit der Haut mit Fischschuppen.

Fissur:
ein Einriß in der Haut oder in einer Schleimhaut, der sehr schmerzhaft sein kann. Dieser Begriff wird auch bei Rissen in den Knochen gebraucht, wenn ein Knochen nicht vollständig gebrochen ist.

Fistel:
Eine Fistel ist ein normalerweise nicht vorgesehener Gang, der sich zwischen verschiedenen Körperhöhlen oder Hohlorganen ausgebildet hat. Es kann auch eine Verbindung nach außen zur Körperoberfläche entstanden sein, in diesem Fall spricht man von einer äußeren Fistel. Häufig sind Fisteln angeboren und werden gegebenfalls operativ entfernt. Sonst entstehen Fisteln meist aufgrund eines Eiterherdes, der seinen Weg nach außen sucht und sozusagen durchbricht.
Eine besondere Form der Fistel ist die arteriovenöse Fistel, die meistens schon während der Ausbildung des Blutgefäßsystems im Embryonenstadium entstanden ist. Dabei handelt es sich sozusagen um einen „Kurzschluß“ zwischen einer Arterie und einer Vene.

Fixateur:
ein System von Schrauben und Gestängen, das bei einem komplizierteren Knochenbruch die Knochen in der richtigen Lage halten soll. Dabei unterscheidet man den Fixateur extern, der von außen her zugänglich ist und den Fixateur intern, der hauptsächlich zur Stabilisierung der Wirbelsäule verwendet wird. Wichtig bei Knochenbrüchen an den Gliedmaßen ist es, einen gewissen Zug auf die Bruchstelle auszuüben, da auf diese Weise der Knochen zum Wachsen angeregt wird, was die Heilung beschleunigt.

Flatulenz:
das Ablassen von Darmgasen, den sogenannten „Winden“.

Flechten:
eine umgangssprachliche Bezeichnung für verschiedene Hauterkrankungen (z.B. Schuppenflechte*).

Fleckfieber (Flecktyphus, Hungertyphus):
eine sich epidemisch verbreitende gefährliche Infektionskrankheit, die von Kleiderläusen übertragen wird. In früheren Zeiten war sie in Süd- und Osteuropa verbreitet, heute kommt sie noch in einigen Tropengebieten und bei besonders schlechten hygienischen Verhältnissen vor.
Nach einer Inkubationszeit* von ein bis zwei Wochen tritt hohes Fieber mit Kopf und Gliederschmerzen auf. Charakteristisch ist ein wenige Tage später auftretender roter Hautausschlag (Exanthem*), der den ganzen Körper überzieht. Meistens werden dann auch Nervenzellen und das Gehirn von der Infektion befallen. Da-

durch kommt es auch relativ häufig zum Tod des Infizierten (in 10 bis 20 % aller Fälle). In seltenen Fällen überleben im Knochenmark einzelne Erreger der Krankheit, die dann nach Jahrzehnten zu einem Wiederaufflackern der Krankheit führen können. Vorbeugende Maßnahme ist eine Schutzimpfung bei Reisen in Gebiete mit Fleckfieber und die Einhaltung hygienischer Mindeststandards.

Fleischvergiftung:
eine Vergiftung durch verdorbene Lebensmittel, meist durch Botulismus* oder Salamonellen* verursacht.

Flimmerepithel:
Wenn das Epithel*, die oberste Schicht vieler äußerer oder innerer Organe, von feinen Härchen bedeckt ist, spricht man von einem Flimmerepithel. Die Härchen haben die Aufgabe, Stoffe auf ihrer Oberfläche durch koordinierte Bewegungen weiterzutransportieren. Man findet derartige Flimmerepithele z.B. in den Eileitern zum Transport des Eis zur Gebärmutter und in den Atemwegen zum Abtransport von Schleim.

Floh:
Der normale Menschenfloh ist inzwischen fast ausgestorben. Wenn hin und wieder noch Flohbisse vorkommen, dann stammen sie meistens von Hunde- oder Katzenflöhen, die in Ermangelung von etwas Besserem auch einmal mit Menschenblut vorlieb nehmen. Eine gewisse Gefahr bildet der Sandfloh in tropischen Ländern, der sich in die Haut eingräbt und dort erbsengroße Geschwüre bildet. Diese Geschwüre erleichtern Bakterien das Eindringen außerordentlich, so daß es sehr leicht zu Infektionen der Haut kommen kann.

Flohsamen:
Samen von den Wegericharten Plantago afra und Plantago arenaria; Arzneipflanzen aus der Familie der Wegerichgewächse, Plantaginaceae. Drogenbezeichnung: Psylli semen. Inhaltsstoffe: Schleimstoffe, fettes Öl, Stärke. Heilwirkung und Verwendung: abführenden Wirkung bei Verstopfung, insbesondere wenn eine leichte Darmentleerung mit weichem Stuhl erwünscht ist, z. B. bei Hämorrhoiden, Analfissuren und nach chirurgischen Eingriffen im rektal-analen Bereich.

Flores:
Singular flos, floris; pharmakologische Bezeichnung (im Plural) für Blumen, Blüten; im Unterschied zur früheren Nomenklatur wird in der neueren pharmazeutischen Terminologie der Pflanzenname der Bezeichnung des Pflanzenteils im Singular vorangestellt (z. B. Calendulae flos, Ringelblumenblüte; früher: Flores Calendulae).

Fluor genitalis:
siehe Ausfluß*.

Fluorprophylaxe:
die Gabe von fluorhaltigen Tabletten an Säuglinge und Kleinkinder zur Vorbeugung von Karies. Es hat sich gezeigt, daß durch eine verbesserte Fluorversorgung Karies bei Kindern sehr stark zurückgedrängt werden kann. Allerdings muß man aufpassen, daß man nicht zu viel Fluor gibt, denn inzwischen werden in Deutschland Lebensmittel wie z.B. Kochsalz mit Fluor angereichert, das dann z.B. im Brot oder in Wurstwaren Verwendung findet. Die Menge, ab welcher Fluor nicht mehr nützlich, sondern schädlich ist, ist sehr gering.

Folia:
Singular folium; pharmakologische Bezeichnung (im Plural) für Blätter; im Unterschied zur früheren Nomenklatur wird in der neueren pharmazeutischen Terminologie der Pflanzenname der Bezeichnung des Pflanzenteils im Singular vorangestellt (z. B. Eucalypti folium, Eukalyptusblatt; früher: Folia Eucalypti).

Folsäure:
ein Vitamin aus der B-Reihe (siehe Vitamine*).

Fontanellen:
Knochenlücken im Schädel eines Neugeborenen, die sich erst nach etwa zwei Jahren schließen. Am leichtesten zu tasten ist die Stirnfontanelle. Die Fontanellen ermöglichen eine gewisse Verformbarkeit des Schädels, wodurch die Geburt erleichtert wird.

Fraktur:
siehe Knochenbruch*.

Frauenmantel:
Alchemilla vulgaris; Arzneipflanze aus der Familie der Rosengewächse, Rosaceae. Verwendete Teile: getrocknetes Kraut; Drogenbezeichnung: Alchemillae herba. Inhaltsstoffe: Gerbstoffe, Bitterstoffe, Flavonoide. Heilwirkung und Verwendung: als Tee äußerlich zur Waschung von Wunden und Ekzemen wegen der adstringierenden Wirkung; innerlich wirksam gegen Durchfall und Magen-Darm-Katarrh sowie gegen Entzündungen im Mund- und Rachenraum (Spülungen); außerdem ein wertvolles Mittel gegen Frauenleiden (starke Periodenblutungen, Menstruationskrämpfe, Wechseljahrsbeschwerden); stärkend in der Geburtsvorbereitung.

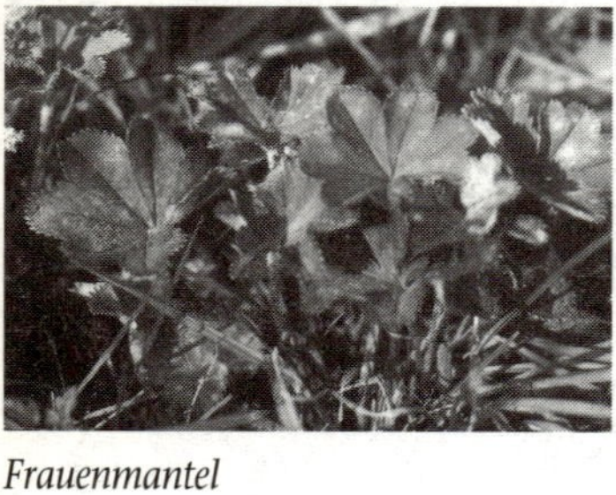

Frauenmantel

Frauenmilch:
die Milch, die von den Brustdrüsen der Frau produziert wird. In den ersten Tagen nach der Geburt wird das sogenannte Kolostrum abgesondert, das weniger der Ernährung des Säuglings als der Stärkung der Immunabwehr dient. Das Kolostrum enthält eine Vielzahl sehr spezieller Eiweißstoffe, deren Funktion noch keineswegs vollständig geklärt ist. Später dann bildet sich die eigentliche Frauenmilch. Die genaue Zusammensetzung wandelt sich dabei mit dem Alter des Säuglings und wird den jeweiligen Bedürfnissen angepaßt. Ab dem vierten bis sechsten Monat kann dann die erste Zufütterung mit Beikost stattfinden (Abstillen*). Kuhmilch unterscheidet sich in der Zusammensetzung beträchtlich von Frauenmilch und kann sie nicht ersetzen. Heutige speziell zusammengefügte Säuglingsmilch zum Anrühren ist den menschlichen Gegebenheiten besser angepaßt.

Fremdkörpergranulome:
Wenn Fremdkörper (oder auch körpereigene Substanzen) sich an einer Stelle im Körper angesammelt haben und nicht beseitigt werden können, dann kapseln sie sich in sogenannten Granulomen* ein.

Frenzelbrille:
Eine Leuchtbrille, die zu Untersuchungszwecken bei einem bestimm-

ten Krankheitszeichen, dem Nystagmus verwendet wird, bei dem es immer wieder zu ruckartigen Augenbewegungen kommt. Die Frenzelbrille enthält einerseits starke Vergrößerungsgläser und beleuchtet andererseits die Augen, so daß es für den Patienten unmöglich ist, irgendeinen Gegenstand zu fixieren. Auf diese Weise können die Augenbewegungen vom Augenarzt gut verfolgt werden.

Freßzellen (Phagozyten):
Das sind bewegliche Zellen in unserem Blut, die Fremdkörper (z.B. Bakterien) in sich aufnehmen („fressen") und zerstören können. Bevor die Freßzellen in Aktion treten, müssen die entsprechenden Bakterien zuvor mit den speziell gegen sie gerichteten Antikörpern* reagiert haben. Antikörper docken dabei an ganz spezifische Eiweiße der Bakterienhülle an und geben den Freßzellen damit zu erkennen, daß dieses Bakterium beseitigt werden muß. Die Freßzellen sind sozusagen die Aufräumer des Immunsystems*.

Frischzellentherapie:
von dem Schweizer Chirurgen Paul Niehans 1931 erstmals vorgestelltes therapeutisches Verfahren der Injektion von Jungtierzellen zum Zwecke der „Revitalisierung" („Verjüngung") des Patienten und der Anregung seiner körpereigenen Abwehrkräfte. Die Injektion der körperfremden Zellen kann zu schweren Nebenwirkungen und Komplikationen bis hin zum Tode führen (entsprechende Fälle sind dokumentiert) und wird deshalb von der Schulmedizin abgelehnt; dennoch wird dieses Verfahren von einigen Ärzten und Heilpraktikern weiterhin angewandt.

Fruchtblase:
Die Fruchtblase ist sozusagen das Behältnis, in dem das ungeborene Kind heranreifen kann. Die Umhüllung wird von den Eihäuten gebildet; in der Fruchtblase befindet sich das Fruchtwasser*, in dem wiederum das Kind schwimmt.

Fruchtwasser:
Eine klare Flüssigkeit, in der das ungeborene Kind schwimmt. Das Kind trinkt diese Flüssigkeit und scheidet sie über seinen Urin wieder aus, wobei das Wasser über den mütterlichen Stoffwechsel sehr schnell wieder ausgetauscht wird. Die Menge des Fruchtwassers kann sehr verschieden sein, etwa zwischen 200 und 1500 ml. Eine zu große Fruchtwassermenge kommt vor allem bei mütterlichem Diabetes (Zuckerkrankheit*) vor. Eine zu geringe Fruchtwassermenge deutet auf ein gestörtes Ausscheidungssystem des Fetus oder eine beeinträchtigte Funktion des Mutterkuchens (Plazenta*) hin. Das Fruchtwasser läßt sich direkt durch eine Probenentnahme (eine Amniozentese*) oder von außen optisch (durch eine Amnioskopie*) untersuchen. Bei einer Übertragung, also einer zu langen Tragzeit über den Geburtstermin hinaus, wird das Fruchtwasser trübe und färbt sich grünlich. Wenn das der Fall ist, sollte die Geburt eingeleitet werden.

Fruchtzucker:
siehe Fructose*.

Fructose:
ein sogenannter Einfachzucker (Monosaccharid). Zusammen mit der Glukose bildet er den weißen Haushaltszucker. Fructose allerdings ist der am süßesten schmeckende aller natürlichen Zucker und kommt für sich allein nur selten vor (mit Ausnahme des Honigs). Fructose ist besonders für Diabetiker geeignet, da

sie nicht über den Insulinstoffwechsel in die Körperzellen geschleust wird. Allerdings sollten es auch davon nicht mehr als 30 g am Tag sein.

Fructus:
pharmakologische Bezeichnung für Früchte; im Unterschied zur früheren Nomenklatur wird in der neueren pharmazeutischen Terminologie der Pflanzenname der Bezeichnung des Pflanzenteils im Singular vorangestellt (z. B. Coriandri fructus, Korianderfrüchte; früher: Fructus Coriandri).

Früherkennungsuntersuchungen:
Diese Untersuchungen sollen dazu dienen, schon frühzeitig Störungen und schwere Krankheiten zu erkennen, um sie dann leichter bekämpfen zu können als im fortgeschrittenen Stadium. Früherkennungsuntersuchungen gibt es bei Kindern und Jugendlichen, um Entwicklungsstörungen frühzeitig zu erkennen, bei Frauen ab 20 Jahren zur Krebsfrüherkennung (vor allem des Brustkrebses) und bei Männern ab 40 Jahren auf bösartige Krebserkrankungen. Ab 35 Jahren hat zudem jede Person einen Anspruch auf eine Kontrolluntersuchung auf Herz-Kreislauferkrankungen, Diabetes und Nierenerkrankungen. Diese Untersuchungen sind in Deutschland gesetzlich geregelt; die Kosten dafür werden von den Krankenkassen übernommen.

Frühgeburt:
die Geburt eines Kindes vor der 37. Schwangerschaftswoche. In Deutschland kommen etwa 4 bis 8 Prozent aller Kinder zu früh auf die Welt. Dabei wird die Grenze, ab der die Kinder am Leben erhalten werden können, immer weiter heruntergeschraubt. Schon jetzt haben Kinder, die ab der 23. Schwangerschaftswoche geboren wurden, eine reelle Überlebenschance. Allerdings besteht die große Gefahr einer späteren Behinderung.
Die Ursache einer Frühgeburt kann einerseits bei der Mutter liegen, (z.B. bei Stoffwechselstörungen, Gestosen* und Infektionen) oder beim Kind, (z.B. bei Mehrlingsgeburten und Infektionen des Fetus). Häufig sind zu früh geborene Kinder in einem schlechten Zustand und müssen zunächst in einem Inkubator* (Brutkasten) aufgezogen werden. Bei Kindern, die vor der 34. Woche zur Welt gekommen sind, ist die Lungenfunktion noch nicht ausgereift, so daß sie künstlich beatmet werden müssen. Trotz aller Anfangsschwierigkeiten wird etwa bis zum Erreichen des Einschulungsalters der Entwicklungsrückstand gegenüber zum Termin geborenen Kindern aufgeholt. Voraussetzung dafür ist natürlich, daß durch die zu frühe Geburt keine Behinderung eingetreten ist.

Frühsommer-Meningoenzephalitis:
kurz auch FSME genannt. Eine durch Viren verursachte, nicht ungefährliche Gehirnhautentzündung*, die über Zeckenbisse übertragen wird. Ihren Namen Frühsommer-SME hat sie dem Umstand zu verdanken, daß im Frühsommer die Zecken wieder aktiv werden und daher diese Krankheit gehäuft auftritt. Allerdings ist die Gefahr nicht überall gleich groß. Besonders gefährdet sind Gebiete in Süddeutschland und insbesondere im Bayrischen Wald. Den Bewohnern und Urlaubern dieser Landstriche ist unter Umständen eine Impfung anzuraten. Etwa 90 % der Erkrankten wird bei einer Infektion nicht mehr als einige grippale Symptome feststellen können, bei den restlichen 10 % machen sich dagegen Symptome wie Kopfschmerzen, Nakkenstarre, Fieber und womöglich

Lähmungserscheinungen bemerkbar. Die Erkrankung heilt aber nach wenigen Wochen in der Regel wieder aus. In der Hauptsache bei Personen mit geschwächter Abwehr (z.B. bei älteren Menschen) kann die Erkrankung allerdings auch tödlich enden. Die Gesamtsterblichkeit wird auf etwa 1 % geschätzt. Als Therapie können Antikörper gegen die Viren gespritzt werden.

Frustration:
Eine Enttäuschung, bei der eine Erwartung nicht erfüllt werden konnte. Dauerhafte Frustrationen können zu einer gesteigerten Aggressivität oder auch zu sogenannten Sublimationen führen, bei der der Betroffene sich anstelle der gewünschten eine Ersatzbefriedigung sucht. Insbesondere gilt dies auf sexuellem Gebiet.

Fuchsbandwurm:
Diese Bandwurmart (Echinococcus multilocularis) verhält sich ähnlich wie der Hundebandwurm (Echinococcus granulosus, siehe Echinokokken*). Zu einem Befall mit diesen Würmern kommt es meistens durch das Essen von wilden Waldbeeren, die sich in Bodennähe befinden und an denen die Eier des Bandwurms hängengeblieben sind. Im Gegensatz zum Hundebandwurm sind die Fuchsbandwurmfinnen kaum operativ zu entfernen (siehe Echinokokken), da sie sich schlauchartig zwischen das Gewebe ausbreiten. Daher bleiben auch nach einer Operation häufig unentdeckte Finnen zurück, die auch mit einer medikamentösen Therapie nur schwer in den Griff zu bekommen sind.

Funduskopie:
die Untersuchung des Augenhintergrundes*.

Fundusstand:
der obere Rand der Gebärmutter* während der Schwangerschaft* und nach der Geburt des Kindes, in der sogenannten Rückbildungsphase. Durch das Wachstum des Kindes vergrößert sich die Gebärmutter naturgemäß immer mehr, ihr oberer Rand rutscht langsam über die Höhe des Bauchnabels bis zum Zwerchfell* hinauf, um dann kurz vor der Geburt, wenn das Kind bereits tiefer in den Gebärmutterhals hineinrutscht, wieder leicht abzusinken. An Hand des Fundusstandes, der von außen tastbar ist, kann eine erfahrene Hebamme leicht den Stand der Schwangerschaft erkennen und verfolgen. In der Rückbildungsphase geschieht dann das Umgekehrte, wobei eine Verzögerung einen Hinweis auf zurückgebliebenen Mutterkuchen (Plazenta*) gibt.

Fünftagefieber (Wolhynisches Fieber, Schützengrabenfieber):
Eine inzwischen selten gewordene Krankheit, die wie das Fleckfieber* von Kopf- oder Kleiderläusen übertragen wird. Diese scheiden den Erreger mit dem Kot aus, der dann in den menschlichen Kreislauf gelangt. Die Inkubationszeit* beträgt etwa zwei bis vier Wochen, dann treten starke Glieder- und Muskelschmerzen auf, verbunden mit einem kurzen Fieberschub, der aber schnell wieder verschwindet. Nach wenigen Tagen Pause kommt der nächste Fieberschub (daher der Name Fünftagefieber), was sich ein paarmal wiederholt, bis dann meist von allein die Ausheilung beginnt. Trat früher vor allem in Südost- und Osteuropa auf.

Fünfte Krankheit:
siehe Erythema infectiosum acutum*. Diese Kinderkrankheit hat ihren Namen danach, daß sie die

fünfte wichtige Kinderkrankheit ist, nach Masern, Scharlach, Röteln und Rubeola scarlatinosa.

Funktionalisschicht:
ein Teil der Gebärmutterschleimhaut. Diese besteht aus zwei Schichten, einer sogenannten Regenerationsschicht und der Funktionalisschicht. Letztere ist starken hormonellen Schwankungen unterworfen, wächst und wird im normalen Rhythmus der monatlichen Periode wieder ausgestoßen. Die Regenerationsschicht sorgt für die Regeneration, also den zyklischen Wiederaufbau der Funktionalisschicht. Findet eine Befruchtung statt, dann nistet sich der Embryo in die Funktionalisschicht ein.

Furunkel:
Eine Entzündung des sogenannten Haarfollikels. Jedes Haar steckt mit seiner Wurzel in einem Haarbalg. Das sieht in etwa aus wie eine Blume in einer Vase. Diesen Haarbalg, mitsamt seiner ihn umgebenden Wandung, bezeichnet man als Follikel. Normalerweise betrifft eine solche Entzündung, die von Staphylokokken verursacht wird, nur den Follikel selbst, man nennt sie dann Follikulitis. Wird dagegen auch das umgebende Gewebe mitbetroffen, dann bildet sich durch eine verstärkte Eiterbildung ein Abszeß. Nach außen hin kommt es zu einer schmerzhaften rötlichen Anschwellung. Meistens entleert sich der Abszeß nach einer gewissen Zeit von allein, und der Furunkel heilt ab, in manchen Fällen kann man von ärztlicher Seite durch einen kleinen Schnitt nachhelfen. Den Furunkel auszudrücken sollte man auf gar keinen Fall versuchen, da auf diese Weise der Eiterpfropf nach innen in die Blutbahn gelangen kann. Bei gehäuftem Auftreten von Furunkeln spricht man von einer Furunkulose, verschmelzen mehrere derartike Furunkel, dann wird dies als Karbunkel* bezeichnet.

Fußbad:
Wasseranwendung nach Sebastian Kneipp, bei der Fuß und Unterschenkel bis handbreit unterhalb der Kniekehle je nach Indikation kalt, warm, ansteigend warm oder wechselnd kalt und warm gebadet werden.

Fußpilz:
eine Infektion der Haut des Fußes mit Fadenpilzen. Gefördert wird die Ansiedlung eines Fußpilzes durch ein feuchtes, wenig durchlüftetes Klima an den Füßen, was insbesondere durch luftundurchlässige Schuhe begünstigt wird. Als Ansteckungsherde berüchtigt sind öffentliche Badeanstalten, wobei sich allerdings herausgestellt hat, daß eine Desinfektion der Füße nach dem Baden keinen besonderen Effekt hat, zumal die Haut dadurch zusätzlich gereizt wird. Äußeres Anzeichen eines Fußpilzes sind juckende Bläschen und Schuppen. Man behandelt mit Salben, die auch längere Zeit nach dem äußerlichen Verschwinden des Fußpilzes weiter verwendet werden müssen. Beste Vorsorge ist das Vermeiden von Schweißfüßen.

Fußreflexzonenmassage:
von der Masseurin Eunice D. Ingham in den 30er Jahren entwickelte Massage, bei der davon ausgegangen wird, daß der gesamte Körper in der Fußsohle repräsentiert und durch manuelle Behandlung (Massage, Druck) von dort aus jedes Organ „erreichbar" sei. Tatsächlich sind die Fußsohlen durch Nervenbahnen mit der Blase und den Geschlechtsorganen sowie mit der Lendenwirbelsäule verbunden; infolgedessen las-

sen sich durch eine Fußsohlenmassage Störungen bei der Blasenentleerung, Menstruationsbeschwerden und Rückenschmerzen behandeln. Daß darüber hinaus jedes Organ von der Fußsohle oder von einer anderen Stelle des Körpers (z. B. Ohr) aus behandelbar sei, ist eine wissenschaftlich nicht erwiesene Annahme.

GABA:
die Gamma-Amino-Buttersäure, ein wichtiger Botenstoff in den Nerven, der die Übertragung von Nervensignalen zwischen den Nervenzellen hemmt. Wird die körpereigene Herstellung von GABA verhindert, kommt es zu Krampfanfällen.

Galaktagogum:
die Milchbildung anregendes Mittel (pflanzlich z. B Fenchel*).

Galaktographie:
Eine röntgenologische Untersuchung der Milchdrüsen und der Milchgänge, wobei zuvor ein Kontrastmittel eingespritzt wird, um ein besseres Bild zu erhalten.

Galaktorrhoe-Amenorrhoe-Syndrom:
eine Störung im weiblichen Hormonsystem, wobei es zu einem erhöhten Spiegel des Hormons Prolaktin* kommt. Dieses Hormon regt einerseits das Brustwachstum, andererseits in Zusammenarbeit mit Östrogenen* und Gestagenen* die Milchproduktion in den Brüsten an. Es kommt dabei zu einer Milchbildung außerhalb der Schwangerschaft (Galaktorrhoe) und zu einem Ausbleiben der Regel (Amenorrhoe). Die Ursache dafür kann sehr unterschiedlich sein. Nur in seltenen Fällen handelt es sich um eine bösartige Erkrankung.

Galaktose:
Der wichtigste natürliche Einfachzucker (Monosaccharid*) nach der Glukose* und der Fruktose*. Für sich alleine kommt er selten vor. In der Hauptsache findet man ihn verbunden mit der Glukose* im Milchzucker (Laktose*).

Galaktoseintoleranz (Galaktosämie):
nicht zu verwechseln mit der weit häufigeren Laktoseintoleranz*. Hierbei handelt es sich um eine erblich bedingte Störung im Stoffwechsel, bei der ein bestimmtes Enzym fehlt, dessen Aufgabe es ist (bzw. wäre) beim Abbau der Galaktose zu helfen. Galaktose sammelt sich im Blut an und wirkt in größerer Menge schädigend auf die Leber, die Nieren, das Gehirn und in manchen Fällen auf die Augen. Unbehandelt führt die Krankheit zum Tode in den ersten Lebenswochen. Aber auch bei absolut galaktosefreier Ernährung bleibt ein gewisser, nicht zu erklärender Intelligenzmangel, der sich vor allem während der Pubertät bemerkbar macht.

Galaktosetoleranztest:
ein Test, der bei Lebererkrankungen die Funktionsfähigkeit der Leber überprüfen soll. Dazu trinkt man etwa 40 g Galaktose in Tee aufgelöst und bestimmt in vierstündigen Abständen den Galaktosegehalt des Urins. Hat die Leber es nicht geschafft, den allergrößten Teil der Galaktose zu verwerten, wird die Galaktose mit dem Urin wieder ausgeschwemmt. Ein zu hoher Wert ist daher ein Hinweis auf eine ungenügende Funktionsfähigkeit der Leber.

Galen:
eigentlich Claudius Galenus; römischer Arzt griechischer Herkunft, geb. um 129 in Pergamon (Kleinasien), gest. um 199 in Rom. Galen studierte zunächst Philosophie und ab 146 auch Medizin. In seinen umfangreichen Schriften faßte er das gesamte Wissen der antiken Heilkunst zusammen und schuf ein umfassendes System auf Basis der Viersäftelehre (Humoralpathologie*), das die Medizin das gesamte Mittelalter hindurch und bis in die frühe Neuzeit beherrschte. Galen ist damit neben

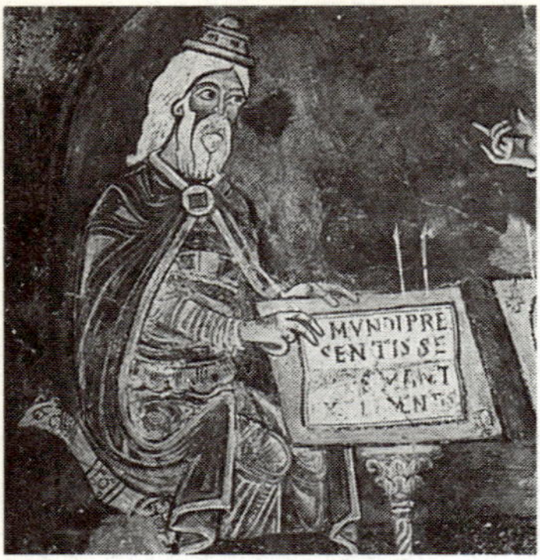

Galen

Hippokrates* der bedeutendste Arzt der Antike.

Galenik:
die Wissenschaft von der Zubereitung von Arzneimitteln aus den entsprechenden Wirkstoffen: Es geht also darum, einen Wirkstoff so zu „verpacken", daß einerseits der Wirkstoff seine erwünschte und optimale Wirksamkeit entfalten und andererseits der Patient diesen Stoff möglichst bequem zu sich nehmen kann.

galenisches Arzneimittel (auch „Galenikum"):
Arzneizubereitung auf pflanzlicher Basis, bei der die natürliche Wirkstoffzusammensetzung (inklusive Begleitstoffen) im Gegensatz zu chemischen Erzeugnissen erhalten bleibt.

Galgant:
Alpinia officinarum; Arzneipflanze aus der Familie der Ingwergewächse, Zingiberaceae. Verwendete Teile: getrockneter Wurzelstock; Drogenbezeichnung: Galangae rhizoma. Inhaltsstoffe: ätherisches Öl, Scharfstoffe (Alpinol, Galangol), Flavonoide. Heilwirkung und Verwendung: vor allem als Bestandteil von Magentees appetitanregend und tonisierend; antibakteriell.

Galle:
1. ein Sekret, das von der Leber in täglichen Mengen von einem halben bis einem Liter gebildet wird. Es wird in der Gallenblase gesammelt und konzentriert (eingedickt).
2. ein beutelähnliches Organ, das von Muskelfasern durchzogen ist und sich daher zusammenziehen kann. Das tut sie z.B. in Reaktion auf fetthaltige Mahlzeiten, wodurch die Gallenflüssigkeit in den Zwölffingerdarm geleitet wird und hier bei der Verdauung des Fettes hilft. In der Gallenblase können bis zu 50 ml Gallenflüssigkeit gesammelt werden.

Gallenblasenentzündung (Cholezystitis):
meistens eine Reaktion auf das Auftreten von Gallensteinen. Man unterscheidet die akute von der chronischen Entzündung. Eine akute Gallenblasenentzündung kann auftreten, wenn ein Stein den Abfluß der Galle völlig verstopft. Dann kann es zu einer Einwanderung von Bakterien (vor allem aus dem Darm, aber auch über das Blut oder die Lymphe) in die überdehnte Gallenblase kommen. Die Symptome sind Schmerzen (Gallenkoliken) im rechten Oberbauch, die auf die ganze Körperhälfte und die Schulter ausstrahlen können. Auch tritt Fieber auf. In diesem Fall hilft meist nur eine Entfernung der gesamten Gallenblase unter gleichzeitiger Behandlung mit Antibiotika. Eine chronische Gallenblasenentzündung wird in der Regel ebenfalls durch Gallensteine verursacht, die zwar die Gallengänge nicht verstopfen, dafür aber für eine andauernde mechanische Reizung der Gallenblase sorgen. Meistens sind die Symptome einer chronischen Ent-

zündung kaum merklich und äußern sich nur in einem dumpfen Schmerz des Oberbauches. Aber auch in diesem Fall muß meistens die Gallenblase entfernt werden. Ein gefährliche Komplikation der Gallenblasenentzündung (bzw. von allen Erkrankungen der Gallengänge) ist eine Entzündung der Bauchspeicheldrüse*.

Gallenfarbstoffe:
die Bilirubine* Das sind die Abbauprodukte des Hämoglobins, die aus der Leber in die Gallenflüssigkeit abgegeben werden, um über den Darm ausgeschieden zu werden. Sie sind es, die der Galle ihre charakteristische gelbe Farbe geben (siehe Gelbsucht*). Nicht zuletzt geben sie auch dem Stuhl seine dunkle braune Farbe.

Gallenkolik:
eine durch Gallensteine* hervorgerufene Kolik* (krampfartige Schmerzen, die schubweise immer wieder auftreten und wieder nachlassen).

Gallensteine:
Die Erkrankung der Galle durch Gallensteine ist die häufigste Erkrankung der Galle, die vor allem Frauen höheren Alters betrifft. Die meisten werden von ihren Gallensteinen kaum etwas merken, sondern vielleicht im Rahmen einer Routineuntersuchung mit Ultraschall davon erfahren. Die Gallensteine bestehen entweder aus reinem Cholesterin*, das in der Leber gebildet und zu den natürlichen Bestandteilen der Gallenflüssigkeit gehört, oder es sind die häufigeren Mischungen aus Cholesterin und anderen Bestandteilen der Galle wie Kalk und Bilirubin*. Es kann vorkommen, daß die Gallensteine in die Gallengänge rutschen und diese zumindest zeitweise verstopfen. Dann kommt es zu schmerzhaften Gallenkoliken*, die vom rechten Oberbauch ausgehend auf die ganze rechte Körperhälfte ausstrahlen können. Rutscht der Stein dann ganz durch bis in den Darm, dann verschwinden die Beschwerden wieder, bleibt er aber hängen, dann kann eine Gallengangsentzündung die Folge sein. Bei andauernden Beschwerden wird meist eine Entfernung der Gallenblase durchgeführt, die auf laparoskopischem Wege sehr schonend durchgeführt werden kann (Laparoskopie*). Die Gallensteine selbst können aber auch zertrümmert werden, was man z.B. mit einem durch den Magen bis in den Zwölffingerdarm* geführten Endoskop durchführen kann. Ansonsten gibt es die Möglichkeit Gallensteine medikamentös aufzulösen (was nur bei reinen Cholesterinsteinen von geringerer Größe gelingt) oder zu versuchen, über eine fettarme Diät eine Besserung zu erzielen. Die Ursache, die zur Bildung von Gallensteinen führt, ist die falsche Zusammensetzung der Gallenflüssigkeit, mit einem zu hohen Cholesterinanteil. Was aber die Ursache dieser Störung ist, bleibt in den meisten Fällen unbekannt.

Gammaglobuline:
Diese Eiweißkörper im Blut gehören zu den Immunglobulinen* und werden vor allem bei einer Infektion aktiv. Daher kann man auch Entzündungen dadurch indirekt nachweisen, daß man die Menge der Gammaglobuline im Blut mißt und mit den Normalwerten vergleicht. Eine erhöhte Konzentration weist auf eine Entzündung hin. In manchen Fällen wird zur Vorbeugung oder zur Behandlung von Virusinfektionen ein Konzentrat aus Gammaglobulinen verabreicht, das man dem Blut gesunder Personen entnommen hat.

Ganglien:
Die Mehrzahl von Ganglion, womit die Nervenknoten des sogenannten peripheren (äußeren, nicht-zentralen) Nervensystems bezeichnet werden. In diesen Knoten erfolgt die Weitergabe von Nervensignalen vor allem für das sympathische und parasympatische Nervensystem (vgl. vegetatives* Nervensystem).

Ganglion:
1. die Einzahl von Ganglien*.
2. ein sogenanntes Überbein, eine Zyste, das sich vor allem am Handgelenk, am Fußrücken und in der Kniekehle bilden kann. Es entwickelt sich an der Kapsel von Gelenken oder an den Sehnenscheiden. Ein Ganglion kann schmerzhaft sein und sollte dann operativ entfernt werden, wobei allerdings die Gefahr eines Rückfalles relativ groß ist (25 % aller Fälle).

Gangrän:
siehe Brand*.

Gangstörungen (Gehstörungen):
Prinzipiell können Gangstörungen durch eine krankhafte Veränderung des Bewegungsapperates oder der steuernden Nerven ausgelöst werden. Die verschiedenen Arten von (krankhaften und nicht gewohnheitsmäßigen) Gangstörungen sind das Hinken, der kleinschrittige Gang, der schiebende Gang, der spastische (krampfartige) Gang, der unkoordinierte Gang und schließlich der Gang mit plötzlich auftretenden Bewegungen.

Gänsefingerkraut:
Potentilla anserina; Arzneipflanze aus der Familie der Rosengewächse, Rosaceae. Verwendete Teile: getrocknetes Kraut; Drogenbezeichnung: Anserinae herba. Inhaltsstoffe: Gerbstoffe, Tormentosid, Phytosterole, Flavonoide, Anthocyane. Heilwirkung und Verwendung: adstringierend bei Durchfallerkrankungen sowie Entzündungen im Mund- und Rachenraum. Das Homöopathikum Potentilla anserina (Kürzel: Pot-a.) wird aus dem frischen, blühenden Kraut hergestellt.

Ganzheitsmedizin:
Bezeichnung für medizinische Richtungen, die Krankheitsbefunde nicht isoliert betrachten, sondern den Gesamtzustand des Patienten in seiner individuellen und subjektiven Ausprägung einschließlich psychisch-geistiger Verfassung sowie Beziehungen zur Umwelt berücksichtigen.

Gärung:
Allgemein werden unter einer Gärung Stoffwechselvorgänge verstanden, die ohne Zufuhr von Sauerstoff zu einem Energiegewinn führen. Die bekanntesten Beispiele dafür sind einerseits die Milchsäuregärung, die unser Stoffwechsel im Falle eines Sauerstoffmangels zur vorübergehenden Energiegewinnung nutzen kann, andererseits die alkoholische Gärung, zu der allerdings nur Bakterien und Hefen befähigt sind. Im allgemeinen ist der Energiegewinn durch Gärung eine Spezialität von Bakterien.

Gärungsdyspepsie:
eine Verdauungsstörung im Dünndarm, bei der eine größere Menge an Kohlenhydraten in den Dickdarm gelangt und dort von den Bakterien vergoren wird. Es kommt zu Blähungen, Durchfall und Erbrechen.

Gasbrand (Gasödem):
eine Wundinfektion mit Bakterien, die zu einer Sepsis* (Blutvergiftung) führt. Die Bakterien sondern giftige Stoffwechselprodukte ab, die sich

insbesondere schädigend auf das Herz auswirken können und in vielen Fällen zum Tode führen. Diese Infektion war insbesondere in Kriegszeiten besonders gefürchtet. Heute tritt sie vor allem bei sehr schweren Verletzungen auf, sofern nicht schnell genug eine chirurgische Wundversorgung durchgeführt wird.

Gaster:
der Magen*.

Gastritis:
Eine Entzündung der Magenschleimhaut. Als Ursache für eine Magenschleimhautentzündung kommen drei Faktoren in Frage: In etwa 80 % der Fälle handelt es sich um eine Infektion mit einem Bakterium, dem Helicobacter* pylori. Dieses Bakterium schadet der Schleimhaut, so daß die Magensäure die ungeschützten Magenwände angreifen kann, was zu den entsprechenden Schmerzen führt. In 10 % der Fälle entsteht eine Entzündung durch den Rückfluß von Verdauungssekreten, insbesonder der Galle vom Dünndarm (Zwölffingerdarm) in den Magen. Ein geringerer Anteil von 5 % wird durch eine vermutlich vererbte Autoimmunkrankheit* verursacht, wodurch gegen bestimmte Zellen des Magens im Körper Antikörper* gebildet werden. Das kann eine der Ursachen für eine Perniziöse* Anämie sein.

Gastroenteritis:
Magen-Darm-Entzündung, eine Infektion des gesamten Verdauungstraktes mit Durchfall und Erbrechen.

Gastroenterologie:
das Gebiet der Medizin, das sich mit dem Magen-Darm-Trakt beschäftigt.

Gastroskopie:
siehe Magenspiegelung*.

Gaumensegellähmung:
eine Lähmung des weichen Gaumens, der beim Sprechen oder Schlucken die Nasenhöhle gegen die Mundhöhle abschließt. Es kommt zu einem Sprechen „durch die Nase“ und zu Schluckstörungen, bei der Speisereste durch die Nase austreten können. Ursache ist eine Nervenstörung, die auf eine Gehirnentzündung*, auf Hintumoren* oder auf eine Diphterie* zurückzuführen sein kann.

Gaumenspalte:
eine angeborene Spaltung des Gaumens, die auch kombiniert mit einer Lippen- und Kieferspalte auftreten kann. Man setzt, um den Störungen bei der Ernährung des Kindes zuvorzukommen, zunächst eine Gaumenplatte ein und operiert dann im zweiten oder dritten Lebensjahr. Meistens ist später noch eine kieferorthopädische Korrektur notwendig.

Gebärmutter (Uterus):
In die Gebärmutter nistet sich im Falle der Befruchtung der Embryo* ein. Dies geschieht in der inneren Schicht, dem Endometrium (Gebärmutterschleimhaut). Darüber befindet sich eine Muskelschicht, die ihrerseits vom Bauchfell umgeben ist. Die Gebärmutter als Ganzes besteht aus dem Corpus (Gebärmutterkörper), in den seitlich die Eileiter münden, und dem Zervix (Gebärmutterhals), der dann in die Scheide einmündet und dort mit dem Muttermund abschließt. Während der Schwangerschaft wächst das Kind in der Gebärmutter heran und wird später während der Geburt von der Muskulatur der Gebärmutter herausgetrieben.

Gebärmutterentzündung:
Meistens handelt es sich dabei um eine Entzündung der Gebärmutter-

schleimhaut (Endometritis). In selteneren Fällen ist auch die Muskulatur der Gebärmutter mitbetroffen (Metritis). Die Entzündung erfolgt meistens von unten her durch die Scheide.

Gebärmutterkrebs:
Je nach dem betroffenen Gewebe spricht man von einem Corpuskarzinom (im Corpus) oder einem Zervixkarzinom (im Gebärmutterhals). Beide sind heute etwa gleich häufig, während früher noch das Zervixkarzinom das häufigere war. Letzteres ist in der Regel schnell wachsend, und man erkennt es häufig erst, wenn Schmerzen auftreten. Zumeist ist es dann schon in Nachbargewebe eingedrungen. Außerdem können schon in einem sehr frühen Stadium Metastasen in den Lymphgefäßen auftreten. Das Corpuskarzinom wächst dagegen etwas langsamer, und die Heilungschancen sind dementsprechend höher.

Gebärmuttersenkung:
das Herabsinken der Gebärmutter aufgrund der Erschlaffung der Bänder, die sie eigentlich in der richtigen Position halten sollen. Zusätzlich destabilisierend kann sich eine Schwäche der Beckenbodenmuskulatur auswirken (eine häufige Komplikation nach Geburten). In einigen Fällen kann durch das Einlegen eines Pessars, eines stützenden Gummiringes, eine verbesserte Stabilität erreicht werden. Außerdem kann eine Beckenbodengymnastik hilfreich sein. Falls die Gebärmuttersenkung dazu führt, daß Teile bis außerhalb der Vagina rutschen, dann spricht man auch von einem Gebärmuttervorfall, einem sogenannten Prolaps. Eine operative Behandlung ist dann meistens unumgänglich.

Geburt:
Was die Geburt schließlich in Gang setzt, weiß man bis heute nicht so ganz genau. Vermutlich tragen beide, Mutter und Kind ihren Teil dazu bei, während den letzten Anstoß wahrscheinlich das Kind gibt. Das Einsetzen der Geburt erkennt man an den immer regelmäßiger auftretenden Wehen, die zunächst in etwa zehnminütigen Abständen, später dann häufiger einsetzen. Andere Hinweise sind das sogenannte „Zeichnen", das Ausstoßen eines blutigen Schleimpfropfes, der den Muttermund während der Schwangerschaft verschlossen hatte, und das Platzen der Fruchtblase*.
Die ersten Wehen sind vor allem dazu da, den Muttermund vollständig zu eröffnen, bis er „verstreicht", wie die Geburtshelfer sagen. Der Kopf des Kindes tritt in das Becken ein. Erst wenn sozusagen alles gut vorbereitet ist, ist die sogenannte Eröffnungsperiode beendet und die Austreibungsperiode kann beginnen. Meistens startet sie damit, daß jetzt die Fruchtblase platzt und die Preßwehen einsetzen. Mit dem Hinterkopf nach vorne arbeitet sich das Kind Wehe auf Wehe durch den Geburtskanal und dreht dann den Kopf, der bisher seitlich gelagert war, mit dem Gesicht nach unten, um dann, immer noch mit dem Hinterkopf voran, durch den Damm* zu treten. Dies ist meistens der schwierigste Teil der Geburt. Mit den folgenden Wehen werden dann zunächst die Schultern und dann der Rest des Körpers ausgetrieben, während der Kopf sich wieder zur Seite dreht.
Allerdings ist damit noch nicht alles getan: Erst wenn auch der Mutterkuchen (Plazenta*) mit einer Wehe aus der Gebärmutter ausgestoßen wurde, ist die Geburt beendet. Es wird zunächst noch überprüft, ob die At-

mung ordnungsgemäß einsetzt, bevor die Nabelschnur durchschnitten und das Baby der Mutter auf den Bauch gelegt wird. Der ganze Prozeß dauert bei Erstgebärenden etwa zwischen 15 und 24 Stunden, bei der zweiten Geburt braucht es dann nur noch 10 bis 12 Stunden. Davon dauert die Austreibungsperiode bei Erstgebärenden 2 bis 3, bei Mehrgebärenden eine halbe bis eine Stunde. In den Fällen, in denen eine Geburt nicht normal verläuft, stehen der modernen Geburtshilfe eine Reihe von Hilfsmitteln zur Verfügung. Insbesondere kann über das CTG* ständig kontrolliert werden, ob es dem Kind noch gut geht, und falls sich erste Schwächezeichen zeigen, dann kann im Notfall ein Kaiserschnitt durchgeführt werden. Ist das Kind bereits im Geburtskanal und kommt nicht recht voran, dann kann mit einer Saugglocke oder einer Geburtszange nachgeholfen werden.
In den Fällen, in denen die Wehen nicht stark genug sind, können auch wehenfördernde Mittel gegeben werden. Ebenso kann eine Geburt komplett künstlich eingeleitet werden, was aber in der Regel nur unter ganz besonderen Umständen durchgeführt werden sollte (z.B. nach einem vorzeitigen Blasensprung).

Geburtsverletzungen des Kindes:
Die gefährlichsten dieser sehr seltenen Verletzungen, die bei einer Geburt entstehen können, sind Gehirnblutungen und Blutungen von inneren Organen. Es kann auch zu einer sogenannten Geburtslähmung kommen, was insbesondere nach Zangengeburten hin und wieder passiert. Derartige Lähmungserscheinungen verschwinden aber in der Regel bald wieder. Dabei kann nur eine Gesichtshälfte des Kindes bewegt werden. Weiterhin sind Weichteilverletzungen und Knochenbrüche möglich.

Gefäßchirurgie:
die Wiederherstellung von erkrankten oder verletzten Gefäßen obliegt der Gefäßchirurgie. Dabei geht es unter anderem um die Beseitigung oder die Umgehung von Strömungshindernissen in den Gefäßen oder die Beseitigung von „falschen" Verbindungen, z.B. bei einer arteriovenösen Fistel*.

Gehirn:
Unser Gehirn kannn man sehr leicht in mehrere größere Teile unterteilen:
1. Das Großhirn (oder Endhirn) mit seinen beiden Hälften, den Hemisphären. Hier finden unsere „gehobeneren" intellektuellen Leistungen statt. Das Großhirn ist in zwei Teile geteilt, die rechte und die linke Hirnhälfte, die jeweils ergänzende Aufgaben wahrnehmen. In der linken Hirnhälfte ist beispielsweise fast immer das Sprachzentrum angesiedelt. Hier vermutet man auch den Sitz des Bewußtseins.
2. Das Zwischenhirn befindet sich ein bißchen eingequetscht zwischen den Großhirnhälften. Hier laufen die

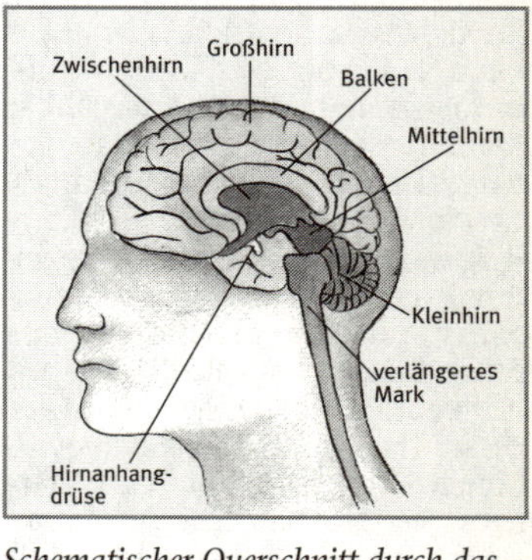

Schematischer Querschnitt durch das Gehirn

Signale aus unseren Sinnesorganen zusammen, bevor sie an das Großhirn weitergegeben werden. Außerdem ist hier der Hypothalamus* angesiedelt, dessen Hauptaufgabe die Steuerung des vegetativen Nervensystems* ist und der direkt mit der Hypophyse* verbunden ist, dem Steuerungssystem eines großen Teil des hormonellen Stofwechsels.
3. Das Mittelhirn ist ein Überträger der Signale an das Kleinhirn (Hinterhirn) und koordiniert damit fast alle Bewegungen.
4. Das Hinterhirn, wozu auch das Kleinhirn gehört, nimmt die Signale des Mittelhirns auf, verarbeitet sie und leitet sie über das Rückenmark an die Muskeln weiter.
5. Das Stammhirn (verlängertes Mark) ist in gewisser Weise eine Verlängerung des Rückmarkes. Hier werden viele grundlegende lebenswichtige Funktionen gesteuert (z.B. die Atmung), die nur bedingt vom Bewußtsein beeinflußt werden können.

Gehirnentzündung (Enzephalitis): der Befall der Hirnsubstanz mit Viren, Bakterien oder Parasiten oder auch eine Entzündung in Folge einer allergischen Reaktion. Am häufigsten kommt noch eine Vireninfektion (Arboviren*, Echo-Viren*, Coxsackie-Viren* u.a.) vor. Trotz aller Verschiedenheit in der Ursache sind sich die Krankheitsverläufe meistens doch sehr ähnlich. Symptomatisch ist ein plötzlicher hoher Temperaturanstieg mit Kopf- und Nackenschmerzen. In der Folge kann es zu Bewußtseinsstörungen, Psychosen* und epileptischen Anfällen kommen. Die Behandlung richtet sich nach den Ursachen, bei bakteriellen Infektionen werden Antibiotika verabreicht, gegen Virenbefall werden spezielle antivirale Medikamenten verwendet.

Gehirnerschütterung: meist durch einen Stoß oder einen Schlag erfolgte vorübergehende Schädigung des Gehirns. Typische Kennzeichen einer Gehirnerschütterung sind Übelkeit, unter Umständen eine kurzzeitige (bis zu einer Stunde) andauernde Bewußtlosigkeit bzw. Bewußtseinsstörung und Gedächnislücken vor allem in Bezug auf kurz vor der Erschütterung liegende Ereignisse (retrograde Amnesie*). Sicherheitshalber wird man, je nach dem Unfallgeschehen durch eine Röntgenuntersuchung eine Verletzung des Schädels ausschließen. Ansonsten reicht eine kurzzeitige Bettruhe, die in den ersten acht Stunden ärztlich überwacht wird.

Gehirnhautentzündung (Meningitis): eine Entzündung der Häute, die das Gehirn und das Rückenmark bedecken. Das klassische Symptom einer Meningitis ist die Steifigkeit des Nackens, kombiniert mit Kofschmerzen, Übelkeit und Fieber. Eine Gehirnhautentzündung entsteht durch eine Infektion mit Bakterien (eitrige Form) oder andere Erreger wie Viren, Pilze etc. (nichteitrige Form). Auslöser ist meist eine andere Infektionskrankheit, von der aus die Erreger in die Gehirnhaut eindringen. Manchmal können die Erreger auch durch einen einfachen Zeckenbiß übertragen werden (Frühsommmer*-Meningoenzephalitis). In manchen Fällen kann sich ein Ödem* oder ein Abszeß* im Gehirn entwickeln. Als Spätfolge kann ein sogenannter Wasserkopf* entstehen. Während eine bakteriell verursachte Gehirnhautentzündung mit Antibiotika behandelt werden kann, muß man sich bei einer viralen Infektion meist auf die Behandlung der Symptome beschränken, wobei man den Krankheitsverlauf intensivmedizinisch überwachen muß. Greift die Gehirnhautentzündung auf das Gehirn über, spricht man von einer Meningoenzephalitis. Eine Form der Gehirnhautreizung, ohne einen Befall durch Krankheitserreger, kann auch durch äußere Einwirkungen z.B. bei starker Sonnenbestrahlung, ausgelöst werden. Die Symptome sind denen der infektiösen Gehirnhautentzündung ähnlich, verschwinden jedoch bald wieder.

Gehirnkompression:
eine Drucksteigerung im Innenraum des Schädels, selten durch eine Blutung in Folge einer Gewalteinwirkung von außen, häufiger durch Ursachen im Gehirn selbst. Dies können Wasseransammlungen (Ödeme*), aber auch Tumoren* sein, die von innen her einen gewissen Druck ausüben. Auch sind Schwellungen in Folge entzündlicher Prozesse möglich. Die Symptome hängen sehr vom Ausmaß der Kompression ab: Meistens bestehen sie in Kopfschmerzen bis hin zu schweren Bewußtseinsstörungen oder Lähmungen.

Gehörgangsentzündung:
eine Entzündung des äußeren Gehörganges, die auch auf die Ohrmuschel übergreifen kann. Neben einer regelmäßigen Reinigung des Gehörganges durch den Arzt reicht eine äußerliche Behandlung. Das Gehör ist normalerweise nicht beeinträchtigt.

Gehörknöchelchen:
die drei kleinen Knochen Hammer (Malleus), Amboß (Incus) und Steigbügel (Stapes). Sie leiten den Schall vom Trommelfell weiter zum Labyrinth* (siehe Ohr*).

Geisteskrankheiten:
Dieser Ausdruck wird im Grunde nur noch im juristischen Sinne verwendet, wobei im Prinzip alle psychischen Störungen größeren Ausmaßes damit umschrieben werden. Die Feststellung einer Geisteskrankheit ist die Voraussetzung für eine Entmündigung.

Geistesschwäche:
im juristischen Sinn ein leichterer Grad einer psychischen Störung als bei einer Geisteskrankheit*. Auch eine Geistesschwäche kann in besonderen Fällen zur Entmündigung führen (siehe Geisteskrankheit*).

Geistheilung:
Heilung durch einen Geistheiler, der sich als Medium göttlicher bzw. „kosmischer" Kraft versteht, die durch ihn hindurch auf den Patienten einwirkt. Methoden der Geistheilung sind die Fernheilung (siehe Ferndiagnose*) und das Handauflegen. Vorbehalten der wissenschaftlichen Medizin zum Trotz sind durch Mitwirkung von Geistheilern erfolgte Heilungen dokumentiert, die von Kritikern auf Spontanheilungen* oder den Placebo*-Effekt zurückgeführt werden.

Gelbfieber:
Eine tropische Infektionskrankheit, die von Arbo*-Viren ausgelöst wird. Sie wird durch Mücken übertragen, wobei das Gelbfieber vor allem durch Übertragung von Affen immer wieder unter den Menschen verbreitet wird. In Epidemiegebieten erfolgt dann die Ansteckung von Mensch zu Mensch.
Die Symptome können sehr wenig ausgeprägt sein, mit einer kurzen Fieberperiode und leichten Kopfschmerzen, bis hin zu einem schweren Verlauf mit hohem Fieber, Übelkeit, Erbrechen, Kopf- und Gliederschmerzen, was sich dann nach einer kurzen Pause zu einer Leberschwel-

lung (mit Gelbsucht*), Schädigungen der Nieren und Bluterbrechen steigert. Je nach Verlauf kann das Gelbfieber nach zwei Wochen tödlich enden, wobei die Todesrate zwischen 10 und 80 % schwankt. Die Behandlung beschränkt sich auf die Linderung der Symptome. Vor Reisen in gefährdete Gebiete ist unbedingt eine Schutzimpfung durchzuführen.

Gelbkörper (Corpus luteum):
Der Gelbkörper wird vom Eierstock nach jedem Eisprung neu gebildet. Er beginnt sofort, Hormone zu produzieren (Östrogene*, Gestagene*). Wird das Ei nicht befruchtet, wird die Hormonproduktion wieder zurückgefahren und der niedrige Spiegel an Gestagenen ist dann der Auslöser für das Einsetzen der Menstruation. Wird das Ei befruchtet, dann sorgt der hohe Gestagenspiegel dafür, daß die Menstruation ausbleibt und die Schwangerschaft aufrechterhalten wird.

Gelbsucht (Ikterus):
Die gelbliche Verfärbung, die man in den Augen, den Schleimhäuten und der Haut im Falle einer Gelbsucht beobachten kann, kommt von einer Anhäufung des Bilirubins* (des gelben Gallenfarbstoffes*, einem Abbauprodukt des Hämoglobins*) im Stoffwechsel. Die Gelbsucht ist ein Symptom, das bei vielen Krankheiten auftreten kann. Es gibt im Prinzip mehrere Mechanismen, die eine Gelbsucht auslösen können. Zum einen bei einem verstärkten Abbau von roten Blutkörperchen, einer sogenannten hämolytischen Anämie*, wobei die Leber die vielen Abbauprodukte (das Bilirubin) nicht mehr verarbeiten kann und es sich daher im Körper anhäuft. Die Symptome sind dabei meist nicht besonders deutlich ausgeprägt. Andererseits kann auch im Transportsystem innerhalb der Leber eine Störung auftreten, so daß das Bilirubin nicht in die Galle, sondern in das Blut gelangt. Diese Form findet sich bei bestimmten Hepatitis*-Formen und bei Leberzirrhosen*. Eine besondere Form der Säuglingsgelbsucht kann durch das Fehlen bestimmter Enzyme* in der Leber ausgelöst werden, die das Bilirubin normalerweise in spezielle Leberzellen einschleusen. Ist dagegen die Ausscheidung der Galle in die Gallengänge gestört, kommt es zu der klassischen Gelbsucht bei Hepatitis* und Leberzirrhose*. Letztlich kann auch bei einem teilweisen Verschluß der Gallengänge ein Stau und damit eine Gelbsucht auftreten. Die Gelbsucht ist prinzipiell nur ein Symptom, so daß zunächst die Ursache offengelegt und eine entsprechende Therapie durchgeführt werden muß.

Gelée royale:
Bienenköniginfuttersaft, das Sekret der Futtersaftdrüsen der Honigbienenarbeiterinnen, mit dem diese die Königinnenlarven füttern (siehe Apitherapie*). Gelée royale wirkt aufgrund seiner Inhaltsstoffe (u.a. viele Vitamine, Enzyme, Biopterin, Proteine und Kortikosteroide) antibakteriell und wundheilungsfördernd.

Gelenk:
die bewegliche Verbindung zweier Knochen. Dabei sind die Knochenenden jeweils von einer Knorpelschicht überzogen, die das Gleiten erleichtern sollen. Um das Gelenk herum befindet sich eine Gelenkkapsel, die eine Art „Gelenkschmiere“ absondert. Dazu kommen eine ganze Anzahl von verstärkenden Einrichtungen: Je nach Gelenk sind das Bänder oder Zwischenscheiben (z.B. die Kniescheibe). Es gibt die ver-

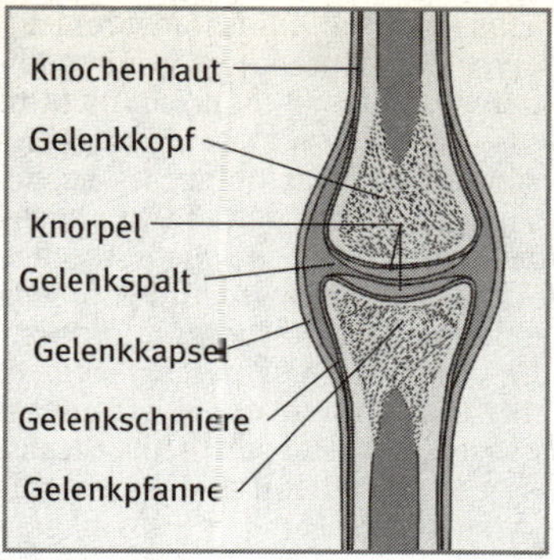

Aufbau eines Gelenks

schiedensten Gelenkformen, ausgehend vom Kugelgelenk bis hin zum Scharniergelenk, wobei diese Formen durchaus ineinander übergehen.

Gelsemium:
Gelsemium sempervirens, Gelber Jasmin; Arzneipflanze aus der Familie der Loganiengewächse, Loganiaceae. Verwendete Teile: getrockneter Wurzelstock; Drogenbezeichnung: Gelsemii rhizoma. Inhaltsstoffe: Indolalkaloide (u.a. Gelsemin und Gelsedin), Iridoine, Cumarine, Gerbstoffe. Heilwirkung und Verwendung: entkrampfend und beruhigend bei Keuchhusten, Asthma, Angina pectoris, Neuralgien; wegen der giftigen Alkaloide nur selten verwendet. In der Homöopathie ein wichtiges Mittel (Gelsemium sempervirens, Kürzel: Gels.), das aus dem frischen Wurzelstock gewonnen wird.

Gene:
Die Gene sind Erbanlagen auf den Chromosomen*, die jeweils für die Vererbung eines ganz bestimmten Merkmals zuständig sind. Ein Gen enthält die Information darüber, wie ein bestimmtes Eiweiß hergestellt werden muß (z.B. ein Enzym*). Der Code dafür ist in der Reihenfolge der Basenpaare der DNS* niedergelegt. Die Gene sind intensiv am Stoffwechselgeschehen beteiligt, indem sie je nach Bedarf die Produktion von Enzymen starten oder auch einstellen.

Gentechnik:
eine Technik, mit deren Hilfe man durch die Veränderung des Genmaterials bei Pflanzen oder Tieren bestimmte Eigenschaften erzeugen kann, die natürlicherweise dort nicht vorkommen. Die Gentechnik wird im Moment vor allem dazu genutzt, bestimmte Enzyme*, Hormone (z.B. Insulin*) und auch Impfstoffe zu erzeugen, indem die entsprechenden Gene dafür zuvor in Bakterien eingepflanzt wurden. Diese Bakterien produzieren nunmehr unter anderem auch diese Stoffe, was auf anderem Wege (chemisch-synthetisch) zumeist nicht möglich ist. Der momentane Fortschritt beinhaltet vor allem gentechnische Veränderungen an Pflanzen. Dabei werden den Pflanzen durch Genübertragung unter anderem Resistenzen gegenüber Pflanzenschutzmitteln verliehen (z.B. „Genmais" oder Raps). Beim sogenannten Klonen von Lebewesen werden die Chromosomen aus einer normalen Körperzelle eines Tieres in eine Eizelle eingeschleust und diese in die Gebärmutter eines weiblichen Tieres übertragen. Allgemein bedeutet Klonen nur die Erzeugung eines genetisch identischen Lebewesens aus einem anderen.

Genußmittel:
Produkt, das nicht wegen seines Nährwerts, sondern wegen seines Geschmacks und/oder seiner anregenden oder beruhigenden Wirkung genossen wird (z. B. Kaffee, Tee, Alkohol, Tabak, Süßigkeiten).

Geopathie:
Sammelbezeichnung für Hypothesen und Theorien, die eine die Gesundheit beeinflussende Wirkung von geologischen Formationen (z.B. Wasseradern) behaupten. Vgl. Erdstrahlen*.

Geriatrie:
das medizinische Fachgebiet, das sich mit den Krankheiten des Alters beschäftigen. Nicht nur vom Namen her verwandt ist die Gerontologie, die sich mit den Ursachen und Mechanismen des Alterns befaßt.

Gerinnung:
siehe Blutgerinnung*.

Gerson-Diät:
von dem amerikanischen Arzt Max Bernhard Gerson (1881-1951) entwickelte Diät zur Behandlung von Lungentuberkulose und Krebs auf der Grundlage salz- und zuckerfreier, vegetarischer Kost.

Gerstenkorn (Hordeolum):
ein Abszeß* in den Liddrüsen, der sowohl in den Talgdrüsen als auch den Schweißdrüsen vorkommen kann. Der Abszeß bildet sich in Folge einer eitrigen Entzündung, wobei der Eiter gestaut wird. Meistens verschwinden die Abszesse von allein, indem der Eiter irgendwann einfach abfließt. Ist das nicht der Fall kann ein Arzt dem Eiter den Abfluß von außen her eröffnen. Ein Gerstenkorn äußert sich in einer meist schmerzhaften Schwellung des Augenlides, wobei das Lid in manchen Fällen nicht mehr geöffnet werden kann.

Geschlecht:
Das Geschlecht wird durch die Chromosomen* bestimmt. Diese bilden insgesamt 23 Paare zu je zwei Chromosomen, von denen ein Paar das Geschlecht bestimmt. Man nennt die Geschlechtschromosomen X- und Y-Chromosomen. Bei einer Frau findet man ein Paar von zwei X-Chromosomen, bei einem Mann ein Paar aus einem X- und einem Y-Chromosomen. Welches Geschlecht bei der Verschmelzung von Ei und Samenzelle entsteht, bestimmt im Prinzip die männliche Samenzelle: Sie trägt entweder ein X- oder ein Y-Chromosom bei, während von der Eizelle der Frau auf jeden Fall ein X-Chromosom kommt.

Geschlechtshormone:
diese werden in den Geschlechtsorganen gebildet und führen zu deren vollständiger Entwicklung. Außerdem sind sie auslösend für die Bildung der sekundären Geschlechtsmerkmale*. Die Geschlechtshormone der Frau sind die Östrogene* und die Gestagene*, die des Mannes die Androgene*. Allerdings kommen immer auch geringe Mengen der Hormone des jeweils anderen Geschlechtes vor.

Geschlechtskrankheiten:
Damit werden alle Krankheiten umschrieben, die durch Geschlechtsverkehr übertragen werden können. Zu diesen meldepflichtigen Krankheiten gehören Syphillis*, Gonorrhoe* (Tripper), der Weiche* Schanker und das Lymphgranuloma inguinale (die sogenannte vierte Geschlechtskrankheit). Die Lehre von den Geschlechtskrankheiten ist bei den Hautärzten und den Urologen angesiedelt. Man bezeichnet sie als Venerologie.

Geschlechtsmerkmale:
Man unterscheidet primäre Geschlechtsmerkmale, die bereits bei der Geburt vorhanden sind (wozu insbesondere die Geschlechtsorgane*

zählen) und sekundäre Geschlechtsmerkmale, die sich erst im Laufe der Pubertät ausbilden. Das sind insbesondere die jeweils nach Geschlecht typische Behaarung, die weibliche Brust und die tiefe männliche Stimmlage. Manchmal werden allgemeine Geschlechtsunterschiede, wie die Körpergröße, die unterschiedlichen Muskulaturtypen usw. auch als tertiäre Geschlechtsmerkmale bezeichnet.

Geschlechtsorgane (Genitalien):
Die weiblichen Geschlechtsorgane sind die Scheide (Vagina), der Gebärmutterhals (Zervix), die Gebärmutter (Uterus), die Eierstöcke (Ovarien) und die Eileiter. Im weiteren Sinne

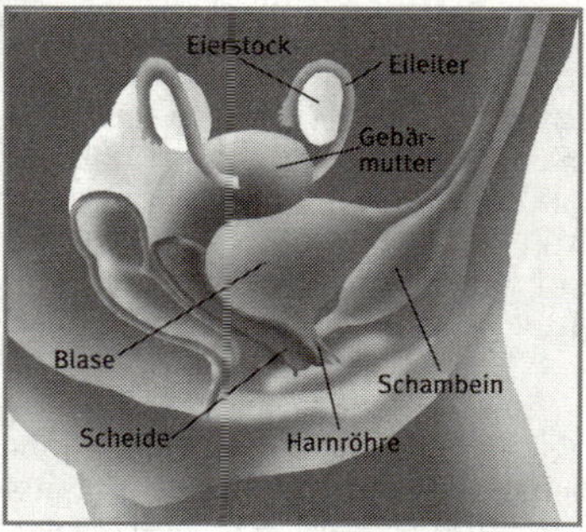

Weibliche Geschlechtsorgane

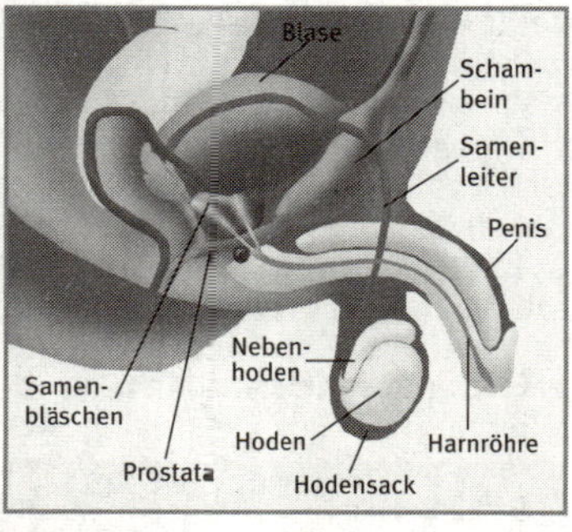

Männliche Geschlechtsorgane

zählen auch noch die Schamlippen, der Schamhügel und die Harnröhre dazu.
Die männlichen Geschlechtsorgane sind der Penis, die Harnröhre, die Hoden (Testes), die Nebenhoden, die Samenbläschen und die Prostata. Die Geschlechtsorgane werden auch als primäre Geschlechtsmerkmale bezeichnet, die bereits bei der Geburt vorhanden waren. Die sekundären Geschlechtsmerkmale entwickeln sich dagegen erst später, wie z.B. die weibliche Brust oder die Schambehaarung.

Geschmack:
Der Geschmack einer Speise wird über die Geschmacksknospen vermittelt, die als Chemorezeptoren* wirken und wie kleine Zylinder auf der Zunge, dem Gaumen und dem Zäpfchen befestigt sind. Es werden dabei nur die vier „klassischen" Geschmacksrichtungen wie süß, salzig, sauer und bitter wahrgenommen. Die anderen Aromen „steigen" über den Rachenraum in die Nase und die Nasenschleimhaut und werden dort „registriert".

Geschwulst:
Alle Arten von Zellwucherungen können als Geschwulst bezeichnet werden. Man unterscheidet dabei gutartige (benigne*) und bösartige (maligne*) Geschwulste, je nachdem, ob sie zerstörerisch in anderes Gewebe eindringen, Metastasen* absiedeln oder sich auf einen kleinen Bereich beschränken und nur sehr langsam wachsen.

Geschwür (Ulkus):
eine krankhafte Veränderung der Haut oder der Schleimhaut, die zu einer Zerstörung dieses Gewebe führt. Ein Geschwür kann bluten oder auch Eiter absondern, wobei die

Ursachen außerordentlich verschieden sein können.

Gesichtsfeld:
Das ist der Bereich, den wir bei ruhendem Auge wahrnehmen können (der Bereich, den wir durch die Bewegung der Augäpfel erkennen können, heißt Blickfeld). Ein eingeschränktes Gesichtsfeld haben wir bei verschiedenen Augen- und Nervenerkrankungen, aber z.B. auch unter Alkoholeinfluß. Auch Kinder haben noch ein kleineres Gesichtsfeld als Erwachsene.

Gestagene (Gelbkörperhormone):
Diese Gruppe der weiblichen Geschlechtsorgane ist hauptverantwortlich dafür, daß eine Schwangerschaft stattfinden kann. Sie verhindern das Ausstoßen des Embryos, indem die monatliche Blutung unterbunden wird.
Der wichtigste Vertreter der Gestagene ist das Progesteron. Die Wirkung hängt dabei entscheidend von dem Vorhandensein der Östrogene* in einer adäquaten Menge ab. Die Gestagene werden vom Gelbkörper* und später im Laufe der Schwangerschaft vom Mutterkuchen (Plazenta*) gebildet. Gestagene sind außerdem ein Bestandteil der Ovulationshemmer* (Anti*-Baby-Pille).

Gestose:
ein bereits etwas veralteter Begriff, mit dem früher im Prinzip alle während einer Schwangerschaft auftretenden Krankheitszustände bezeichnet wurden. Man bezeichnet die Gestosen heute auch als hypertensive (bezieht sich auf einen hohen Blutdruck) Schwangerschaftserkrankung, die statistisch gesehen immerhin bei jeder zehnten Schwangern auftritt. Der für eine Gestose charakteristische hohe Blutdruck entsteht meist durch die Schwangerschaft selbst.
Bei vielen Gestosen besteht bei den Schwangeren eine individuelle Veranlagung zur Entwicklung eines hohen Blutdrucks. Häufig treten in der Folge dann Ödeme* (Wasseransammlung in Geweben) und in manchen Fällen eine Eklampsie* (Krampfanfall) auf. Als auslösender Faktor gilt heute eine Durchblutungsstörung in der Plazenta* (dem Mutterkuchen), worauf der mütterliche Kreislauf mit einer Blutdrucksteigerung reagiert.

Gesundheit:
ein sehr unscharfer Begriff, der von der Weltgesundheitsorganisation sehr umfassend definiert wird: „Gesundheit ist ein Zustand des vollständigen körperlichen, geistigen und sozialen Wohlbefindens und nicht nur des Freiseins von Krankheit und Gebrechen.“ Allerdings wird von vielen Seiten bezweifelt, ob ein solcher Zustand überhaupt möglich ist.

Gewebe:
ein Verband aus Zellen, die sich sozusagen zu einem gemeinsamen Zweck miteinander verbunden haben und daher in ihren Funktionen sehr stark zusammenarbeiten. Beispiele sind Stützgewebe, Muskelgewebe, Nervengewebe usw.

Gewebshormone:
Dies sind Hormone, die von den Geweben selbst hergestellt werden und in ihrer Wirkung meist auf ihre unmittelbare Umgebung beschränkt sind. Beispiele dafür sind Prostaglandine*, Serotonin*, Histamin* und andere.

Gewürznelke:
siehe Nelken(baum)*.

Gicht:
entsteht durch eine Störung im Purinstoffwechsel. (Zu den Purinen zählen u.a. die „Basen" in der DNS*.) Dabei reichert sich Harnsäure im Stoffwechsel an, die normalerweise über die Nieren und den Urin ausgeschieden wird. Die Harnsäure kann dann insbesondere in den Gelenken in Form von kleinen Kristallen abgeschieden werden, die Entzündungen und große Schmerzen verursachen können.
In den meisten Fällen tritt ein Gichtanfall sehr plötzlich auf, häufig in den frühen Morgenstunden. Er betrifft in zwei Dritteln aller Fälle den großen Zeh, was dann als Prodagra (das berühmte „Zipperlein") bezeichnet wird. Ein solcher Gichtanfall kann einige Tage dauern und mit Fieber einhergehen, bevor er wieder verschwindet. Danach kann es einige Zeit dauern, bis sich ein neuer Anfall bemerkbar macht. Eine besonders schwerwiegende Form der Gicht führt dann schließlich zu Ablagerungen von Harnsäure im ganzen Körper und zum Teil zu unumkehrbaren Gelenkschäden. Typisch für dieses Stadium sind die Knoten in den Gelenken, aber auch an anderen Stellen, z.B. am Ohr.
Die Behandlung des akuten Anfalls geschieht mit Schmerzmitteln, Colchizin (stammt aus dem Samen der Herbstzeitlose) und unter Umständen mit Cortison*. Zur dauerhaften Behandlung gibt man Medikamente, die die Ausscheidung von Harnsäure mit dem Urin fördern oder ihre Entstehung im Stoffwechsel hemmen. Die Ursachen der Gicht sind unklar. Sie tritt familiär gehäuft auf, ist also zum Teil erblich bedingt. Sie kann allerdings über die Ernährung gemildert werden, indem sehr purinhaltige Lebensmittel gemieden werden.

Gifte:
Substanzen, die den Körper schädigen können. Sie müssen dabei keineswegs tödlich sein, um als Gift bezeichnet zu werden. Ob ein Mittel als Gift wirkt, hängt dabei sowohl von der Menge als auch von der Form ab, in der es aufgenommen wird. Es ist z.B. nur wenig giftig, flüssiges metallisches Quecksilber zu trinken (deutlich giftiger ist es Quecksilbersalze zu sich zu nehmen), dagegen ist es sehr giftig, Quecksilberdämpfe einzuatmen (was natürlich beim Trinken auch passieren wird). Curare*, das Pfeilgift südamerikanischer Indianer, wirkt nur, wenn es mit Pfeilen direkt in das Blut injiziert wird. Das Verspeisen der vergifteten Beutetiere ist dagegen völlig ungefährlich.

Gigantismus:
die Bezeichnung für ein besonders starkes Längenwachstum. Heute spricht man davon bei Männern ab etwa 2 m, bei Frauen ab 1,85 m. Gigantismus kann eine Veranlagung sein, was man an der familiären Häufung überdurchschnittlich großer Personen erkennen kann. Gigantismus kann aber auch eine Stoffwechselstörung zugrunde liegen, wobei hier meistens die Hormonproduktion in der Hypophyse* und die Produktion der Sexualhormone nicht richtig funktioniert.

Ginkgo:
Ginkgo biloba; Arzneipflanze aus der Familie der Ginkgogewächse, Ginkgoaceae. Verwendete Teile: Blätter; Drogenbezeichnung: Ginkgo bilobae folium. Inhaltsstoffe: Flavonglykoside, Ginkgolide, Bilobalid. Heilwirkung und Verwendung: durchblutungsfördernd und gefäßerweiternd bei krampfartigen Gefäßschmerzen, Asthma; regt die Durchblutung des

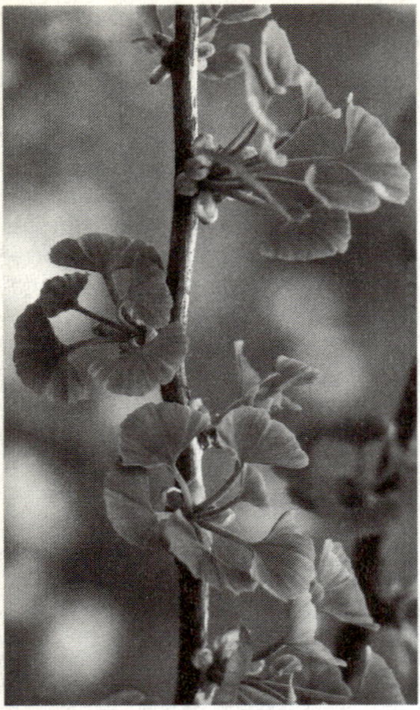

Gingko

Gehirns an und fördert Konzentrations- und Merkfähigkeit.

Ginseng:
Panax ginseng; Arzneipflanze aus der Familie der Araliengewächse, Araliaceae. Verwendete Teile: Wurzel; Drogenbezeichnung: Ginseng radix. Inhaltsstoffe: Triterpensaponine (u.a. Ginsenoside), ätherisches Öl, Vitamine B1 und B2. Heilwirkung und Verwendung: stimuliert die körpereigenen Abwehrkräfte, allgemein stärkend und leistungsfördernd; verbessert die Anpassung an Streßsituationen; steigert die Lebensfreude.

Glandula:
bedeutet Drüse*.

Glans:
die Eichel, der vorderste, besonders empfindliche Teil des Penis und des weiblichen Kitzlers.

Glaskörper (Corpus vitreum):
Der durchsichtige Glaskörper liegt zwischen der Linse und der Netzhaut des Auges und besteht zu 98 % aus Flüssigkeit. Zur Stabilisation wird aus bestimmten Fasern (Fibrillen) eine Art Membran (eine Haut) gebildet (siehe auch Auge*).

Glaukom:
siehe Grüner Star*.

Gleichgewichtsstörungen:
Dabei ist das Empfinden für die Lage des eigenen Körpers bzw. das Vermögen, ein Ungleichgewicht auszugleichen, gestört. Hinter fortdauernden Gleichgewichtsstörungen können sich ernsthafte Krankheiten verbergen. Meistens ist die Ursache dann in einer Störung des Gleichgewichtssinnes im Ohr zu suchen, seltener in einer Krankheit des Nervensystems oder in Schäden des Gehirns.

Globin:
die Eiweißkomponente des Hämoglobins. Das Globin ist kugelförmig aufgebaut und umschließt das Eisen, um es vor unerwünschten chemischen Reaktionen zu schützen.

Globuli:
Mehrzahl von Globulus, lat. für „kleine Kugel"; häufigste in der Homöopathie* verwendete Darreichungsform von Arzneimitteln. Globuli sind Milchzuckerkügelchen, die mit der homöopathisch potenzierten Lösung getränkt wurden.

Globuline:
eine große Gruppe von Proteinen, die sich vor allem durch ihren gemeinsamen kugelförmigen Bau auszeichnen (lateinisch: globulus = Kü-

gelchen). Zu diesen gehört als bekanntestes Beispiel das Globin*. Die Globuline kommen fast überall vor, sowohl in pflanzlichen und tierischen Zellen und in den Körperflüssigkeiten. Medizinisch bedeutend sind die im Blut vorkommenden Globuline, die man nach ihrer Molekülgröße in Alpha-, Beta- und Gamma-Globuline unterteilt. Sie machen zusammen mit den Albuminen den Haupteiweißanteil des Blutserums aus. Bei bestimmten Krankheitsbildern sind die Anteile der einzelnen Globuline charakteristisch gegenüber dem Normalwerten verändert (z.B. bei Entzündungen oder Lebererkrankungen). Die Funktionen sind außerordentlich verschieden: Sie können am Immunsystem beteiligt sein (Immunglobuline*), zum Gerinnungssystem gehören (z.B. das Fibrinogen*) oder sie sind Transporter für andere Substanzen im Blut, die nicht wasserlöslich sind.

Glomerulonephritis:
die entzündliche Form der Glomerulopathie*. Allgemein werden Nierenentzündungen als Nephritis* bezeichnet.

Glomerulopathie:
Eine ganze Gruppe von Erkrankungen der Nieren, die die unterschiedlichsten Ursachen haben können. Sie haben gemeinsam, daß jeweils krankhafte Veränderungen in der kleinsten funktionellen Einheit der Nieren (dem Nephron, genauer gesagt, dem Glomerulum) zu beobachten sind. In diesen Baueinheiten wird die eigentliche Filtrations- und Entgiftungsarbeit der Nieren geleistet. Man unterteilt die Glomerulopathie in eine entzündliche (Glomurelonephritis) und eine nichtentzündliche Form. Die Ursachen sind sehr häufig nicht zu erkennen, in vielen Fällen vermutet man dahinter eine Autoimmunkrankheit*. Andererseits kennt man z.B. Diabetes (Zuckerkrankheit*) und andere Stoffwechselstörungen als verursachende Faktoren.
Bei einem akuten entzündlichen Krankheitsverlauf (siehe auch Nephritis*) sind die Hauptsymptome (arterieller) Bluthochdruck, plötzlich auftretende Ödeme und ein hoher Eiweißgehalt im Urin. In besonders schweren Fällen kommt es schließlich zum Nierenversagen. Ein chronischer entzündlicher Krankheitsverlauf zeichnet sich neben dem arteriellen Bluthochdruck (ein typisches Kennzeichen bei fast allen Nierenfunktionsstörungen) durch eine langsam immer weiter abnehmende Funktionsfähigkeit der Nieren aus und mündet letztendlich in ein permanentes Nierenversagen. Es wird dann eine Dialyse* notwendig. Eine baldige Nierentransplantation sollte folgen.
Die nichtentzündliche Form der Glomerulopathie ist meistens durch das sogenannte nephrotische Syndrom gekennzeichnet. Dabei werden relativ große Mengen an Eiweiß mit dem Urin ausgeschieden, die dann im Blut fehlen. Dadurch besteht eine große Neigung zur Entstehung von Ödemen kommen.

Glossoptosis:
das Herabrutschen der Zunge in den Rachen beim Liegen auf dem Rükken, bei Bewußtlosigkeit z.B. nach einem Unfall oder bei einer Narkose. Es besteht Erstickungsgefahr, weshalb ein Bewußtloser immer in die sogenannte „stabile Seitenlage“ zu bringen ist. Während einer Narkose wird unter anderem auch aus diesem Grund meistens eine künstliche Beatmung durchgeführt.

Glottisödem:
siehe Kehlkopfödem*.

Glukagon:
ein Hormon, das von der Bauchspeicheldrüse hergestellt wird. Es ist der Gegenspieler des Insulins*, das ebenfalls in der Bauchspeicheldrüse, aber von einem anderen Zelltyp hergestellt wird. Während das Insulin dafür sorgt, daß die Glukose* aus dem Blut in die Zellen geschleust wird, macht das Glukagon das Gegenteil: Es mobilisiert aus dem Glykogen* aus der Leber zusätzlich Glukose und schwemmt es ins Blut. Außerdem kann es die zusätzliche Produktion von Glukose aus Eiweißen anregen.

Glukose (Traubenzucker):
der wichtigste in der Natur vorkommende Zucker. Es ist ein Einfachzucker (Monosaccharid), aus dem in einer Kette aufgereiht komplexere Kohlenhydrate* wie Stärke, Glykogen* (der körpereigene Glukosespeicherstoff), aber auch Zellulose* aufgebaut sind. Neben dem Fett ist die Glukose der wichtigste Energielieferant. Seine Konzentration im Blut wird genau geregelt. Bei zu hoher Konzentration wird Insulin* ausgeschüttet, das für den Transport der Glukose in die Zellen sorgt, bei zuwenig Glukose regt das Glukagon* den Abbau von Glykogen* aus der Leber an. In Zeiten des Mangels beginnt der Körper aus Eiweiß Glukose zu bilden, da aus Fett (das wird über einen eigenen Mechanismus „verbrannt“) kein Zucker hergestellt werden kann. Für diesen Prozeß ist ebenfalls das Glukagon verantwortlich.
Der Stoffwechsel von Zucker, Stärke und Fett ist miteinander gekoppelt, was nicht zuletzt Konsequenzen für unsere Ernährung hat. Wer abnehmen will, sollte z.B. nicht unbedingt Zucker und Fett gleichzeitig essen, weil dann der ansteigende Insulinspiegel dafür sorgt, daß das Fett, das ja aktuell nicht gebraucht wird, in die Fettzellen eingeschleust wird. Reiner Zucker ist allerdings ebensowenig zu empfehlen: Er ist zwar ein sehr guter schnell wirksamer Energielieferant, ist jedoch ebenso schnell wieder aus dem Blut verschwunden, wie er gekommen ist: Das Ergebnis ist ein erneut aufflackerndes Hungergefühl.

Glukosurie:
das Auftreten von Glukose* im Urin z.B. bei Zuckerkrankheit*.

Gluten:
ein Eiweißstoff aus dem Brotgetreide, das sogenannte Klebereiweiß. Die Allergie* gegenüber dem Gluten ist die Ursache für das Entstehen der Zöliakie*, einer Gedeihstörung bei Kleinkindern.

Glykogen:
Von seinem Aufbau und der Funktion entspricht das Glykogen für den menschlichen Stoffwechsel in etwa dem, was die Stärke für die Pflanzen bedeutet. Es ist aus einzelnen Glukosebausteinen zusammengesetzt wie die Stärke auch, nur ist der Aufbau etwas anders. Glykogen wird hauptsächlich in der Leber, aber auch in den Körperzellen gespeichert. Die Vorräte an Glykogen halten allerdings nicht lange vor, sie machen nur etwa den Kalorienbedarf eines Tages aus. Das liegt daran, daß bei Glykogen pro Kalorie ein sehr viel höheres Gewicht zusammenkommt als z.B. bei Fett. Es wird vor allem für sportliche Anstrengungen gebraucht, bei denen über längere Zeit viel Sauerstoff verbraucht wird (nach einem Marathonlauf sind die Glykogenreserven meist restlos geleert).

Glykogenspeicherkrankheit:
eine vererbte Stoffwechselkrankheit, bei der übergroße Mengen an Glyko-

gen in der Leber, in der Muskulatur und in verschiedenen Organen gespeichert werden. Es sind verschiedene Typen dieser Krankheit bekannt, von denen eine der häufigsten als „Gierke-Krankheit" bezeichnet wird: Sie macht sich bereits im Kleinkindalter bemerkbar, wobei es zu einem zunehmenden Leistungsabfall, zu Leberschwellungen und zu einem Minderwuchs kommt. In vielen Fällen hilft eine Diät, die Aussichten sind dann relativ gut.

Goldrute:
Solidago virgaurea; Arzneipflanze aus der Familie der Korbblütler, Asteraceae. Verwendete Teile: Kraut; Drogenbezeichnung: Solidaginis herba. Inhaltsstoffe: Saponine, Diterpene, Flavonoide, Gerbstoffe, Inulin. Heilwirkung und Verwendung: adstringierend und harntreibend bei entzündlichen Erkrankungen der Blase, Niere und der Harnwege (Durchspülungtherapie); Bestandteil von Tees gegen Rheuma, Gicht und sog. Blutreinigungstees. Das homöopathische Mittel Solidago virgaurea (Kürzel: Solid.) wird aus den frischen Blüten hergestellt.

Gonaden:
die Geschlechtsdrüsen (auch Keimdrüsen): Bei der Frau sind dies die Eierstöcke, beim Mann die Hoden.

Gonarthritis:
Eine Entzündung des Kniegelenks. Sie kann von außen her über eine Verletzung, meist aber von innen durch eine Infektion mit Bakterien oder durch eine rheumatische Erkrankung entstehen.

Gonarthrose:
eine Arthrose* des Kniegelenks. Die häufigste Form der Arthrose überhaupt.

Gonorrhoe (Tripper):
die häufigste Geschlechtskrankheit. Sie wird durch Geschlechtsverkehr und Schmierinfektionen übertragen und durch Gonokokken ausgelöst. Bei der Frau treten spürbare Symptome eher selten auf. Falls aber doch, dann zeigen sich Ausfluß*, Bartholinitis* und Brennen beim Wasserlassen. Eine Gonorrhoe greift selten auf die Vagina über, wenn aber doch, kann sie zu Entzündungen des Gebärmutterhalses, der Gebärmutterschleimhaut, der Eileiter und Eierstöcke führen. In diesen Fällen kommt es dann zu Schmerzen und hohem Fieber. Außerdem sind schwerwiegende Spätfolgen wie z.B. eine chronische Entzündung von Eierstock und Eileitern möglich. Besonders gefährlich ist die Einwanderung der Erreger in den Bauchraum mit nachfolgender Bauchfellentzündung*.
Beim Mann macht sich eine Gonorrhoe vor allem als eitriger Ausfluß aus der Harnröhre und Brennen beim Wasserlassen bemerkbar. Dabei kommt es eher selten zu Komplikationen, wie z.B. zu einem Befall der Prostata*. Die Behandlung mit Penicillin* ist aufgrund der zunehmenden Resistenz* der Bakterien schwierig geworden. Es werden neben einer äußerlichen Behandlung Cephalosporine* eingesetzt. Um sicher zu gehen, wird generell auch eine Untersuchung auf Syphillis* durchgeführt.

Graaf-Follikel:
Bläschen im Eierstock, in dem die reife, befruchtungsfähige Eizelle eingeschlossen und beim Eisprung aus dem Eierstock ausgestoßen wird.

Gramfärbung:
eine klassische Methode zur Anfärbung von Bakterien. Aufgrund der

Tatsache, daß sich ein großer Teil der Bakterien eben nicht mit dieser Methode anfärben läßt, werden sie in sogenannte grampositive oder gramnegative Bakterien eingeteilt. Die Färbbarkeit nach Gram ist bis heute ein Kriterium zur systematischen Klassifizierung von Bakterien.

Grand mal:
ein sogenannter „großer" epileptischer Anfall. Im Gegensatz dazu gibt es auch einen „Petit mal", den kleinen epileptischen Anfall (siehe Epilepsie*).

Granulationsgewebe:
Ein sehr verletzliches faserarmes Bindegewebe. Auf der Oberfläche von Wunden wird es zum Schutz vor dem Eindringen von Krankheitserregern gebildet. Fängt das Granulationsgewebe an zu wuchern, spricht man auch vom „wilden Fleisch". Durch die Ausbildung von Fasern aus Kollagen* bildet sich dann das typische Narbengewebe.

Granulome:
Dies sind knötchenartige Gewebsbildungen, die auf Fremdkörpern im Organismus, um abgestorbenes nicht abtransportierbares Gewebe oder als Reaktion auf sehr verschieden Krankheiten entstehen können.

Granulozyten:
Diese Zellart macht den größten Anteil (etwa zwei Drittel) der weißen Blutkörperchen aus. Sie ist vor allem in der Immunabwehr aktiv, indem sie Bakterien, Tumorzellen und andere Fremdstoffe zerstören und beseitigen kann (Phagozytose). Dazu ist sie beweglich und kann, wenn es sein muß, auch den Blutkreislauf verlassen und in das Gewebe eindringen, um auch dort gegen Bakterieninfektionen anzugehen. Man unterscheidet drei Typen von Granulozyten: Die erste Gruppe, die etwa 90 % ausmacht, ist für die allgemeine Bekämpfung von Bakterien und Tumorzellen zuständig, während die zweite es vor allem auf Würmer und andere Parasiten abgesehen hat. Bei der dritten Gruppe ist nicht ganz klar, was sie machen, jedenfalls ist ihre Wirkung eher indirekt, indem sie zur Bildung sogenannter Entzündungsmediatoren beitragen (siehe Entzündung*).

Grauer Star (Katarakt):
Die Trübung der Augenlinse, unabhängig von der zugrunde liegenden Ursache, wird als Katarakt bezeichnet. In seltenen Fällen kann ein grauer Star angeboren sein und je nachdem die gesamte Linse umfassen oder sich auf Teile davon beschränken. Die häufigste Form ist der Altersstar, der sich erst im fortgeschrittenen Alter, frühestens mit etwa 40 Jahren bemerkbar macht. Typisch für einen Grauen Star ist neben der Abnahme der Sehschärfe das zunehmende Blendungsgefühl bei hellerem Licht. Die Trübung der Augenlinse kann dabei von innen nach außen oder von außen nach innen fortschreiten. Bei einer völligen Trübung der Linse spricht man von einem „reifen Star". Zur Behandlung wird eine Operation durchgeführt, bei der die Augenlinse oder ein Teil davon entfernt und durch ein Implantat ersetzt wird.

Gravidität:
siehe Schwangerschaft*.

Grenzstrang:
ein beiderseitig der Wirbelsäule verlaufender Nervenstrang des vegetativen Nervensystems*. Er ist strickleiterartig aufgebaut und besteht im Prinzip aus miteinander verbundenen Ganglien* (Nervenknoten).

Grimmdarm:
das Colon (Dickdarm), siehe Darm*.

Grippe:
Eine Grippe ist nicht mit den bei weitem häufiger auftretenden Erkältungen oder grippalen Infekten zu vergleichen. Sie wird durch Viren der Gattung „Influenza“ ausgelöst und durch Tröpfcheninfektion übertragen. Sie tritt periodisch alle paar Jahre wieder auf, im Abstand von 10 bis 20 Jahren auch pandemisch*, also kontinent- oder weltweit. Sie zeichnet sich insbesondere dadurch aus, daß im Prinzip alle Körperteile davon betroffen sein können. Sie kann aus diesem Grunde auch die verschiedensten Symptome hervorrufen. Neben den klassischen Erkältungssymptomen können hohes Fieber, Muskel- und Gliederschmerzen, manchmal Durchfall und Erbrechen auftreten.
Im allgemeinen verschwinden die Symptome im Verlauf von einer Woche wieder. Komplikationen kommen vor allem bei geschwächten und älteren Personen vor. Die häufigste und gefährlichste Komplikation ist eine Lungenentzündung, meist durch eine Zweitinfektion mit Bakterien. Eine Lungenentzündung ist für fast alle Todesfälle im Gefolge einer Grippe verantwortlich. Nicht weniger gefährlich ist eine Gehirnentzündung*, der Befall anderer Nervenzellen und eine Entzündung des Herzmuskels.
Die Behandlung erfolgt rein symptomatisch. Es ist Bettruhe auch über die akute Krankheitsphase hinaus angeraten. Eine Impfung bietet häufig keinen lang anhaltenden Schutz, da die Viren sich ständig verändern. Deshalb müssen gefährdete Personen einmal jährlich oder vor Ausbruch einer Grippeepidemie mit einem aktualisierten Serum geimpft werden.
Das Auftreten der sogenannten Pandemien wird meistens durch einen komplett neuen Stamm von Influenza-Viren verursacht, die sich dann weltweit ausbreiten. Man bezeichnet sie jeweils nach ihrem Ursprungsort, wie z.B. die Honkong-Grippe 1968/69. Die vermutlich größte und schwerste Grippewelle ging in den Jahren 1918 bis 1920 über die Welt hinweg. An dieser sogenannten Spanischen Grippe waren schätzungsweise 500 Millionen Menschen erkrankt und vermutlich über 22 Millionen gestorben.

Grüner Star (Glaukom):
Unter der Bezeichnung Grüner Star bzw. Glaukom werden alle Krankheiten des Auges zusammengefaßt, die mit einem erhöhten Augeninnendruck verbunden sind. Der Grüne Star ist die bei weitem häufigste Ursache für Erblindungen in den westlichen Ländern. Man unterscheidet dabei verschiedene Formen :
1. Das „einfache primäre Glaukom“, das ohne äußere Ursache meist erst im höheren Lebensalter auftritt. Wird es nicht behandelt, tritt nach und nach eine Erblindung ein. Es ist deswegen besonders tückisch, daß sich im Anfangsstadium noch keine weiteren Berschwerden bemerkbar machen. In einigen Fällen ist sogar ein erhöhter Augeninnendruck nicht festzustellen, was die Diagnose sehr erschweren kann. Erst im späteren Stadium kommt es dann zu Beschwerden, wie z.B. zu einem Gesichtsfeldausfall (siehe Gesichtsfeld*). Diese Schäden sind dann meist nicht mehr reparierbar. Am wichtigsten ist deswegen die Vorbeugung durch eine regelmäßige Kontrolle des Augeninnendrucks durch den Augenarzt. Die Behandlung eines primären Glaukoms kann medikamentös oder durch eine Operation erfolgen.

2. Das sekundäre Glaukom tritt in Folge einer vorausgegangenen Augenerkrankung oder einer Verletzung zu Tage. Hierbei muß nach der Ursache geforscht und diese beseitigt werden. Zur akuten Behebung des Glaukoms ist allerdings auch hier eine medikamentöse Behandlung notwendig.
3. Das akute Glaukom ist eine anfallartige Erkrankung mit einer plötzlichen sehr starken Erhöhung des Augeninnendrucks. Dabei kommt es zunächst zu Sehstörungen, z.B. zu einem Sehen wie im Nebel oder dem Sehen von Regenbogenfarben. Dazu können später starke Kopfschmerzen, Übelkeit und Erbrechen hinzutreten. Zur Behandlung wird ein den Augeninnendruck reduzierendes Medikament gegeben. Meistens ist ein solcher akuter Anfall durch eine Abflußbehinderung des Kammerwassers im Augapfel verursacht, dessen Abflußwege schnellstmöglich wieder hergestellt werden müssen.
4. Sehr selten kann ein Grüner Star auch angeboren sein. In diesem Fall wird er bereits im Säuglingsalter operiert, um spätere Schäden zu vermeiden.

Großhirn:
dieser größte Teil unseres Gehirns* besteht aus zwei Hälften, den sogenannten Hemisphären. In der Rinde des Großhirns, in der „grauen Substanz", die stark gefaltet und daher eine ziemlich große Oberfläche besitzt, finden unsere eigentlichen intellektuellen Leistungen statt. Die einzelnen Zellen schließen sich dabei zu kleinen Einheiten, sogenannten Modulen zusammen, die alle ziemlich gleichartig aufgebaut sind und die (nach den Nervenzellen selbst) als kleinste funktionelle Einheit des Gehirns betrachtet werden. Die beiden Großhirnhälften sind über einen Balken (Corpus Callosum) miteinander verbunden. Sie sind jeweils auf bestimmte Fähigkeiten spezialisiert. So wird z.B. die Sprache in fast allen Fällen in der linken Gehirnhälfte verarbeitet, in sehr seltenen Fällen in der rechten.

Grundumsatz:
Als Grundumsatz bezeichnet man die Energiemenge, die ein ruhender Mensch verbraucht, um sich am Leben zu erhalten. Genau genommen werden die Ruhebedingungen so umschrieben, daß eine Person morgens mit nüchternem Magen bei normaler Körpertemperatur im Bett liegt. Der Durchschnittswert dafür liegt etwa bei 1600 kcal pro Tag. Allerdings sind die individuellen Unterschiede sehr groß, und es hängt weitgehend vom Alter, der augenblicklichen Verfassung und der Ernährungslage ab, wie groß der Grundumsatz beim einzelnen tatsächlich ist. So kann bei Hunger (z.B. bei einer Diät) der Grundumsatz deutlich abgesenkt werden. Bei Krankheiten erhöht er sich entsprechend.

Grünholzbruch:
damit wird ein Knochenbruch bei Kindern bezeichnet, bei dem zwar der Knochen an sich komplett gebrochen ist, aber die bei Kindern noch sehr biegsame und straffe Außenhülle des Knochens intakt geblieben ist. Durch die Umhüllung wird dabei der Knochen weiterhin sehr gut zusammengehalten, so daß er optimal heilen kann. Der Name stammt daher, daß ein solcher Bruch bei einem frischem grünen Zweig vorkommen kann, bei dem zwar das Holz, aber nicht die Rinde bricht.

Gruppentherapie:
ein psychotherapeutisches Konzept, bei dem eine bestimmte vorgegebene Problematik innerhalb einer

Gruppe allseits betroffener Personen besprochen wird. Dabei wird die entstehende Dynamik einer solchen Gruppe dazu genutzt, daß alle Aspekte des Themas zur Sprache kommen und eine Analyse auf die Ursachen stattfinden kann. Vorraussetzung für das Funktionieren ist, daß sich die einzelnen Gruppenmitglieder ungefähr in ihrer Bildung, ihrer Entwicklung und auch in ihrer Intelligenz auf einem Standard bewegen. Die Moderatoren sollen der Gruppe relativ freie Hand lassen und nur ab und zu lenkend eingreifen. Man unterscheidet dabei eine stationäre Therapie, bei der innerhalb weniger Wochen sehr intensiven Arbeitens ein Ergebnis erzielt werden soll, und eine ambulante, die über Jahre hinweg dauern kann, bei der sich die Teilnehmer zwar regelmäßig, aber seltener treffen. Die Gruppentherapie kann offen sein, d.h. aufnahmebereit für andere neu hinzukommende Teilnehmer, oder geschlossen mit einem festen Teilnehmerkreis.

Guajak:
Guaiacum officinale (auch Guaiacum sanctum); Arzneipflanze aus der Familie der Jochblattgewächse, Zygophyllaceae. Verwendete Teile: Stammholz; Drogenbezeichnung: Guaiaci lignum. Inhaltsstoffe: Lignane, Harz, Terpene, Vanillin. Heilwirkung und Verwendung: wasser- und schweißtreibend, regt Niere und Leber an; Bestandteil u.a. von Blutreinigungsmitteln und Rheumatees; früher ein Mittel gegen Geschlechtskrankheiten (fungistatische Wirkung). Das Homöopathikum Guajacum officinale (Kürzel: Guaj.) wird aus dem Harz hergestellt.

Güsse:
von Sebastian Kneipp entwickelte Form der Wasseranwendung. Kneipp selbst führte Güsse mit großen Kannen durch, weswegen er die volkstümliche Bezeichnung „Gießkannenpfarrer“ erhielt; heute führt man Güsse in der Regel mit dem Schlauch durch. Dabei wird je nach Indikation unterschieden: **1.** die Wassertemperatur (kalt, warm oder wechselnd); **2.** Dauer und Häufigkeit der Anwendung; **3.** behandelter Körperteil (Knie, Schenkel, Rücken, Arm, Brust, Gesicht, Nacken, Oberguß* und Unterguß*); **4.** Wasserdruck und Entfernung vom Körper. Güsse fördern die Durchblutung, regen Kreislauf und Stoffwechsel an, wirken stabilisierend auf das vegetative Nervensystem und stärken die Abwehrkräfte (vgl. Abhärtung*).

Grützbeutel:
ein Atherom*.

Gürtelrose (Zoster):
Die Gürtelrose wird durch ein Virus ausgelöst, das gleichzeitig auch für das Ausbrechen der Windpocken* verantwortlich ist. Wenn bei einem Kind die Windpocken an sich schon wieder verschwunden sind, dann können sich Teile der Viren in den Nervenknoten einnisten und am Leben bleiben, ohne daß man etwas davon merken müßte. Später, wenn das Immunsystem* wodurch auch immer geschwächt worden ist, dann können sich diese Viren erneut im Körper ausbreiten. Sie befallen immer eine bestimmte Körperregion, die von einem einzigen Nervenstrang versorgt wird. Zunächst machen sie sich durch leichtes Fieber, ein allgemeines Krankheitsgefühl und Magen-Darm-Störungen bemerkbar. Nach wenigen Tagen kommt es dann zu dem typischen Ausschlag (Exanthem*), der ziemlich genau entlang eines Nervenstranges erfolgt und fast immer nur eine Hälf-

te des Körpers betrifft. Die Gürtelrose kann ziemlich schmerzhaft sein, wobei die Schmerzen dem Ausschlag entweder vorausgehen, ihn begleiten oder längere Zeit nach dem Verschwinden der Gürtelrose erhalten bleiben können. Im allgemeinen verschwindet eine Gürtelrose innerhalb von zwei bis drei Wochen, wobei in diesem Fall eine endgültige Immunität gegenüber dem Virus erhalten bleibt. In manchen Fällen kann es zu Komplikationen kommen, insbesondere zu Lähmungserscheinungen, die von den betroffenen Nerven ausgehen. Seltener sind eine Gehirn-* oder Gehirnhautentzündung* im Gefolge einer Gürtelrose.

gutartig:
siehe benigne*.

Gymnastik:
Bewegungsübungen, die ohne oder mit Gerät (Ball, Thera-Band u.a.) im Sinne einer Beweglichkeits- und Haltungsschulung systematisch ausgeführt werden (vgl. Bewegungstherapie*). Gymnastik dient der Erhaltung oder Erneuerung der körperlichen Funktionen, kann aber bei fehlerhafter Durchführung auch zu gesundheitlichen Schäden führen. Sonderformen sind u.a. die Schwangerschaftsgymnastik, die Rückbildungsgymnastik (nach der Entbindung), die Krankengymnastik* und die Jazzgymnastik.

Gynäkologie:
Die Gynäkologie befaßt sich klassischerweise mit den Frauenkrankheiten, speziell mit allen Krankheiten und Störungen der Geschlechtsorgane. Zur Gynäkologie zählt zusätzlich noch die Geburtshilfe.

Gynäkomastie:
die Ausbildung weiblicher Brüste bei Männern. Die echte Gynäkomastie ist durch eine hormonelle Störung verursacht, bei zu wenig männliche Hormone produziert werden. In den meisten Fällen entwickeln sich die Brüste während und nach der Pubertät, manchmal auch noch später. Im späteren Lebensalter ist eine Gynäkomastie ein echtes Warnzeichen auf eine ernste Erkrankung. Es besteht Verdacht auf Hodentumoren oder ein Fibroadenom*. Insbesondere bei einer einseitigen Gynäkomastie sollte unbedingt sofort ein Arzt zu Rate gezogen werden.

H:
das chemische Symbol für das Element Wasserstoff (Hydrogenium). Manchmal findet man auch ein Pluszeichen neben dem H (H^+). Das bedeutet dann, daß dieses Wasserstoffatom eine positive Ladung trägt. Seine Konzentration in wäßrigen Flüssigkeiten (wie z.B. im Blut) wird als pH*-Wert bezeichnet.

Haar:
Ein Haar steckt mit seiner Wurzel in der Haut, wie eine Blume in einer Vase. Es wächst ein Stück unterhalb der Hautoberfläche aus der sogenannten Haarzwiebel heraus. Umgeben wird es dabei von den Wurzelscheiden, die es zur Haut hin abgrenzen. Etwas weiter zur Hautoberfläche hin befindet sich noch eine Talgdrüse, die Fett produziert. Außerdem besitzt jedes Haar auch noch einen kleinen Muskel, mit dem das Haar aufgerichtet werden kann („Gänsehaut"). Mit etwa zwanzig Jahren haben wir noch gut 100 000 Haare auf dem Kopf, wovon um die 50 jeden Tag ausfallen, wobei normalerweise aber entsprechend viele nachgebildet werden (siehe Haarausfall*). Der Durchmesser eines Haares beträgt durchschnittlich ein zehntel Millimeter. Aufgebaut ist das Haar aus einem langkettigen Eiweißstoff, dem sogenannten Keratin. Dieses ist aus langen Fasern aufgebaut, die sich in- und umeinanderwinden und dem Haar seine überaus große Reißfestigkeit geben. Ob ein Haar lockig oder glatt wird, hängt dabei von der speziellen Zusammensetzung des Keratins ab.

Haarausfall:
Der hormonell bedingte Haarausfall bei Männern ist ein ganz normaler Vorgang, gegen den es allerdings inzwischen tatsächlich eine wirksame medikamentöse Behandlung gibt. In einigen Fällen kann ein Haarausfall allerdings auch durch eine Krankheit oder eine Vergiftung ausgelöst werden. Ursache können Infektionskrankheiten, hormonelle Störungen, Fehl- und Unterernährung, Medikamente oder Schwermetallvergiftungen sein (siehe Alopecia* areata).

Haargefäße:
siehe Kapillaren*.

Haarmineralanalyse:
Untersuchungsmethode, die den Gehalt an Mineralstoffen und Spurenelementen, die in den Haaren für lange Zeit gespeichert sein können, ermittelt; dadurch sollen ernährungsbedingte Mangelzustände oder umweltbedingte Belastungen feststellbar sein. Umstrittenes Verfahren, u.a. weil es keine Richtwerte für die normale Mineralstoffmenge im Haar gibt; außerdem sind die Korrelationen zwischen Stoffkonzentrationen in verschiedenenen Organen und den Haaren noch wenig erforscht; drittens können Haaranalysen die akute Konzentration von Stoffen nicht zeigen, da eine noch nicht genau bestimmte Zeitspanne zwischen der Aufnahme durch den Körper und dem Erscheinen im Haar vergeht.

Habituell:
„Gewohnheitsgemäß" bzw. häufiger bei einer bestimmten Person vorkommend. Zum Teil auch im Sinne einer individuellen Veranlagung gebraucht.

Hackenfuß:
eine starke Wölbung des Fußes, und zwar derart, daß der Hacken mit der hintersten Spitze den Boden berührt und der Rest des Fußes hoch gewölbt ist. Die Hacke bildet dabei fast eine Linie mit dem Bein. Dazu kann es

nach Verletzungen des Sehnenapperates (Achillessehne*) oder nach Störungen von Nerven mit nachfolgendem Ausfall der Wadenmuskulatur kommen (z.B. in Folge einer Kinderlähmung*). Die Behandlung erfolgt orthopädisch mit entsprechenden Schuhen und Einlagen. Es gibt auch eine angeborene Form des Hackenfußes, bei der ebenfalls nur in seltenen Fällen eine Operation notwendig wird.

Hackensporn:
siehe Fersensporn*.

Hafer:
Avena sativa; Arzneipflanze aus der Familie der Süßgräser, Poaceae. Verwendete Teile: getrocknete Früchte (Drogenbezeichnung: Avenae fructus), getrocknetes Kraut (Avenae herba), Stroh (Avenae stramentum). Inhaltsstoffe: Proteine, B-Vitamine, Vitamine K und E, Mineralstoffe und Spurenelemente (Phosphor, Eisen, Kobalt, Mangan, Zink, Aluminium, Kalium, Bor, Jod), Alkaloide, Flavonoide. Heilwirkung und Verwendung: Zubereitungen mit Haferflocken bei Schwächezuständen, Erkrankungen des Magen-Darm-Trakts und als harntreibendes Mittel; alkoholische Auszüge gegen nervöse Beschwerden, Nervenschwäche, Depressionen, nervöse Erschöpfungszustände, Schlaflosigkeit; äußere Anwendung (Bäder) gegen Juckreiz und Ekzeme. In der Homöopathie findet das blühende Kraut Verwendung (Avena sativa, Kürzel: Aven.).

Hagebutte:
Heckenrose, Rosa canina; Arzneipflanze aus der Familie der Rosengewächse, Rosaceae. Verwendete Teile: frische oder getrocknete Früchte, mit und ohne Kern; Drogenbezeichnung: Cynosbati fructus cum semine bzw. Cynosbati fructus sine semine. Inhaltsstoffe: mehrere Vitamine (vor allem Vitamin C), Carotinoide, Mineralstoffe, Fruchtsäuren, Flavonoide, Gerbstoffe, Zucker; in den Kernen zusätzlich Vanillin. Heilwirkung und Verwendung: Tees von Hagebutten oder Hagebuttenschalen bei Vitamin-C-Mangelerscheinungen oder Erkrankungen mit erhöhtem Vitamin-C-Bedarf, etwa bei der Wundheilung, bei Infektionen, Fieber und allgemeiner Schwäche; fördert die Verdauung, leicht abführend.

Hagelkorn (Chalazion):
ein Verwandter des Gerstenkorns, doch im Gegensatz dazu nicht schmerzhaft. Es bildet sich auf der Lidoberfläche nach einer Entzündung der Talgdrüsen. Es entwickelt sich ein harter Knoten im Augenlid, der zumeist nach einiger Zeit von alleine wieder verschwindet. In den Fällen, in denen das nicht geschieht, ist eine operative Entfernung notwendig.

Hahnemann, Samuel:
deutscher Arzt und Begründer der Homöopathie*, geb. 10.4.1755 in Meißen, gest. 2.7.1843 in Paris. Hahnemann studierte Medizin von 1775 bis 1779 in Leipzig und Erlangen. Von Selbstversuchen (mit dem Malariamittel Chinarinde) ausgehend, entdeckte er ab 1790 zuerst die Ähnlichkeitsregel*, entwickelte das Verfahren der Potenzierung* von Arzneimitteln und weitete seine Erkenntnisse zum System der Homöopathie aus. 1810 erschien sein Hauptwerk „Organon der rationellen Heilkunde".

Hakenwürmer:
eine Wurmart, die in der Hauptsache in tropischen Gebieten vorkommt. In gemäßigten Zonen ist sie als soge-

nannte Grubenkrankheit bekannt, da sie hier gelegentlich bei Bergarbeitern auftritt, wobei die Würmer in den warmen Schächten überleben können. Die wichtigsten Unterarten sind der Ankylostoma* duodenale und Necator americanus, die zu den Nematoden gehören. Ihre Eier werden mit dem Kot ausgeschieden und gelangen z.B. über die Fußsohlen wieder in den Körper. Hier wandern sie über die Lungen in den Mund und dann über den Magen in den Dünndarm, wo sie geschlechtsreif werden und ihre Eier legen. Dabei können sie zunächst die Lungen schädigen und eine Bronchitis* hervorrufen. Später im Darm verursachen sie dann eine chronische Anämie* (Blutarmut). Zur Behandlung wird eine Chemotherapie* durchgeführt.

Halbbad:
Form des Bads aus der Kneipp*-Therapie, welches für Herz und Kreislauf weniger belastend als das Vollbad ist, weil hierbei das Wasser nur bis etwa zum Nabel reicht; es kann je nach Indikation kalt, warm, wechselwarm und ansteigend durchgeführt werden.

Halbwertszeit:
die Zeit, nach der sich die Menge eines vom Körper aufgenommenen Stoffes (Medikamentes) oder eine von radioaktivem Material ausgehenden Strahlenmenge um die Hälfte verringert hat.

Hallux valgus:
zum Kleinzeh gekrümmte große Zehen. Hauptursache sind zu spitze Schuhe mit hohen Absätzen, die über längere Zeit getragen werden. Da sich die Haut am Ansatz des großen Zehens sehr häufig entzündet ist meistens eine Operation angeraten.

Halluzination:
eine subjektive Sinneswahrnehmung, obwohl kein äußerer Anlaß dafür vorliegt. Der Betroffene ist von seiner Wahrnehmung absolut überzeugt. Eine Halluzination kann jede Sinneswahrnehmung betreffen, also das Sehen, das Gehör, den Geschmack, den Geruch und den Tastsinn. Sie treten sehr häufig im Delirium auf (Delirium tremens*), bei Psychosen*, Schizophrenie* oder in der Aura, das ist die Zeit kurz vor Beginn eines epileptischen Anfalls (Epilepsie*) oder dem Einsetzen einer Migräne*. Allerdings können auch bestimmte Medikamente und Rauschmittel (sogenannte Halluzinogene) eine Halluzination hervorrufen.

Halswickel:
Wickel um den Hals zur Behandlung von Angina und Halsschmerzen; kalt bei akuten Beschwerden, warm bei chronischem Verlauf.

Haltungsschäden:
Von hinten gesehen bildet die Wirbelsäule eine gerade Linie, während sie von der Seite her ein ganz leicht geschwungenes „S" bildet. Diese Wölbungen sind entscheidend für die Elastizität der Wirbelsäule, die dadurch Stöße abfangen kann. Allerdings funktioniert das nur, wenn auch die umgebende Muskulatur an Rücken und Bauch eine ausreichende Stärke besitzt. In den meisten Fällen sind daher Haltungsfehler und Schäden an der Wirbelsäule durch ein entsprechendes Muskeltraining (z.B. durch eine gezielte Krankengymnastik) wieder auszugleichen. Die häufigsten Schäden sind der berühmte krumme Rücken, das Hohlkreuz, aber auch ein zu gerader, zu wenig gewölbter Rücken.
Andere Haltungsschäden, wie insbesondere die Skoliose, eine Verkrüm-

mung des Rückgrates zur Seite hin, sind schwieriger zu behandeln. Sie entstehen meist bereits in der Kindheit und ihre Ursache ist selten bekannt. Aber auch Störungen des Bewegungsapparates, wie z.B. eine ungleiche Länge der Beine kann zu einer verkrümmten Wirbelsäule führen. Allerdings läßt sich auch in diesen Fällen durch eine gezielte Krankengymnastik eine Linderung der Beschwerden erreichen.

Häm:
Das Hämoglobin* besteht aus einem Eiweißteil (Proteine*), dem Globin, und einem Zentralmolekül, dem Häm. In diesem Häm sitzt das Eisen, das von einem sogenannten Porphyrin festgehalten wird. An das Eisen lagert sich nun wiederum der Sauerstoff an und kann transportiert werden.

Hämagglutination:
das „Verklumpen" der roten Blutkörperchen aufgrund einer Antikörper*-Antigen*-Reaktion. Tritt z.B. bei einer Blutgruppenunverträglichkeitsreaktion auf (vgl. Agglutination* und AB-Null-Inkompatibilität*).

Hamamelis:
Virginische Zaubernuß, Hamamelis virginiana; Arzneipflanze aus der Familie der Zaubernußgewächse, Hamamelidaceae. Verwendete Teile: getrocknete Blätter (Drogenbezeichnung: Hamamelidis folium), getrocknete Rinde (Hamamelidis cortex), Wasserdampfdestillat der Zweige bzw. Blätter (Hamamelidis aqua bzw. Hamamelidis corticis aqua). Inhaltsstoffe: Gerbstoffe (vor allem Hamamelitannin), Flavonoide, Bitterstoffe, ätherisches Öl (nur in den Blättern). Heilwirkung und Verwendung: Tee aus den Blättern und aus der Rinde gegen Durchfallerkrankungen, Tee und Auszüge (Tinktur, Extrakt) zum Spülen bzw. Gurgeln bei Zahnfleisch- und Mundschleimhautentzündungen (adstringierend und entzündungshemmend); auch zur äußeren Anwendung bei Hautabschürfungen und lokalen Entzündungen der Haut (z. B. Ekzeme), etwa in Form von – auch homöopathischer – Salbe. Das Homöopathikum Hamamelis virginiana (Kürzel: Ham.) wird aus der frischen Rinde von Zweigen und Wurzeln hergestellt.

Hämangiom:
der sogenannte Blutschwamm. Dies sind gutartige (benigne) Wucherungen von Blutgefäßen bzw. deren Neubildung meistens vor der Geburt oder innerhalb der ersten Lebenswochen. Ein Hämangiom kann unterschiedlich ausgeprägt sein: Es kann sich um eine flächige, direkt unter der Haut sitzende, scharf abgegrenzte Form handeln oder es ist auf der Haut erhaben, d.h. etwas nach außen gewölbt. In manchen Fällen sitzt ein Hämangiom auch tiefer unter der Haut und schimmert nur rötlich bis bläulich durch die Haut hindurch. In den meisten Fällen bildet es sich mit den Jahren wieder zurück, ohne daß irgendwelche Spuren davon zurückbleiben. Bei sehr großen befallenen Flächen kann auch eine Laser-Operation durchgeführt werden.

Hämarthrose:
ein Bluterguß in einem Gelenk, der meist infolge einer Verletzung der Bänder entstanden ist. Charakteristisch sind derartige Blutergüsse bei jugendlichen Bluterkranken*, die durch Wachstumsvorgänge auch ohne äußere Anlässe entstehen und zu dauerhaften Schäden der Gelenke führen können.

Hämatokrit:
der Anteil der zellulären Bestandtei-

le (also im großen und ganzen der roten Blutkörperchen) am Blutvolumen. Man zentrifugiert dazu eine mit gerinnungshemmenden Mitteln behandelte Blutprobe, worauf sich die Blutkörperchen von der Blutflüssigkeit trennen. Der Hämatokritwert wird dabei in Prozent angegeben. Ein zu niedriger Wert kann also entweder eine zu geringe Anzahl an Blutkörperchen oder eine erhöhte Flüssigkeitsmenge im Blut bedeuten.

Hämatom:
ein Bluterguß. Ein Hämatom entsteht aufgrund einer Blutung im Gewebe, wobei sich das Blut innerhalb von Körperhöhlen oder im Gewebe selbst ansammelt. Man kennt dies z.B. bei dem sogenannten „blauen Fleck", der eine Ansammlung von Blut in den betroffenen Geweben ist. In manchen Fällen kapselt sich ein Hämatom im Gewebe ab. Je nach Lage und Größe muß es dann operativ entfernt werden.

Hämatothorax:
eine Ansammlung von Blut im Zwischenraum zwischen der Lunge und dem die Brust auskleidenden Brustfell. Es muß über eine Drainage* abgeleitet werden.

Hämaturie:
das Auftreten von Blut im Urin. Wenn das Blut äußerlich sichtbar ist, spricht man von „Makrohämaturie", wenn es direkt äußerlich nicht erkennbar ist, von Mikrohämaturie. Blut im Urin ist fast immer ein Hinweis auf eine schwerwiegende Erkrankung in den Nieren oder im Harnwegsbereich.

Hammer:
Teil der Gehörknöchelchen* im Ohr*.

Hammerzehe:
eine verkrümmte Zehe aufgrund eines stark gebeugten Gelenkes im Zehenmittel- oder Endgelenkes und eines überstreckten Gelenkes im Zehenansatz. Die Zehe sieht damit aus wie ein Hammer. Selten handelt es sich um ein angeborenes Phänomen, in den meisten Fällen ist eine Hammerzehe durch schädigende äußere Einflüsse hervorgerufen worden. Fast immer muß die Versteifung durch eine Operation behoben werden.

Hämoccult-Test:
ein Test auf nicht sichtbares Blut (sogenanntes „okkultes" Blut) im Stuhl. Eine sehr wichtige Untersuchung zur Diagnose von Darmerkrankungen. Bei Hämorrhoiden ist dieser Test allerdings nicht aussagefähig, da sich in diesem Fall fast immer geringe Blutmengen im Stuhl finden. Dieser Test ist sehr leicht auch zu Hause durchführbar.

Hämochromatose (Hämatosiderose):
die Eisenspeicherkrankheit, die vermutlich ein angeborenes Leiden ist. Dabei wird Eisen in großen Mengen in allen Geweben des Körpers abgelagert, wodurch es zu Organschäden und auf der Haut zu einer typischen bräunlich-bronzenen Verfärbung kommt. Diese Krankheit macht sich meistens erst im höheren Lebensalter ab etwa 50 Jahren und vor allem bei Männern bemerkbar. In der Folge können eine Leberzirrhose* und eine Zuckerkrankheit* (sogenannter Bronzediabetes) auftreten. Die einzige Möglichkeit der Behandlung ist ein häufig wiederholter Aderlaß, um dem Körper das Eisen zu entziehen.

Hämodialyse:
siehe Dialyse*.

Hämoglobin:
Diesen Stoff findet man auch unter der Abkürzung Hb. Es ist der rote Farbstoff des Blutes, der sich aus einem Eiweiß, dem Globin* und dem „Nichteiweiß" Häm* zusammensetzt. Das Hämoglobin ist in großen Mengen in den roten Blutkörperchen enthalten, wodurch diese ihre rote Farbe bekommen. Es transportiert den Sauerstoff von den Lungen zu den Zellen, wo es den Sauerstoff wieder abgibt. Der Gehalt des Hämoglobins im Blut, der sogenannte Hb-Wert, ist ein Maß für die Versorgung mit Eisen, da immer nur soviel Hämoglobin gebildet werden kann, wie Eisen vorhanden ist.

Hämoglobinopathien:
Krankheiten, bei denen das Hämoglobin nicht so gebaut ist, wie es sein sollte. Meistens handelt es sich dabei um vererbte Defekte. Die Auswirkungen sind entsprechend der unterschiedlichen Defekte ebenfalls sehr unterschiedlich. Typische Krankheiten mit Hämoglobinopathien sind die Sichelzellenanämie* und die Thalassämie*.

Hämolyse:
die Auflösung der roten Blutkörperchen in Folge einer Zerstörung der Zellwand (Zellmembran). Meistens geschieht das durch die mechanische Beanspruchung der roten Blutkörperchen, die sich durch die zum Teil sehr engen Blutgefäße quetschen müssen. Als krankhaft kann man es dann bezeichnen, wenn zusätzlich zum normalen Abbau rote Blutkörperchen zerstört werden. Dies kommt bei Vergiftungen, Infektionen oder auch bei bestimmten Reaktionen des Immunsystems* vor. Eine Hämolyse, die die Neubildung von roten Blutkörperchen übersteigt, führt zur hämolytischen* Anämie.

hämolytische Anämie:
eine Form der Blutarmut, die dadurch gekennzeichnet ist, daß weniger rote Blutkörperchen nachgebildet als abgebaut werden. Das kann z.B. bei krankhaft veränderten roten Blutkörperchen vorkommen, bei Infektionen, die sich schädigend auf die roten Blutkörperchen auswirken (z.B. Malaria*), in Folge einer Vergiftung oder bei einer Autoimmunkrankheit*, bei der sich die eigenen Antikörper gegen die eigenen roten Blutkörperchen richten.

Hämophilie:
siehe Bluterkrankheit*.

Hämoptoe (Hämoptysis):
das Aushusten von Blut aus den Atemwegen oder der Lunge. Der Bluthusten ist immer ein ernsthaftes Symptom und muß daher umgehend ärztlich untersucht werden.

Hämorrhoiden:
Im Bereich des Afters befinden sich eine Menge kleiner und kleinster Blutgefäße. Wenn das Blut in diesen Gefäßen gestaut wird, z.B. durch eine vorwiegend sitzende Lebensweise oder durch ein starkes Pressen beim Stuhlgang in Folge einer Verstopfung, dann bilden sich aus diesen Gefäßen Krampfadern, die als Hämorrhoiden bezeichnet werden. Meistens kommen dann Entzündungserscheinungen hinzu. Man unterscheidet die inneren Hämorrhoiden von den äußeren, wobei die inneren über längere Zeit hinweg keinerlei Beschwerden verursachen müssen. Es kann allerdings hin und wieder zu leichten Blutungen und Juckreiz kommen. Äußere Hämorrhoiden treten häufig zunächst nur beim starken Pressen beim Stuhlgang zu Tage, bilden sich im Anfangsstadium jedoch wieder zurück. Später bleiben sie dann au-

ßerhalb und man spricht auch von einem „Hämorrhoidenvorfall“. Die Behandlung von Hämorrhoiden sollte zunächst an der Ursache, in der Regel also an der Beseitigung der Verstopfung ansetzen. Eine ballaststoffreichere Ernährung kann hier schon Wunder wirken. Man kann auch versuchen, mit ärztlicherseits verordneten Salben oder Zäpfchen eine Besserung herbeizuführen. Falls es zu einem Heraustreten der Hämorrhoiden kommt, wird meistens eine Verödung der Gefäße durchgeführt, wobei je nach Grad verschiedene Behandlungsmethoden eingesetzt werden. Ohne Behandlung können an den äußeren Hämorrhoiden sehr schmerzhafte Entzündungen auftreten. Die Entstehung eines Krebses aus Hämorrhoiden ist dagegen äußerst selten.

Hämosiderose:
siehe Hämochromatose*.

Hämostase:
der Vorgang der Blutstillung bzw. der Blutgerinnung im Körper. Dabei arbeiten mehrere Faktoren zusammen. Zum einen ballen sich die Thrombozyten an der betroffenen Stelle zusammen, die Gefäßmuskeln ziehen sich zusammen, das Gefäß verengt sich dadurch, und der eigentliche Prozeß der Blutgerinnung läuft ab.

Handauflegen:
neben der Fernheilung eine Methode der Geistheilung*, bei der durch die Hände des Heilers göttliche oder „kosmische“ Kraft auf den Patienten einwirken soll. Vgl. auch Reiki*.

Handwickel:
kalter Wickel nach Kneipp um die Hand zur Behandlung von lokalen Geschwüren, Wunden und Fingerentzündungen.

haploid:
siehe unter diploid*.

Harn (Urin):
Mit dem Urin schwemmen wir nicht nur Wasser, sondern auch die Abfallprodukte des Eiweißstoffwechsels sowie überschüssige Mineralsalze aus. Das Wasser ist im Prinzip nur das Transportmedium, um all diese Stoffe aus dem Körper zu befördern. Der Harn wird dabei in mehreren Schritten in den Nieren aus dem Blut gebildet, wobei verschiedene Mechanismen zusammenwirken. Das Blut wird einerseits gefiltert, um die Blutkörperchen und größere Eiweißmoleküle zurückzuhalten, die noch gebraucht werden. Dann gibt es aktive Ausschleusungsmechanismen für Stoffe, die zwar bei der Filtration zurückbleiben, aber dennoch mit dem Harn ausgeschieden werden sollen, und schließlich werden bestimmte wertvolle Stoffe aktiv zurückgehalten bzw. aus dem Harn wieder zurückgeholt (zurückresorbiert). Die Farbe des Harns ist ein Gradmesser, ob wir genug Flüssigkeit zu uns genommen haben: Ist er dunkelgelb, dann war es zuwenig, bei hellgelber bis fast weißer Farbe war es genug. Im normalen Harn finden sich dabei weder Zucker noch Eiweißbestandteile.

Harnblase:
Die Harnblase ist ein Hohlorgan, in dem der Harn gesammelt wird. Ihr Fassungsvermögen beträgt etwa 300 bis 500 ml. Ihre Wand besteht aus einer Muskelschicht, die nicht willkürlich anzuspannen ist. Wenn die Harnblase entleert wird, sind es diese Muskeln, die dafür sorgen, daß auch aller Harn herausgedrückt wird. Die Innenwand der Harnblase wird von einer Schleimhautschicht gebildet. Von den Nieren zur Harnblase füh-

ren die Harnleiter*, die Ableitung des Harns erfolgt in der Harnröhre*. Am Ausgang der Harnblase zur Harnröhre befinden sich ringförmige Schließmuskel, die den Harn zurückhalten.

Harnblasenentzündung:
eine meist in Folge einer örtlichen Unterkühlung in der unteren Körperhälfte hervorgerufener Infektion der Harnblasenschleimhaut (Harnblase*). Das eindeutige Symptom ist der beständige Harndrang, der sich mit mehr oder weniger Schmerzen verbunden alle 10 bis 20 Minuten bemerkbar macht. Meistens verschwinden die Beschwerden relativ schnell wieder. Empfehlenswert ist es, viel zu trinken. Sobald allerdings Fieber auftritt oder Blut im Urin auftaucht, sollte vorsichtshalber der Arzt aufgesucht werden, um auf eine Entzündung des Nierenbeckens* zu untersuchen, die wiederum sehr gefährlich werden kann.

Harninkontinenz:
das Unvermögen, den Harn zurückzuhalten. In den meisten Fällen kommt es dazu in Folge einer Schwächung der Muskulatur an den Schließmuskeln. Das kann z.B. bei Frauen nach Geburten vorkommen, aber auch eine Folge von Nervenschäden sein. Häufig ist eine Harninkontinenz psychisch bedingt oder es kommen mehrere Faktoren zusammen. Ein ungewollter Harnabgang tritt besonders leicht nach plötzlichen Bewegungen wie Springen, Laufen, Heben, Niesen oder Husten auf.

Harnleiter (Ureter):
Die beiden etwa 30 cm langen Verbindungsgänge zwischen den Nieren und der Harnblase. Sie sind nur wenige Millimeter dick und werden aus Muskelgewebe gebildet. Sie transportieren aktiv den Harn von den Nieren in die Harnblase. Die Harnleiter sind empfindlich gegenüber aus der Niere abgehenden Harnleitersteinen (Harnsteine*), die sich an den engsten Stellen festsetzen und den Harn zurückstauen können. Das kann zu starken Schmerzen (Nierenkoliken) und zu Schäden der entsprechenden Niere führen (siehe Harnsteine*).

harnpflichtige Substanzen:
Damit bezeichnet man die Stoffe, die über die Niere mit dem Harn ausgeschieden werden müssen.

Harnröhre:
Durch die Harnröhre wird der Harn aus der Harnblase abgeleitet. Sie ist bei den Geschlechtern verschieden lang. Beim Mann beträgt ihre Länge 20 cm, bei der Frau dagegen nur 4 cm.

Harnsediment:
Wenn der Harn zentrifugiert wird, setzen sich einige feste Bestandteile ab, die Aufschluß über die Zusammensetzung des Harns und die Funktionsfähigkeit der Nieren geben können.

Harnstoff:
gemeinsam mit der Harnsäure ein Endprodukt des Eiweißstoffwechsels, das mit dem Harn ausgeschieden wird. Bei einem Übermaß an Harnstoff oder einer gestörten Ausscheidung kann es zur Enstehung von Gicht* kommen.

Harnsteine:
Diese Steine werden auch Nieren- oder Blasensteine genannt, je nach dem Ort ihres Auftretens. In den meisten Fällen entstehen sie in den Nieren und können dann in allen Teilen des Harnableitungssystems gefunden

werden. Die Ursache ihres Entstehens ist unklar, wobei meist Stoffwechselstörungen wie z.B. Gicht* oder Harnabflußstörungen vorliegen. Meistens handelt es sich um sogenannte Oxalatsteine, es kommen aber auch andere Zusammensetzungen wie Harnsäuresteine, Phosphatsteine oder Zystinsteine vor. Gefährlich werden sie erst, wenn sie im Harnleiter stecken bleiben und Stauungen im Harnabfluß verursachen. Meistens werden sie langsam durch den Harnleiter in die Blase transportiert, was dann sehr schmerzhaft sein kann (Nierensteinkolik). In der Blase selbst verursachen die Steine keine besonderen Störungen mehr. Allgemein bedeuten Steine, unabhängig davon, wo sie auftreten, ein erhöhtes Infektionsrisiko. Sie können aus dem Harnleiter mit einer Schlinge oder durch eine Zertrümmerung entfernt werden, falls sie nicht spontan in die Blase abgehen.
Wenn einmal Nierensteine aufgetreten sind, so muß man immer wieder mit einem Auftreten rechnen. Vorbeugend hilft eine (abhängig von der Steinart) eiweiß- und fettarme Ernährung, kombiniert mit einer außerordentlich großzügig zu bemessenden täglichen Flüssigkeitsmenge. Je verdünnter der Harn, desto geringer ist die Wahrscheinlichkeit des Auftretens von Nierensteinen.

Harnverhaltung (Harnsperre):
wenn trotz eines starken Harndranges kein Harn aus der Harnblase ausgeschieden werden kann. Im akuten Fall verhindert eine mechanische Störung den Abfluß (z.B. aufgrund eines eingeklemmten Blasensteines, nach Operationen oder bei Verletzungen). Eine chronische Harnverhaltung liegt vor, wenn immer ein gewisser Anteil an Restharn in der Harnblase zurückbleibt. Dies ist z.B. bei fortgeschrittenen Erkrankungen der Prostata* möglich, kann aber auch in Folge einer Störung des Schließmuskels an der Harnröhre oder der Muskeln der Harnblase vorkommen. Ein derartiges Muskelversagen ist in der Regel auf Störungen in den „zuständigen" Nervenbahnen zurückzuführen.

Hauhechel:
Ononis spinosa; Arzneipflanze aus der Familie der Schmetterlingsblütler, Fabaceae. Verwendete Teile: Wurzel; Drogenbezeichnung: Ononidis radix. Inhaltsstoffe: ätherisches Öl, Isoflavonoide, Flavonoide. Heilwirkung und Verwendung: wassertreibend bei Harnwegserkrankungen und Gicht; Nieren- und Blasensteinen, vorbeugend gegen Nierensteine. Auch in der Homöopathie wird Hauhechel (Ononis spinosa, Kürzel: Onon.) u.a. als Diuretikum verwendet.

Hauschka-Massage (auch „rhythmische Massage"):
von der Ärztin Margarete Hauschka (1896-1980) entwickelte Massageform der anthroposophischen* Medizin.

Haut:
Unsere Haut hat eine Menge von Funktionen. Sie schützt den Körper vor äußeren Einflüssen, sie ist unser Tastorgan, über die Haut wird unsere Körpertemperatur geregelt und sie trägt durch ihre Ausscheidungen dazu bei, daß unser Körper schädliche Stoffwechselprodukte loswerden kann.
Die Hautoberfläche beträgt in etwa 1,5 bis 2 m^2. Sie ist aus drei Schichten aufgebaut. Die oberste Schicht, die Oberhaut, besteht aus der sogenannten Hornhaut (Deckzellenschicht). In den tieferen Schichten der Oberhaut

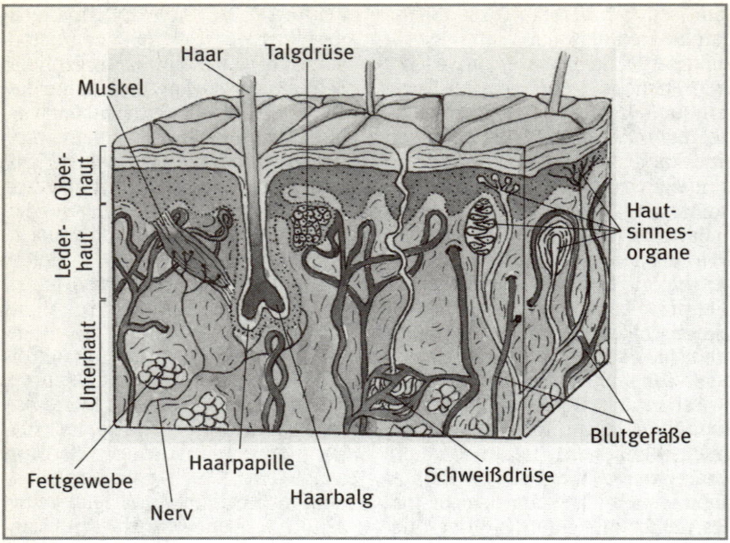

Schematischer Aufbau der Haut

werden unter dem Einfluß von UV-Strahlen die Pigmente gebildet, die die Haut dunkel (braun) werden lassen. Auf diese Weise schützt sich die Haut selbst vor zu starker schädigender Sonneneinstrahlung. Die Oberhaut enthält weder Blutgefäße noch Nervenstränge. Unter der Oberhaut liegt die Lederhaut, eine Bindegewebsschicht, die auch einzelne Muskelfasern enthält. Hier finden wir auch die Blut- und Nervenstränge der Haut. Das Unterhautgewebe besteht neben einem großen Bindegewebsanteil vor allem aus Fettgewebe. Dieses hat eine wärmeisolierende und stoßdämpfende Funktion. Die Haut insgesamt ist dabei von zahlreichen Schweiß- und Talgdrüsen durchsetzt. Außerdem sorgen spezielle Nervensensoren dafür, daß der Körper immer über die aktuellen äußeren Temperaturwerte der Haut informiert ist.

Hautkrebs:

Der Hautkrebs ist im Prinzip keine einheitliche Krebsform. Die einzelnen Varianten haben gemeinsam, daß sie an der Hautoberfläche auftreten. Die harmloseste Variante ist das Basaliom, ein „halbbösartiger“ (semimaligner) Krebs, der sich zwar zerstörerisch in andere Gewebe hineinfrißt, allerdings keine Metastasen* absiedelt. Das verhornende Plattenepithelkarzinom kann dagegen relativ früh schon Metastasen an den Lymphknoten* absiedeln, was die Heilungsaussichten stark vermindert.

Das maligne* Melanom (der sogenannte schwarze Hautkrebs) ist der gefährlichste und am schnellsten wachsende Hautkrebs. Es kommt in vielerlei äußerlichen Ausformungen vor, so daß man im Zweifelsfall besser den Hautarzt aufsucht. Insgesamt wird ein Hautkrebs allerdings meistens schon relativ früh erkannt, so daß die Heilungsquote im Vergleich zu anderen Krebsarten relativ hoch ist. Neben einer chirurgischen Entfernung des betroffenen Hautgebietes, kommt zur Behandlung noch eine Strahlentherapie und eine Chemotherapie in Frage.

Hautpilze (Dermatomykosen):
Die häufigsten Hautpilzerkrankungen betreffen die Hände und Füße (Fußpilz*). Am liebsten siedeln sie sich in Hautfalten an, die immer etwas feucht und warm sind, also in den Zehenzwischenräumen oder zwischen den Fingern. Voraussetzung ist allerdings eine bereits vorgeschädigte Haut, bei der das Abwehrsystem nicht richtig funktioniert. Insbesondere eine Schädigung des natürlichen Hautfettfilms und der Bakterienflora durch ständiges Händewaschen oder den Gebrauch von desinfizierenden Waschlösungen bilden für Hautpilze einen idealen Nährboden.
In den meisten Fällen reicht eine äußerliche Behandlung aus, bei schwerwiegenderen Erkrankungen gibt man auch innerlich einzunehmende Medikamente.

Haysche Trennkost:
von dem amerikanischen Arzt Howard Hay (1866-1940) entwickelte Diät, nach der Proteine und Kohlenhydrate weitgehend getrennt aufgenommen werden sollen. Hay glaubte, daß die gleichzeitige Aufnahme dieser beiden Nahrungsbestandteile zur Säurebildung führe, und dies sei eine der wichtigsten Ursachen für Krankheiten. Die Haysche Trennkost hat jedoch keinen nachweisbaren therapeutischen Nutzen.

Hb:
die Abkürzung für Hämoglobin*.

HCG:
ein Hormon, das in den ersten Schwangerschaftsmonaten gebildet wird und die Hormonproduktion des Gelbkörpers* aufrechterhält, der wiederum die Abstoßung des befruchteten Eis unterbindet. Man kann das HCG bereits ab etwa der zweiten Schwangerschaftswoche im Blut oder im Urin nachweisen (also direkt nach der Befruchtung). Die meisten Schwangerschaftstests beruhen auf diesem Prinzip.

Head-Zonen:
nach ihrem Entdecker benannte Hautzonen, bei denen ein Schmerzempfinden einen Hinweis auf eine Erkrankung eines inneren Organs geben kann. Das hat seinen Grund darin, daß sowohl diese Hautzonen, als auch die betreffenden Organe von den gleichen Nervensegmenten des Rückenmarks „versorgt" werden. Z.B. kann auf der Innenseite des Oberarms ein Schmerz empfunden werden, wenn eine Krankheit in den Herzkranzgefäßen (z.B. eine Arteriosklerose) vorliegt; umgekehrt sollen durch Behandlung von außen (z. B. Massagen, Güsse) die erkrankten Organe auf günstige Weise beeinflußbar sein.

Heidelbeere:
Vaccinium myrtillus; Arzneipflanze aus der Familie der Heidekrautgewächse, Ericaceae. Verwendete Teile: Früchte und Blätter; Drogenbezeichnung: Myrtilli fructus bzw. Myrtilli folium. Inhaltsstoffe: in den Früchten Gerbstoffe, Flavonoide, Anthocyane, Mineralstoffe, Fruchtsäuren, Zucker; in den Blättern Flavone, Gerbstoffe, Arbutin, Glykoside, Spurenelemente. Heilwirkung und Verwendung: Früchte wirksam gegen unspezifische, akute Durchfallerkrankungen und leichte Entzündungen

der Mund- und Rachenschleimhaut; Blätter wirksam gegen Blasenschwäche, Harnwegsinfekte und Durchfall.

Heilbad:
siehe medizinisches Bad*.

Heilerde:
Peloid*, dessen absorbierende Wirkung auf dem hohen Gehalt an Kieselsäure, Mineralstoffen und Spurenelementen (Eisen, Aluminium, Kalk, Magnesium, Natrium u.a.) beruht; es bindet bei äußerer Anwendung entzündliche und eitrige Absonderungen der Haut (z. B. bei Allergien, Ekzemen, Geschwüren) und bei innerer Anwendung Gärungs- und Giftstoffe im Magen-Darm-Trakt (z. B. bei Durchfallerkrankungen).

Heileurythmie:
in der anthroposophischen* Medizin angewendete Bewegungskunst und -therapie*, bei der Laute bzw. Lautfolgen, Wörter und Wortfolgen sowie Gesang auf die Ebene raumgreifender Bewegungen überführt werden.

Heilfasten:
Form des Fastens zu therapeutischen Zwecken, die schon in vorgeschichtlicher Zeit bekannt war und dort von religiös-kultischen Handlungen begleitet war. Die moderne Form des Heilfastens wurde von dem deutschen Arzt Otto Buchinger (1878-1966) auf wissenschaftliche Grundlagen gestellt. Durch Fasten soll eine „Entschlackung" des Körpers, das heißt, eine Entlastung bzw. Befreiung der Körperzellen von Giftstoffen, zuviel Wasser, Eiweiß und Säure, bewirkt werden. Der therapeutische Effekt ist umso größer, wenn das Fasten den Rahmen einer Kur erhält, samt einer Umstellung des Tagesablaufs (Befreiung von alltäglichen Pflichten) und der Möglichkeit zur Konzentration auf sich selbst. Es gibt eigens Fastenkliniken, die sich auf solche Kuren spezialisiert haben; begleitende Maßnahmen des Fastens sind dort u.a. viel Bewegung, physikalische Anwendungen und Ruhezeiten. Mögliche Ziele sind – neben dem konkreten therapeutischen Nutzen (etwa Abbau von Übergewicht) – die Besinnung auf sich selbst und möglicherweise eine seelisch-geistige Umstimmung und Neuorientierung.

Heilgymnastik:
siehe Krankengymnastik*.

Heilhypnose:
siehe Hypnosetherapie.

Heilmagnetismus:
therapeutisches Verfahren, bei dem ein Magnetiseur (ein angeblich mit magnetischen Kräften ausgestatteter Heiler) durch Berührung bzw. Handauflegen* eine heilende Wirkung auf den Patienten auszuüben sucht. Der Heilmagnetiseur kann angeblich die Aura* eines Menschen wahrnehmen und daran den Krankheitszustand erkennen; die Aura soll durch die Kirlian*-Fotografie auch sichtbar zu machen sein.

Heilpflanzen (auch „Arzneipflanzen" und „Drogenpflanzen"):
Pflanzen, die wegen ihres Gehalts an heilwirksamen Inhaltsstoffen zu medizinischen Zwecken verwendet werden. Die Verwendung von arzneilich wirksamen Pflanzen (Phytotherapie*) ist so alt wie die Heilkunde überhaupt; in der wissenschaftlichen Medizin verwendet man heute im allgemeinen die aus den Pflanzen isolierten bzw. durch chemische Verfahren industriell gewonnenen Wirkstoffe. Bei der Verwendung von Heilpflanzen unterscheidet man ihre arz-

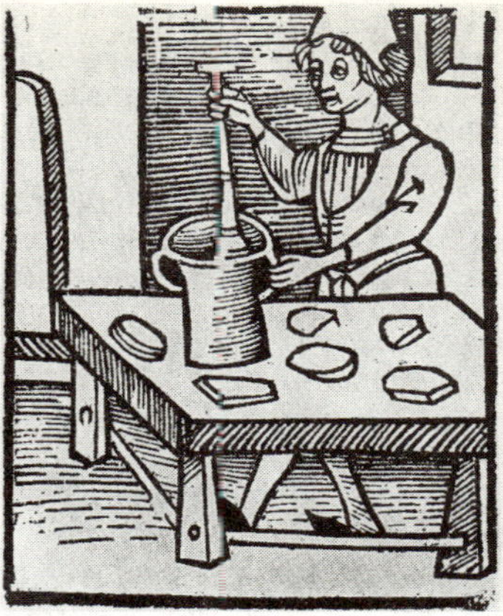

Mittelalterlicher Holzschnitt: Apotheker am Mörser, 1529

neilich verwertbaren Teile: vor allem die Blätter (lat. Folia*), die Rinde (Cortex*), die Wurzel (Radix*), Wurzelstock (Rhizoma*), Blüten (Flores*), Samen (Semen*) und Frucht (Fructus*). In der Regel werden die Pflanzen, um sie haltbar zu machen, getrocknet und erst danach weiterverwertet. Zu ihren wichtigsten Inhaltsstoffen gehören Alkaloide, Glykoside, ätherische Öle, Gerb-, Schleim- und Bitterstoffe.

Heilpraktiker:
geschützte Bezeichnung für jemanden, der die Heilkunde beruflich und staatlich anerkannt, jedoch ohne ärztliche Approbation ausübt (lt. Heilpraktikergesetz (HPG) vom 17.2.1939). Über die Zulassung als Heilpaktiker entscheidet die untere Verwaltungsbehörde zusammen mit dem Gesundheitsamt; erforderlich ist u.a. der Nachweis über hinreichende Kenntnisse in Anatomie, Physiologie, Pathologie sowie in der Diagnostik und Therapie. Grundsätzlich darf der Heilpraktiker alle Behandlungs- und Untersuchungsmethoden ausüben; ausgenommen hiervon ist vor allem die Behandlung von Krankheiten, die unter das Bundesseuchengesetz fallen, die Gynäkologie, die Geburtshilfe sowie die Zahnheilkunde; außerdem darf der Heilpraktiker keine rezeptpflichtigen Arzneimittel verschreiben. Die berufliche Tätigkeit muß an einen festen Praxissitz gebunden sein.

Heilquelle:
Quelle, deren Wasser durch seinen besonderen Gehalt an Mineralstoffen und Spurenelementen (Kalzium, Magnesium, Eisen, Jod, Kalium u.a.) oder anderen Bestandteilen (Kohlensäure) eine nachweisbar heilkräftige Wirkung besitzt.

Heimlich-Handgriff:
eine Methode, um nach dem Verschlucken eines Fremdkörpers in der Luftröhre die drohende Erstickungsgefahr schnell zu beseitigen. Dazu umfaßt man den Betroffenen von hinten mit beiden Armen und drückt ein- bis zweimal kräftig in Höhe des Zwerchfells die Arme zusammen. Dadurch wird die in der Lunge vorhandene Restluft herausgepreßt und der Fremdkörper wieder ausgestoßen. Liegt der Betroffene auf dem Boden, dann preßt man mit übereinandergelegten Händen ebenfalls kräftig auf das Zwerchfell.

Helenin:
ein Sesquiterpenlacton, das antiseptisch (keimtötend) und expektorierend (auswurffördernd) wirkt; vgl. Alant*.

Helicobacter pylori:
das erst vor wenigen Jahren entdeckte Bakterium, das in den meisten Fällen für die Entstehung eines Magengeschwürs* verantwortlich gemacht

werden kann. Das Bakterium setzt sich in der Magenschleimhaut fest und hält der Magensäure dadurch stand, daß es Ammoniak bildet, das die Säure abpuffern kann. Dabei werden dann allerdings auch die umliegenden Zellen des Magens geschädigt, mit der möglichen Folge eines Magengeschwürs*.

Heliotherapie:
siehe Lichttherapie*.

Hemeralopie:
siehe Nachtblindheit*.

hemi:
eine Vorsilbe, die im Deutschen in etwa halb- oder halbseitig bedeutet. Eine Hemisphäre des Großhirns ist beispielsweise die linke oder die rechte Hälfte des Gehirns.

Hemiparese:
eine unvollständige Lähmung einer Körperhälfte, z.B. nach einem Schlaganfall*.

Hemiplegie:
die vollständige Lähmung einer Körperhälfte, meistens in Folge eines Schlaganfalls*.

Hemmung:
1. die Unterbindung einer Reaktion im Körper. Mit „kompetetiver Hemmung" ist die Blockade von Rezeptoren* durch Medikamente gemeint, so daß die körpereigenen Substanzen, die sich eigentlich dort anlagern sollen, dies nicht mehr können und wirkungslos bleiben (z.B. Beta*-Blocker).
2. Eine psychische Hemmung ist eine innere Blockade von psychischen Vorgängen.
3. Mit Hemmstoffen sind meistens Mittel gemeint, die gegen Viruserkrankungen eingesetzt werden.

Heparin:
ein Stoff, der sich hemmend auf die Blutgerinnung* auswirkt. Er hemmt dabei die Wirkung des Thrombins* auf das Fibrinogen*, so daß dieses sich nicht in Fibrin* umwandeln kann und damit die Blutgerinnung* ausbleibt. Außerdem unterbindet es bereits die Bildung des Thrombins* aus seiner Vorläufersubstanz, dem Prothrombin. Heparin wird als Medikament eingesetzt, um bei drohender Thrombosegefahr oder bereits eingetretener Thrombose die Blutgerinnung herabzusetzen.

Hepatitis:
In der Regel versteht man unter einer Hepatitis eine durch Viren verursachte Entzündung der Leber. Andere entzündliche Lebererkrankungen, die im Prinzip auch als Hepatitis bezeichnet werden können, entstehen durch Vergiftungen (vor allem mit Alkohol, aber auch mit Drogen oder Medikamenten). In selteneren Fällen können auch Bakterien zu einer Hepatitis führen. Die durch Viren ausgelösten Hepatitisformen unterscheiden sich nach ihren Verlaufsformen: Während die akute Entzündung innerhalb weniger Wochen überwunden ist, kann eine chronische Erkrankung über Jahre hinweg andauern, sich immer wieder bemerkbar machen und letztlich zum Leberversagen oder zu Leberkrebs führen. Dabei geht eine chronische Entzündung meist aus einer akuten hervor. Die verschiedenen Hepatitiserreger unterscheiden sich dabei sehr, man bezeichnet sie jeweils mit Buchstaben (A-G):
Hepatitis A: die häufigste Leberentzündung zumindestens in Deutschland. Sie wird sehr häufig von Reisen in den Mittelmeerraum oder aus Südamerika eingeschleppt. Sie wird meist durch verseuchtes Trinkwasser oder Nahrungsmittel übertragen. Der

Verlauf ist meist relativ leicht, und es entwickelt sich daraus niemals eine chronische Hepatits. Nach einer einmonatigen Inkubationszeit* macht sie sich nach schleichendem Beginn zunächst durch ein allgemeines Schwächegefühl mit Fieber und Verdauungsstörungen bemerkbar. Häufig (nicht immer) entwickelt sich eine Gelbsucht*. Der sichere Nachweis einer Hepatitis A kann nur über eine Laboruntersuchung durchgeführt werden. Nach etwa einem Monat ist alles überstanden. Komplikationen sind sehr selten.
Hepatitis B: Diese Form der Leberentzündung ist gefährlicher als die Hepatitis A. Sie wird vor allem durch direkte Blutübertragung, z.B. bei Verwendung infizierter Spritzen, aber auch durch sexuelle Kontakte übertragen. Die Inkubationszeit* kann bis zu sechs Monate betragen. Der Krankheitsverlauf kann sehr schwer sein und über Monate andauern. Die Leber vergößert sich, es kommt zu einem typisch dunklen Urin, in manchen Fällen entsteht eine Gelbsucht. Insgesamt sind die äußerlich erkennbaren Symptome aber eher uncharakteristisch. In etwa zehn Prozent aller Fälle nimmt die Erkrankung einen chronischen Verlauf. Dieser ist besonders gefährlich, da es zunächst außer einer allgemeinen Schwäche zu keinen weiteren Krankheitszeichen kommt, im weiteren Verlauf aber eine Leberzirrhose* und Leberkrebs entstehen kann.
Hepatitis C: Da man diese Hepatitisvariante früher nur schwer nachweisen konnte, wurde sie häufig durch Bluttransfusionen übertragen, was allerdings inzwischen durch verbesserte Nachweismethoden unterbunden werden konnte. In den meisten Fällen wird eine Hepatitis C heute durch infiziertes Spritzbesteck bei Drogenmißbrauch übertragen, seltener bei sexuellen Kontakten. Die Krankheit verläuft sehr symptomarm, so daß der Infizierte nicht immer eine Infektion bemerkt, und sie nimmt sehr häufig einen chronischen Verlauf (in etwa 75 % aller Fälle). Ihre Auswirkungen sind allerdings nicht so gefährlich wie die der chronischen Hepatitis B. Durch eine Kombination verschiedener antiviraler Medikamente ist inzwischen in der Hälfte aller Fälle eine endgültige Heilung möglich.
Hepatitis D: kommt bei uns seltener vor und wenn, dann immer in Kombination mit einer Hepatitis B, und wird daneben häufig nicht bemerkt. Es gilt das bei Hepatitis B Gesagte.
Hepatitis E: Diese vor allem außerhalb Europas verbreitete Form nimmt meist einen ähnlichen Verlauf wie die Hepatitis A mit sehr häufigem Auftreten einer Gelbsucht*. Allerdings verläuft sie in etwa 5 bis 10 % aller Fälle sehr fulminant und dann mit meist tödlichem Ausgang.
Hepatitis G: Dieses Virus konnte erst 1995 entdeckt werden. Der Verlauf ähnelt sehr der Hepatitis C und kommt häufig gemeinsam sowohl mit Hepatitis C als auch mit Hepatitis B vor.
Autoimmun-Hepatitis: eine Autoimmunkrankheit*, die familiär gehäuft meist bei jüngeren Frauen auftritt. Sie nimmt in der Regel einen chronischen Verlauf und kann sich auch auf andere Organe ausweiten.

Hepatologie:
Dieses Teilgebiet der inneren Medizin beschäftigt sich mit den Krankheiten der Leber (Hepar).

Hepatomegalie:
die Vergrößerung der Leber, symptomatisch z.B. für eine Fettleber* oder bei einer Hepatitis*.

Herba:
pharmakologische Bezeichnung für Kraut; im Unterschied zur früheren Nomenklatur wird in der neueren pharmazeutischen Terminologie der Pflanzenname der Bezeichnung des Pflanzenteils im Singular vorangestellt (z. B. Alchemillae herba, Kraut vom Frauenmantel; früher: Herba Alchemillae).

Herd (Focus):
Als Herd (oder besser Krankheitsherd) wird der Teil eines Gewebes beschrieben, von dem aus sich eine Krankheit im Körper ausbreitet. Im Allgemeinen wird dieser Begriff nur gebraucht, wenn sich Krankheitserreger in irgendeinem Körperteil eingenistet haben, vom Immunsystem* des Körpers jedoch nur eingegrenzt, aber nicht vollständig vernichtet werden können. Einen solchen Herd finden wir sehr häufig im Bereich des Mundes, z.B. bei Zahnfleischentzündungen. Die Erreger können dann im Falle einer Immunschwäche auf den restlichen Körper übergreifen. Aber auch sonst wird das Immunsystem durch einen Herd permanent geschwächt.

Heredität:
mit „Erblichkeit" übersetzt, meint dieser Ausdruck das Maß, in dem vererbte Eigenschaften der Eltern bei den Kindern ausgeprägt werden.

Heringsche Regel:
von dem deutschen Arzt Constantin Hering (1800-1880) aufgestellte homöopathische Regel zur Beurteilung des Heilungsprozesses; danach bessern sich die Symptome eines Patienten in drei bestimmten Richtungen: von oben nach unten (d. h., erst heilen lebenswichtige Organe, dann unwichtigere), von innen nach außen (von zentralen Organen, etwa den inneren, zu peripheren, etwa der Haut) und in der umgekehrten zeitlichen Reihenfolge ihres Auftretens (am Anfang die zuletzt, am Ende die zuerst aufgetretenen). Das vorübergehende, erneute Auftreten früherer, überwunden geglaubter Symptome verweist dabei auf einen tiefgreifenden Heilungsprozeß in der gewünschten Richtung und wird darum als positiv bewertet.

Hermaphroditismus (Zwitterbildung):
Dieser Begriff ist aus dem Namen des männlichen griechischen Gottes Hermes und der weiblichen Göttin Aphrodite zur Bezeichnung einer Mischung männlicher und weiblicher Eigenschaften zusammengesetzt worden. In sehr seltenen Fällen handelt es sich um einen echten Zwitter, bei dem sowohl weibliche als auch männliche Keimzellen vorhanden sind (Eierstöcke und Hoden). Es kommt dabei zu einer unterschiedlichen Ausprägung des Geschlechts, das von der „Durchsetzungsfähigkeit" der männlichen oder weiblichen Hormone abhängig ist. Eine wesentliche Rolle bei der Geschlechtsausprägung spielt auch die Erziehung in der Kindheit. Falls der oder die Betroffene es wünschen, kann ein chirurgischer Eingriff zu einem eindeutigen Geschlecht verhelfen.
In den meisten Fällen handelt es sich jedoch um einen falschen bzw. Pseudo-Hermaphroditismus, bei dem zwar die Hoden oder die Eierstöcke vorhanden sind, aber aufgrund einer Störung im Hormonsystem die männlichen oder weiblichen Hormone nicht ausreichend wirken können, um alle sekundären Geschlechtsmerkmale* vollständig auszubilden. Im Gegenteil: Häufig werden Geschlechtsmerkmale des gegenteiligen Geschlechts ausgeprägt. Auch in diesem Fall wird sehr häufig eine Operation

durchgeführt, die zu einem eindeutigen äußeren Geschlecht führt.

Hernie (ein „Bruch"):
das Hervortreten von Eingeweideteilen durch eine Schwachstelle oder Lücke in der Bauchwand. Dabei sind die Eingeweide sackartig vom Bauchfell (dem Bruchsack) umhüllt. Typische Stellen für Hernien im Bauch sind die Leistengegend, der Bauchnabel und Narben. Die eigentliche Ursache ist eine Schwäche des Bindegewebes, die erworben oder veranlagt sein kann. Der Bruch kommt aber in der Regel durch ein äußeres Ereignis zustande, das den Druck im Bauchraum ansteigen läßt, wie bei Husten, schwerem Heben, nach Schwangerschaft oder einer Verstopfung. Der Leistenbruch ist die häufigste Hernie bei Männern. Man unterscheidet den direkten Leistenbruch, der einen Bruchsack direkt neben dem Hoden entstehen läßt, von einem indirekten Leistenbruch, wobei die Eingeweide in den Hodensack selbst hineinrutschen. Andere Hernienvarianten sind weitaus seltener. Schmerzhaft ist ein Bruch kaum, häufig lassen sich die herausgetretenen Teile wieder in den Bauch zurückdrücken. Früher wurde in diesen Fällen ein Bruchband verordnet, das die Eingeweide im Bauch zurückhalten sollte. Allerdings kann das nur eine vorübergehende Notlösung sein, da keine ursächliche Behandlung erfolgt. Diese ist in aller Regel eine Operation mit einem Nahtverschluß der Bauchwandlücke. Gefährlich kann ein Bruch werden, wenn sich Darmschlingen im Bruch einklemmen und ein Darmverschluß droht. Dann muß sofort operiert werden.

Heroin:
das Rauschmittel mit einem der höchsten Suchtpotentiale, da in der Regel bereits ein einmaliges Ausprobieren genügt, um eine Abhängigkeit zu erzeugen. Heroin gehört zu den Opiaten; seine Wirkung ähnelt der des Morphins, ist allerdings deutlich stärker. Einerseits ist Heroin selbst direkt gefährlich, da die Gefahr einer Überdosierung besteht, andererseits wird es häufig mit nicht ungefährlichen Materialien gestreckt. Außerdem besteht bei Austausch von Injektionsnadeln die Gefahr einer Ansteckung mit Aids*, Hepatitis* und anderen Krankheiten.

Herpes:
darunter werden alle Krankheiten zusammengefaßt, die durch das Herpes-simplex-Virus ausgelöst werden. Dieses Virus befällt in der Regel ganz bestimmte Hautpartien, bevorzugt in der Mund- und der Genitalregion. Fast alle (älteren) Erwachsenen haben irgendwann in ihrem Leben eine Herpesinfektion gehabt, meistens, ohne es zu merken. Es treten dabei nur kleine Bläschen auf, die ansonsten keine Beschwerden machen und daher kaum auffallen. Dann verschwindet das Herpes-Virus wieder, und nur bei einigen wenigen Personen kehrt es zurück, bzw. es überlebt in einigen Nervenzellen. Immer wenn es zu einer relativen Schwäche des Immunsystems* kommt, dann treten erneut die charakteristischen Bläschen auf. Gegen die Viren selbst läßt sich in der Regel nichts machen, daher beschränkt sich die Behandlung auf die Linderung der Symptome.

Herz:
Das Herz ist ein großer Muskel bzw. ein muskuläres Hohlorgan. Es ist etwas größer als eine Faust und faßt ein Blutvolumen von einem halben bis einem Liter. Es pumpt pro Minute durchschnittlich, je nach Bela-

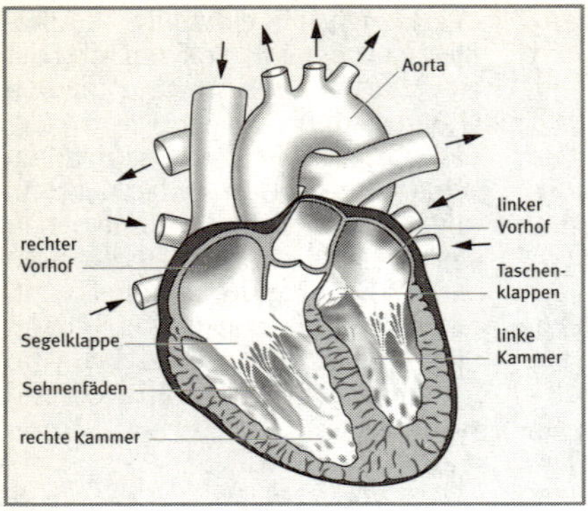

Aufbau des Herzens

stung, ca. 5-10 Liter Blut durch das Gefäßsystem, das sind am Tag ungefähr 14 000 Liter. Das Herz wiegt beim Erwachsenen etwa 350 g. Die Herzwand ist aus drei Schichten aufgebaut: Eine innere Hautschicht (das Endokard) kleidet das Innere des Herzens aus. Darüber liegt die eigentliche Muskulatur (das Myokard). Als Außenwand dient wieder eine Art Haut (das Epikard). Darum herum liegt der sogenannte Herzbeutel (Perikard), der das gesamte Herz umgibt und der Schmiermittel enthält, damit das Herz bei seiner Bewegung möglichst keine Reibungsverluste hinnehmen muß. Um das Herz herum verlaufen die Herzkranzgefäße, die die Herzmuskeln selbst mit Blut und Sauerstoff versorgen. Durch das abwechselnde Zusammenziehen (Systole*) und das Erschlaffen der Muskeln (Diastole*) wird das Blut durch die Gefäße gedrückt. Daneben gibt es allerdings auch noch Muskeln in den Wänden der Blutgefäße im Körper, die das Herz bei seiner Arbeit unterstützen. Das Herz ist in zwei Hälften, die rechte und linke Herzhälfte, aufgeteilt, die ihrerseits wieder jeweils in einen Vorhof und eine Herzkammer gegliedert sind. Die Vorhöfe sind muskulär etwas schwächer als die Kammern. Die linke Kammer ist ihrerseits stärker als die rechte.

Der Blutstrom durch das Herz startet sozusagen an der oberen Hohlvene*, in der das Blut aus den Körpervenen gesammelt wird und in das Herz zurückfließt. Die Hohlvene mündet in den rechten Vorhof. Von hier aus geht es weiter durch die rechten Segelklappen (Atrioventrikularklappen) in die rechte Herzkammer. Über die Pulmonalisklappe (Lungenklappe, eine Taschenklappe) wird das Blut in die Lunge geleitet, wo neuer Sauerstoff aufgenommen und Kohlendioxid abgeliefert wird. Von der Lunge

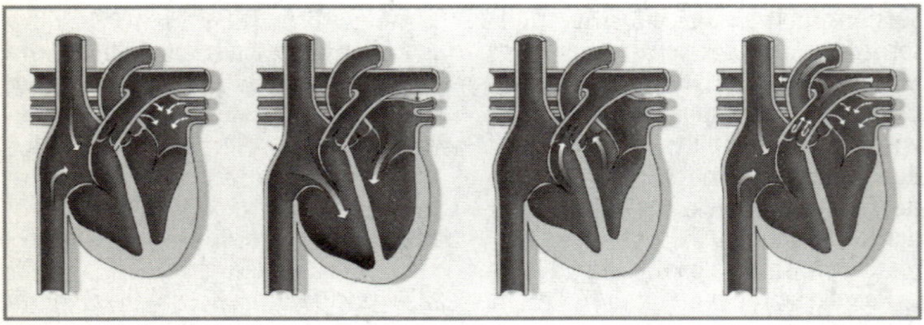

Die vier Phasen des Herzschlags

strömt das Blut in den linken Vorhof und von dort durch die linke Segelklappe in die linke Herzkammer. Von hier aus wird dann das sauerstoffreiche Blut über die Aorta* in den Körper geleitet, von wo es nach Abgabe des Sauerstoffs an die Zellen durch die Hohlvenen wieder in das Herz zurückströmt.
Der Rhythmus des Herzens wird durch das Herz autonom geregelt (Erregungsleitungssystem*). In der ersten Phase füllen sich die Vorhöfe, wobei alle Herzklappen geschlossen sind und die Herzkammern sich etwas zusammenziehen. In der zweiten Phase erschlafft der Herzmuskel ganz, die Segelklappen zwischen Vorhöfen und Herzkammern öffnen sich, das Blut strömt in die Herzkammern und weiteres in die Vorhöfe. Dann zieht sich das Herz richtig zusammen und das Blut strömt durch die jetzt geöffneten Klappen zur Aorta und zur Lungenarterie. Die Segelklappen bleiben dabei geschlossen. Dann entspannt sich das Herz, und alles beginnt wieder von vorne. Der typische doppelte Herzschlag wird dabei durch das „Zuschlagen" der Herzklappen (die wie Ventile funktionieren) und die Anspannung der Muskeln erzeugt.

Herzauskultation:
das Abhorchen des Herzens.

Herzchirurgie:
ein Spezialgebiet der Chirurgie, das sich mit der operativen Behandlung des Herzens selbst, aber auch der Herz-Kranz-Gefäße beschäftigt. Kompliziertere Herzoperationen wurden im Prinzip erst möglich, als die Entwicklung der Herz*-Lungen-Maschinen soweit fortgeschritten waren, daß das Herz für eine gewisse Zeit aus dem Blutkreislauf ausgeschaltet werden konnte. Vorher mußte jede Herzoperation nach spätestens drei Minuten beendet sein, da ein längerer Herzstillstand zum Tod des Patienten geführt hätte.
Man unterscheidet Operationen am geschlossenen Herzen, bei der man mit entsprechenden Instrumenten in das Herz eindringt und Operationen durchführt, von Operationen am offenen Herzen, bei denen eine Herz-Lungen-Maschine eingesetzt wird und das Herz von Blut entleert und eröffnet wird.

Herzdruckmassage:
eine Maßnahme zur Wiederbelebung nach eingetretenem Herz- und Atemstillstand. Dazu preßt man mit beiden übereinandergelegten Händen kräftig auf das untere Drittel des Brustbeines in einem Rhythmus von ein- bis zweimal pro Sekunde. Der Patient muß dazu auf einer harten Unterlage liegen. Eine Herzdruckmassage ist nur in Zusammenhang mit einer Atemspende sinnvoll. Auf fünf Herzdruckmassagen sollte eine Atemspende kommen. Ist man allein, gilt die Regel: auf 15 Herzdruckmassagen zwei Atemspenden.

Herzfehler:
Angeborene Herzfehler bei Säuglingen kommen bei etwa 0,5 bis 1 % aller lebendgeborenen Kinder vor. In den meisten Fällen ist die Ursache ihrer Entstehung unbekannt, man vermutet ein Zusammenspiel einer erblichen Veranlagung mit äußerlichen Störungen während der Schwangerschaft. Häufig kommen Herzfehler auch in Zusammenhang mit anderen Fehlbildungen vor. Man unterteilt die Herzfehler zunächst danach, ob eine sogenannte Zyanose* auftritt oder nicht. Das ist eine Blauverfärbung des Kindes aufgrund einer mangelhaften Versorgung mit Sauerstoff. Keine Zyanose tritt z.B.

bei einer Pulmonalstenose, d.h. einer Verengung der zur Lunge führenden Arterie (Cor* pulmonalis), oder bei einer Störung im System der Aorta auf. Herzfehler mit einer leichten Zyanose sind meistens durch eine Verbindung zwischen der rechten und der linken Herzseite gekennzeichnet, so daß sich arterielles (sauerstoffreiches) Blut mit venösem (sauerstoffarmen) Blut mischt. Am häufigsten ist der sogenannte Ventrikelseptumdeffekt, eine direkte Verbindung zwischen den Herzkammern (25 % aller Herzfehler). Ist das „Loch" in der Herzwand relativ klein, kann man darauf hoffen, daß es sich innerhalb der ersten beiden Lebensjahre von alleine verschließt. Im Zweifelsfall führt man allerdings eine Operation durch. Auch relativ häufig ist eine Verbindung zwischen dem linken und rechten Vorhof. Von den zu einer starken Zyanose führenden Herzfehlern ist die Fallot-Tetralogie* der häufigste (10 % aller Herzfehler), der sich aber meist erst im zweiten Lebensjahr bemerkbar macht. Gefährlicher ist die „Transposition der großen Arterien", bei der die Lungenarterie mit der Aorta ihren Ausgangsort aus dem Herzen getauscht hat. Dieser Fehler muß sofort nach der Geburt operiert werden, da ansonsten bereits im ersten Lebensmonat über die Hälfte der betroffenen Säuglinge stirbt.

Herzfrequenz:
die Anzahl der Herzschläge pro Minute. Bei einer andauernden Beschleunigung der Herzfrequenz spricht man von einer Tachykardie*, bei einer andauernden Verlangsamung von einer Bradykardie*.

Herzgespann:
Leonurus cardiaca; Arzneipflanze aus der Familie der Lippenblütler, Lamiaceae. Verwendete Teile: blühendes Kraut; Drogenbezeichnung: Leonuri cardiacae hrba. Inhaltsstoffe: Iridoide (u.a. Leonurin), Alkaloide (u.a. Stachydrin), Flavonoide, Gerb- und Bitterstoffe, ätherisches Öl. Heilwirkung und Verwendung: als Herz- und Nervenmittel beruhigend und krampflösend; wird u.a. gegen Herzklopfen, nervöse Unruhe und Atemnot, Hitzewallungen und Angstzustände verwendet.

Herzglykoside:
bestimmte aus Pflanzen hergestellte Arzneimittel (Digitalis*), die sich stärkend auf das Herz auswirken. Sie werden als Glykoside bezeichnet, weil sich an dem Wirkstoff ein Zuckerrest angelagert hat. Sie erzielen ihre Wirkung durch die Stärkung der Herzmuskeln, die Verbesserung der Kontraktionsfähigkeit und die Absenkung der Herzfrequenz.

Herzhypertrophie:
Damit wird ein verstärktes Wachstum der Muskeldicke des Herzens beschrieben, das bei Störungen im Gefäßsystem (erhöhten Widerständen) oder bei Herzfehlern* entstehen kann. Es kommt zu erhöhtem Blutdruck, Herzschwäche mit der Gefahr von Ödembildungen (Lungenödem*) und einer mangelhaften Durchblutung der Organe.

Herzinfarkt:
Weil der Herzmuskel permanent arbeitet, ist eine Störung z.B. der Sauerstoffversorgung direkt spürbar und mit schweren Konsequenzen verbunden. Die Versorgung der Herzmuskeln geschieht über die Herzkranzgefäße, die sich regelrecht um das Herz herum spannen. Hemmnisse in diesen Gefäßen können den Blutfluß und damit die Versorgung eines Teils der Herzmuskeln mit Sau-

erstoff behindern oder gar ganz stoppen. Als Hemmnisse können Ablagerungen (Arteriosklerose*), eine Thrombose* oder eine Embolie* wirksam werden. Zu einem Herzinfarkt als schwerwiegendste Folge einer Durchblutungsstörung kommt es dann, wenn ein Teil des Muskelgewebes so schlecht durchblutet wird, daß es abstirbt. Je nach Größe und Wichtigkeit des betroffenen Gewebes ist der Herzinfarkt mehr oder weniger schwer.

In sehr seltenen Fällen werden die Symptome eines Herzinfarktes überhaupt nicht bemerkt, manchmal sind zwar Symptome spürbar, werden aber nicht als Herzinfarkt gedeutet, und erst im nachhinein wird bei einem EKG festgestellt, daß ein Herzinfarkt vorgekommen ist. Meistens aber sind die Symptome eindeutig: ein starker Brustschmerz mit einem Druckgefühl in der Brust, wobei die Schmerzen auf die Schultern und den linken Arm ausstrahlen können (ähnlich wie bei Angina* pectoris). Die Schmerzen halten über eine viertel bis halbe Stunde an. Besonders charakteristisch ist das gleichzeitig eintretende Todesangstgefühl. Darüber hinaus kann es zu einem Blutdruckabfall und einem erniedrigten Pulsschlag kommen. Nach ein bis zwei Tagen, falls nicht direkt der Tod eingetreten ist, kommt es in manchen Fällen zu einem Fieberanstieg und einer Entzündung des Herzbeutels.

Hat der Patient den Herzinfarkt überlebt, dann entsteht eine Narbe in dem betroffenen Muskel. In Folge dessen kann es langfristig zu Herzrhythmusstörungen*, einem Herzwandaneurysma* (einer Ausbuchtung der Herzwand) und zu einer deutlichen Schwächung des Herzens (Herzinsuffizienz*) kommen. Als Sofortmaßnahme bei einem Herzinfarkt (bzw. bei Verdacht darauf) ist äußerst wichtig, für sofortige ärztliche Hilfe zu sorgen. Minuten können hierbei lebensrettend sein. Die ärztliche Behandlung wird zunächst mit Schmerzmitteln und Nitroglyzerin erfolgen, das die Arterien erweitert und den Widerstand gegen den Druck des Herzens vermindert. Dadurch wird das Herz entlastet und braucht weniger Sauerstoff. Die weitere Therapie richtet sich nach dem Zustand des Herzens. Wenn irgend möglich, wird versucht werden, das arterielle Hemmnis zu beseitigen bzw. zu umgehen. Allerdings läßt sich abgestorbenes Muskelgewebe nicht wiederherstellen. Man ist heutzutage zu der Auffassung gekommen, daß möglichst frühzeitig nach Abschluß der Behandlung mit der Mobilisation* des Kranken begonnen werden sollte. Weiterhin ist ausreichende Bewegung die beste Vorbeugung gegen einen weiteren Herzinfarkt. Dazu gibt es spezielle, für Herzinfarktpatienten geeignete Sportgruppen, die ein spezifisches, an die Situation angepaßtes Training durchführen.

Herzinsuffizienz (Herzschwäche):
Das Herz ist bei einer Herzinsuffizienz nicht mehr in der Lage, seine Pumpfunktionen ausreichend zu erfüllen. Das typische Zeichen einer Herzinsuffizienz ist das Auftreten von Ödemen*, vor allem in der Lunge und in den Beinen. Häufig ist das Herz vergrößert und der Blutdruck erhöht. Die Therapie besteht aus blutdrucksenkenden Mitteln, harntreibenden Mitteln und Digitalispräparaten zur Stärkung des Herzens.

Herzkatheterisierung:
eine Methode zur Untersuchung des Gefäßsystems des Herzens. Dazu

geht man meistens von der Leiste oder der Ellenbeuge aus, wo der Katheter (ein dünner Schlauch) in ein Gefäß eingeführt wird. Von dort aus gelangt man in das Arterien- oder Venensystem und schiebt den Katheter langsam bis in das Herz vor. Die Lage des Katheters wird durch Röntgenaufnahmen ständig kontrolliert. Auf diese Weise lassen sich die Druckverhältnisse in den Herzkammern überprüfen, Proben entnehmen, und man kann spezielle Kontrastmittel direkt in die Herzgefäße geben und damit spezielle röntgenologische Untersuchungen durchführen.

Herzklappen:
Das Herz hat insgesamt vier Herzklappen. Je eine sitzt an der Verbindung zwischen einem Vorhof und der gleichseitigen Herzkammer, sowie je eine am Ausgang der Aorta bzw. der Lungenarterie. Sie funktionieren wie Ventile, und sie lassen jeweils nur eine Strömungsrichtung zu: von den Vorhöfen in die Herzkammern und von den Herzkammern in die Arterien.
Bei angeborenen Herzfehlern oder bei erworbenen Störungen, z.B. im Verlauf von rheumatischen Erkrankungen oder Infektionen, kann es entweder zu einer Verengung der Herzklappen kommen oder aber zu einer Herzklappeninsuffizienz, d.h., daß sich die Herzklappen nicht mehr richtig schließen lassen und Blut zurückfließen kann. In diesen Fällen kann es angebracht sein, künstliche Herzklappen einzupflanzen. Diese können aus Kunststoff hergestellt sein, von verstorbenen Personen gespendet sein, aber auch von Schweinen oder Rindern stammen. Diese Behandlung ist allerdings nicht selten mit Komplikationen verbunden.

Herzkranzgefäße:
Diese Arterien werden von zwei Abzweigen direkt neben der Aorta abgeleitet und mit Blut versorgt. Sie umlaufen den Herzmuskel wie ein Kranz. Ablagerungen in den Herzkranzgefäßen sind besonders gefährlich, da wir zwar auf viele Muskeln im Prinzip verzichten könnten, aber eben nicht auf den Herzmuskel. Alle Arten von Durchblutungsstörungen in den Herzkranzgefäßen führen zu „koronaren* Herzkrankheiten“. Sie führen unbehandelt letztendlich zu Angina* pectoris oder im schlimmsten Falle zu einem Herzinfarkt*.

Herz-Lungen-Maschine:
Mit einer solchen „Maschine“ kann vorübergehend, z.B. während einer Operation oder nach einem krankheitsbedingten Ausfall der Herz-Lungen-Funktionen, der Kreislauf aufrechterhalten werden. Dabei wird das Blut aus der „großen Hohlvene“, in der das „verbrauchte“ (sauerstoffarme) Blut aus den Venen zusammenfließt, aus dem Körper abgeleitet, in einem Oxygenator mit Sauerstoff angereichert und vom Kohlendioxid befreit. Dann wird je nachdem auch Narkosegas zugeleitet, das Blut auf Körpertemperatur (manchmal auch etwas niedriger) gebracht und über den arteriellen Kreislauf (meist in der Leistengegend) dem Körper wieder zugeführt. Bei diesem Vorgang muß das Blut ungerinnbar gemacht werden, wozu Heparin* verwendet wird. Man kann auf diese Weise das Herz bis zu sechs Stunden außer Funktion setzen, ohne Schäden zu verursachen. Erst mit Hilfe der Herz-Lungen-Maschine wurden Operationen am offenen, blutleeren Herzen möglich.

Herzmassage:
siehe Herzdruckmassage*.

Herzneurose:
eine Herzkrankheit, bei der keine krankhaften organischen Störungen des Herzens festgestellt werden können. Es treten Herzschmerzen, Herzrasen und manchmal ein plötzlicher Blutdruckanstieg auf. Dabei handelt es sich um eine Störung mit psychischen Ursachen, die bei tiefer Niedergeschlagenheit, sehr oft nach Trennungssituationen, auftreten kann.

Herzrhythmusstörungen:
damit werden alle Störungen bezeichnet, bei denen es entweder zu einer krankhaften Abweichung von der normalen Herzfrequenz nach unten oder oben oder zu Unregelmäßigkeiten im Ablauf der Herzmuskelaktionen kommt. Eine genaue Diagnose, um welche Form der Herzrhythmusstörungen es sich handelt, wird mit Hilfe eines EKGs* gestellt. Die möglichen Ursachen sind sehr vielfältig: Sie reichen von Nebenwirkungen bei bestimmten Medikamenten bis hin zu Elektrounfällen. Im Prinzip kommen alle das Herz- und den Hormonhaushalt (z.B. der Schilddrüse) beeinträchtigende Krankheiten als Ursache in Frage. Zur Behandlung müssen daher langfristig vor allem die zugrundeliegenden Krankheiten beseitigt werden. Für den akuten Fall helfen Medikamente, beim lebensbedrohenden Kammerflimmern* wird eine Elektroschocktherapie durchgeführt. Können die Störungen nicht beseitigt werden, muß vorübergehend oder auf Dauer ein Herzschrittmacher* implantiert werden. Im übrigen kommt es auch bei gesunden Menschen immer wieder zu Unregelmäßigkeiten im Herzschlag, die aber normalerweise kein Grund zur Besorgnis sind. Im Zweifelsfall sollte natürlich ein Arzt aufgesucht werden.

Herzschrittmacher:
Der natürliche Herzschrittmacher ist der Sinusknoten, als Rhythmusgeber des Erregungsleitungssystems* des Herzens. Als künstliche Herzschrittmacher kennt man einerseits die externen, die häufig im Rahmen einer intensivmedizinischen Behandlung vorübergehend eingesetzt werden, und die ihre Impulse von außerhalb des Körpers mit Elektroden zum Herzen leiten. Interne Herzschrittmacher werden dann implantiert, wenn über längere Zeit das Herz mit elektrischen Impulsen „versorgt“ werden muß, um regelmäßig oder schnell genug zu schlagen.
Moderne intelligente Schrittmacher sind in der Lage, auf die Anforderungen des Körpers zu reagieren und ihre Impulse dahingehend zu verändern. Es werden je nach Anforderung ganz spezielle Schrittmacher eingepflanzt. Die Operation, bei der ein Schrittmacher eingesetzt wird, dauert nicht lange und wird meist in örtlicher Betäubung durchgeführt. Die Lebensdauer eines Gerätes beträgt dann etwa zehn bis fünfzehn Jahre.

Herzschwäche:
siehe Herzinsuffizienz*.

Herzspitzenstoß:
Wenn das Herz sichtbar gegen die Brustwand schlägt, spricht man von einem Herzspitzenstoß; das kommt auch bei gesunden und schlanken Personen vor.

Herztod:
der sogenannte Sekundentod, bei dem es zu einem plötzlichen, ohne jede Vorwarnung eintretenden Herzstillstand kommt; meistens von akuten Herzrhythmusstörungen* verursacht.

Herztöne:
die Geräusche, die durch die Herzak-

tionen, insbesondere durch das Verschließen der Herzklappen, aber auch durch die Anspannung der Herzmuskulatur erzeugt werden. Der erste Herzton wird dabei in dem Moment erzeugt, in dem die Segelklappen zwischen den Vorhöfen und den Kammern „zugeschlagen" werden, der zweite Herzton beim Verschließen der Taschenklappen der Aorta bzw. der Lungenarterie. Neben diesen beiden normalen Herztönen können weitere Töne auf krankhafte Veränderungen hinweisen.

Herztransplantation:
Die Technik der Herztransplantation ist heutzutage sehr ausgereift. In der Regel wird dabei einem toten Unfallopfer das Herz entnommen, das dann dem Empfänger eingepflanzt wird. Beim hirntoten (siehe Hirntod*) werden dazu die Kreislauffunktionen von außen her soweit möglich in Gang gehalten, bis dann das Herz entnommen wird. Der Empfänger wird an eine Herz*-Lungen-Maschine angeschlossen. Nach der Verpflanzung wird mit Hilfe eines Defibrillators das Herz zum Schlagen angeregt (vgl. Defibrillation*).
Die eigentlichen Probleme beginnen meist erst dann. Das Immunsystem* des Empfängers erkennt das Spenderherz als Fremdes und beginnt sich gegen die fremden „eingedrungenen" Eiweißstoffe zu wehren. Der Empfänger bildet Antikörper*, die das Spenderherz normalerweise bald zerstören (Abstoßungsreaktion), was zum Tode des Patienten führen würde. Aus diesem Grund wurde diese Methode nach den ersten Transplantationen bald wieder aufgegeben. Heute werden die Spenderherzen sehr genau ausgewählt, und es werden über Jahre hinweg Medikamente gegeben, die das Immunsystem* unterdrücken, so daß es nicht zu einer Abstoßungsreaktion kommt. Die Überlebensrate innerhalb des ersten Jahres liegt bei etwa 90 %, nach fünf Jahren leben noch ca. die Hälfte der Transplantierten.

Herzwandaneurysma:
eine Ausstülpung der Herzwand, die meistens in Folge eines Herzinfarktes entsteht. Ein Herzwandaneurysma behindert die Arbeit des Herzens beträchtlich, da von den dortigen Muskelsträngen keine Arbeit geleistet wird und zusätzlich bei einer Zusammenziehung des Herzens eine gegenläufige Bewegung (gewissermaßen eine Ausbeulung des Herzens) stattfinden kann.

heterogen:
bedeutet verschiedenartig, anders, gegenteilig. Das Gegenteil von homogen*; beispielsweise ist Heterosexualität eine auf das andere Geschlecht bezogene Sexualität.

Heublumen:
in der Volksheilkunde arzneilich verwendete Blüten von Wiesengräsern, Poaceae; Drogenbezeichnung: Graminis flos. Die Inhaltsstoffe variieren je nach Zusammenstellung der Blüten. Man verwendet in der Kneipp*-Therapie Heublumensäckchen bzw. -wickel zur lokalen Wärmetherapie u.a. bei rheumatischen Beschwerden, Ischialgie und Muskelverspannungen. Bäder mit Heublumen bzw. ihren ätherischen Ölen können beruhigend und entspannend, auch schmerzlindernd wirken, sie verbessern die Durchblutung und den Gewebestoffwechsel, stärken die körpereigenen Abwehrkräfte und sollen auch bei Nieren- und Blasenleiden helfen.

Heuschnupfen (Heufieber):
die am weitesten verbreitete Form einer allergischen Erkrankung. Sie

wird durch Blütenpollen ausgelöst. Meistens ist man gegen die Pollen einer bestimmten Pflanze allergisch, manchmal auch gegen mehrere. Feststellen läßt sich dies mit besonderen Tests. Die Symptome sind ein starker Schnupfen, meistens verbunden mit Augenjucken, häufig auch mit einem allergischen Bronchialasthma. In selteneren Fällen kann auch ein hohes Fieber dazukommen.
Gegen die Ursache selbst ist nur sehr schwer etwas zu unternehmen. Manchmal hilft eine Hyposensibilisierung, rein symptomatisch können Antihistaminika das Leiden mindern, wobei allerdings zu beachten ist, daß diese Medikamente müde machen können. Bei Asthmaanfällen sind Cortisonpräparate angezeigt. Manche Blütenpollen können auch gezielt vermieden werden.

Hexenmilch:
ein Phänomen, das bei Neugeborenen direkt nach der Geburt öfters vorkommt. Dabei wird aus den Brustwarzen der Säuglinge ein der anfänglichen Muttermilch ähnliches Sekret abgesondert. Man vermutet, daß die weiblichen Schwangerschaftshormone, die noch im kindlichen Stoffwechsel vorhanden sind, die Ursache sind. Innerhalb weniger Tage ist davon nichts mehr zu bemerken.

Hexenschuß (Lumbago):
Ein Hexenschuß macht sich durch meist sehr plötzlich auftretende Rückenschmerzen häufig im Lendenbereich bemerkbar, die auf die Umgebung ausstrahlen können. Es kommt zu einer Verspannung der Muskulatur, die dann zu den manchmal über Tage andauernden Bewegungsstörungen führen. Ihren Ursprung nehmen diese Schmerzen von den Nervenbündeln, die aus dem Rückenmark heraustreten und auf die (meist in Folge eines Rückgratschadens) Druck ausgeübt wird.

Hibernation:
Damit ist eine Art „künstlicher Winterschlaf" gemeint, der während einer Narkose durchgeführt wird. Dabei wird von außen mit Eisbeuteln und anderen kühlenden Vorrichtung die Körpertemperatur herabgesetzt, was bewirkt, daß die Organe weniger Sauerstoff benötigen. Dieser „Trick" wird eingesetzt, um bei einer vorübergehend verminderten Durchblutung die Organe (vor allem das Gehirn) nicht zu schädigen.

Hildegard-Medizin:
eine u.a. von dem österreichischen Arzt Gottfried Hertzka propagierte Therapie, die auf die visionären Schriften der Benediktinerin Hildegard von Bingen (1098-1179) zurückgeführt wird. Hertzka vertraut dabei ganz dem geoffenbarten Wort Got-

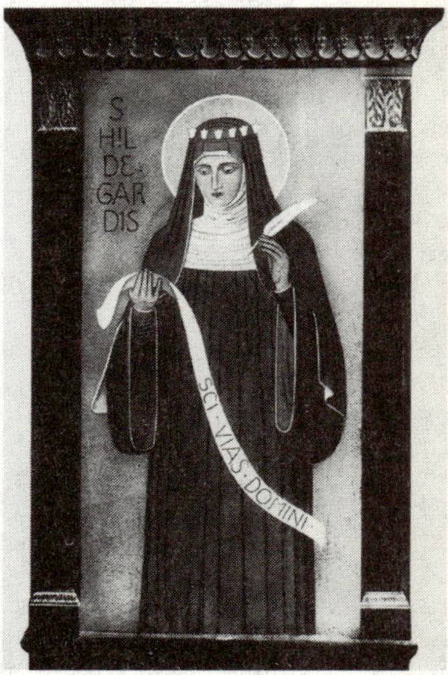

Hildegard von Bingen

tes, da der göttliche Ursprung nach seiner Auffassung als Gewähr für die Richtigkeit der Hildegard-Medizin ausreicht. Inwieweit und ob überhaupt die unter Hildegards Namen bekannt gewordenen heilkundlichen Schriften „Physica“ und „Causae et Curae“ tatsächlich aus ihrer Feder stammen und ob die Nonne womöglich selbst heilkundlich tätig war, ist in der Hildegard-Forschung umstritten. Vgl. Edelsteintherapie*.

Himbeerzunge:
die typische himbeerfarbene Zunge bei einer Scharlachinfektion. Sie tritt ab etwa dem dritten Krankheitstag auf (siehe Scharlach*).

Hinterhauptslage:
die Lage des Kopfes des Kindes kurz vor der Geburt*, wobei der Hinterkopf als erstes durch den Geburtskanal tritt. Die häufigste und vorteilhafteste Lage des Kindes, da auf diese Weise die Geburt am einfachsten und schnellsten vonstatten geht.

Hinterwandinfarkt:
ein Herzinfarkt*, bei dem die Herzhinterwand geschädigt worden ist.

Hippokrates:
griechischer Arzt, geboren auf Kos um 460, gestorben in Larissa um 370 v. Chr; gilt als „Vater der Medizin“, weil er nach einer Frühphase der magisch-animistischen Medizin empirisch-rationale Prinzipien in der Heilkunst durchsetzte. Seiner Lehre nach wird eine Krankheit durch eine schlechte Mischung der Körpersäfte verursacht. Er gilt fälschlicherweise als Autor des Hippokratischen* Eides. Nach ihm wurde auch das Corpus* Hippokratikum, eine medizinische Schriftensammlung des Altertums benannt.

Hippokratischer Eid:
Der sogenannte „Eid des Hippokrates“ ist ein Text aus dem Corpus* Hippocraticum, doch es gilt als gesichert, daß Hippokrates selbst nicht der Autor war. Dieser Eid umreißt die ethischen Grundsätze des Arztes und ist das Vorbild des heutigen ärztlichen Gelöbnisses, auch wenn er sich in wesentlichen Teilen an der heutigen Wirklichkeit stößt. – Der Wortlaut des Eides: „Ich schwöre bei Apollon, dem Arzte, bei Asklepios, Hygieia und Panakeia und bei allen Göttern und Göttinnen, indem ich sie zu Zeugen mache, daß ich diesen meinen Eid und diese meine Verpflichtung erfüllen werde nach Vermögen und Verständnis: denjenigen, welcher mich in dieser Kunst unterwiesen hat, meinen Eltern gleichzuachten, sein Lebensschicksal zu teilen, ihm auf Verlangen, dasjenige, dessen er bedarf, zu gewähren, das von ihm stammende Geschlecht gleich meinen männlichen Geschwistern zu halten, sie diese Kunst, wenn sie dieselbe erlernen wollen, ohne Entgelt und ohne Schein zu lehren und die Vorschriften, Kollegien und den gan-

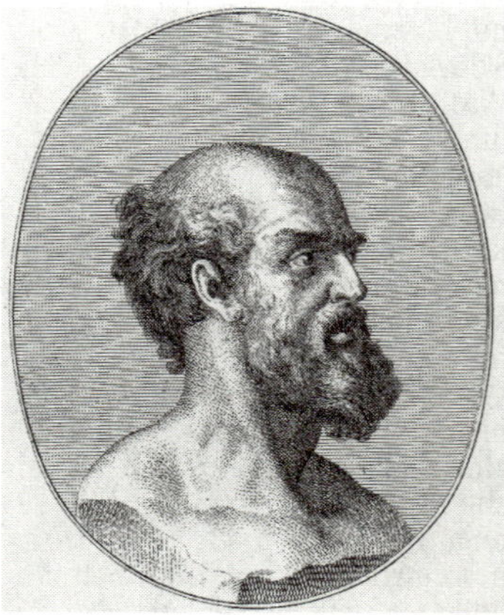

Hippokrates

zen übrigen Lernstoff meinen Söhnen sowohl wie denen meines Lehrers und den Schülern, welche eingetragen und verpflichtet sind nach dem ärztlichen Gesetz, mitzuteilen, sonst aber niemandem.
Diätetische Maßnahmen werde ich treffen zu Nutz und Frommen der Kranken nach meinem Vermögen und Verständnis; wenn ihnen aber Fährnis und Schaden drohen, so werde ich sie davor zu bewahren suchen.
Auch werde ich keinem, und sei es auch auf sein Bitten, ein tödliches Mittel verabreichen noch einen solchen Rat erteilen; desgleichen werde ich keiner Frau ein fruchtabtreibendes Mittel geben.
Lauter und fromm will ich mein Leben gestalten und meine Kunst ausüben. Auch will ich das Messer nicht gebrauchen, auch bei Steinleiden nicht, sondern diese Verrichtung denjenigen überlassen, in deren Beruf sie fällt. In alle Häuser aber, in die ich gehen mag, will ich kommen zu Nutz und Frommen der Patienten, und ich will mich fernhalten von jederlei vorsätzlichem und Schaden bringenden Unrecht, insbesondere von jedem geschlechtlichen Verkehr mit Männern und Frauen, Freien wie Sklaven.
Was ich aber während der Behandlung sehe oder höre oder auch außerhalb der Behandlung im gewöhnlichen Leben erfahre, das will ich, soweit es außerhalb nicht weitererzählt werden soll, verschweigen, indem ich derartiges als ein Geheimnis ansehe.
Wenn ich diesen Eid erfülle und ihn nicht breche, dann möge mir ein glückliches Leben und eine erfolgreiche Kunstausübung beschieden sein und bei allen Menschen in Ehren stehen; wenn ich ihn aber übertrete und meineidig werde, so soll das Gegenteil geschehen."

Hirn:
siehe Gehirn*.

Hirnanhangdrüse:
siehe Hypophyse*.

Hirnatrophie:
die Schrumpfung des Gehirns z.B. im fortgeschrittenen Alter. Allerdings kann es dazu auch in Folge von Durchblutungsstörungen oder nach Gehirnerkrankungen kommen.

Hirnhaut:
Das Gehirn (aber auch das Rückenmark) ist von Häuten umgeben, die man als Meningen bezeichnet. Sie liegen mehrschichtig zwischen den Schädelknochen und dem Gehirn. Eine Entzündung der Hirnhäute wird als Meningitis bzw. Gehirnhautentzündung* bezeichnet.

Hirnschlag:
siehe Schlaganfall*.

Hirntod:
Der Hirntod kann bereits vor Eintritt des Herzstillstandes eintreten. Voraussetzung für die Feststellung des Hirntodes ist, daß keinerlei Reaktionen des Gehirns mehr festgestellt werden können und das Gehirn seine Funktionen endgültig und unwiederbringlich verloren hat. Als sicherer Nachweis gilt das Ausbleiben jeglicher Hirnströme im EEG* über einen längeren Zeitraum (30 Minuten). Außerdem läßt sich ein Hirntod an Hand des völligen Fehlens bestimmter Reflexe, der Atmung und der Starrheit der Pupillen nachweisen. Der Hirntod ist die (gesetzlich vorgeschriebene) Voraussetzung zur Entnahme von Organen zu Transplantationszwecken. Das ist wichtig, da trotz eines Hirntodes einige Organfunktionen noch einige Zeit aufrechterhalten werden können, so

daß die Organe nicht geschädigt werden (z.B. durch Sauerstoffmangel). Allerdings gibt es immer wieder Einwände, ob mit Eintreten des Hirntodes der Übergang vom Leben zum Tod tatsächlich vollzogen ist.

Hirntumore:
Die Entwicklung einer Geschwulst im Gehirn ist immer eine schwerwiegende Tatsache, unabhängig davon, ob es sich um einen gutartigen Tumor oder einen bösartigen Krebs handelt. Auch bei nur langsamem Wachstum und keiner Absiedlung von Metastasen* übt eine gutartige Geschwulst Druck auf das umliegende Hirngewebe aus und kann schwere Schäden verursachen. Die ersten Symptome können Kopfschmerzen, Bewußtseinsstörungen, Schwindelanfälle, zum Teil auch persönliche Wesensveränderungen sein. Eine häufige Komplikation ist die Entstehung eines Hirnödems (siehe Ödeme*). Kommt es zu Beeinträchtigungen lebensnotwendiger Hirnzentren, wie z.B. des Atemzentrums, dann können eine Atemlähmung oder ein Herzstillstand die Folge sein. Die Behandlung erfolgt wie bei allen anderen Tumoren auch: Wenn möglich wird die Geschwulst operativ entfernt, daneben kann eine Strahlen- und/oder eine Chemotherapie durchgeführt werden.

Hirsutismus:
eine unnatürlich starke Körperbehaarung bei Frauen, die dem Behaarungsmuster der Männer entspricht. Dazu gehört beispielsweise die Entwicklung eines sogenannten Damenbartes, allerdings auch die Bildung von „Geheimratsecken“. In den meisten Fällen ist das anlagebedingt, wobei z.B. die Empfindlichkeit der Haarfollikel (Haar*) gegenüber den männlichen Geschlechtshormonen, die in geringen Mengen auch von Frauen gebildet werden, gesteigert sein kann. In seltenen Fällen ist eine Krankheit in der Nebennierenrinde oder den Eierstöcken mit einer gestörten Hormonproduktion der Grund.

Hirudin:
siehe Blutegeltherapie*.

Histamin:
Das Histamin ist eine hormonähnliche Substanz, die in allen Geweben des Körpers zu finden ist, sich aber konzentriert vor allem in den sogenannten Mastzellen (Granulozyten*) des Körpers befindet (Immunsystem*) und als Auslöser allergischer Reaktionen bekannt ist. Nach dem Eintreten einer Antigen-Antikörper-Reaktion (Agglutination*) setzen die Mastzellen* das Histamin frei. Es ist im Normalfall Verursacher eines Teils der typischen Entzündungssymptome (Entzündung*). Es erweitert die Kapillaren* (Haargefäße), erhöht die Durchlässigkeit der Gefäßwände, bedingt die Zusammenziehung der glatten Muskulatur z.B. in Darm und Bronchien (was z.B. zu einem Asthmaanfall führen kann), fördert die Ausschüttung von Adrenalin, erhöht aber auch die Schmerzempfindlichkeit.
Im Falle einer Allergie kann das Histamin allerdings über das Ziel hinausschießen und die typischen allergischen Symptome (Quaddeln auf der Haut, Juckreiz, Asthma usw.) verursachen. Dementsprechend sind Antihistaminika Medikamente, die die Symptome einer Allergie dämpfen können.

Histologie:
die Lehre von den Geweben des Körpers. Bei einer histologischen Untersuchung werden die Zellen eines Ge-

webes auf krankhafte Veränderungen untersucht. Dies geschieht z.B. bei einer Untersuchung auf Tumoren.

Hitzschlag:
Der Hitzschlag ist eine Überhitzung des Körpers, die meist aufgrund einer unzureichenden Schweißabsonderung eintritt. Häufig ist eine unzureichende Zufuhr von Flüssigkeit und Mineralsalzen vorausgegangen. Die Symptome sind Kopfschmerzen, Übelkeit, abfallender oder erhöhter Blutdruck und eine eventuelle Bewußtlosigkeit. Der Körper sollte sofort gekühlt werden. So schnell es geht, sollte auch eine Flüssigkeitszufuhr (siehe Elektrolyte*) durchgeführt werden, bei Atemstillstand muß eine Beatmung durchgeführt werden.
Mildere Formen der Überhitzung sind Hitzeerschöpfung und Hitzekrämpfe, die alle auf eine mangelhafte Flüssigkeits- und Mineralstoffzufuhr zurückzuführen sind, während gleichzeitig eine starke körperliche Anstrengung durchgeführt wird. Der Sonnenstich* ist dagegen die Folge einer direkten Sonnenbestrahlung des Kopfes mit den Symptomen einer Gehirnhautentzündung*.

HIV:
der Erreger der Immunschwächekrankheit Aids*. HIV ist eine Abkürzung für human immune deficiency virus. Nach einer Infektion mit dem HI-Virus kann es mehrere Jahre dauern, bis es zu einem Ausbruch von Aids* kommt.

Hochdruck:
siehe Hypertonie*.

Hoden (Testis):
In den Hoden werden die männlichen Samenzellen gebildet, die in einer Vielzahl von gewundenen Samenkanälchen entstehen und dann in immer größeren Kanälen zusammenströmen und letztendlich über den Nebenhoden in den Samenleiter einmünden. Weiterhin wird in den Hoden auch der Großteil der männlichen Geschlechtshormone gebildet (Androgene*, Testosteron*). Die Hoden wandern in der vorgeburtlichen Phase langsam aus dem Bauchraum nach außen hinaus. Die Hoden sind außerhalb des Bauchraumes gelagert, damit die Samenzellen nicht überhitzt werden. Bei der normalen Körpertemperatur würden sie ihre Befruchtungsfähigkeit z.T. einbüßen.

Hodenatrophie:
eine Schrumpfung des Hodengewebes, mit Störungen der Fruchtbarkeit, die bis zur endgültigen Unfruchtbarkeit führen können. Eine häufige Ursache dafür ist eine Infektion mit Mumps* nach der Pubertät.

Hodenbruch:
ein Leistenbruch (siehe Hernie*), bei dem Teile der Eingeweide in den Hodensack hineinrutschen.

Hodenentzündung (Orchitis):
Eine isolierte Infektion der Hoden ist äußerst selten, im allgemeinen tritt sie im Zusammenhang mit Entzündungen anderer Körperteile auf. Es kommt dabei zu plötzlich einsetzenden Schmerzen, einer Anschwellung der Hoden und hohem Fieber. Eine Hodenentzündung kann eine spätere Sterilität nach sich ziehen.

Hodentorsion:
Eine Verdrehung des Hodensackes aufgrund einer zu großen Beweglichkeit. Sie kommt vor allem bei Jugendlichen nach heftigen Bewegungen vor. Es treten sehr starke Schmerzen und eine Schwellung der Hoden

auf. Die Torsion muß innerhalb weniger Stunden behoben, gegebenenfalls operiert werden, da ansonsten durch die unterbrochene Blutversorgung das Hodengewebe abzusterben beginnt. Um ein späteres Auftreten einer Hodentorsion zu verhindern, wird der Hoden mit einer Naht befestigt.

Hodentumoren:
Gutartige Hodentumoren sind sehr selten. Häufiger kommen bösartige Tumoren vor, die bei jüngeren Männern die häufigsten bösartigen Tumoren überhaupt sind (bezogen auf die Gesamtzahl aller Tumoren in allen Altersstufen ist Hodenkrebs allerdings eher selten). Problematisch am bösartigen Hodentumor ist, daß er relativ symptomarm wächst und bereits in einem frühen Stadium Metastasen* absiedelt. In der Regel treten im Frühstadium keine Schmerzen auf, es kommt nur zu einer leichten Vergrößerung des Hodens und zu einer größeren Schmerzempfindlichkeit bei äußerem Druck. Daher muß bei jeder erkannten Schwellung des Hodens unverzüglich der Arzt aufgesucht werden.

Hodgkin-Krankheit:
siehe Lymphogranulomatose*.

Höhenkrankheit:
wird auch als Bergkrankheit bezeichnet. Damit werden alle körperlichen und seelischen Phänomene beschrieben, die bei einem Aufenthalt in größeren Höhen (ab 3000 bis 4000 m) auftreten können. Die Ursache ist ein deutlicher Abfall des Luft- und damit auch Sauerstoffdruckes der Atmosphäre. Zunächst kommt es einfach nur zu einer Herabsetzung der körperlichen und geistigen Leistungsfähigkeit. Dann können Kopfschmerzen, Übelkeit, Schlaflosigkeit und eventuell Bewußtseinsstörungen auftreten. Gefährlich wird der Aufenthalt in großen Höhen, wenn ein Lungenödem* auftritt. Dabei tritt infolge der Unterversorgung mit Sauerstoff und dem verminderten Druck in den Lungenbläschen Wasser aus den Blutgefäßen in die Lungenbläschen über. In größeren Höhen kann es aufgrund eines akuten Sauerstoffmangels zu bleibenden Schäden des Gehirns kommen.

Hohlfuß:
die ausgeprägt starke Wölbung des Mittelfußes. Die Ursache ist meist ein Ungleichgewicht der Muskelgruppen von Fuß und Unterschenkel (häufig durch eine Störung der die Muskeln ansteuernden Nerven). Ein angeborener Hohlfuß ist selten. In Einzelfällen ist eine operative Behandlung notwendig und möglich. In den meisten Fällen werden entsprechende Spezialschuhe bzw. Einlagen verordnet.

Hohlorgane:
Als Hohlorgane werden alle Organe bezeichnet, die einen inneren Hohlraum umfassen. Dies sind z.B. Magen, Darm, Harnblase und Lunge.

Hohlvene:
die Vene, in der das Blut aus allen anderen Venen des Körpers (mit Ausnahme der Lunge) zusammenfließt und schließlich in das Herz zurückgeleitet wird.

Holunder, Schwarzer:
Sambucus nigra; Arzneipflanze aus der Familie der Geißblattgewächse, Caprifoliaceae. Verwendete Teile: Blüten; Drogenbezeichnung: Sambuci flos. Inhaltsstoffe: Flavonoide, Hydroxyphenylcarbonsäuren, Steroide, Schleim, Gerbstoffe, ätherisches Öl, Triterpene, Vitamine und Minerali-

en. Heilwirkung und Verwendung: schweißtreibendes Mittel zur Behandlung von fieberhaften Erkältungskrankheiten; wegen dieser Eigenschaft Bestandteil vieler Teemischungen. Das homöopathische Mittel Sambucus nigra (Kürzel: Samb.) wird aus frischen Blättern und Blüten zubereitet und insbesondere bei fiebrigen Erkältungen von Kindern angewendet.

homogen:
bedeutet gleichmäßig, gleichartig, im Gegensatz zu heterogen*.

Homöopathie:
von Samuel Hahnemann* begründetes und heute auf der ganzen Welt verbreitetes medizinisches System.

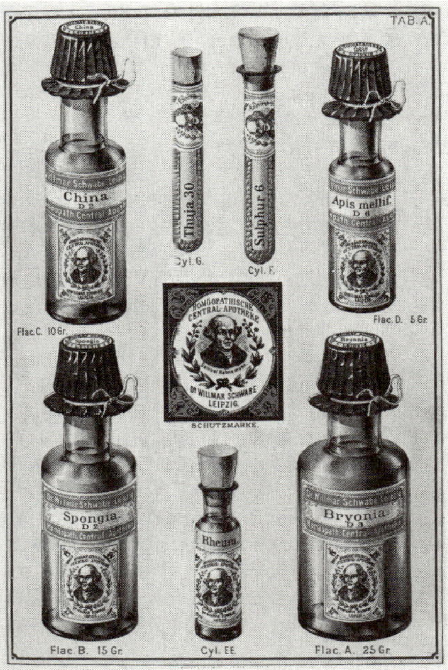

Wichtige homöopathische Mittel in einem Prospekt

Hahnemann griff die Lebenskraft*-Theorie des Berliner Arztes Christoph Wilhelm Hufeland (1762-1836) auf und machte sie therapeutisch auf spezifische Weise nutzbar: Nach der Ähnlichkeitsregel* soll ein homöopathisch hergestelltes Medikament (Potenzierung*) beim Patienten eine Kunstkrankheit* auslösen, also Symptome hervorrufen, die den natürlichen Symptomen ähneln, um dadurch die Lebenskraft anzufachen, die mit einer Steigerung der Abwehrmaßnahmen reagiert und den Körper dadurch in die Lage versetzt, sich selbst zu heilen (Ggs. Allopathie*). Die Wirkung eines homöopathischen Arzneimittels wird außer in der klinischen Praxis vor allem in sog. Arzneimittelprüfungen* mit Gesunden festgestellt. Siehe auch Arzneimittelbild*, Erstverschlimmerung*.
Hahnemanns vitalistischer Ansatz einer „verstimmten" Lebenskraft ist heute überholt; Erklärungen zur Wirkung homöopathischer Arzneimittel werden ständig modifiziert und dem neuesten wissenschaftlichen Erkenntnisstand angepaßt; vgl. auch Arndt*-Schulz-Gesetz, Drei*-Ebenen-Modell, Heringsche* Regel.
Außer in Deutschland hat die Homöopathie vor allem in Frankreich, England, USA, Brasilien und Indien Fuß gefaßt. Dabei arbeitet die „klassische Homöopathie" nach den Regeln, wie Hahnemann sie vorgab, doch es gibt auch zahlreiche Weiterentwicklungen, die sich mehr oder weniger von den ursprünglichen Prinzipien entfernen. Die Homöopathie wird sowohl von Heilpraktikern als auch von

Ärzten (von letzteren jedoch meistens vermischt mit schulmedizinischen Methoden, wie Hahnemann sie abgelehnt hätte) ausgeübt; seit 1993 müssen angehende Ärzte in Deutschland in ihrem Examen Kenntnisse in der Homöopathie nachweisen.

Homöopathikum:
Synonym für: homöopathisches Arzneimittel (vgl. Potenzierung*).

Homöostase:
das innere Gleichgewicht des Stoffwechsels, das mit Hilfe verschiedener Regelkreise aufrechterhalten wird. Beteiligt daran sind vor allem die Hormone und das Nervensystem, insbesondere das vegetative Nervensystem. Geregelt werden dabei lebenswichtige Dinge wie Blutdruck, Körpertemperatur, Wassergehalt des Körpers usw.

Homosexualität:
die sexuelle Orientierung gegenüber Angehörigen des gleichen Geschlechtes. Die Zahlen darüber, welcher Anteil der Bevölkerung als homosexuell einzustufen ist, schwanken sehr. Das hängt zudem davon ab, inwieweit man die Homosexualität von bestimmten Mischformen (Bisexualität) abgrenzt. In den meisten Fällen von Homosexualität liegt vermutlich eine genetische Veranlagung zu Grunde.

Homotoxikologie:
von dem deutschen Arzt Hans-Heinrich Reckeweg (1905-1985) entwickeltes Erklärungsmodell für die Entstehung von Krankheiten und Therapieverfahren. Die Homotoxikologie erklärt Krankheiten aus einer biologisch zweckmäßigen Dynamik der körperlichen Abwehrvorgänge heraus: Sogenannte „Menschengifte" (Homotoxine) sollen im menschlichen Organismus eine in sechs Phasen aufgeteilte „Giftabwehrkrankheit" hervorrufen; den Ursprung dieser Gifte machte Reckeweg im Schweinefleish aus, das, wenn es verzehrt würde, nach und nach das Gewebe im Menschen ersetze. Dieses Erklärungsmodell wird von der Schulmedizin als unzutreffend angesehen; dennoch findet es in der Naturheilkunde viele Anhänger.
Reckewegs Behandlungsmethode („antihomotoxische Therapie") besteht aus einer Erweiterung der klassischen Homöopathie* und schließt u.a. die Verwendung von potenzierten Organzubereitungen und Nosoden* mit ein. Wie in der Homöopathie enden die Behandlungsmöglichkeiten dort, wo die Fähigkeit des Organismus, sich selbst wieder ins Gleichgewicht zu bringen, nicht mehr gegeben ist.

Homotoxinlehre:
siehe Homotoxologie*.

Hopfen:
Humulus lupulus; Arzneipflanze aus der Familie der Hanfgewächse, Cannabaceae. Verwendete Teile: Hopfenzapfen (weibliche Fruchtstände); Drogenbezeichnung: Lupuli strobulus. Inhaltsstoffe: Bitterstoffe (Lupulin, Humulon, Lupulon, Baldriansäure), ätherisches Öl, Flavonoide, Gerbstoff, Asparagin, Östrogen-Komponenten. Heilwirkung und Verwendung: als Tee oder Fertigarzneimittel wegen der beruhigenden und schlaffördernden Wirkung gegen nervöse Erregung, Einschlafstörungen und leichte Depressionen; als aromatisches Bittermittel appetitanregend. Das homöopathische Mittel Lupulus humulus (Kürzel: Lup.) wird vor allem als Beruhigungsmittel verwendet.

Hörgeräte:
Ein Hörgerät wird dann verordnet und angepaßt, wenn alle anderen die Ursachen einer Schwerhörigkeit bekämpfenden Maßnahmen versagen, bzw. Operationen zur Verbesserung der Hörfähigkeit nicht in Frage kommen. Ein Hörgerät besteht dabei aus einem Mikrophon, einem Verstärker und einem Lautsprecher.

Hormone:
Die Hormone sind relativ langsam wirkende Botenstoffe, die innerhalb eines bestimmten (Drüsen)-Gewebes gebildet werden und ihrerseits auf ein ganz bestimmtes Gewebe einwirken. Dabei genügen in der Regel bereits geringste Mengen der Hormone, um eine Wirkung zu erzielen. An den Organen, wo sie wirken (den sogenannten Erfolgsorganen) befinden sich Rezeptoren*, die sehr selektiv Hormone erkennen und anlagern. Erst dann, wenn diese Anlagerung geschehen ist, erfolgt die Reaktion auf die Hormonwirkung. Dabei wirkt keineswegs jedes einzelne Hormon für sich und hat nur eine Wirkung. Die meisten Hormone haben eine ganze Reihe von Wirkungen, und die einzelnen Hormone stehen in einer engen Wirkbeziehung zueinander, indem sie sich gegenseitig ergänzen oder auch entgegenwirken.

Hornhaut:
die Cornea*, die vorderste Schicht des Auges*, die vor der Pupille* und der Iris* (Regenbogenhaut) liegt.

Hornhauterkrankungen:
Die Hornhaut des Auges ist insbesondere durch Entzündungen gefährdet. Dies kann durch Übertragung von anderen benachbarten Geweben, wie z.B. einer Bindehautentzündung, geschehen oder durch einen mechanischen Defekt des Lides, so daß es zu einer ständigen Reizung der Hornhaut durch Reibung kommt. Problematisch wird es, wenn eine Narbe entsteht, die eine Trübung und damit eine eingeschränkte Sehfähigkeit verursachen kann. In manchen Fällen ist eine Trübung der Hornhaut auch angeboren; meistens hilft in diesen Fällen nur eine Hornhauttransplantation.

Hörsturz:
eine plötzlich auftretende, meist einseitige Schwerhörigkeit oder sogar Taubheit. Meistens gesellen sich noch Ohrgeräusche (Tinnitus*) hinzu, in einigen Fällen auch ein Schwindelgefühl. Die Ursachen für einen Hörsturz sind keineswegs aufgeklärt. Offenbar ist andauernder Streß ein häufiger Auslöser. Die direkte Ursache ist eine Durchblutungsstörung der Innenohrgefäße. Je früher bei einem Hörsturz ein Arzt aufgesucht und eine medikamentöse Behandlung durchgeführt wird, desto besser sind die Heilungsaussichten. Häufig kommt es auch zu einem spontanen Verschwinden aller Symptome. Etwa bei jedem fünften Patienten ist mit einem Rückfall zu rechnen. Eine häufige Komplikation eines Hörsturzes ist ein dauerhaftes Ohrgeräusch, der sogenannte Tinnitus*.

Hospitalismus:
Kinder, die in einem Heim aufwachsen und einen ständigen Wechsel des Pflegepersonals erleben, können zu niemandem eine enge (mütterliche bzw. väterliche) Beziehung aufbauen. Sie entwickeln dadurch schwerwiegende psychische Schäden, die sich vor allem im sozialen Verhalten äußern. Dies bezeichnet man als Hospitalismus. Im weiteren Sinne fallen unter den Hospitalismus auch die körperlichen Schäden, wie z.B. In-

fektionen, die man sich bei einem Krankenhausaufenthalt einhandeln kann.

Huflattich:
Tussilago farfara; Arzneipflanze aus der Familie der Korbblütler, Asteraceae. Verwendete Teile: Blätter (gelegentlich auch die Blütenköpfe); Drogenbezeichnung: Farfarae folium (bzw. Farfarae flos). Inhaltsstoffe: Schleimstoffe, Flavonoide, Gerb- und Bitterstoffe, Pyrrolizidinalkaloide, Vitamin C, Zink. Heilwirkung und Verwendung: schleimhautschützendes und auswurfförderndes Mittel gegen Husten (besonders Reiz- und Kitzelhusten, Asthma und Staublunge), Heiserkeit und leichte Entzündungen im Mund- und Rachenraum.

Hüftdysplasie:
eine angeborene Fehlentwicklung des Hüftgelenks bei Säuglingen, bei der die Gelenkpfanne zu stark abgeflacht ist. Es besteht die Gefahr einer Hüftgelenksluxation*. Diese häufigste angeborene Skelettdeformation betrifft 4 % aller Neugeborenen. Allerdings läßt sich durch spezielle Spreizhosen in den ersten Lebensmonaten eine Nachreifung des Gelenkes erreichen.

Hüftgelenksluxation:
eine Verrenkung im Hüftgelenk, bei der der Kopf des Oberschenkelknochens aus der Gelenkpfanne der Hüfte herausgetreten ist. Bei Erwachsenen ist dies eine Verletzung (Verstauchung), die möglichst bald behandelt werden sollte, damit es nicht zu Durchblutungsstörungen des Oberschenkels kommt. Viele Säuglinge (4 % aller Neugeborenen) kommen mit einer angeborenen Fehlstellung eines oder beider Hüftgelenke auf die Welt, was eine ziemlich große Gefahr einer Hüftgelenksluxation in sich birgt. Die Hüftgelenke werden daher routinemäßig durch Ultraschall untersucht. Zur weiteren Behandlung wird in den ersten Monaten eine Spreizhose angelegt, wodurch der Gelenkkopf nachreifen kann.

Hühnerauge:
im Prinzip eine sehr starke Verhornung der Haut, die sich in Folge eines starken Drucks (z.B. bei zu engen Schuhen) bilden kann. Die Besonderheit eines Hühnerauges ist seine Verankerung in den tieferen Hautschichten, wodurch ein Druck darauf sehr schmerzhaft sein kann. Mit speziellen Salben ist eine Abheilung möglich. Vorbeugend sollten entsprechend bequeme Schuhe getragen werden.

Humoralpathologie:
in der Antike von der Ärzteschule von Kos (um 400 v. Chr.) ausgehende Lehre vom Gleichgewicht (Gesundheit) bzw. Ungleichgewicht (Krankheit) der vier „Körpersäfte" Blut, Schleim, gelbe Galle und schwarze Galle. Vollständig ausgeführt wurde dieses Konzept zuerst im Corpus* Hippocraticum, den Schriften, die dem Arzt Hippokrates* zugeschrieben wurden, sodann wesentlich erweitert von Galen*; es blieb für die Medizin bis in die Neuzeit (z. T. noch bis ins 19. Jahrhundert) hindurch bestimmend. Therapeutisches Mittel erster Wahl war noch vor Arzneigaben und gar chirurgischen Maßnahmen (vgl. Ausleitung*) die Diätetik, die über eine bloße Ernährungslehre hinaus als gesamtheitliche Kunst der Lebensführung verstanden wurde.

Hundebandwurm:
siehe Echinokokken* bzw. Bandwürmer*.

Husten:
eine Reaktion des Körpers auf Fremdkörper oder Schleimansammlungen in den Luftwegen. Meistens ist der Husten ein Symptom bei Erkältungskrankheiten. Er sollte nur dann gedämpft werden, wenn er den Schlaf unmöglich macht oder als sogenannter „unproduktiver Reizhusten" keinen Schleim nach oben transportiert, da der Schleim sonst nicht aus den Atemwegen abtransportiert wird. Dagegen sind schleimlösende Mittel zu empfehlen, weil auf diese Weise die Arbeit des Hustens erleichtert wird.

Hydramnion:
eine erhöhte Fruchtwassermenge über 2000 ml; ein möglicher Hinweis auf Zuckerkrankheit der Schwangeren oder (in seltenen Fällen) auf eine kindliche Fehlbildung (siehe Fruchtwasser*).

Hydronephrose (Wassersackniere):
eine nicht umkehrbare Erweiterung des Nierenbeckens in Folge eines Urinstaus. Dieser kann z.B. durch einen Nierenstein verursacht sein, der den Abfluß des Harns verhindert, oder es handelt sich um eine angeborene Verengung des Harnleiters. Der Harn staut sich bis in die Nieren hinein und übt dort einen zerstörerischen Druck auf das Nierengewebe aus. Die Symptome sind häufig nicht charakteristisch, es kommt nach einiger Zeit zu einem Druckgefühl in der Nierengegend und möglicherweise tritt Blut im Urin auf.

Hydrops:
die krankhafte Ansammlung von Flüssigkeit in Hohlräumen des Körpers.

Hydrotherapie:
Sammelbezeichnung für Therapieformen, in denen Wasser aufgrund seiner besonderen Eigenschaften angewendet wird. Zur Hydrotherapie gehören Waschungen, Güsse, Bäder, Wickel und Packungen. Wasser wird dabei je nach Indikation in verschiedenen Aggregatzuständen (fest, flüssig, als Wasserdampf) und Temperaturen (kalt, warm, ansteigend und wechselwarm) angewendet. Vgl. Bad*, Balneotherapie*, Kneipp*-Therapie.

Hydrozele:
siehe Wasserbruch*.

Hydrozephalus:
siehe Wasserkopf*.

Hymen:
das Jungfernhäutchen, das die Scheide teilweise verschließt und spätestens beim ersten Geschlechtsverkehr zerreißt. Es hat eine kleine Öffnung, durch die das Menstruationsblut abfließen kann.

Hyperämie:
eine übermäßige Blutfülle eines Organs. Sie entsteht entweder durch einen verstärkten arteriellen Blutzufluß (z.B. bei Entzündungen oder Muskelarbeit) oder durch einen Stau im Abfluß in den Venen.

Hypercholesterinämie:
eine deutliche Erhöhung des Cholesteringehaltes im Blut. Der Grenzwert der Normalität liegt bei etwa 200 bis 250 mg/dl Blut. Ein erhöhter Cholesterinwert bedeutet im allgemeinen ein erhöhtes Risiko einer Arteriosklerose*.

Hyperkinetisches Syndrom:
eine Verhaltensstörung bei Kleinkindern. Die Konzentrationsfähigkeit ist auf einen sehr kurzen Zeitraum beschränkt, immer wieder kommt es zu spontanen Bewegungsausbrüchen

(„Zappelphillipsyndrom"), die Kinder sind reizbar und reagieren sehr schnell aggressiv. Die Ursachen liegen bei den meisten Kindern in einer Unverträglichkeit gegenüber bestimmten Lebensmitteln oder Zusatzstoffen. Eine Diät, bei der zunächst alle als besonders allergieauslösend bekannten Lebensmittel und Fertigprodukte gemieden werden, bringt häufig einen überraschenden Erfolg. Nach und nach kann man wieder zu einer normalen Ernährung zurückkehren, wobei dann schnell festgestellt wird, welche Produkte das Syndrom ausgelöst haben.

Hyperlipoproteinämien:
eine Erhöhung der Blutfettwerte. Der komplizierte Begriff leitet sich von den Lipoproteinen* ab, bei denen Eiweißstoffe (Proteine*) den Transport der unlöslichen Fette im Blut übernehmen. Erhöhte Fettwerte bergen das Risiko einer Arteriosklerose* in sich. In manchen Fällen sind sie auch Symptome einer spezifischen Stoffwechselkrankheit. Allerdings weisen über 75 % aller über Vierzigjährigen erhöhte Werte auf.

Hyperplasie:
die Vergrößerung eines Organs in Folge einer übermäßigen Zellvermehrung.

Hyperthermie, künstliche:
siehe Überwärmungstherapie*.

Hyperthyreose:
die Überfunktion der Schilddrüse*. Dabei kommt es zu einer gesteigerten Hormonproduktion, was zu einer deutlichen Beschleunigung aller Stoffwechselvorgänge des Körpers führt. Die Ursachen sind sehr unterschiedlich: In vielen Fällen vermutet man eine Autoimmunkrankheit* (z.B. bei der Basedow-Krankheit*) dahinter. Andere Ursachen sind Infektionskrankheiten oder eine sogenannte Autonomie (z.B. ein Autonomes* Adenom), bei der sich die Schilddrüse aus dem Regelkreis des Stoffwechsels herausgeklinkt hat, oder ein Übermaß an Jodzufuhr. Symptom ist zunächst eine Vergrößerung der Schilddrüse, in manchen Fällen bis zum Kropf, dann ein deutlich erhöhter Pulsschlag, Gewichtsverlust trotz Heißhungers, Durchfälle und Muskelschwäche. Diese typischen Symptome findet man vor allem bei jüngeren Patienten, bei älteren werden sie zum Teil überdeckt von anderen Stoffwechselstörungen. Bei jüngeren Patienten wird man eine medikamentöse Behandlung versuchen, während bei älteren die Radio*-Jod-Therapie gute Erfolge zeigt. Bei Kropfbildung ist eine Operation angezeigt.

Hypertonie:
erhöhter Blutdruck*. Bei den meisten Personen mit einem erhöhten Blutdruck ist keine direkte Ursache festzustellen (90 % aller Fälle). Häufig liegt der hohe Blutdruck „in der Familie". Als „Grenzwert" gilt eine wiederholte Messung ab einem Wert von etwa 140/90 mmHg unter Ruhebedingungen. Allerdings kann ein hoher Blutdruck auch ein Hinweis z.B. auf eine Nierenerkrankung sein, was auf jeden Fall geprüft werden muß. Wird keine organische Ursache festgestellt, dann stehen mehrere Behandlungswege zur Auswahl. Das Mittel der Wahl ist dabei eine vermehrte körperliche Bewegung, insbesondere mit Ausdauersportarten (Laufen, Radfahren usw.). Außerdem sollte, sofern möglich, der Streß in Beruf oder Privatleben auf ein erträgliches Maß reduziert werden. Häufig finden auch blutdrucksenkende Mittel Verwendung, allerdings werden

dabei die Ursachen natürlich nicht beseitigt. Ein erhöhter Blutdruck ist ein Risikofaktor, dessen Auftreten mit einer frühzeitigen Arteriosklerose*, Durchblutungsstörungen in den Gliedmaßen und Nierenschäden verbunden wird.

Hypertrophie:
die Vergrößerung eines Organs durch Vergrößerung der einzelnen Zellen.

Hyperventilation:
In Folge starker psychischer Erregung kommt es häufig zu einer regelrechten „Hechelatmung", wodurch das Blut zuviel Sauerstoff und zuwenig Kohlendioxid enthält. Kohlendioxid ist aber in gewissen Mengen notwendig, um das Säure-Base-Gleichgewicht des Blutes zu erhalten. Fehlt es, kommt es zu einer Alkalose* des Blutes, was zu einer kurzen (meist harmlosen) Bewußtlosigkeit führen kann.

Hypnose:
Eine Art Dämmerzustand des Bewußtseins, der durch eine Suggestion herbeigeführt wird. Was sich dabei im Gehirn abspielt, ist unklar. Die Anwendung der Hypnose in der Psychotherapie gilt als umstritten. Vgl. Hypnosetherapie*.

Hypnosetherapie:
Therapieform, bei der der Behandelte in eine Art Trancezustand versetzt wird; eines der ältesten Heilverfahren überhaupt: 8000 Jahre alte Zeugnisse aus Ägypten und Babylon stellen bereits Hypnosesitzungen dar. Berühmt wurde die Hypnose in der Neuzeit vor allem durch Franz Anton Mesmer (1734-1815), der irrigerweise annahm, er sei mit „magnetischen" Kräften begabt (vgl. Heilmagnetismus*). Auch Sigmund Freud (1856-1939) wandte vor Entwicklung der Psychoanalyse Hypnosetechniken an. Der Hypnosezustand wird oft fälschlicherweise als eine Art Schlaf aufgefaßt, doch tatsächlich ist die Aufmerksamkeit und Aufnahmefähigkeit u.a. für Suggestionen – Beeinflussungen durch den Behandler – in besonderer Weise gesteigert. Der Patient erfährt die Hypnose an sich schon als erholsam (Körperfunktionen wie die Atmung verlangsamen sich, eine nervliche Entspannung setzt ein); darüber hinaus können Angstzustände, Unruhe und Schlafstörungen, aber auch Schmerzen und psychosomatische Erkrankungen zumindest für gewisse Zeit günstig beeinflußt werden. Der Behandler verankert zu diesem Zweck u.a. Verhaltensanleitungen im Unbewußten des Patienten, die diesen in die Lage versetzen, die eigenen Fähigkeiten zur Bewältigung problematischer Situationen zu mobilisieren bzw. das bisherige Verhalten zu modifizieren. Diese Fremdsuggestionen werden wie Autosuggestionen aufgenommen und realisiert; zuvor jedoch werden sie von seelischen Kontrollinstanzen geprüft, so daß kein Patient zu etwas gedrängt wird, was er im Normalzustand nicht tun würde. In der Schmerzbehandlung und Psychotherapie ist Hypnose ein etabliertes Verfahren, das z. T. auch von Krankenkassen erstattet wird. Wegen seiner häufigen zirkusmäßigen Zurschaustellung besitzt es jedoch in der Öffentlichkeit auch den Anstrich des Obskuren. Eine abgeschwächte Form der Autosuggestion ist das Autogene* Training.

Hypochondrie:
Ein Hypochonder lebt in der Überzeugung, krank zu sein, ohne daß tatsächlich ein krankhafter Befund vorliegt. Bei der Hypochondrie gibt es alle Abstufungen: von einer leicht übertriebenen Besorgnis um die ei-

gene Gesundheit bis hin zum Verfolgungswahn.

Hypoglykämie (Unterzuckerung):
ein stark verminderter Blutzuckerspiegel; ein häufiger auftretendes Symptom bei Zuckerkranken, die sich zuviel Insulin verabreicht haben. Ansonsten kann ein geringer Blutzuckerspiegel krankhaft bei verschiedenen Stoffwechselstörungen auftreten, aber auch in Erschöpfungsphasen und nach einer extremen körperlichen Belastung.

Hypophyse:
die Hirnanhangdrüse, ein vielleicht nußgroßes Organ, das mit dem Hypothalmus* (einem Gehirnabschnitt im Zwischenhirn) über eine Art Stiel direkt verbunden ist. Hypothalamus und Hypophyse bilden im Prinzip eine funktionelle Einheit. Man unterscheidet zwischen den Hypophysenvorder-, -mittel- und -hinterlappen. In der Hypophyse werden spezielle Hormone ausgeschüttet, die ihrerseits zumeist die Produktion anderer Hormone anregen. Dazu gehören beispielsweise das ACTH*, das die Hormonproduktion der Nebennierenrinde steuert, das TSH*, mit dem die Schilddrüse zur Hormonproduktion angeregt wird, das Wachstumshormon STH*, die Gonadotropine, die das Wachstum der männlichen und weiblichen Keimdrüsen fördern und nicht zuletzt das Prolaktin, das die Milchdrüsenproduktion anregt. Ihrerseits wird die Hormonproduktion der Hypophyse über zwei Mechanismen gesteuert: Einerseits durch die Regelkreise des Stoffwechsels (ist bereits viel von einem Hormon da, dann wirkt das Hormon selbst hemmend auf seine weitere Produktion), andererseits findet eine Steuerung über sogenannte Releasinghormone statt, die vom Hypothalamus ausgeschüttet werden und die Hormonproduktion anregen. Erkrankungen der Hypophyse wirken sich zumeist sehr schwerwiegend auf den Stoffwechsel aus.

Hyposensibilisierung:
eine Therapieform, die bei allergischen Erkrankungen Anwendung findet. Dazu verabreicht man dem Allergiker den allergenen Stoff zunächst in geringsten Mengen und dann in langsam immer weiter steigenden Dosen. Das kann durch Spritzen oder oral durchgeführt werden. Dadurch erreicht man eine herabgesetzte Reaktionsbereitschaft des Immunsystems auf die allergene Substanz. Eine genaue Erklärung, warum das funktioniert, gibt es noch nicht.

Hypothalamus:
eine Gehirnregion, die sich im Zwischenhirn befindet (siehe Gehirn*). Vom Hypothalamus gehen die wesentlichen Impulse zur Steuerung des vegetativen* Nervensystems und der wichtigsten Regulationen des Stoffwechsels aus. Es werden z.B. die Wärmeregulation, der Wach- und Schlafrhythmus, die Blutbeschaffenheit, der Wasserhaushalt, die Nahrungsaufnahme und die Sexualfunktionen vom Hypothalamus aus geregelt. Ein Teil der Steuerung verläuft indirekt über die Hypophyse*, die vom Hypothalamus aus über spezielle Hormone (Releasinghormone) gesteuert wird. Vieles verläuft über die entsprechenden Nervenbahnen, z.B. zum vegetativen Nervensystem. Wie diese Systeme im einzelnen zusammenarbeiten und wie psychische Faktoren hier hineinspielen, ist noch keineswegs geklärt.

Hypothyreose:
die Unterfunktion der Schildrüse (das Gegenteil der Hyperthyreose*). Als

eine der Hauptursachen einer Unterfunktion wird Jodmangel angesehen. Besonders kritisch ist ein Jodmangel während der Schwangerschaft, bei dem schon das Kind mit einer Unterfunktion auf die Welt kommen kann, was nachhaltige Entwicklungsstörungen bis hin zum Kretinismus* zur Folge hat. Erwachsene mit einer Unterfunktion der Schilddrüse leiden häufig an Psychosen*, allgemeiner Schwäche, einer Neigung zur Fettleibigkeit und im allgemeinen einer Verlangsamung aller Stoffwechselvorgänge (niedriger Blutzuckerspiegel, erniedrigte Körpertemperatur usw.). Die Behandlung erfolgt unabhängig von der Ursache mit Schilddrüsenhormonen.

Hypotonie:
ein zu niedriger Blutdruck, sozusagen das Gegenteil der Hypertonie*. In den meisten Fällen ist ein niedriger Blutdruck eine familiär gehäuft vorkommende Veranlagung. In seltenen Fällen steckt eine ernsthafte Krankheit dahinter. Allerdings können Hypotoniker davon ausgehen, daß ihr Zustand trotz aller „lästigen" Folgen keine nachhaltigen Risiken in sich birgt, wie dies bei Bluthochdruck der Fall ist.

Hypoxie:
ein Sauerstoffmangel in Körpergeweben. Ursache kann eine Störung in der Lunge, in den Transportsystemen des Sauerstoffs oder bei der Aufnahme des Sauerstoffs in die Zellen sein.

Hysterektomie:
Die operative Entfernung der Gebärmutter.

Hysterie:
Unter die Bezeichnung Hysterie fallen zwei psychische Erkrankungsformen: Im ersteren Fall handelt es sich um eine Persönlichkeitsstörung mit mangelndem Selbstbewußtsein, die sich durch ein übersteigertes Geltungsbedürfnis, ein permanentes Anerkennungsbedürfnis und den Drang, ständig im Mittelpunkt zu stehen, bemerkbar macht. Eine andere Form der Hysterie macht sich durch körperliche Reaktionen auf psychische Einwirkungen bemerkbar (z.B. Hyperventilation*), wie dies z.B. bei einer übersteigerten Angstreaktion der Fall sein kann.

I:
das chemische Symbol für das Element Jod.

iatrogen:
vom Arzt verursacht, in Folge von diagnostischen oder therapeutischen Maßnahmen entstandener Zustand.

Ich:
Abgesehen von der umgangssprachlichen Bedeutung umfaßt das Ich in der Psychoanalyse eine „Instanz", die unter vielerlei inneren (sogenanntes „Es" und „Über-Ich") und äußeren Einflüssen die persönlichen Aktionen vermittelt. Als Ich-Bewußtsein bezeichnet man die mit etwa drei Jahren einsetzende Wahrnehmung der eigenen Person, die man selbst nunmehr analysierend von außen her zu betrachten in der Lage ist. Unter Ich-Störungen versteht man meistens eine gestörte Abgrenzung des Ichs gegenüber der Außenwelt. Häufig besteht der Eindruck, daß die eigenen Handlungen fremdbestimmt sind.

Ichthyosis:
siehe Fischschuppenkrankheit*.

ICR:
Abkürzung für den Intercostalraum, den Raum zwischen den einzelnen Rippen.

Idiopathisch:
sogenannte „selbständig" auftretende Krankheiten, die aus dem Organismus selbst, ohne jede erkennbare äußere oder innere Ursache auftreten.

Idiosynkrasie:
eine Überempfindlichkeit gegenüber bestimmten Substanzen; im Prinzip gleichzusetzen mit einer Allergie*.

Ig:
Abkürzung für Immunoglobuline*.

IKH:
Kurzform für: Iso*-Komplex-Heilweise.

Ikterus:
siehe Gelbsucht*.

Ileum:
der Krummdarm, ein Abschnitt des Dünndarms (Darm*).

Ileus:
der Darmverschluß*.

Immunassay:
ein Testprinzip, mit dem spezifische Eiweißstoffe nachgewiesen werden können (z.B. Antigene* oder Antikörper*). Dabei bringt man den zu testenden Eiweißstoff mit einem passenden Antigen* oder Antikörper* zur Reaktion (Agglutination*) und weist diese Verbindung durch eine zusätzliche Anlagerung eines Farbstoffes oder eines anders zu erkennenden Stoffes (z.B. eines Radionuklides) nach. Auf diesem Prinzip beruht auch das ELISA*-Test-Verfahren.

Immundefekt:
eine Störung des Immunsystems mit einer beeinträchtigten Abwehr gegenüber Infektionen und Krebserkrankungen. Es gibt angeborene Immundefekte, bei denen es sich um eine gestörte Ausbildung bestimmter Zellen (B- und T-Lymphozyten) des Immunsystems handelt, und erworbene Immundefekte (in der Hauptsache Aids*).

Immunglobuline:
eine große Klasse von Proteinen, die sich durch ähnliche Strukturen und Funktionen im Immunsystem aus-

zeichnen. Sie werden von den B-Lymphozyten (vgl. Immunsystem* und Lymphozyten*) bzw. den Plasmazellen (einem Abkömmling der B-Lymphozyten) gebildet. Ihre Hauptaufgabe ist es, im Blut für den Schutz vor Krankheitserregern zu sorgen. Die Immunglobuline sind selbst Antikörper*, die mit spezifischen (passenden) Antigenen* reagieren (Agglutination*) und diese damit der Zerstörung durch andere Zellen des Immunsystems preisgeben.

Immunität:
Wenn gegenüber Bakterien, Viren oder anderen Krankheitserregern ein körpereigener Schutz besteht, spricht man von einer Immunität. Diese wird z.B. nach einer überstandenen Krankheit erworben; ein anderer Ausdruck für immun ist „gefeit". Eine „stille Feiung" kann bei einigen Kinderkrankheiten auftreten, wenn zwar eine Infektion eingetreten ist, diese aber so oberflächlich war, daß keine Symptome festzustellen waren. Man kann eine Immunität allerdings auch über eine Schutzimpfung* erhalten, wobei „abgschwächte", meist nicht mehr vermehrungsfähige Krankheitserreger in das Blut gepritzt werden, worauf das Immunsystem gegen diese Erreger Antikörper bildet. Meistens besteht aber kein lebenslanger Impfschutz, so daß nach einigen Jahren eine „Auffrischung" notwendig wird.

Immunsuppression:
diverse medizinische Maßnahmen zur Unterdrückung einer Reaktion des Immunsystems. Diese findet breite Anwendung nach Transplantationen* fremder Organe, wobei das Immunsystem daran gehindert werden soll, gegenüber dem „Fremdkörper" Antikörper zu bilden und diesen abzustoßen. Das gelingt nicht immer. Bei fast allen geglückten Organtransplantationen müssen ein Leben lang entsprechende Medikamente genommen werden. Das hat natürlich Folgen für die Empfindlichkeit gegenüber Infektionen, die bei transplantierten Personen bei weitem gefährlicher ausfallen können, als dies normalerweise der Fall wäre. Entsprechend ist auch die Wahrscheinlichkeit einer späteren Krebserkrankung deutlich erhöht.

Immunsystem:
Das Immunsystem ist sozusagen unser innerer Wachdienst, der sich darauf spezialisiert hat, Eindringlinge mit „schlechten Absichten" wieder zu vertreiben. Das gilt nicht nur für die Krankheitserreger, sondern auch für körpereigenes „entartetes" Gewebe, wie z.B. Krebszellen. Ein geschwächtes Immunsystem bedeutet daher nicht nur eine erhöhte Anfälligkeit gegenüber Infektionskrankheiten, sondern auch eine erhöhte Wahrscheinlichkeit einer Krebsentstehung. Im Immunsystem des Körpers arbeiten im Prinzip drei verschiedene Systeme zusammen: Das spezifische, das zelluläre und das unspezifische Immunsystem.

1. Das spezifische Immunsystem: Dieses ist darauf angelegt, ganz spezielle fremde Eiweißstoffe (die sich z.B. auf der Zelloberfläche von Bakterien befinden) als Antigene* zu erkennen und mit körpereigenen Antikörpern* zu bekämpfen. Antikörper bilden mit Antigenen einen Komplex, sie klumpen sozusagen zusammen (Agglutination*). Dabei befinden sich die Antikörper zunächst nur auf der Oberfläche von sogenannten B-Lymphozyten, einem Zelltyp, der im Knochenmark gebildet wird. Hat ein solcher Antikörper Kontakt mit einem auf ihn passenden Fremdstoff aufgenommen, dann erfolgt die eigentliche Immunantwort: Die B-Lymphozyten vermehren sich und bilden die sogenannten Plasmazellen aus, die dann mit der massiven Produktion von Antikörpern beginnen, um die Fremdkörper zu bekämpfen. Andere B-Lymphozyten entwickeln sich zu Gedächtniszellen, die sozusagen die Struktur des Fremdstoffes im Gedächtnis behalten und bei einer erneuten Infektion sofort die Produktion von Antikörpern wieder anlaufen lassen. Aus diesem Grund ist man auch gegenüber den Erregern einer überstandenen Infektionskrankheit im allgemeinen ein Leben lang immun.

2. Das zelluläre Immunsystem: Diese wird von den T-Lymphozyten gesteuert und ist bei weitem komplizierter als das spezifische Immunsystem. Das zelluläre Immunsystem regelt im Prinzip die Funktion der anderen Immunsysteme (das spezifische und das unspezifische). Seinen Namen hat das zelluläre Immunsystem von den „T-Killerzellen", die Antigene* erkennen können, die sich auf Zelloberflächen (z.B. auf Bakterien) befinden, um anschließend diese Zellen zu zerstören. T-Killerzellen richten sich damit direkt gegen fremde Zellen. Die T-Zellen haben aber noch sehr viel mehr Aufgaben, die man vermutlich auch noch gar nicht alle kennt: z.B. müssen die sogenannten T-Helferzellen neben den B-Lymphozyten durch die Reaktion mit dem gleichen Fremdstoff (Antigen) aktiviert werden, um eine Immunantwort der B-Lymphozyten stattfinden zu lassen. Das Immunsystem vergewissert sich auf diese Weise nochmals, das es sich tatsächlich um fremdes Eiweiß handelt, das bekämpft wird. Auch dabei entstehen wieder T-Gedächtniszellen, die die Struktur der Fremdstoffe im Gedächtnis behalten. Andere T-Zellen aktivieren z.B. Makrophagen*, die ihrerseits Antigen-Antikörper-Komplexe erkennen und vernichten können. Nicht zuletzt existieren spezielle T-Suppressorzellen, deren Aufgabe es ist, die Immunantwort insgesamt zu dämpfen, um die Immunreaktion nicht „überschießen" zu lassen.

3. Das unspezifische Immunsystem: Dieses System besteht aus mehreren Bestandteilen: Am wichtigsten sind die Makrophagen*, die aus weißen Blutkörperchen gebildet werden. Sie zerstören und entfernen Antigene, die mit Antikörpern reagiert haben. Bestimmte Eiweißstoffe helfen dabei, indem sie sich an die zu zerstörenden Zellen haften, diese damit zum Zerstören „freigeben" und unter Umständen bei der Zerstörung selbst helfen. Botenstoffe wie z.B. das Histamin* erleichtern es, daß Makrophagen und andere Killerzellen in den Infektionsbereich kommen, indem sie die Gefäßdurchlässigkeit erhöhen. Eine wichtige Rolle in diesem komplizierten System spielen einige Körperorgane, in denen die Immunzellen gebildet werden bzw. wo sie ihre ganz besondere „Ausrüstung" erhalten. Das sind vor allem der Thymus*, die Milz*, die Mandeln*, der Blinddarm und die Lymphknoten*. Momentan ist man von einem detaillierten Verständnis des Immunsystems noch relativ weit entfernt.

Immuntoleranz:
das Ausbleiben einer Reaktion des Immunsystems nach dem Eindringen von Antigenen* in den Organismus. Ein nicht ganz verstandenes Phänomen, das u.a. aufgrund eines Kontaktes des Immunsystems während der embryonalen Reifezeit mit dem entsprechenden Antigen entstehen kann. In diesem Stadium lernt das Immunsystem sozusagen alle körpereigenen Stoffe kennen, ge-

gen die es später keine Antikörper mehr ausbildet. Hat der embryonale Organismus während dieser Zeit Kontakt mit einem Antigen, wird später keine Immunreaktion darauf mehr stattfinden.

Impetigo (Grindblasen):
eine Infektionskrankheit auf der Haut, die durch Berühren oder durch infizierte Gegenstände übertragen wird. Die Erreger sind Bakterien. Es bilden sich dabei eitrige Pusteln auf der Haut, die durch Kratzen auf weitere Hautteile übertragen werden können. Durch eine Behandlung mit Salben läßt sich diese Erkrankung allerdings ziemlich schnell wieder zur Abheilung bringen.

Impfung:
siehe Schutzimpfung*.

Implantation:
die Einpflanzung eines Fremdkörpers in den Körper (z.B. die Implantation eines Herzschrittmachers).

Impotenz:
Im allgemeinen wird der Ausdruck Impotenz für Erektionsstörungen im weitesten Sinne verwendet, also die Unfähigkeit, den Geschlechtsakt zu vollziehen. Sind aber z.B. keine befruchtungsfähigen Spermien vorhanden, dann spricht man von Zeugungsunfähigkeit. Die Ursachen einer (dauernden) Impotenz können sowohl körperlicher als auch seelischer Natur sein. Vor allen weiteren (insbesondere psychotherapeutischen) Maßnahmen, sollten alle in Frage kommenden körperlichen Ursachen ausgeschlossen werden.

Indikation:
Wenn eine Behandlung ein bestehendes Leiden lindern oder ganz beseitigen kann, dann ist diese Behandlung angezeigt oder „indiziert"; es gibt eine Indikation für diese Behandlung. Dabei gibt es verschiedene Abstufungen: Eine absolute Indikation bedeutet, daß die Behandlung unbedingt notwendig ist und sofort durchgeführt werden sollte. Eine relative Indikation bedeutet, daß eine potentielle Gefahr von einem bestehenden Leiden ausgeht und Nutzen und Gefahren einer Behandlung gegeneinander abgewogen werden sollten. Eine soziale oder psychische Indikation bezieht ihre Begründung aus einer nicht zu ertragenden Lebenssituation.

Indolenz:
die seelische Gleichgültigkeit gegenüber äußeren Einflüssen, auch Unempfindlichkeit gegenüber Schmerzen.

Induration:
die Verhärtung von Geweben und Organen. Meistens erfolgt dies durch die Wucherung von Bindegewebe und den darin enthaltenen Fasern; kommt z.B. bei Lungenerkrankungen oder bei Leberzirrhose vor.

Indurario penis plastica:
eine bindegewebsartige Verhärtung des Penis, die zu einer Verkrümmung des eregierten Penis führt, was es unter Umständen unmöglich macht, den Geschlechtsverkehr zu vollziehen. Tritt etwa bei jedem tausendsten Mann ab dem vierzigsten Lebensjahr auf. Die Ursache ist unbekannt.

Infantilismus:
das Stehenbleiben der geistigen oder körperlichen Entwicklung auf einer kindlichen Stufe (infans: lat. Kind). Das kann bei angeborenen Herzfehlern, Leber- oder Nierenkrankheiten sowie bei Erkrankungen des zentralen Nervensystems und Störungen im Hormonsystem vorkommen.

Infarkt:
ganz allgemein ein Ausdruck für den Tod (den „Untergang") von Geweben eines Organs (Nekrose*). Bei einem Herzinfarkt stirbt z.B. ein Teil der Herzmuskulatur aufgrund der mangelnden Durchblutung ab. Seltener sind die Lunge, die Nieren , die Milz, das Gehirn oder der Darm betroffen.

infaust:
Eine infauste Prognose ist die denkbar schlechteste Prognose überhaupt: Die Krankheit gilt als unheilbar und die weiteren Aussichten sind hoffnungslos (z.B. bei Krebs* im fortgeschrittenen Stadium).

Infektion:
eine Ansteckung mit Krankheitserregern, z.B. mit Bakterien oder Viren, die die Abwehrmechanismen von Haut und Schleimhaut durchbrechen und sich anschließend im Körper ausbreiten. Eine Infektion kann dabei über die verschiedensten Wege vonstatten gehen: Die klassischen Erkältungsviren gelangen z.B. über die Körperflüssigkeiten (in der Hauptsache Speichel) von einer Person zur nächsten. Bei anderen reicht die bloße Berührung einer kranken Person aus (selten).
In vielen Fällen ist ein direkter Übergang vom Blut des Kranken in das Blut des Anzusteckenden notwendig, wie z.B. bei Aids oder Hepatitis. Damit das überhaupt funktioniert, wird von den Erregern häufig der Umweg über das Sperma bzw. die Vaginalsekete gewählt. Andere Krankheiten benötigen Überträger, wie z.B. die Stechmücken bei der Malaria oder den Rattenfloh bei der Pest. Solche Überträger bezeichnet man als Zwischenwirte. Würmer oder andere Parasiten kommen fast gar nicht ohne derartige Zwischenwirte aus (Bandwürmer*). In manchen Fällen gelingt es ihnen jedoch, nachdem sie zuvor mit dem Kot ausgeschieden worden sind, direkt durch die Haut wieder in den Körper einzudringen.
Eine endogene Infektion ist eine Infektion, bei der Erreger, die normalerweise irgendwo im Körper vorkommen, an einem anderen Ort eine Infektion verursachen; z.B. kommen Coli Bakterien (E. coli*) im Darm vor, verursachen aber in den Harnwegen Infektionen.
Die Abwehr der Krankheitserreger erfolgt über das Immunsystem*. Ist einmal eine Infektion überstanden, erweist sich der Körper in der Regel für den nächsten Versuch des gleichen Erregers, sich im Organismus auszubreiten, als immun.

infektiös:
Die Wahrscheinlichkeit, mit der eine Krankheit von einer Person auf die andere übertragen wird, wird als Infektiösität bezeichnet. Windpocken sind z.B. als hoch infektiös einzustufen (hohe Infektiösität). Aids ist dagegen wenig infektiös, da man schon einen direkten sexuellen Kontakt haben oder verunreinigte Injektionsnadeln verwenden muß, um sich anzustecken.

Infertilität:
Unfruchtbarkeit, die Unfähigkeit, ein Kind zu bekommen bzw. zu zeugen.

Infiltration:
das Eindringen von Geweben oder Körperflüssigkeiten in Bereiche, wo sie normalerweise nicht vorkommen. Eine Infiltration ist aber auch das Eindringen eines Tumors in benachbartes Gewebe.

Influenza:
Erreger der Virusgrippe, der „echten" Grippe*.

Infusion:
wird umgangssprachlich auch als „Tropf" bezeichnet. Im allgemeinen eine Verabreichung von Flüssigkeit über eine Armvene. Die Flüssigkeit wird von einem Reservoir aus in einen kleinen Behälter getropft und von dort über einen Schlauch und die Infusionsnadel in das Gefäß geleitet. Durch einen Regler kann man die Tropfgeschwindigkeit einstellen. Eine Infusion wird zum Ausgleich bei Flüssigkeitsverlusten, zum Verabreichen von Nährlösungen oder zur kontinuierlichen Gabe von Medikamenten verwendet. In manchen Fällen kann eine Infusion auch direkt in den Darm oder unter die Haut geleitet werden.

Ingwer:
Zingiber officinale; Arzneipflanze aus der Familie der Ingwergewächse, Zingiberaceae. Verwendete Teile: Wurzelstock; Drogenbezeichnung: Zingiberis rhizoma. Inhaltsstoffe: ätherisches Öl (u.a. Zingiberen, Borneol und Citral), die Scharfstoffe Gingerol und Borneol, Phenole, Alkaloide und Schleim. Heilwirkung und Verwendung: kreislaufstimulierend und appetitanregend; hilft gegen Magenbeschwerden, Übelkeit und Erbrechen; eines der bekanntesten Mittel gegen Reisekrankheit.

Inhalation:
das Einatmen von verdampfter oder vernebelter Flüssigkeit, die bestimmte Wirkstoffe enthält. Meistens sollen damit Erkrankungen der Atemwege behandelt werden. Ein Inhalationsnarkose erfolgt über das Einatmen von Narkosegasen.

Inhibition:
siehe Hemmung*.

Injektion:
das Einspritzen einer Medikamentenlösung bzw. eines Impfstoffes. Dabei unterscheidet man:
intravenös: in eine Vene; intramuskulär: in einen Muskel; intrakutan: in die Haut; subkutan: unter die Haut.

Injektionsakupunktur:
Variante der Akupunktur*, bei der arzneilich wirksame Substanzen in die Akupunkturpunkte injiziert werden; statt Akupunkturnadeln* werden Injektionsnadeln angesetzt.

Inkontinenz:
das Unvermögen, den Stuhl oder den Harnabgang zu kontrollieren. Es kann vorübergehend auftreten, wie z.B. bei Infektionen der Harnwege oder des Darms, oder chronisch, wobei letzteres vor allem auf Lähmungen der Schließmuskel bei Defekten der steuernden Nerven beruht. Andererseits kann die Harninkontinenz auch eine typische Alterserscheinung durch die Erschlaffung der Muskulatur sein. Man unterscheidet dabei mehrere Stufen: die leichteste Stufe mit einem Harnabgang nur bei Husten oder Niesen; die zweite Stufe mit Harnabgang bei plötzlichen Bewegungen, wie Treppensteigen, Laufen usw. und die dritte Stufe mit Harnabgang selbst in völliger Ruhe. Es empfiehlt sich eine gezielte Beckenbodengymnastik. Manchmal ist auch eine medikamentöse Behandlung von Erfolg. Die operative Behandlung ist zur Zeit in ihren Ergebnissen noch teilweise unbefriedigend.

Inkubationszeit:
Dieser Zeitraum umfaßt die Spanne zwischen dem ersten Auftreten des Erregers im Körper (der Ansteckung) bis zum eigentlichen Ausbrechen der Krankheit.

Inkubator:
der sogenannte Brutkasten zur Auf-

zucht von Neugeborenen (meist bei Frühgeburten) In einem Inkubator kann die Temperatur, der Sauerstoffgehalt sowie die Luftfeuchtigkeit konstant geregelt werden. Nach außen hin ist ein Inkubator weitgehend abgeschlossen, so daß auch die Infektionsgefahr stark herabgesetzt ist.

Innenohr:
siehe Ohr*.

Innere Medizin:
befaßt sich mit den Krankheiten der inneren Organe des Körpers, ohne dabei chirurgisch einzugreifen: die Behandlung ist konservativ, d.h. sie erfolgt mit Medikamenten oder anderen Therapien, die keinen operativen Eingriff erfordern.

Innervation:
die Nervenversorgung des Organismus vom Rückenmark bzw. vom Gehirn aus. Dabei unterscheidet man die afferenten Nerven, die Informationen zum Gehirn hin transportieren, von den efferenten Nerven, die Nervensignale zu den Muskeln und Organen übertragen.

inoperabel:
nicht operierbar: damit bezeichnet man z.B. Krebsgeschwulste, die mit Hilfe chirurgischer Techniken nicht entfernbar sind.

Inselzellen:
siehe Bauchspeicheldrüse*.

Insemination:
eine Befruchtung einer Eizelle der Frau auf anderem Wege als bei einem Geschlechtsverkehr. Der männliche Samen wird durch Selbstbefriedigung oder durch Punktion gewonnen und der Frau kurz vor dem Eisprung in die Gebärmutter eingespritzt. Man kann das Sperma auch in eine Kappe einbringen, die dann vor den Ausgang des Gebärmutterhalses gebracht wird. Medizinische Voraussetzung ist die normale Funktionsfähigkeit der weiblichen Geschlechtsorgane.

Insuffizienz:
eine ungenügende Funktion eines Organs oder Körperteils; z.B. ist eine Herzinsuffizienz das Unvermögen des Herzens, ausreichend Blut durch den Kreislauf zu pumpen. Deutlichstes Zeichen dieses Unvermögens ist die Ansammlung von Flüssigkeiten z.B. in den Beinen (dicke Beine).

Insulin:
Das Insulin ist ein Hormon, das den Blutzuckerspiegel reguliert. Es wird nach einer kohlenhydratreichen Mahlzeit von der Bauchspeicheldrüse ausgeschüttet und bringt die Körperzellen dazu, den Blutzucker (Glukose*) aufzunehmen. Bei der Zuckerkrankheit* vom Typ I kann die Bauchspeicheldrüse nicht genug oder sogar überhaupt kein Insulin produzieren. Bis vor wenigen Jahren wurde Zuckerkranken als Ersatz Schweine- oder Rinderinsulin verabreicht, heute verwendet man von gentechnisch veränderten Bakterien hergestelltes menschliches Insulin.

Intelligenz:
Intelligenz ist die Eigenschaft, die dazu befähigt, Probleme zu lösen. Das kann eine mathematische Aufgabe sein, das Zurückweichen vor einer Giftschlange, die Fähigkeit, sich sprachlich auszudrücken, sich in einem dreidimensionalen Raum zurechtzufinden, oder auch die Fähigkeit, mit anderen Menschen zusammenzuarbeiten. Nur ein Teil dieser Fähigkeiten findet Eingang in den Intelligenzbegriff, der für die Bestimmung des sogenannten Intelligenz-

quotienten (IQ) Verwendung findet. Der IQ wird in Zahlen ausgedrückt und dabei aus speziell konzipierten Tests abgeleitet, wobei ein IQ von 100 dem Durchschnitt entspricht. Über Sinn und Unsinn dieser Meßmethode wird seit langem gestritten.

Interferone:
körpereigene Substanzen, die im Rahmen einer Immunantwort auf Infektionen durch Viren oder Bakterien gebildet werden. Interferonpräparate werden bei bestimmten Viruserkrankungen eingesetzt.

Intestinum:
siehe Darm*; intestinal bedeutet: den Darm betreffend.

Intoxikation:
eine Vergiftung.

intradiane Rhythmen:
siehe Biorhythmus*.

Intrakutantest:
ein Test zur Bestimmung von Allergenen. Dazu wird eine Lösung mit einem verdächtigen Allergen* in die Haut gespritzt. Zeigt sich sofort oder nach wenigen Tagen eine Reaktion (Quaddeln, Rötung etc.) der Haut, liegt mit einer gewissen Wahrscheinlichkeit eine Allergie gegen die entsprechende Substanz vor. Nebenwirkungen des Tests sind allerdings nicht ausgeschlossen.

Intrauterinpessar:
siehe Spirale*.

Intrinsic factor:
eine Substanz, die im Magen gebildet wird und die zur Aufnahme des Vitamins B_{12} notwendig ist. Bei einem Fehlen dieses Faktors entsteht ein Mangel dieses Vitamins und in Folge dessen die perniziöse* Anämie, eine Form der Blutarmut.

Intubation:
das Einführen eines Tubus (eine Art Schlauch) in die Luftröhre zur künstlichen Beatmung und/oder bei einer Narkose.

Invagination:
eine Einstülpung des Darms in den Darm hinein. Dabei kann es zum Darmverschluß (dem „Invaginationsileus") kommen.

in vitro:
wenn eine Befruchtung außerhalb des Körpers „im Reagenzglas" durchgeführt wird, spricht man von einer In-vitro-Befruchtung bzw. In-vitro-Fertilisation (lat. „vitrum" = Glas).

in vivo:
das Gegenteil von in* vitro: Vorgänge, die sich im Körper abspielen.

Inzest:
der Geschlechtsverkehr zwischen nahen Verwandten, z.B. zwischen Geschwistern oder zwischen Eltern und Kindern.

Ionen:
elektrisch geladene Teilchen, z.B. Na^+ und Cl in einer Kochsalzlösung.

Ipecacuanha:
Brechwurzel, Cephaelis ipecacunha; Arzneipflanze aus der Familie der Rötegewächse, Rubiaceae. Verwendete Teile: Wurzel; Drogenbezeichnung: Ipecacuanhae radix. Inhaltsstoffe: Isochinolinalkaloide (Emetin, Cephaelin, Psychotrin), Gerbstoffe und Glykoside. Heilwirkung und Verwendung: eines der wirkungsvollsten Brechmittel, vor allem bei Arzneimittelvergiftungen; in geringen Dosen auswurffördernd, auch bei zähem Schleim; Be-

standteil von Hustenmitteln. Ipecacuanha findet auch in der Homöopathie Verwendung (Kürzel: Ip.).

Iridologie:
Lehre von der Augen- bzw. Irisdiagnostik*.

Iris:
siehe Regenbogenhaut*.

Irisdiagnostik (auch „Augendiagnostik"):
von dem ungarischen Arzt Ignaz von Péczely 1881 vorgestellte Diagnoseform, die immer wieder von Ärzten und Heilpraktikern aufgegriffen und erweitert wurde
Ihr zugrunde liegt die Vorstellung, daß die Augen der Spiegel des Körpers seien und daß sich auch krankhafte Veränderungen darin ablesen ließen. Diese Form von Diagnostik beruht auf spekulativen theoretischen Annahmen und wird von der wissenschaftlichen Medizin als fehlerhaft abgelehnt. Siehe auch Iriszirkel*.

Iriszirkel:
von dem Iridologen von Péczely (1822-1911) entwickelte topographische Karte, die jedem Organ eine bestimmte Stelle auf der Regenbogenhaut zuweist; der Körper ist dabei seitengleich in die Iris projiziert, das heißt, die rechte Körperhälfte auf der Regenbogenhaut des rechten Auges, die linke auf der des linken Auges. Die iridologische Topographie ist bis in die Gegenwart hinein immer wieder modifiziert, aber auch von der Schulmedizin widerlegt worden.

irreversibel:
unumkehrbar, z.B. wenn bestimmte Schäden aufgrund einer Erkrankung nicht mehr zu heilen sind.

Ischias:
Der Ischiasnerv ist die längste Nervenverbindung des Körpers, die vom Rückenmark aus bis in den Fuß reicht. Das Ischiassyndrom ist meist die Folge eines Bandsscheibenvorfalls, wobei der Nerv oder seine Wurzeln in Rückenmarksnähe gereizt oder komprimiert werden. Dabei treten Schmerzen im Lendenbereich auf, die bis in den Fuß ausstrahlen können. Um den Schmerz zu lindern, werden Schmerzmittel eingesetzt, mit Wärmepackungen und einer schonenden Lagerung kann ebenfalls eine Linderung erreicht werden (siehe auch Bandscheibenvorfall*).

Isländisch Moos:
Cetraria islandica; Arzneipflanze aus der Familie der Flechten, Parmeliaceae. Verwendete Teile: die ganze getrocknete Pflanze; Drogenbezeichnung: Cetrariae lichen. Inhaltsstoffe: Flechtensäuren (u.a. Usninsäure), Schleim- und Bitterstoffe. Heilwirkung und Verwendung: reizmildernd bei Husten und Entzündungen im Mund- und Rachenraum; regt Appetit und Verdauung an, wirkt gleichzeitig antibiotisch und beruhigt damit Magen und Darm.

Iso-Komplex-Heilweise (Abkürzung: IKH):
Form der Homöopathie*, die sich von der klassischen Homöopathie deutlich unterscheidet. In der IKH werden Komplexmittel* auf rein pflanzlicher Basis verwendet, die nach teilweise spagyrischen Regeln zubereitet werden; die Wirkung der Einzelbestandteile soll sich addieren; unter Verzicht auf jede theoretische Erklärung und damit Ablösung von der Theoriebildung der klassischen Homöopathie wird die IKH rein erfahrungsheilkundlich angewendet.

Isopathie:
auf der Homöopathie* fußendes, von ihr jedoch in entscheidender Weise abweichendes und sie vereinfachendes Verfahren, bei dem die Substanz, die die Krankheit verursacht, in potenzierter Form am Patienten angewendet, diese Krankheit heilen soll; die tatsächliche, individuelle Patientensymptomatik ist dabei nur noch von geringem Interesse.

Jejunum:
der Leerdarm, der Abschnitt des Dünndarms, der sich dem Zwölffingerdarm anschließt, siehe Darm*.

Jod:
ein Spurenelement, das in kleinsten Mengen benötigt wird, um die Schilddrüsenhormone aufzubauen. Bei Jodmangel kann es zu einem Kropf* und einer Unterfunktion (Hypothyreose*) der Schilddrüse* kommen. Eine Überversorgung mit Jod hat allerdings ebenfalls schädigende Wirkungen auf die Schilddrüse und sollte daher vermieden werden.

Johannisbeere, Schwarze:
Ribes nigrum; Arzneipflanze aus der Familie der Stachelbeergewächse, Grossulariaceae. Verwendete Teile: Beeren und Früchte; Drogenbezeichnung: Ribis nigri fructus bzw. Ribis nigri folium. Inhaltsstoffe: in den Früchten Vitamin C, Flavonoide, Pektin, Anthocyane, Gerbstoffe, Kalium; in den Blättern ätherisches Öl, Gerbstoffe, Vitamin C, Flavonoide. Heilwirkung und Verwendung: Die Beeren bzw. ihr Saft stärken wegen ihres hohen Vitamin-C-Gehalts die Abwehrkräfte und können bei Erkältungskrankheiten helfen; auch gegen Durchfall wirksam. Tee von den Blättern wirkt harntreibend und kann Rheuma- und Gichtbeschwerden lindern; Gurgeln hilft gegen Halsschmerzen und Entzündungen im Mund- und Rachenraum.

Johanniskraut:
Hypericum perforatum; Arzneipflanze aus der Familie der Hartheugewächse, Hypericaceae. Verwendete Teile: blühendes Kraut; Drogenbezeichnung: Hyperici herba. Inhaltsstoffe: Naphtobianthrone (u.a. Hypericin), ätherisches Öl, Flavonoide und Xanthone. Heilwirkung und Verwendung: äußerlich als Johanniskrautöl zur Einbreibung bei Verstauchungen, Verrenkungen, Blutergüssen, Verbrennungen ersten Grades, rheumatischen Beschwerden und Hexenschuß; innerlich wirksam als „Aufheller“ bei depressiven Verstimmungen, Ängstlichkeit und in-

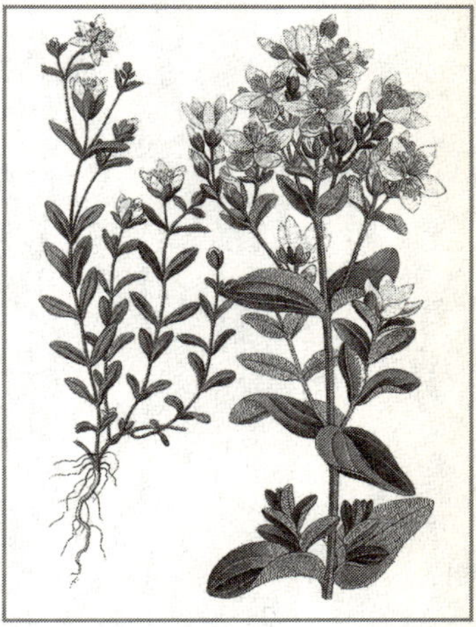

Johanniskraut

nerer Unruhe. Hypericum perforatum (Kürzel: Hyper.) ist in der Homöopathie eines der wichtigsten Akutmittel gegen Verletzungen (insbesondere bei Nervenverletzungen).

Johanniskrautöl:
Ölmazerat aus frischen Blüten von Johanniskraut*.

Joule:
abgekürzt J, das Maß für die Energie bzw. der Arbeit. Das Joule hat die Kalorie ersetzt. Im Zusammenhang mit der Ernährung werden Kilojoule bzw. Kilokalorien verwendet, was jeweils das Tausendfache eines Joules oder einer Kalorie bezeichnet. 1 kcal entsprechen 4,186 kJ.

K:
das chemische Symbol für das Element Kalium*.

Kachexie:
ein Verfall der Körperkräfte und eine Auszehrung des Körpers; ein langsam fortschreitender physischer Verfall, der z.B. häufig das Endstadium einer Krebserkrankung begleitet.

Kaelin-Test:
von Werner Kaelin (1888-1973) entwickeltes diagnostisches Verfahren der anthroposophischen* Medizin, bei dem Blut auf ein spezielles Filterpapier gegeben wird, um anhand der dabei entstehenden Formen Krankheiten zu diagnostizieren. Dieses Verfahren wird von anthroposophischen Ärzten zusätzlich zu anderen Diagnoseverfahren angewendet.

Kahnbein:
1. Ein Knöchelchen in der Handwurzel, in etwa an der Daumenwurzel.
2. Ein Knochen der Fußwurzel.

Kaiserschnitt:
eine chirurgische Entbindung. Heute kommt bald jedes fünfte Baby durch einen Kaiserschnitt zur Welt. Dieser ist immer dann angezeigt, wenn eine natürliche Geburt mit einem zu großen Risiko für das Baby oder die Mutter behaftet wäre oder eine normale Entbindung aus speziellen Gründen nicht möglich ist. Allerdings wird die Kaiserschnittquote von einem Fünftel im allgemeinen als zu hoch angesehen.

Kalium:
einer der wichtigsten Mineralstoffe überhaupt. Ein Kaliummangel macht sich vor allem in den Muskelfunktionen bemerkbar, da Kalium für die Ansteuerung der Muskeln über die Nerven gebraucht wird. Das kann sich z.B. in Herzrhythmusstörungen*, aber auch in einer Trägheit des Darmes mit Verstopfung äußern. Kalium schwemmt überschüssiges Körperwasser aus, und bei hohem Blutdruck kann ein hoher Kaliumanteil in der Ernährung, verbunden mit einem verminderten Natrium*-Gehalt, den Blutdruck senken. Es sprechen aber nur etwa ein Drittel der Personen mit hohem Blutdruck auf eine solche Diät an.

Kalkaneussporn:
siehe Fersensporn*.

Kallus:
das Gewebe, das nach Knochenbrüchen die Lücken zwischen den Bruchenden wieder füllt. Es ist zunächst bindegewebsartig und verfestigt sich mit der Zeit immer mehr und wird schließlich hart.

Kalmus, Echter:
Acorus calamus; Arzneipflanze aus der Familie der Aronstabgewächse, Araceae. Verwendete Teile: getrockneter Wurzelstock; Drogenbezeichnung: Calami rhizoma. Inhaltsstoffe: ätherisches Öl, Saponine, Bitterstoffe. Heilwirkung und Verwendung: als aromatisches Bittermittel appetitfördernd und tonisierend bei Magen-, Darm- und Gallebeschwerden, krampflösend bei Blähungen und Koliken.

Kalorie:
eine eigentlich veraltete, aber immer noch gebräuchliche Einheit für die Energie bzw. die Arbeit. Sie ist offiziell durch das Joule* (J) ersetzt worden (1 Kalorie entspricht 4,186 J). Man benötgt eine Kalorie, um 1 ml Wasser um 1 °C (genaugenommen von 14,5 °C auf 15,5 °C) zu erwärmen. Die Kalorien in der Ernährung

sind im allgemeinen Kilokalorien (= 1 000 Kalorien), wobei das „Kilo" häufig unterschlagen wird.

Kaltanwendungen:
Wasseranwendungen mit kühlender bzw. reizender Wirkung in Form von Bädern, Duschen, Wickeln, Güssen und Waschungen. Kälte regt Herzschlag und Darmtätigkeit an und stimuliert das vegetative Nervensystem; sie wirkt blutstillend, läßt Ödeme zurückgehen und lindert Schmerzen.

Kälteagglutininkrankheit:
das Verklumpen (Agglutination*) von speziellen Antikörpern des Blutes bei niedrigeren Temperaturen (unter ca. 20 °C). Was bei gesunden Personen im Prinzip erst nach dem Erfrieren stattfindet, kann bei einigen Personen schon bei höheren Temperaturen eintreten und vor allem die Körperspitzen wie Nase und Finger betreffen. Diese Körperteile verfärben sich blau, und es kann ein Brand* entstehen. Vor allem in der kalten Jahreszeit muß jede äußerliche Kälteeinwirkung unbedingt vermieden werden. Die Ursache für diese seltene Krankheit ist unbekannt.

Kalzitonin:
siehe Calcitonin*.

Kalzium:
der Mineralstoff, der in unserem Körper der Menge nach bei weitem den größten Anteil ausmacht (ungefähr 1-1,5 kg). Er stabilisiert gemeinsam mit Phosphat und Carbonat die Knochen und die Zähne. Kalzium hat zudem wichtige Funktionen im Stoffwechsel, z.B. in der Muskulatur, bei der Blutgerinnung, für die Wirksamkeit von Hormonen und Enzymen. Der Kalziumhaushalt wird durch die Hormone Calcitonin* und Parathormon* sowie durch das Vitamin D (von der Funktion her eigentlich auch ein Hormon) gesteuert.

Kalzium-Antagonisten:
Dies sind Substanzen, die die Einschleusung von Kalzium in die Zellen unterbinden. Dies wirkt insbesondere auf den Herzmuskel entlastend, da sich der Muskel nicht mehr so stark zusammenziehen kann. Er wird also geschont (man ist natürlich auch nicht mehr so leistungsfähig). Es kann dabei allerdings zu einem starken Blutdruckabfall, Wasseransammlungen (Ödemen*), Schwindel und Herzrhythmusstörungen* kommen.

Kamille, Echte:
Matricaria chamomilla ; Arzneipflanze aus der Familie der Korbblütler, Asteraceae. Verwendete Teile: Blüten (Drogenbezeichnung: Matricariae flos) bzw. das aus ihnen gewonnene ätherische Öl (Chamomillae aetheroleum). Inhaltsstoffe: ätherisches Öl (u.a. Alpha-Bisabolol), Flavonoide, glykosidische Bitterstoffe, Cumarine, Gerbstoffe. Heilwirkung und Verwendung: innerlich gegen Magenbeschwerden (Verdauungsstörungen, Gastritis, Blähungen, Koliken), außerdem entspannungs- und schlaf-

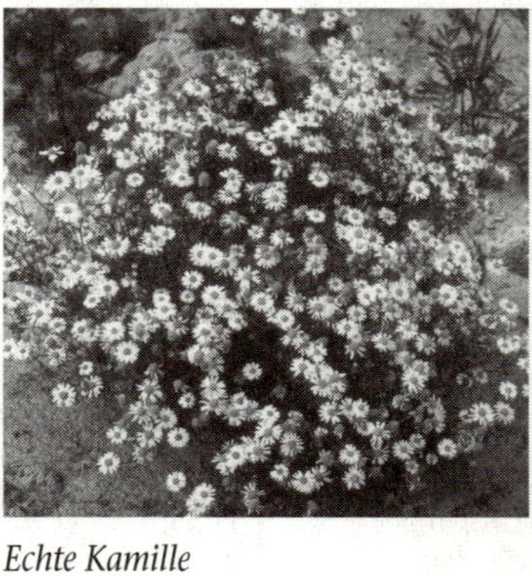

Echte Kamille

fördernd bei Kindern; äußerlich als Bad, Umschlag bzw. Spülung bei Wunden, Haut- und Schleimhautentzündungen (Mund- und Rachenraum), gegen Reizzustände der Atemwege und gegen Erkrankungen im Anal- und Genitalbereich. In der Homöopathie verwendet man die ganze blühende Pflanze zur Herstellung der Arznei Chamomilla (Kürzel: Cham.).

Kammerflimmern:
eine äußerst gefährliche Herzrhythmusstörung*, die in ihrem Effekt für den Blutkreislauf einem Herzstillstand gleichkommt. Äußerlich zeigen sich die Symptome eines sehr schweren Adam*-Stoke-Syndroms. Dabei kommt es zu einem extremen Anstieg der Herzfrequenz mit bis zu 500 Schlägen pro Minute, mit denen allerdings kein Blut mehr durch die Gefäße gedrückt wird. Es entsteht eine Art ununterbrochene Erregung des Herzmuskels, die sofort gestoppt werden muß. Das kann mit einem Elektroschock geschehen (Defibrillation*). Sehr oft ist auch eine Reanimierung (Herzdruckmassage* mit Beatmung) erforderlich. Die häufigsten Ursachen sind eine mangelnde Durchblutung der Herzkranzgefäße (Arteriosklerose*), ein Cor* pulmonale oder eine Entzündung des Herzmuskels.

Kammerscheidewand:
das Septum ventrikulorum, die Wand zwischen den Herzkammern.

Kampferbaum:
Cinnamomum camphora; Arzneipflanze aus der Familie der Lorbeergewächse, Lauraceae. Verwendete Teile: das aus dem Holz durch Wasserdestillation gewonnene und durch Sublimation gereinigte ätherische Öl; Drogenbezeichnung: Oleum camphoratum. Inhaltsstoffe: ätherisches Öl, das u.a. Kampfer enthält. Heilwirkung und Verwendung: Bestandteil von Salben gegen Muskelverspannungen, Zerrungen und Verstauchungen; früher auch ein Herz- und Hustenmittel.

Kanpo:
japanische Variante der asiatischen Medizin, die sich unter dem Einfluß von Traditioneller* Chinesischer Medizin und Ayurveda* herausbildete, jedoch von der westlichen Medizin im 19. Jahrhundert weitgehend verdrängt wurde.

Kantharidenpflaster:
siehe Cantharidinpflaster*.

Kanüle:
Hohlnadeln, die für Spritzen oder zum Abnehmen von Körperflüssigkeiten verwendet werden.

kanzerogen:
krebserzeugend.

Kapillaren:
die feinsten Blutgefäße (Haargefäße) des Körpers. In die Kapillaren wird das Blut aus den Arterien geleitet, wo dann der eigentliche Stoffaustausch zwischen dem Blut und den Zellen stattfindet. Durch diese Gefäße müssen sich die roten Blutkörperchen hindurchquetschen, wodurch sie entsprechende „Blessuren“ davontragen. Dadurch erklärt sich übrigens auch zum Teil die kurze Lebensdauer der roten Blutkörperchen. Von den Kapillaren fließt das Blut dann in die Venen und in das Herz zurück.

Kaposi-Sarkom:
eine krebsartige Erkrankung der Haut bzw. des Bindegewebes und der Gefäße unterhalb der obersten Hautschichten. Es bilden sich bräunliche bis rötliche Flecken auf der Haut, die

später auch auf Schleimhäute und die inneren Organe übergreifen. Die sogenannte klassische Form kommt bei älteren Männern ab etwa 50 Jahren vor. Diese Form verläuft nicht besonders bösartig. Erst nach dem Auftreten von Aids* hat sich diese Erkrankung weiter verbreitet, die dann auch einen bösartigeren Verlauf nimmt. Das Sarkom verbreitet sich sehr schnell auch auf andere Organe, was insbesondere bei einem Befall der Lungen besonders gefährlich werden kann. Gefährdet sind auch Personen, die nach einer Organ-Transplantation das Immunsystem unterdrückende Medikamente einnehmen. Die Behandlung erfolgt mit Bestrahlungen und der Gabe von immunstimulierenden antiviralen Medikamenten wie z.B. Interferonen*. Als Ursache wird eine Infektion mit bestimmten Herpes-Viren vermutet.

Karbunkel:
fließen mehrere Furunkel* zusammen, dann spricht man von einem Karbunkel.

Kardamom:
Elettaria cardamomum; Arzneipflanze aus der Familie der Ingwergewächse, Zingiberaceae. Verwendete Teile: Samen; Drogenbezeichnung: Cardamomi fructus. Inhaltsstoffe: ätherisches Öl mit verschiedenen Bestandteilen. Heilwirkung und Verwendung: als Bestandteil von Magenmitteln appetitanregend, verdauungsfördernd, steigert die Magensaft- und Gallensekretion, blähungstreibend; auch als Gewürz gegen Appetitlosigkeit.

Kardia:
der Mageneingang von der Speiseröhre aus. Die Unfähigkeit, den Mageneingang zu verschließen, wird als Kardiainsuffizienz bezeichnet. Dabei kann Magensäure in die Speiseröhre eindringen, wodurch Sodbrennen* und Entzündungen in der Speiseröhre entstehen können.

Kardiologie:
ein Teilgebiet der inneren Medizin, das sich mit allen Belangen des Herzens beschäftigt.

Kardiomyopathie:
unter dieser Bezeichnung werden alle Herzmuskelerkrankungen zusammengefaßt, die nicht auf Verengungen der Herzkranzgefäße (Arteriosklerose*), auf Bluthochdruck* oder Herzfehler* zurückzuführen sind. Im Prinzip beschreibt man auf diese Weise einen uneinheitlichen Symptomenkomplex, dessen Ursachen häufig nicht zu erkennen sind.

Kardiotokographie:
siehe CTG*.

Kardobenedikte:
Cnicus benedictus; Arzneipflanze aus der Familie der Korbblütler, Asteraceae. Verwendete Teile: blühendes Kraut; Drogenbezeichnung: Cnici benedicti herba. Inhaltsstoffe: Bitterstoffe (u.a. Cnicin), ätherisches Öl, Gerbstoffe, Flavonoide. Heilwirkung und Verwendung: regt die Magensaft- und Gallesekretion an, appetitanregend, antibiotisch; Bestandteil von Tees.

Karies:
eine ursprünglich allgemeine Bezeichnung für den „Knochenfraß", die aber heute nur noch für die Zahnkaries gebräuchlich ist. Die Zähne befinden sich in einem Gleichgewicht, bei dem sich Entkalkung und Wiederverkalkung (Remineralisation) die Waage halten. Bestimmte Bakterien bilden nun Säuren, die den Entkalkungsvorgang beschleunigen kön-

nen. Besonders begünstigt werden sie dabei durch anhaftende klebrige Zahnbeläge, in die sie sich bevorzugt einnisten. Innerhalb dieser Beläge entstehen hohe Säurekonzentrationen, die auch nicht vom Speichel weggespült werden können. Die Folge ist, daß der Zahn an solchen Stellen porös wird und letztendlich total korrodiert: Es entstehen „Löcher". Zur Vorbeugung hilft es einerseits, die Zahnbeläge regelmäßig durch Putzen zu entfernen und außerdem Fluoride zuzuführen, die die Zahnsubstanz wieder aufbauen helfen.

Karminativum:
Mittel gegen Blähungen.

Karotis:
die große Halsschlagader, die den gesamten Kopf einschließlich des Gehirns mit Blut versorgt.

Karpaltunnelsyndrom:
eine neuronale Störung der Hand bzw. der ersten drei Finger. Es kann zu plötzlichen Schmerzen, Taubheitsgefühlen, Kribbeln und einer Beeinträchtigung der Muskulatur kommen. Verursacht werden diese Störungen durch einen mechanischen Druck auf den zuständigen Nerv an der Handwurzel. Dort verlaufen der sogenannte Mittelnerv und einige Sehnen an der Innenseite der Handwurzel durch Bindegewebe verdeckt in einer Art Tunnel, dem Karpaltunnel, wobei es meistens durch Bindegewebsablagerungen oder anderen Ursachen zu einer Druckausübung auf den Nerven kommen kann. Meistens sind davon Frauen zwischen 40 und 50 Jahren betroffen. In der Regel ist eine operative Behandlung notwendig.

karzinogen:
krebserregend.

Karzinoid:
ein Tumor, der meist im Verdauungstrakt von speziellen Nervenzellen ausgeht. In der Hälfte der Fälle ist der Blinddarm betroffen, ansonsten kommt dieser Tumor im Mastdarm, im Dünndarm, in den Bronchien oder in der Bauchspeicheldrüse vor. Es handelt sich im Prinzip um einen bösartigen Tumor, der aber z.B. bei einem Befall des Blindarms keine Metastasen absiedelt. Seine Wachstumsgeschwindigkeit ist relativ klein. Selbst bei Darmkarzinoiden mit Metastasierung in der Leber sind nach fünf Jahren noch bis zu zwei Drittel der Erkrankten am Leben. Ein besonderes Kennzeichen dieser Karzinoide ist eine erhöhte Serotonin*-Produktion, so daß sie durch die Bestimmung der Serotoninausscheidung des Körpers nachgewiesen werden können.

Karzinom:
eine Bezeichnung für bestimmte Krebserkrankungen, die aber den Großteil aller Krebsformen umfassen (siehe Krebs*). Von einem Karzinom wird dann gesprochen, wenn es sich um einen von Epithelzellen ausgehenden Tumor handelt (von den Zellschichten ausgehend, die die inneren und äußeren Körperoberflächen bedecken, siehe Epithel*). Dabei unterscheidet man nach der speziellen Form des Karzinoms:
1. Plattenepithelkarzinom: geht von der obersten Hautschicht aus.
2. Adenokarzinom*: von Schleimhäuten oder Drüsen ausgehend.
3. Sonstige, d.h. vom Ursprung her nicht nachweisbare Karzinome.

Kastration:
die operative Entfernung der Keimdrüsen, also der Hoden des Mannes, bzw. der Eierstöcke der Frau. Im Kindesalter hat dies die Auswirkung, daß

die sekundären Geschlechtsmerkmale überhaupt nicht oder nur rudimentär ausgebildet werden. Es entsteht beim Mann die sogenannte Kastratenstimme. Im Erwachsenenalter geht die Zeugungs- oder Empfängnisfähigkeit, zum Teil auch der Geschlechtstrieb verloren. Daneben können aber auch psychische Störungen (Depressionen*) auftreten.

Katabolismus:
der abbauende Stoffwechsel, vor allem der Abbau der Proteine*.

Katalysator:
Substanzen, die eine Reaktion beschleunigen, ohne selbst davon beeinträchtigt zu werden.

Kataplasma:
heißer Breiumschlag auf pflanzlicher oder mineralischer (Fango*, Heilerde*) Basis zur Schmerzlinderung (insbesondere bei Koliken).

Katarakt:
siehe Grauer* Star.

Katarrh:
eine Entzündung der Schleimhäute, die mit der Absonderung von Flüssigkeiten verbunden ist. Das bekommen die Erkrankten dann in Form von Schnupfen oder Husten mit Schleimabsonderungen zu spüren. Meist handelt es sich um einfache Erkältungen*.

Katecholamine:
die in der Nebennierenrinde* hergestellten Hormone. Dazu gehören z.B. Adrenalin* und Noradrenalin*. Es werden aber auch synthetisch (also „künstlich") hergestellte Stoffe dazu gezählt, die ähnliche Wirkungen besitzen.

Katheter:
ein Instrument, das in Hohlorgane* und Gefäße des Körpers eingeführt wird. Es ist im Prinzip ein Schlauch, durch den sich Flüssigkeit ableiten läßt (z.B. aus der Harnblase*), Spülungen durchführen lassen, Proben entnommen werden können und der spezielle Untersuchungen ermöglichen kann. Die wichtigsten Katheter sind der Blasenkatheter in die Harnblase und der zentrale* Venenkatheter.

Katzenkratzkrankheit:
eine bakterielle Infektionskrankheit, die von Hauskatzen über kleine Kratzwunden auf den Menschen, meist Kinder und Jugendliche, übertragen werden kann. An der Kratzwunde entwickeln sich nach wenigen Tagen Pusteln und eine Hautrötung. Anschließend schwellen die der Wunde benachbarten Lymphknoten an, was schmerzhaft sein kann, es kommt zu Fieber sowie Muskel- und Gelenkschmerzen. Nach etwa ein bis zwei Monaten kann mit dem Verschwinden der Symptome gerechnet werden. Selten kommt es zu Komplikationen. Man behandelt mit Antibiotika.

Kausalagie:
eine Erkrankung periphärer Nerven, die sich in dumpfen Schmerzen oder Brennen äußert, ohne daß genau eingegrenzt werden kann, wo der Schmerz auftritt. Die Ursachen sind meistens vorhergehende leichtere Verletzungen oder Operationen. Zunächst kommt es zu Störungen der Beweglichkeit und schließlich zu einer Entkalkung der Knochen. Die Therapie ist schwierig.

Kauterisation (auch Kaustik):
das Verätzen bzw. Veröden von Geweben aus therapeutischen Gründen.

Kava-Kava:
Piper methysticum, Rauschpfeffer,

Kawapfeffer; Arzneipflanze aus der Familie der Pfeffergewächse, Piperaceae. Verwendete Teile: Wurzelstock; Drogenbezeichnung: Piperis methystici rhizoma. Inhaltsstoffe: Kavalactone (u.a. Kavain). Heilwirkung und Verwendung: entspannend und beruhigend bei chronischem Streß und Angst- und Unruhezuständen, ohne schläfrig zu machen; in großen Mengen euphorisierend. Das Homöopathikum Piper methysticum wird aus dem frischen Wurzelstock und den Wurzeln hergestellt.

Kaverne:
ein Hohlraum im Gewebe, der sich in Folge krankhafter Prozesse ausgebildet hat. Kavernen in den Lungen sind ein typisches Symptom bei einer Tuberkulose*.

Kawasaki-Syndrom:
eine aus Japan stammende Kinderkrankheit, die zunehmend auch in Europa Verbreitung findet. Die Ursache ist nicht bekannt (vermutlich eine Autoimmunkrankheit*), die Symptome sind Fieber, Bindehautentzündung, Hautausschläge und eine knallrote Zunge bzw. Lippen. In manchen Fällen kann es zu einem Übergreifen auf die Herzkranzgefäße kommen, was eine schwerwiegende (in einigen Fällen tödliche) Komplikation bedeutet.

Kehlkopf (Larynx):
Der Kehlkopf stellt die Verbindung zwischen den unteren und den oberen Luftwegen dar. Er verhindert beim Schlucken das Eindringen von Fremdkörpern in die Bronchien bzw. die Lunge, ermöglicht das Husten und bildet Töne, die dann im Rachenraum moduliert und in Sprache umgesetzt werden.

Kehlkopfödem:
eine starke Anschwellung des Kehlkopfes aufgrund eines Ödems*. Je nach Ausmaß der Anschwellung kann Erstickungsgefahr bestehen. Ursache kann eine Entzündung des Kehlkopfes selber, Allergien, Tumoren oder Erkrankungen z.B. des Herzens sein. Man kann zunächst den Kehlkopf kühlen, bei Erstickungsgefahr muß künstlich beatmet werden, im Notfall wird ein Kehlkopfschnitt durchgeführt.

Keimblatt:
Zellschichten des Embryos im absoluten Frühstadium. Dazu gehören das Ektoderm, das Mesoderm und das Entoderm. Aus diesen drei Zellschichten entwickeln sich später jeweils bestimmte Organe und Körperteile.

Keimdrüsen:
die Geschlechtsdrüsen sowohl des Mannes (Hoden), als auch der Frau (Eierstöcke), aus denen die Samenzellen bzw. die Eizellen gebildet werden. Hier wird auch ein Großteil der Geschlechtshormone gebildet.

Keloid:
eine Wucherung aus einer Narbe heraus, die sich Wochen bis Monate nach der Narbenbildung entwickeln kann. Es handelt sich um eine bindegewebsartige ungefährliche Geschwulst, deren Ursache im Prinzip nicht bekannt ist. Man vermutet eine familiäre Veranlagung.

Kent-Repertorium:
das nach dem amerikanischen Arzt und Homöopathen James Tyler Kent (1849-1916) benannte homöopathische Repertorium*.

Kephalgie:
Kopfschmerzen*.

Keratin:
der Eiweißstoff (Protein*), aus dem Haare, Finger- und Fußnägel aufgebaut sind.

Keratitis:
eine Entzündung der Hornhaut des Auges.

Keratom:
eine Verdickung der Hornhaut bzw. der Hornschicht der Haut. Dazu zählt z.B. das Hühnerauge*.

Keratose:
eine krankhafte Verhornung der Haut. Dazu zählt z.B. die Fischschuppenkrankheit*. Eine Keratose kann aber auch in Folge von zu starker Sonneneinstrahlung oder bei Ekzemen* vorkommen.

Kernspintomographie:
ein bildgebendes Verfahren zur Diagnose von Erkrankungen des Rükkenmarkes, des Gehirns, bei Bandscheibenerkrankungen, aber auch zur Darstellung von Muskelgewebe und bei Gelenkschäden. Gegenüber der Computertomographie hat die Kernspintomographie den Vorteil, daß keine schädlichen Röntgenstrahlen eingesetzt werden müssen. Außerdem lassen sich damit auch „weichere" Gewebetypen sehr gut abbilden.
Das Prinzip dieses Verfahrens beruht auf der Drehung der Kerne der Wasserstoffatome, die sich wie kleine Kreisel um ihre eigene Achse drehen. Legt man jetzt ein möglichst starkes äußeres Magnetfeld an, dann nehmen diese Kreisel zwei unterscheidbare Bewegungszustände an, die einen bestimmten Energieunterschied aufweisen. Diesen Unterschied kann man registrieren, da bei einem Übergang zwischen diesen Zuständen (wenn ein Kreisel also seine Bewegungsrichtung ändert) Strahlung abgegeben wird. Im Prinzip wird bei einem Kernspintomogramm dabei die Anzahl (Dichte) der Wasserstoffatome gemessen, die in verschiedenen Geweben (z.B. in gesundem und Tumorgewebe) unterschiedlich hoch ist. Diese Dichteunterschiede werden bildhaft dargestellt.

Ketonurie:
der Nachweis größerer Mengen an sogenannten Ketonkörpern (z.B. Azeton) im Urin. Das ist u.a. ein typisches Symptom bei Zuckerkrankheit* und kommt immer dann vor, wenn der Körper die Verbrennung von Fetten erhöht und die Kohlenhydratverwertung zurückschraubt. Die Betroffenen haben dann auch einen ganz feinen „obstigen" Geruch an sich. Man beobachtet das bei verschiedenen Infektionskrankheiten.

Keuchhusten:
eine bakterielle Infektionskrankheit, die vor allem Kleinkinder und Säuglinge befällt. In wenigen Fällen werden auch Erwachsene angesteckt. Die Übertragung der Infektion verläuft über Tröpfchen, wobei die Ansteckungsgefahr bei Kontakt mit erkrankten Personen sehr groß ist. Die Inkubationszeit* beträgt etwa ein bis zwei Wochen. Die ersten Anzeichen sind die einer normalen Erkältung, allerdings vor allem mit nächtlichem trockenen Husten. Charakteristisch für den Keuchhusten sind die sich dann entwickelnden schweren Hustenanfälle, zwischen denen die Erkrankten keuchend einatmen, bis schließlich ein zäher Schleim ausgestoßen wird. Das kann in besonders schweren Fällen bis zur Atemnot und schließlich zu Sauerstoffmangel führen. Diese Anfälle können 3 bis 6 Wochen anhalten. Je älter die Kinder

sind, desto besser überstehen sie diese Krankheit. Die schwerste Komplikation ist eine Entzündung der Bronchien und der Lunge, die bis zum Tode führen kann (5 % der erkrankten Säuglinge). Keuchhusten ist außerdem die häufigste Ursache für die spätere Entstehung von Bronchiektasen*. Aufgrund dieser Gefährdungen wird heute in der Regel bei Säuglingen eine Keuchhustenschutzimpfung durchgeführt.

Kieferhöhle:
ist die größte der Nasennebenhöhlen*.

Kieferluxation:
eine „Ausrenkung" des Kiefergelenkes. Das kann durch eine Verletzung (einen Schlag) auf den Unterkiefer, aber auch durch die exteme Öffnung des Mundes z.B. beim Gähnen passieren. Der Mund läßt sich danach nicht mehr schließen.

Killerzellen:
eine Gruppe von Zellen des Immunsystems*, die zu den weißen Blutkörperchen gehören und die Aufgabe haben, fremde Zellen zu zerstören. Es gibt verschiedene Killerzellen mit unterschiedlichen Aufgaben: Eine Gruppe, die T-Lymphozyten, K-Zellen, ist spezialisiert auf ganz bestimmte Zellen, die sie an den speziellen Eiweißstoffen (Antigenen*) auf der Oberfläche erkennen können. Sie werden meistens erst während einer Immuantwort z.B. auf eingedrungene Erreger gebildet. Andere, die sogenannten natürlichen Killerzellen, sind dagegen permanent im Blut vorhanden und können gegen eine ganze Reihe körperfremde Zellen vorgehen. Sie können nicht nur ein spezielles Antigen, sondern gleich eine ganze Reihe davon erkennen. Diese Killerzellen sind sozusagen die erste Verteidigungshürde, bevor das Immunsystem* bei einer Infektion richtig in Gang gekommen ist.

Kindbettfieber:
siehe Wochenbettfieber*.

Kinderfrüherkennungsuntersuchungen:
eine Reihe von Vorsorgeuntersuchungen (U1-U9) bei Kindern bis zum 5. Lebensjahr. U1: eine Untersuchung direkt nach der Geburt, in der Regel durch den Geburtshelfer, U2: zwischen dem 3. und dem 10. Lebenstag, U3: 3.-6. Lebenswoche, U4: 2.-4. Monat, U5: 6.-7. Monat, U6: 10.-12. Monat, U7: 20.-24. Monat, U8: 43.-48. Monat, U9: 60.-64. Monat. Ziel dieser Untersuchungen ist es, frühzeitig Entwicklungsstörungen und bestimmte Stoffwechselkrankheiten zu erkennen sowie eine Beratung zur Prophylaxe späterer Krankheiten (Rachitis*, Karies* usw.) durchzuführen.

Kinderkrankheiten:
die meisten dieser Krankheiten (Masern, Mumps, Windpocken usw.) besitzen eine sehr hohe Ansteckungsgefahr, weshalb man meistens bereits im Kindesalter an ihnen erkrankt. Im Prinzip können aber auch Erwachsene Kinderkrankheiten bekommen, sofern sie diese im Kindesalter nicht gehabt haben bzw. nicht dagegen geimpft sind.

Kinderlähmung (Poliomyeltitis):
eine durch Viren verursachte Infektionskrankheit, die durch „Schmier- und Schmutzinfektion" übertragen wird. Allerdings kommt es nur bei einem geringen Anteil der dem Virus ausgesetzten Personen tatsächlich zu einem Ausbruch der Krankheit. In der großen Mehrzahl werden die Betroffenen nichts von einer Infektion

bemerken, höchstens, daß es zu grippeähnlichen Symptomen kommt, die dann aber nach wenigen Tagen wieder verschwinden. In manchen Fällen kommt es zu Symptomen, die einer Gehirnhautentzündung ähneln, aber ebenfalls in den meisten Fällen wieder verschwinden. Nur bei 0,1 % aller infizierten Personen bricht die typische Kinderlähmung aus, wobei die Gefahr um so größer wird, je älter der oder die Infizierte ist. Die Symptome sind zunächst ein allgemeines Krankheitsgefühl, Kopfschmerzen, Nackensteifigkeit und Fieber. Weinge Tage später treten dann die typischen Lähmungserscheinungen vor allem der Beine auf. Kinderlähmung kann dann tödlich enden, wenn die Lähmungen auch die Atmung betreffen. Nach dem Abklingen des Fiebers kommt es zu keinen weiteren Lähmungen. Nach ein bis zwei Jahren bilden sich die Lähmungen dann meistens wieder zurück, allerdings bleiben häufig Spätschäden wie Bewegungsstörungen, Schäden im Knochenbau und Gelenkveränderungen zurück.

Kindslage:
die Position des Kindes in der Gebärmutter vor der Geburt. Man unterscheidet die Längslage, die Schräg- oder Querlagen. Bei der Längslage ist entweder der Kopf unten oder der Steiß, bzw. das Becken. Je nachdem wird dann noch die genaue Position des Rückens näher umschrieben.

Kindstod:
der plötzliche Tod eines Säuglings, ohne vorherige Symptome und ohne daß irgendwelche Krankheitszeichen festgestellt wurden. Am häufigsten tritt der plötzliche Kindstod zwischen dem 3. und 6. Lebensmonat auf. Bis heute ist aber nicht klar, welche Gründe dazu führen können. Man weiß aber um gewisse Risikofaktoren, wie z.B. eine Frühgeburt. Der wichtigste von den Eltern beeinflußbare Risikofaktor ist das Rauchen in Gegenwart des Kindes.

Kinesiologie, Angewandte (Abkürzung AK):
von dem amerikanischen Arzt und Physiotherapeuten George Goodheart in den 1960er Jahren entwickelte Diagnose- und Behandlungsmethode, der die Vorstellung zugrunde liegt, daß Erkrankungen zu einer Störung in der Kraftausübung der willkürlichen Muskulatur (z. B. Armmuskulatur) führen. Durch bestimmte Muskeltests sollen körperliche Funktionsstörungen und psychische „Blockaden“ lokalisiert bzw. diagnostiziert werden; die Therapie besteht ggf. in einer manuellen Behandlung (Massage) und/oder der Anwendung von Arzneimitteln (zumeist pflanzlicher oder homöopathischer Art). Verwandte Methoden sind u.a. „Touch for Health“, „Brain Gym“ und „Edu-Kinesthetik“. Die theoretischen Grundlagen der Kinesiologie und die Wirksamkeit als Behandlungsmethode sind wissenschaftlich nicht gesichert.

Kirlian-Fotografie:
nach dem russischen Forscherpaar Semyon und Valentina Kirlian benanntes, in den 1940er Jahren entwickeltes Verfahren, um die „Lebensenergie“ (oder „Aura“) von Menschen, Tieren und Pflanzen optisch sichtbar zu machen; dabei soll man auch Störungen dieser Energie erkennen können, die auf bestimmte Krankheiten hinweisen. Zu diesem Zweck wird eine ungefährliche Entspannungsladung in der Regel in Hand oder Fuß geleitet und die davon abstrahlende Entladungskorona

auf eine Fotoplatte gebracht. Das Konzept einer „Lebensenergie" oder „Aura" wird von der Schulmedizin als spekulativ angesehen; der Wert der Kirlian-Fotografie als Diagnosemittel ist wissenschaftlich widerlegt.

Kitzler:
siehe Klitoris*.

Klappen:
siehe Herzklappen*.

Klatschmohn:
Papaver rhoeas; Arzneipflanze aus der Familie der Mohngewächse, Papaveraceae. Verwendete Teile: Blüten; Drogenbezeichnung: Rhoeados flos. Inhaltsstoffe: Alkaloide (vor allem Rhoeadin), Meconsäure, Schleim- und Gerbstoffe. Heilwirkung und Verwendung: leicht schmerzstillend und beruhigend, als Bestandteil von Tees oder Sirup insbesondere gegen Reizhusten und Unruhezustände.

Klauenhand:
das Überstrecken der Finger an den Grundgelenken der Hand und das gleichzeitige Abknicken der Mittel- und Endgelenke der Finger. Eine Klauenhand ist ein typisches Symptom bei Lähmungen des Ulnarus-Nervens im Unterarmbereich, z.B. bei einer Kinderlähmung*.

Klaustrophobie:
Angst vor beengten Räumen und vor großen Menschenansammlungen. Die Ursachen sind meist nicht so klar zu erkennen. Mit Hilfe eine Desensibilisierung* kann nach und nach eine Besserung erzielt werden.

Klavikula:
das Schlüsselbein*.

Kleinhirn:
das hauptsächlich für die Steuerung der automatischen Bewegungsabläufe zuständige Hirnzentrum (siehe Gehirn*).

Klette, Große:
Arctium lappa; Arzneipflanze aus der Familie der Korbblütler, Asteraceae. Verwendete Teile: Wurzel; Drogenbezeichnung: Bardanae radix. Inhaltsstoffe: Inulin, ätherisches Öl, Flavonglykoside, Gerb- und Bitterstoffe. Heilwirkung und Verwendung: wassertreibend, Bestandteil von Blutreinigungstees, außerdem gegen Leber- und Gallefunktionsstörungen; äußerlich gegen schuppige, trockene Kopfhaut, Ekzeme, Flechten. In der Homöopathie wird das Mittel Lappa arctium bzw. Arctium lappa (Kürzel: Lappa) gegen Hautkrankheiten verwendet.

Klimakterium:
die Wechseljahre* der Frau.

Klimatherapie:
Behandlungsweise, die die besonderen klimatischen Eigenschaften eines Ortes therapeutisch nutzt. Dabei spielen Faktoren wie Temperatur, Luftdruck, Luftfeuchte, Sauberkeit der Luft, Windgeschwindigkeit und Salzgehalt der Luft sowie die Lage (Küsten- oder Mittel-/Hochgebirgslage) eine Rolle.

Klinefelter-Syndrom:
Eine relativ häufig (ein Fall auf sechshundert lebendgeborene Jungen) vorkommende Chromosomenaberration*, bei der anstelle der normalen XY-Kombination der Geschlechtschromosomen bei Jungen das X-Chromosom doppelt (oder noch öfter) vorkommt. Zwar sind die äußerlichen Geschlechtsorgane alle angelegt, aber es kommt zu einer vermin-

derten Produktion der männlichen Geschlechtshormone. Bemerkt wird diese Krankheit daher meist erst im Laufe der Pubertät, während der die normale Entwicklung der sekundären Geschlechtsmerkmale* (Behaarung usw.) ausbleibt. Es bildet sich häufig eine fast weibliche Brust (Gynäkomastie*), und seltsamerweise bleibt auch die Intelligenz meist hinter dem Durchschnitt zurück. Späterscheinung ist häufig die Osteoporose*. Man kann allerdings durch die Gabe von männlichen Geschlechtshormonen eine Verbesserung erzielen. Die Betroffenen sind im allgemeinen steril.

Klinik:
1. Dieser im allgemeinen synonym mit „Krankenhaus" verwendete Begriff war früher forschenden oder besonders spezialisierten Einrichtungen vorbehalten, wie z.B. den Universitätskliniken.
2. Unter Klinik versteht man außerdem das Gesamtbild der Symptome (das klinische Bild), daß sich dem behandelnden Arzt darbietet.

Klistier:
Darmspülung* bzw. Darmeinlauf zur Behebung einer hartnäckigen Verstopfung oder zum Verabreichen von Medikamenten.

Kliterodektomie:
die operative Entfernung der Klitoris* (Kitzler), bei einer Krebserkrankung. Sie wird allerdings auch bei einigen Völkern aus rituellen Gründen bei jungen Mädchen als sogenannte „weibliche Beschneidung" durchgeführt, eine verstümmelnde Praxis, die meist, je nach Ausmaß der Beschneidung, mit dem Verlust der sexuellen Empfindungsfähigkeit einhergeht.

Klitoris (Kitzler):
ein Teil der weiblichen Sexualorgane, zwischen den kleinen Schamlippen gelegen. Die Klitoris spielt bei der sexuellen Stimulation der Frau eine große Rolle und kann bei sexueller Erregung anschwellen.

Klon:
ein Lebewesen, daß von einem anderen Lebewesen die identische genetische Ausstattung mitbekommen hat; z.B. entstehen bei der bakteriellen Zellteilung immer genetisch identische „Nachkommen". Bei der geschlechtlichen Fortpflanzung mischt sich dagegen das genetische Material von Mutter und Vater.

Klonus:
das krampfartige Zusammenziehen von Muskeln sehr schnell hintereinander, z.B. als Antwort auf einen Dehnungsreiz (Reflexe*). Es kann sich aber auch um eine Störung in den Nerven handeln.

Klopfmassage:
1. eine Massagetechnik mit Hilfe der Finger oder Handkanten, zur Förderung der Durchblutung der Muskulatur.
2. Abklopfen des Rückens oder der Brust, wodurch man das Ablösen von Schleim in den Bronchien erleichtert, der anschließend ausgehustet werden kann. Hilft insbesondere bei chronischer Bronchitis* und muß regelmäßig bei einer Mukoviszidose* durchgeführt werden.

Klostridium:
siehe Chlostridien*.

Klumpfuß:
Bei einem Klumpfuß (pes equinovarus) handelt es sich um eine angeborene Fehlbildung eines oder beider Füße. Dabei treten mehrere krank-

hafte Veränderungen gleichzeitig auf. Hauptsymptom ist aber, daß der Fuß mit der Außenkante nach unten abgeknickt ist, die Fußsohle ist also stark seitlich geneigt. In den meisten Fällen entsteht ein Klumpfuß durch eine unglückliche Lage des Kindes vor der Geburt im Bauch der Mutter. Häufig handelt es sich um ein vererbtes Leiden, das beim männlichen Geschlecht deutlich häufiger auftritt. Die Behandlung beginnt am besten direkt nach der Geburt, wobei schrittweise vorgegangen wird und jeweils nach einer erreichten Verbesserung durch einen Gips das Resultat stabilisiert wird. Wird erst spät mit einer Behandlung begonnen, ist meist eine operative Behandlung notwendig.

Knaus-Ogino-Methode:
die sogenannte Kalendermethode zur Empfängnisverhütung bzw. zur Herbeiführung einer Schwangerschaft. Je nach Länge und Regelmäßigkeit der monatlichen Periode kann man davon ausgehen, daß die Wahrscheinlichkeit, daß es zu einer Befruchtung kommt, etwa 15 Tage vor Beginn der nächsten Regel am höchsten ist. Eine eher unsichere Methode, die in Kombination mit einer Temperaturmessung (Basaltemperatur*) allerdings eine gute Sicherheit bieten kann.

Kneipp-Arzt:
leitender Arzt einer Kneipp*-Kur oder niedergelassener Arzt, der nach den Grundsätzen Sebastian Kneipps* praktiziert; in Österreich offizielle Berufsbezeichnung. Die Kneipp-Ärzte sind im Kneipp-Ärzte-Bund e. V. zusammengeschlossen.

Kneipp-Kur:
Durchführung der Kneipp*-Therapie; offizielle Kurbezeichnung.

Kneipp, Sebastian:
deutscher katholischer Geistlicher und Naturheilkundiger, geboren 17.5.1821 in Stefansried bei Ottobeuren, gestorben 17.6.1897 in Bad Wörishofen. Anläßlich seiner eigenen schweren Lungenerkrankung beschäftigte sich Kneipp mit der Wassertherapie*, wie sie aus früheren Jahrhunderten überliefert war, und erprobte sie erfolgreich an sich selbst. Im Laufe der Zeit verfeinerte er diese Methode und baute sie zu einem umfassenden Behandlungssystem aus (siehe Kneipp*-Therapie). In den

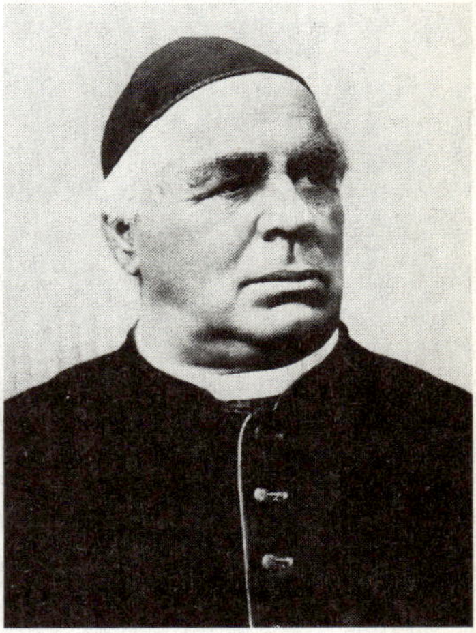

Sebastian Kneipp

80er und 90er Jahren, während denen er in Wörishofen, wo er auch Stadtpfarrer war, praktizierte, fand Kneipp rasch zahlreiche Anhänger. Zu seinen bekanntesten Schriften, in denen er seine Ideen darlegte, gehören „Meine Wasserkur“ (1886) und „So sollt ihr leben!“ (1889).

Kneipp-Therapie:
auf „fünf Säulen“ fußende Behandlungsform nach Sebastian Kneipp*:

Wasseranwendungen (Güsse, Voll- und Teilbäder, Wassertreten, Wickel u.a.) werden ergänzt durch die Anwendung von Heilpflanzen (Phytotherapie*), durch Bewegungstherapie*, Ordungstherapie* und Ernährungstherapie*. Die Kneipp-Therapie eignet sich insbesondere zur Vorbeugung und Behandlung von Herz- und Gefäßerkrankungen, psychovegetativen Funktionsstörungen, zur Rehabilitation nach akuten Erkrankungen und zur Linderung chronischer Krankheiten. Sie ist ein anerkanntes Naturheilverfahren und wird nach einem individuellen Kurplan durchgeführt.

Knieguß:
kalter Guß nach Sebastian Kneipp*, der an den Zehen beginnt und bis handbreit über das Knie geht; Anwendungsbereiche sind u.a. Krampfadern, Prellungen und Blutergüsse, Schlafstörungen.

Knickfuß:
eine Deformtion des Fußes, bei der der Fuß nach außen hin abgeknickt ist. Fast immer ist dies kombiniert mit einem Senkfuß* („Plattfuß"), so daß der sogenannte Knick-Senkfuß entsteht (bzw. der Knick-Senk-Spreizfuß, wenn noch eine Spreizung des Fußquergewölbes (Spreizfuß*) hinzukommt). Im Normalfall haben Säuglinge und Kleinkinder Knick-Senkfüße, die sich dann mit den Jahren zur normalen Fußstellung entwickeln. Durch eine Überlastung der Füße kann aber diese Entwicklung ausbleiben. Das kann z.B. durch zu frühzeitiges Gehen- oder Laufenüben geschehen. Schuhe sollten daher erst angezogen werden, wenn das Kind laufen kann. Bei Erwachsenen kann der Knick-Senkfuß zu schmerzhaften Deformierungen des Fußskelettes führen. In manchen Fällen ist eine operative Behandlung hilfreich.

Kniegelenk:
Das Kniegelenk ist das größte Gelenk des menschlichen Körpers und muß auch am meisten aushalten. Damit ist es natürlich auch das empfindlichste Gelenk bzw. das Gelenk, bei dem auch kleine Beeinträchtigungen sofort spürbar werden. Das Kniegelenk ist ein Scharniergelenk, das den Oberschenkelknochen mit dem Schienbein verbindet. Dabei besitzt das Ende des Oberschenkelknochens zwei Höcker oder Rollen, die in zwei Höhlungen (Gelenkpfannen) des Schienbeins hineinpassen. Die Knochen liegen allerdings nicht direkt aufeinander, sondern werden durch die beiden Menisken (innerer und der äußerer Meniskus) abgepolstert. Dies sind Knorpelscheiben, die einerseits dämpfende Eigenschaften haben, andererseits bei den unterschiedlichsten Kniestellungen ausgleichend wirken. Das Ganze wird außerdem von einer Gelenkkapsel umgeben, deren innere Oberfläche eine Art von Gelenkschmiere absondert, die das Gelenk einhüllt und eine „reibungslose" Bewegung ermöglicht. Als zusätzliche Polster befinden sich sogenannte Schleimbeutel* und Fettpölsterchen innerhalb der Kapsel, die an besonders belasteten Stellen des Knies sozusagen als „Kissen" eingebracht sind. Für den Zusammenhalt sorgen Bänder und Sehnen, z.B. die Seitenbänder, seitlich am Knie entlang, und die Kreuzbänder, die diagonal die Vorderseite des Schienbeinknochens mit der Hinterseite des Oberschenkelknochens verbinden und dabei noch über Kreuz gehen (daher der Name). Die Kniescheibe ist im Prinzip ein verknöcherter Abschnitt der sehr starken Sehne vom „vierköpfigen

Oberschenkelmuskels“ (Quadrizeps), die dazu dient, die Kraft von der Muskulatur des Oberschenkels über das Knie hinweg auf den Unterschenkel zu übertragen. In der Kniekehle laufen dabei die größeren Blutgefäße und Nerven entlang, wo sie relativ gut geschützt sind.

Knoblauch:
Allium sativum; Arzneipflanze aus der Familie der Lauchgewächse, Alliaceae. Verwendete Teile: frische Zwiebel; Drogenbezeichnung: Allii sativi bulbus. Inhaltsstoffe: Allicin, Ajoen, Selen, Vitamine A, B1, C, E, Nicotinsäureamid. Heilwirkung und Verwendung: senkt sowohl in frischer Form wie auch als Fertigpräarat (z. B. Knoblauchkapseln) Cholesterin- und Blutfettwerte sowie Blutdruck, vorbeugend gegen Arteriosklerose, Herzinfarkt und Schlaganfall; krebshemmend, pilztötend (auch wirksam gegen Würmer) und entzündungshemmend (auch äußerlich).

Knochen:
das Grundgerüst des Knochengewebes besteht aus Zellen, wie alle anderen Gewebe des Körpers auch. Die harten Teile der Knochen werden aber zusätzlich durch ein Zellzwischengewebe (dem sogenannten Kitt) stabilisiert, das sich aus Kollagen*-Fasern und der mineralischen Knochensubstanz aufbaut. Der Knochen ist von Blutgefäßen durchsetzt und durchaus am Stoffwechselgeschehen beteiligt. Insbesondere dient die mineralische Knochensubstanz als Speicher für Kalzium, das daraus, wenn es dem Körper daran fehlt, herausgelöst oder auch wieder eingebaut wird. Bis etwa zum dreißigsten Lebensjahr wird dabei mehr mineralische Knochensubstanz aufgebaut als abgebaut, sofern ausreichend Kalzium zugeführt wird. Ab dieser Zeit zehrt der Körper dann von dort angesammelten Kalziumvorräten. Die Knochen verlieren mit dem Alter an Stabilität.
Das stabile Knochengerüst besteht in der Hauptsache aus einem Mineral namens Apatit, einer Verbindung aus Kalzium und Phosphat, zum Teil auch aus Kalk (Kalziumkarbonat). Es ist aus winzigen Säulen sehr kunstvoll zusammengefügt, wodurch eine optimale Stabilität bei geringem Gewicht gewährleistet wird. Man unterscheidet die Röhrenknochen, wie z.B. in den Armen oder Beinen, und die breiten bzw. platten Knochen, wie z.B. das Becken oder die Schulterblätter. In den Hohlräumen der Knochen befindet sich das Knochenmark*, eine Substanz mit vielerlei Aufgaben, vor allem bei der Blutbildung. Umgeben sind die Knochen von der Knochenhaut, dem Periost. Sie sind durch den Sehnen- und Bänderapparat des Körpers miteinander verbunden, der seinerseits durch die Muskulatur stabilisiert wird.

Knochenbruch (Fraktur):
Knochenbrüche unterscheidet man nach der Art und Weise ihrer Entstehung: Es gibt den reinen Dehnungsbruch, bei dem ein Knochen (meist ein Röhrenknochen) zu stark gebogen wird und bricht. Typisch dabei ist der sogenannte Biegungskeil, ein dreieckiger Splitter als Aussparung zwischen den Bruchenden. Ein Torsionsbruch entsteht z.B. als Skiunfall direkt am Skistiefel, wenn der Fuß extrem stark verdreht wird. Eine Abscherfraktur entsteht durch einen sehr starken Stoß von außen, bei dem ein Knochenstück einfach wegbricht (abgeschert wird). Der Stauchungsbruch ist eine Zersplitterung eines Knochens durch einen starken senkrechten Druck, z.B. bei einem

Sprung aus großen Höhen mit starkem Druck auf die Wirbelkörper. Man unterscheidet zudem offene Brüche, bei denen ein Knochenteil die Haut durchstoßen hat, von geschlossenen Brüchen, wobei die Knochen im Gewebe eingeschlossen bleiben. In den meisten Fällen wird ein Bruch chirurgisch versorgt und gegebenenfalls mit Hilfe am Knochen selbst festgeschraubter Schienen eingerichtet (siehe Fixateur*). Auch bei komplizierten Brüchen mit vielen Bruchstücken lassen sich dabei heute gute Erfolge bei der Wiederherstellung der Funktionsfähigkeit des Gliedes erzielen.

Knochenentzündung:
Die häufigste Entzündung des Knochens ist an der Knochenhaut (dem Periost) lokalisiert (Periostitis). Sie entsteht in den meisten Fällen durch sportliche Überlastung oder durch Stöße von außen her. Seltener kommt es zu einer Übertragung einer Infektion aufgrund anderer Infektionen des Körpers. Eine Knochenhautentzündung kann sehr schmerzhaft sein, heilt aber in den meisten Fällen schnell wieder ab. Eine Entzündung des Knochenmarks entsteht meist nach einer direkten Knochenverletzung, wobei Erreger in das Knocheninnere vorgedrungen sind. In sehr seltenen Fällen kommt es zu einer Infektion über das Blut. Die Behandlung ist schwierig, häufig muß der Knochen eröffnet werden, um den Infektionsherd direkt (u.a. mit Antibiotika) zu behandeln.

Knochengewebe:
Man unterscheidet die Knochenhaut (Periost), die Knochensubstanz (die eigentlich feste Substanz aus Knochenzellen und zwischenzellulärem Kittmaterial) und das Knochenmark* im Inneren des Knochens (vgl. Knochen*).

Knochenmark:
das Gewebe im Inneren der Knochen*. Das sogenannte rote Knochenmark ist vor allem für die Bildung der Blutkörperchen, sowohl der roten als auch der weißen zuständig. Kurz nach der Geburt befindet sich in fast allen Knochen rotes Knochenmark, das dann mit der Zeit durch das gelbe „Fettmark" ersetzt wird. Das rote Knochenmark findet sich dann nur noch in den Rippen, den Hand- und Fußwurzelknochen, dem Brustbein, den Wirbelknochen und den Schädelknochen.

Knochenmarkbiopsie:
die Entnahme von Knochenmark, häufig aus dem Becken oder aus dem Brustbein zur Untersuchung bei Störungen der Blutbildung oder bei Krebserkrankungen.

Knochenmarktransplantation:
Die Übertragung von Knochenmark von einem Spender auf eine andere Person, z.B. bei Chemotherapie* und Störungen der Blutbildung.

Knochentuberkulose:
der Befall des Knochengewebes mit Tuberkuloseerregern. Die Bakterien gelangen auf dem Blutweg in das Knochenmark. Es kann dabei zu einem Übergreifen auf die Gelenke unter Entwicklung einer Arthrose* kommen. Die Behandlung erfolgt mit sogenannten Antituberkulotika (siehe Tuberkulose*).

Knorpel:
ein sehr stabiles Stützgewebe, das aus Knorpelzellen und einer faserhaltigen Zwischenzellsubstanz besteht. Man unterscheidet drei Typen von Knorpelgeweben, die je nach Aufgabe verschiedene Festigkeiten aufweisen:
1. Der hyaline Knorpel ist ein sehr druckfester Knorpel, der die Gelenk-

flächen überzieht. Aus diesem Knorpeltyp werden aber auch ein Teil der Nasenscheidewand und des Kehlkopfes, die Rippenknorpel und die Ringe der Luftröhre gebildet.

2. Der elastische Knorpel läßt sich sehr gut biegen und besitzt eine hohe Elastizität. Diesen Knorpel findet man beispielsweise in der Ohrmuschel.

3. Der Faserknorpel ist ein Mischgewebe aus hyalinem Knorpel und faserhaltigem (Kollagen*) Bindegewebe. Er erhält dadurch eine zusätzliche Festigkeit auch gegen seitliche und Zugbelastungen, was z.B. beim Aufbau der Bandscheiben* oder der Menisken im Kniegelenk* notwendig ist.

Knötchenflechte (Lichen ruber planus):
eine relativ häufig vorkommende entzündliche Hauterkrankung, die zu den sogenannten Flechten (Lichen*) gehört. Der Ursprung dieser Erkrankung ist unklar. Sie tritt vor allem an den Innenseiten der Unterarme und der Unterschenkel auf, dazu auch im Genitalbereich und an der Mundschleimhaut. Es entstehen dabei sehr vielgestaltige Knötchen, die einen starken Juckreiz verursachen können. Ein typisches Symptom sind weißliche netzartige Punkte und Streifen, die vor allem im Mund gut zu erkennen sind. Eine Behandlung mit Cortisonpräparaten bringt meist gute Erfolge. Häufig kommt es allerdings auch zu einer spontanen Abheilung nach etwa ein bis zwei Jahren.

Koagulopathien
eine Bezeichnung für angeborene oder erworbene Gerinnungsstörungen des Blutes. Die Koagulation ist ein anderer Begriff für die Blutgerinnung.

Kohlendioxid:
ein Stoffwechselendprodukt (chemisch CO_2), das zusammen mit Wasser durch die „Verbrennung" von Kohlenhydraten oder Fetten entsteht. Es wird über die Lungen abgeatmet. Das Kohlendioxid löst sich im Blut als Kohlensäure und spielt dabei eine wichtige Rolle im Säure-Base-Haushalt. Bei zu wenig Kohlendioxid im Blut kommt es zu einer Alkalose*. Zuviel Kohlendioxid im Blut regt die Atemtätigkeit an.

Kohlenhydrate:
eine große Stoffklasse, zu der alle Zucker und aus Zucker zusammengesetzten Substanzen gehören. Sie setzen sich im einzelnen aus den drei Elementen Kohlenstoff, Sauerstoff und Wasserstoff zusammen bzw. rein formal aus Kohle und Wasser, woher sich der Name Kohlenhydrat ableitet (= Kohle mit Wasser verbunden). Sie sind der wichtigste Energielieferant des Körpers. Dabei sollten die komplexeren Kohlenhydrate (z.B. Stärke aus Getreideprodukten, Kartoffeln, Reis usw.) den Vorzug vor den einfacheren süß schmeckenden Zuckern erhalten. Der Körper selbst speichert Kohlenhydrate nur in geringem Maß in Form von Glykogen* (ca. einen Kalorientagesbedarf), bei einem Überschuß an Kohlenhydraten werden diese gespalten und in Fett umgewandelt, das dann in größeren Mengen in den Fettzellen eingelagert werden kann.

Kohlenmonoxid:
ein sehr giftiges Gas (chemisch CO) mit einem Sauerstoff weniger als Kohlendioxid. Es entsteht bei unvollständigen Verbrennungsprozessen, z.B. bei sehr schlecht belüfteten Öfen oder mangelhaft eingestellten Automotoren. Das Kohlenmonoxid verdrängt den Sauerstoff aus der Bin-

dung am Hämoglobin, da es dort bei weitem fester gebunden wird. Sind sehr viele Hämoglobine durch Kohlenmonoxid blockiert, kann kein Sauerstoff mehr im Blut transportiert werden und es droht der Erstickungstod. Aber bereits eine geringe Konzentration von Kohlenmonoxid in der Luft (z.B. in der Nähe vielbefahrener Straßen) kann zu einer schlechten Sauerstoffversorgung führen, mit Symptomen wie Kopfschmerzen und Konzentrationsschwäche.

Kohlensäure:
eine sehr schwache Säure, die durch die Verbindung von Kohlendioxid mit Wasser entsteht. Bei längerem Stehen entweicht das Kohlendioxid wieder aus dem Wasser.

Kohlenstoff:
ein chemisches Element mit dem Symbol C. Reinen Kohlenstoff findet man in der Kohle selbst, ansonsten ist der Kohlenstoff das Element, auf das sich ein Großteil aller Vorgänge des Lebens stützt.

Koitus:
Geschlechtsverkehr.

Kokain:
eine Droge, die aus den Blättern der Kokapflanze hergestellt wird. Diese Blätter werden bereits seit langer Zeit von den Indios verwendet, vor allem, um körperliche Erschöpfungszustände und Hungergefühle zu überbrükken. In seiner reinen Form führt das Kokain in die Abhängigkeit, wobei die neuere Abart „Crack" besonders gefährlich ist. Es wirkt anregend auf das gesamte Nervensystem, mit Sinnestäuschungen, einem übersteigerten Aktivitäts- und Stärkegefühl, sowie in eine übersteigerte Kreativität. Bei andauerndem Gebrauch besteht die Gefahr der Entwicklung von Psychosen*.

Kokken:
kugelförmige Bakterien, z.B. Streptokokken* usw.

Kolibakterien:
die im Darm des Menschen vorkommenden Bakterien der Gattung Escherichia Coli, siehe E.Coli*.

Kolik:
ein krampfhafter Schmerzanfall, z.B. bei Nieren- oder Gallensteinen oder bei einem Darmleiden. Zu den starken Schmerzen kommt es durch die Verkrampfung eines muskulären Hohlorgans (Galle, Harnleiter, Darm).

Kolitis:
die Entzündung des Dickdarms (z.B. Colitis* ulcerosa).

Kollagen:
nicht nur mengenmäßig einer der wichtigsten Eiweißstoffe des Körpers. Das Kollagen ist hauptsächlicher Bestandteil des Bindegewebes und bildet starke Fasern aus, die in großem Maße für die Stabilität des Körpers sorgen. Man findet Kollagen in den Muskeln, den Sehnen und Bändern, in den Knochen, den Knorpeln und nicht zuletzt in der Haut.

Kollagenosen:
zu den Autoimmunkrankheiten* bzw. den rheumatischen* Erkrankungen zählender Krankheitstyp. Dabei richtet sich das Immunsystem* gegen eigene Faserproteine (Kollagene*) und zerstört sie zum Teil. Dabei unterscheiden sich die einzelnen Krankheitsbilder erheblich, je nachdem in welchem Gewebe oder Organen das Kollagen angegriffen wird. Die Behandlung ist schwierig und zielt auf die Linderung der Symptome. Eine ursächliche Behandlung ist meist nicht möglich.

Kollaps:
1. ein anfallsartiger Zusammenbruch des Körpers (Kreislaufkollaps). Ein Kreislaufkollaps erfolgt meist aufgrund einer mangelnden Durchblutung des Gehirns (Schock*). Das kann z.B. durch einen hohen Blutverlust passieren. Auch psychische Gründe können zu einem Kollaps führen, indem die Blutgefäße erschlaffen und der venöse Rückfluß des Blutes zum Herzen unterbleibt. Als Sofortmaßnahme bei einem Kollaps sollte der Kopf des Patienten tiefer gelegt und die Beine hoch gelegt werden, um das Blut in das Gehirn zurückströmen zu lassen.
2. Ein Lungenkollaps ist das Zusammenfallen eines Lungenflügels z.B. bei einer Luftansammlung im Raum zwischen der Lunge und dem Brustfell.

Kollateralmittel:
Bezeichnung aus der Homöopathie*; vgl. Arzneimittelbeziehung*.

Kollath-Ernährung:
siehe Ernährung* nach Kollath.

Kolon:
der Dickdarm oder Grimmdarm, siehe Darm*.

Kolonmassage:
spezielle Massageform, bei der der Behandler im Atemrhythmus des Patienten bestimmte Stellen des Dickdarms in kreisender Bewegung massiert; regt die Beweglichkeit des Darms an.

Koloskopie (Darmspiegelung):
dabei wird in den After ein biegsames, schlauchförmiges Endoskop eingeschoben, mit dem der gesamte etwa eineinhalb Meter lange Dickdarm untersucht werden kann. Meistens handelt es sich dabei um ein multifunktionelles Instrument, durch das einerseits die Darmwände betrachtet werden können, andererseits aber auch gegebenenfalls Proben entnommen werden oder z.B. Polypen* oder anderes krankhaftes Gewebe direkt während der Untersuchung abgetragen werden können.

Kolostrum:
die sogenannte Vormilch, die Muttermilch, die während der ersten Tage nach der Geburt von den Milchdrüsen gebildet wird. Diese Milch ist weniger für die Energie- und Baustoffzufuhr gedacht, sondern enthält eine große Menge sehr spezieller Eiweißstoffe, die insbesondere das unausgereifte kindliche Immunsystem unterstützen sollen. Nach etwa einer Woche bis zehn Tagen wird dann die eigentliche „reife" Muttermilch produziert.

Kolposkopie:
die Spiegelung der Scheide mit einem speziellen Gerät, dem Kolposkop. Man führt diese Untersuchung zur Früherkennung von Krebserkrankungen (vor allem des Gebärmutterhalses) durch.

Koma:
eine äußerst tiefe Form der Bewußtlosigkeit, bei der keinerlei Reaktion auf äußere Reize mehr stattfindet, der Betroffene also nicht mehr zu wecken ist. Ein Koma ist häufig die Folge von „inneren Vergiftungen" bei Versagen von Leber oder Nieren. Dabei häufen sich im Blut die giftigen Abbauprodukte an, die dann das Gehirn schädigen können. (Allerdings können dabei auch von außen zugeführte nicht abgebaute Stoffe die entscheidende Rolle spielen.) Das diabetische Koma (Zuckerkrankheit*) tritt auf, wenn der Blutzuckerspiegel sich extrem erhöht und Stoffwechselprodukte des Fettabbaus sich im

Blut in größeren Mengen angesammelt haben. Ein Koma kann außerdem bei einer extremen Schilddrüsenüberfunktion, nach einem Schlaganfall oder einer Verletzung des Gehirns eintreten. Nach dem Erwachen aus dem Koma können Spätschäden zurückbleiben.

Komedonen (Mitesser):
verstopfte Talgdrüsen, die durch einen Pfropf zur Haut hin verschlossen sind. Dieser ist auf der Haut als schwarzer Fleck erkennbar. In manchen Fällen können sich Mitesser entzünden, was zu einer Anschwellung und Rötung des Mitessers führt (siehe Akne*).

Komplementärmedizin:
Synonym für Alternativmedizin*.

Komplementärmittel:
Bezeichnung aus der Homöopathie*; siehe Arzneimittelbeziehung*.

Komplexmittel:
Gemisch aus mehreren homöopathisch potenzierten Arzneisubstanzen in einer fertigen Kombination. Die Verwendung von Komplexmitteln wird von klassischen Homöopathen abgelehnt, denn sie steht in großer Nähe zur Verschreibung nach klinischen Indikationen (vgl. Allopathie*) und erfordert nur geringen Aufwand bei der Arzneimittelwahl* und geringe oder keine Berücksichtigung der Individualität des Patienten.

Komplikation:
wenn es in der Folge einer Erkrankung oder einer Behandlung zu zusätzlichen ungünstigen Begleitumständen kommt, dann spricht man von einer Komplikation; z.B. ist eine Lungenentzündung eine schwerwiegende Komplikation einer Grippeerkrankung.

Kompresse:
ein mehrfach zusammengelegtes Stück Verbandmull oder Tuch. Es wird als Verband zur Abdeckung von Wunden verwendet oder dient als kalter bzw. warmer Umschlag der Behandlung vor allem von Hauterkrankungen.

Kondylome:
siehe Feigwarzen*.

kongenital:
angeboren; bezeichnet Schäden oder Mißbildungen eines Kindes, die bereits bei der Geburt festzustellen sind. Diese Schäden können von den Eltern geerbt oder auch während der Schwangerschaft entstanden sein.

Konjunktiva:
die Bindehaut*.

Konjunktivitis:
Bindehautentzündung*.

Konkrement:
die sogenannten Steine, die sich in den Nieren, den Harnwegen, den Gallengängen usw. bilden oder ablagern können.

konservative Behandlung:
erhaltende Behandlungsmethoden, die nicht mit einem direkten Eingriff in den Körper verbunden sind. Der Körper bleibt unversehrt.

Konsilium:
das Urteil eines zweiten Arztes, der zu einem bestimmten Krankheitsfall hinzugezogen wird.

Konstitution:
damit wird beschrieben, welche äußerlichen und gesundheitlichen Anlagen ein Patient mitbringt. Etwas überholt sind die Versuche, Menschen in bestimmte körperliche Ty-

pen mit bestimmter Konstitution einzuteilen, wie z.B. die Einteilung in Leptosomen (die Dünnen), Athletiker (die muskulösen), Pykniker (die Dicklichen). Außer der reinen Beschreibung des äußeren Körperbaus macht eine solche Einteilung keinen Sinn, insbesondere wenn auch noch Charktereigenschaften damit verbunden werden.

Konstitutionsmittel:
Bezeichnung für ein homöopathisches Arzneimittel, bei dessen Wahl die über einen längeren Zeitraum bestehende Gesamtverfassung (nicht nur Merkmale mit Krankheitswert) des Patienten entscheidend ist, im Gegensatz zum Akutmittel*.

Konsultation:
eine Behandlung bei einem Arzt.

Kontagiösität:
die Ansteckungsfähigkeit einer Erkrankung bzw. eines Erregers. Um dabei Vergleiche anstellen zu können, beschreibt man die Ansteckungsgefahr mit dem Kontagionsindex: Er beschreibt, wie viele Personen, die einen erstmaligen und einmaligen Kontakt mit einem Krankheitserreger gehabt haben, dann tatsächlich daran erkranken. Man gibt diesen Wert als Zahl zwischen Null und Eins an. z.B. haben die besonders ansteckenden Windpocken einen Kontagionsindex von 0,9. Das bedeutet, daß sich 90 von 100 Personen bei einem Erstkontakt anstecken. Die Ansteckungsgefahr hat im übrigen nichts mit der Gefährlichkeit einer Krankheit zu tun.

Kontaktekzem:
ein durch einen äußerlichen Reiz auf der Haut entstandenes Ekzem*. Man unterscheidet drei Formen eines Kontaktekzems:

1. die Irritation der Haut nach einem Kontakt mit einem mehr oder weniger giftigen Stoff, z.B. bei andauerndem Kontakt mit Säuren, Mineralölen usw., aber auch nach einem Übermaß an Sonnenbestrahlung.
2. das sich langsam entwickelnde Kontaktekzem, das sich meist in Folge einer andauernden Hautschädigung durch zuviel Händewaschen oder bei andauerndem Kontakt mit reizenden Stoffen entwickelt. Dies kommt bei besonders gefährdeten Berufen wie Krankenpflegern (Desinfektionslösungen), Friseuren (Haarfärbemittel), Bäckern (Backenzyme) aber auch Hausfrauen (Reinigungsmittel) vor.
3. eine direkte Allergie* vom Spättyp (siehe Allergie*), die sich nach einem Erstkontakt mit dem Allergen innerhalb weniger Tage entwickelt und später dann ziemlich schnell wieder auftritt. Das häufigste Kontaktallergen ist dabei Nickel, das in einer Vielzahl von Alltagsgegenständen, wie z.B. Hosenknöpfen und Modeschmuck enthalten ist („Jeansknopfallergie").

Kontamination:
die Verunreinigung von Gegenständen oder Räumen z.B. mit Krankheitserregern oder Giftstoffen.

Kontraindikation:
Eine Kontraindikation gegenüber einem Medikament oder einer Behandlungsmethode besteht immer dann, wenn der Patient mit schwerwiegenden Nebenwirkungen zu rechnen hat, die den möglichen Behandlungserfolg aufwiegen: z.B. ist eine Schwangerschaft eine Kontraindikation gegenüber der Einnahme einer ganzen Reihe von Medikamenten, die das heranwachsende Kind schädigen würden.

Kontraktion:
das Zusammenziehen eines Muskels.
Kontraktur:
1. eine andauernde Kontraktion* bzw. eine Verkürzung eines Muskels, z.B. in Folge eines Mineralstoffungleichgewichtes im Muskel.
2. die Bewegungseinschränkung von Gelenken, möglicherweise durch die Verkürzung eines Muskels, aber auch durch die Schrumpfung der Gelenkkapsel u.a. Ursachen. Wenn eine Krankengymnastik keinen Erfolg zeigt, dann kann in manchen Fällen eine Operation angebracht sein.

Kontrastmittel:
Um bei bestimmten bildgebenden Verfahren (z.B. einer Computer-* oder Kernspintomographie) verschiedene Gewebe besser voneinander unterscheiden zu können, gibt man zuvor ein Kontrastmittel z.B. durch eine Injektion oder oral. Dabei werden jeweils Kontrastmittel verwendet, die sich in ganz bestimmten Geweben besonders gern aufhalten und dort anreichern. Es gibt z.B. spezielle Kontrastmittel für das Blut, zur Untersuchung der Blutgefäße, oder Kontrastmittel, die sich besonders in Tumoren anreichern und diese besser sichtbar machen.

Kontrazeption:
siehe Empfängnisverhütung*.

Kontusion:
eine Verletzung durch eine stumpfe Gewalteinwirkung, z.B. eine Prellung oder eine Quetschung.

Konvulsion:
ein Schüttelkrampf einzelner Gliedmaßen oder des ganzen Körpers z.B. bei Fieberkrämpfen.

Konzeption:
die Empfängnis, bzw. genaugenommen nur der der eigentlichen Befruchtung des Eis vorangehende Geschlechtsverkehr. Die Befruchtungsfähigkeit erreicht ein Spermium durch die „Kapazitation", eine Veränderung in der Struktur des Spermiums. Das Eindringen des Spermiums in die Eizelle wird als „Imprägnation" bezeichnet. Die Verschmelzung der Zellkerne zur Urzelle des Embryos ist die „Konjugation".

Kopfschmerzen:
ein Symptom bzw. eine Begleiterscheinung einer ganzen Reihe von Erkrankungen. Das Hirngewebe selbst unterliegt dabei keiner Schmerzempfindung. Die Schmerzsignale werden im allgemeinen von der Gehirnhaut oder den großen Blutgefäßen ausgesandt. Oft treten Verspannungen der Nackenmuskulatur auf, die auf den Kopf ausstrahlen. Häufig ist eine Ursache aber nicht festzustellen, und eine Behandlung kann nur selten die wirklichen Ursachen bekämpfen. In sehr seltenen Fällen kann auch ein Tumor für das Entstehen chronischer Kopfschmerzen verantwortlich sein.

Koprolith:
ein sogenannter Kotstein, der sich nach einer andauernden Verstopfung durch die Austrocknung des Kotes in der Größe von Kirschsteinen bilden kann.

Koriander:
Coriandrum sativum; Arzneipflanze aus der Familie der Doldengewächse, Apiaceae. Verwendete Teile: Früchte; Drogenbezeichnung: Coriandri fructus. Inhaltsstoffe: ätherisches Öl, Cumarine, Gerbstoff, Vitamin C. Heilwirkung und Verwendung: innerlich gegen Blähungen, Völlegefühl, krampfartige Magen-Darm-Störungen; oft in Kombination mit

Kümmel, Anis und Fenchel verwendet.

Korium:
die Lederhaut, die zweite Schicht der Haut unter der obersten Hornhautschicht. Sie enthält eine Menge an Blutgefäßen und Nerven, die die Haut versorgen. Dazu ist die Lederhaut für die Stabilität und Elastizität der Haut zuständig und enthält sehr viel Bindegewebsfasern (Kollagen*); nicht zuletzt sind die Schweißdrüsen in der Lederhaut verankert.

Kornea:
siehe Cornea*.

Koronarangiographie:
eine Untersuchung der Herzkranzgefäße mit Hilfe einer Röntgenuntersuchung, bei der die Gefäße mit Kontrastmitteln* sichtbar gemacht werden.

Koronararterien:
die Herzkranzgefäße bzw. Arterien.

koronare Herzkrankheit:
Unter dieser sehr allgemeinen Bezeichnung werden alle Krankheiten zusammengefaßt die sich durch eine ungenügende Funktion der Herzkranzgefäße bemerkbar machen. Immer ist die direkte Ursache eine Arteriosklerose*, d.h. eine Verengung bzw. Verstopfung der arteriellen Herzkranzgefäße aufgrund von Ablagerungen, und bei allen koronaren Herzkrankheiten besteht die Gefahr eines Herzinfarktes.
Häufig machen sich die Symptome einer koronaren Herzkrankheit erst bemerkbar, wenn es bereits zu spät ist: Der Herzinfarkt ist bereits eingetreten. Ein Vorbote dieser Entwicklung ist die Angina* pectoris. Die Unterscheidung, ob es sich um einen Herzinfarkt oder eine Angina pectoris handelt, ist nicht immer ganz einfach und kann in manchen Fällen erst nachträglich aufgrund eines EKGs getroffen werden.
Man kann davon ausgehen, daß es sich um einen Herzinfarkt handelt, wenn der Anfall länger als 15 bis 30 Minuten dauert, mit starken Schmerzen und einem Gefühl der Todesangst einhergeht. So lange sollte man allerdings nicht abwarten, sondern sofort bei starken Schmerzen in der Herzgegend einen Arzt rufen.
Eine koronare Herzkrankheit ist meist das Ergebnis einer langjährigen Entwicklung. Wenn man mit vorbeugenden Maßnahmen erst dann damit beginnt, wenn sich die ersten Symptome bereits eingestellt haben, ist es zwar immer noch hilfreich, aber eigentlich schon zu spät. Die wesentlichen ursächlichen Risikofaktoren für die koronaren Herzkrankheiten sind das Rauchen, mangelnde Bewegung und Streß.
Bluthochdruck, erhöhte Blutfettwerte, starkes Übergewicht und Zuckerkrankheit sind weitere Risikofaktoren. Allerdings lassen sich alle diese Faktoren durch mehr körperliche Bewegung zum Positiven beeinflussen. Es gibt aber neuere Spekulationen darüber, daß auch eine Infektion mit Bakterien (Chlamydien*) zum Entstehen einer Arteriosklerose* beitragen kann.

Koronarinsuffizienz:
die eingeschränkte bzw. unzureichende Fähigkeit der Herzkranzgefäße, den Herzmuskel ausreichend mit Blut zu versorgen. Hauptursache ist die Arteriosklerose*, d.h. Ablagerungen in den Gefäßen, die den Blutdurchfluß einschränken.

Körperakupunktur:
siehe Akupunktur*.

Körpererdung:
von Alexander Lowen in die Bioenergetik* eingeführte Übung zur Verstärkung der Körper- und Realitätswahrnehmung, bei der der Patient sich die Wahrnehmungsmöglichkeit der Beine als Bodenkontaktorgan zunutze macht.

Körpergewicht:
Welches Gewicht für eine Person das richtige ist, darüber gibt es außerordentlich geteilte Meinungen. Die altbekannte Regel, „Gewicht in kg soll gleich der Körpergröße in cm minus 100 cm sein", ist viel zu ungenau und berücksichtigt weder die individuelle Konstitution, z.B. ob jemand eher starke Knochen und eine starke Muskulatur hat oder eher feingliedrig und schmächtig ist, noch den individuellen Stoffwechsel einer Person. Am nützlichsten hat sich noch der sogenannte BMI (Body-Mass-Index) erwiesen, bei dem die Körperoberfläche in Verhältnis zum Gewicht gesetzt wird: Dabei nimmt man das Körpergewicht in Kilogramm (z.B. 70 kg) und teilt es durch die Körpergröße in Metern (also bei 176 cm = 1,76 m) im Quadrat (in unserem Fall also 1,76 x 1,76 = 3,076). Das Ergebnis wäre also 70 geteilt durch 3,076 gleich 22,6 (gerundet). Die Werte des BMI erstrecken sich über einen Bereich von 18 (unterernährt) bis zu 40 (absolut zu dick). Die Werte zwischen 20 und 26 gelten als „normal".

Körpertemperatur:
Die Temperatur im Körperinnern beträgt im Durchschnitt ca. 37 °C. Dabei unterscheidet man die Kerntemperatur im Inneren des Körpers von der Oberflächentemperatur, die bei weitem geringer sein kann. Die Kerntemperatur läßt sich im Prinzip nur im After (rektal) messen, im Mund ist die Temperatur etwas niedriger, etwa 36,7 °C, unter der Achselhöhle liegt sie bei 36,5 °C. Dabei unterliegt die Temperatur großen Schwankungsbreiten, z.B. ist sie morgens niedriger als abends und bei einer Frau mit Eisprung vom Stand des Zyklus abhängig (Basaltemperatur*).

Körpertherapie:
Sammelbezeichnung für Therapieverfahren, die durch Beschäftigung mit körperlichen Erlebnissen (Bewegungen, Atmung, Meditation) die Selbstheilungskräfte des Körpers fördern sollen. Vgl. Bioenergetik*, Feldenkrais*-Methode. Die Übergänge zur Psychotherapie, zur Bewegungstherapie* und zur Krankengymnastik* sind je nach Methode fließend.

Korpuskarzinom:
Krebs des Gebärmutterkörpers (siehe Gebärmutterkrebs*).

Korsakoff-Potenz (auch „Einglas-Potenz"):
zuerst von Simon Nicolajewitsch von Korsakoff (1788-1853) hergestelltes homöopathisches Arzneimittel, das nach einem speziellen Potenzierungsverfahren hergestellt wird; dabei werden 99 von 100 Teilen des Inhalts eines Arzneifläschchens weggeschüttet und nur der verbleibende, die Wand des Fläschchens benetzende Rest weiterpotenziert (vgl. Potenzierung*). Das Verfahren gilt in der Homöopathie als zu ungenau für wissenschaftliche Zwecke.

Korsakow-Syndrom:
eine Reihe psychischer Symptome, die in der Hauptsache bei schwer alkoholabhängigen Personen auftreten. Dazu zählen ein teilweiser Verlust des Gedächtnisses, Antriebsschwäche, Orientierungsschwierigkeiten und allgemeine Schwierigkei-

ten, sich in neuen Situationen zurechtzufinden.

Kortikoide:
die Hormone der Nebennierenrinde*, zu denen z.B. das Cortison* gehört. Die auch „Kortikosteroide" genannten Hormone werden vom Körper aus Cholesterin* hergestellt. Als Medikamente werden heutzutage synthetisch hergestellte, in ihrer Struktur den natürlichen Vorläufern sehr ähnliche Substanzen verwendet, die die Wirksamkeit des natürlichen Cortisons bei weitem übertreffen.

Kot:
siehe Stuhl*.

Koxarthrose:
eine Arthrose* des Hüftgelenkes.

Krallenhände:
siehe Klauenhände*.

Krampfadern (Varizen):
eine Degeneration von unter der Hautoberfläche (meist der Beine) liegenden Venen*, die neben ihrem unschönen Aussehen auch zu Schmerzen, Entzündungen und Thrombosen* führen können. Sie entwickeln sich in der Hauptsache, wenn die „Venenklappen", die in gewissen Abständen in die Venen eingefügt sind und das Blut am Zurückströmen hindern sollen, nicht mehr funktionieren. Das venöse Blut kann dann nicht mehr in die zentralen Venen im Inneren der Beine zurückfließen und staut sich in den kleinen äußeren Venengefäßen, die dadurch anschwellen und dann als bläuliche Gefäße unter der Haut gut zu erkennen sind. Zu Krampfadern kommt es immer dann, wenn einerseits z.B. durch langes Stehen die Venen (bzw. Venenklappen) stark belastet werden, andererseits durch mangelnde Bewegung der Blutfluß nur wenig gefördert wird. In gewissem Ausmaß läßt sich durch das Tragen von speziellen Strümpfen während einer stehenden Tätigkeit der Bildung von Krampfadern vorbeugen und leichtere Stauungen beheben. Es hilft auch, häufig die Beine hochzulegen, sofern das möglich ist. Bei ausgedehnteren Krampfadern sollten diese verödet oder operiert werden, wobei man dies früh genug tun sollte, um Entzündungen und Schädigungen des umliegenden Beingewebes zu vermeiden.

Krämpfe:
das unwillkürliche und nicht willentlich herbeigeführte Zusammenziehen von Muskeln. Man unterscheidet zwischen klonischen und tonischen Krämpfen. Klonische Krämpfe zeichnen sich durch sehr schnell aufeinanderfolgende rhythmische Kontraktionen der Muskeln aus. Tonische Krämpfe dagegen sind Dauerkontraktionen, halten länger an und können von starker Intensität sein. Krämpfe können den gesamten Körper betreffen oder sich auf einzelne Muskelgruppen beschränken. Krämpfe können die verschiedensten Ursachen haben, z.B. Epilepsie, Vergiftungen oder eine übermäßige muskuläre Beanspruchung (z.B. Schreibkrampf). Die häufigsten Krämpfe entstehen aber in Folge von Mineralstoffmängeln (Magnesium, Calcium), z.B. nach starkem Schwitzen, bei einem zu hohen Alkoholgenuß und nicht zuletzt im Laufe einer Schwangerschaft. Dann kommt es zu den typischen Wadenkrämpfen, die sich meist aus ganz bestimmten Bewegungen oder Muskelanspannungen heraus entwickeln.

Kranio-Sakral-Therapie:
siehe Cranio*-Sacral-Therapie.

Krankenernährung:
siehe Diät*.

Krankengeschichte:
der bisherige Verlauf einer Krankheit, der alle Aspekte umfassen sollte; also die Symptome, die Diagnosen (auch Fehldiagnosen), alle Untersuchungen (z.B. Röntgenbilder), alle durchgeführten Therapien einschließlich der eingesetzten Medikamente und die beobachteten Veränderungen und Entwicklungen im Krankheitsverlauf.

Krankheit:
eine Störung der Lebensvorgänge in Organen oder im gesamten Organismus mit der Folge von subjektiv empfundenen bzw. objektiv feststellbaren körperlichen, geistigen bzw. seelischen Veränderungen. Die jeweilige Grenze, ab wann ein Mensch krank ist und ab wann er als gesund zu bezeichnen ist, ist fließend. Vermutlich setzen wir uns ständig mit krankmachenden Einflüssen auseinander.

Krankengymnastik (auch „Heilgymnastik"):
in der Regel unter Anleitung eines Krankengymnasten bzw. Physiotherapeuten durchgeführtes Übungsprogramm mit passiven Maßnahmen (Lagerung, Massage, passive Dehnung) und Bewegungsübungen (vgl. Bewegungstherapie*) zur Vorbeugung von Krankheiten, zur gezielten Behandlung von bestehenden Erkrankungen und zur Rehabilitation nach Unfall, Krankheit oder Operation. Eine spezielle Form ist die Gymnastik während Schwangerschaft und Wochenbett.

Krankheitsgefühl:
ein häufig gebrauchter Begriff, der einen subjektiv erlebten Zustand beschreiben soll, der als ein allgemeines Schwächegefühl, als starke Müdigkeit bzw. eine Art „körperlicher Depression" erlebt wird. Ein „starkes Krankheitsgefühl" wird bei vielen Erkrankungen und Stoffwechselstörungen als „typisches" Symptom angeführt.

Krätze:
1. eine von Milben verursachte Hauterkrankung; vgl. Krätzmilben*.
2. in der Miasmenlehre* Samuel Hahnemanns* die Erstmanifestation der Psora. Mit Krätze bezeichnete Hahnemann als Sammelbegriff verschiedene juckende Hautausschläge; der Erreger der eigentlichen Krätze (Scabies) war ihm noch nicht bekannt.

Krätzmilben:
Diese Insekten (Sarcoptes scabiei) verursachen die Krätze (Scabies), eine Infektionskrankheit der Haut. Sie beginnt meistens an den Händen, vermutlich, weil von hier aus die größte Ansteckungsgefahr ausgeht. Man findet sie aber auch an den Achselhöhlen, den Brustwarzen und an den Geschlechtsorganen. Es bilden sich typische, etwa einen Zentimeter lange Gänge, an deren Ende eine kleine gelbliche Erhebung in der Haut zu erkennen ist. In dieser Erhebung läßt sich die weibliche Krätzmilbe nieder, die ihre Eier in die Gänge ablegt. Die „Bauten" der Milben jucken sehr stark, insbesondere bei „Bettwärme", so daß durch das starke Kratzen der Haut nachfolgende Infektionen entstehen können. Zur Behandlung sollte man zunächst jeden Tag die Kleidung wechseln und desinfizieren. Die Haut wird mit speziellen Mitteln behandelt. Alle Kontaktpersonen müssen sich ebenfalls auf Milben untersuchen lassen, um eine Weiterverbreitung zu verhindern.

Kräuter:
siehe Heilpflanzen*.

Kräuterbad:
medizinisches Bad unter Verwendung von arzneilich wirksamen Pflanzenbestandteilen oder daraus hergestellten Extrakten bzw. daraus gewonnenen ätherischen Ölen; die Wirkstoffe können über die Haut oder über die Atmung vom Körper aufgenommen werden. Vgl. Heilpflanzen*.

Kreatin:
Diese Substanz wird in Leber und Nieren gebildet und den Muskeln zur Verfügung gestellt, da sie in leicht modifizierter Form als Energiereserve für eine schnelle Kraftausübung dient. Kinder unter 4 Jahren bilden diesen Stoff allerdings noch nicht. Er wird als Kreatinin mit dem Harn ausgeschieden, wobei die Menge von der Muskelmasse der einzelnen Person abhängt. Kreatin hat als (legales) Mittel zur Leistungsverbesserung vor allem von Sprintern von sich reden gemacht.

Kreatinkinase:
ein Enzym*, das das Kreatin* sozusagen immer wieder regeneriert. Es gibt drei unterscheidbare Typen dieses Enzyms, die entweder in den Gehirnzellen (Typ I), in den Herzmuskelzellen (Typ II) und in den normalen Muskelzellen (Typ III) vorhanden sind. Sie tauchen normalerweise im Blut nicht auf. Ihr Vorhandensein im Blut weist auf eine Zerstörung des entsprechenden Gewebes hin: z.B. Typ II nach einem Herzinfarkt, Typ I nach einem Schlaganfall und Typ III nach Schädigungen eines Muskels.

Krebs:
die allgemeine Bezeichnung für eine Erkrankung mit einem bösartigen Tumor. Er ist eine der Haupttodesursachen in den meisten (entwickelten) Ländern, in Deutschland stirbt etwa jeder fünfte an einer Krebserkrankung. In gewisser Weise ist Krebs eine Alterskrankheit, weshalb sein Auftreten auch mit zunehmender allgemeiner Lebenserwartung zunimmt. Krebserkrankungen in jüngeren Jahren sind sehr häufig mit einer erblichen Veranlagung in Verbindung zu bringen. Die eigentlichen Ursachen des Krebses sind noch immer unbekannt. Es gibt aber eine ganze Reihe von Hinweisen: Man nimmt an, daß einem Krebs immer eine Veränderung in den Erbanlagen (den Genen bzw. den Chromosomen) vorangegangen ist. Diese Gene (sogenannte Onkogene) werden durch einen Fremdreiz, z.B. durch eine krebserregende Substanz, so verändert, daß sie die Zelle, in dessen Zellkern sie liegen, von ihrer Umgebung abkoppeln und sozusagen „autark“ machen. Das bedeutet, daß diese Zelle plötzlich beginnen kann, sich zu teilen und zu vermehren, bis eine echte Geschwulst aus Krebszellen entsteht. Allerdings hat man festgestellt, daß die Veränderung der Gene allein nicht ausreicht: Es muß außerdem noch der Informationsaustausch zwischen den Zellen gestört sein, und nicht zuletzt muß das Immunsystem geschwächt sein. Ein starkes Immunsystem ist der beste Schutz gegenüber dem Krebs, da es eben nicht nur fremde Krankheitserreger, sondern auch entartete eigene Zellen entdeckt und bekämpft. Man kann im Prinzip davon ausgehen, daß in unserem Stoffwechsel ständig Krebszellen entstehen und vom Immunsystem zerstört werden. Ein weithin ungeklärtes Problem ist es, warum ein Krebs häufig so viele Jahre braucht, bis er sich bemerkbar macht, und dann plötzlich mit aller

Macht den Körper durchsetzen und zerstören kann. Man beobachtet dabei sehr häufig, daß eine vorübergehende Schwäche des Immunsystems (z.B. bei seelischen Problemen) dem Ausbruch des Krebses vorangeht. Sehr häufig wird beobachtet, daß einem Ausbruch einer Krebserkrankung der Tod einer nahestehenden Person vorausging. Es wird auch vermutet, daß ein bestimmter Persönlichkeitstyp besonders häufig an Krebs erkrankt: Diese Personen zeichnen sich vor allem durch ihre Schwierigkeiten aus, Gefühle auszudrücken, sie verdrängen negative Gefühle, sie haben ein fast übersteigertes Pflicht- und Verantwortungsgefühl und sie verleugnen eigene Schwäche.

Krebstypen: Die „Bösartigkeit" eines Krebses wird daran gemessen, wie früh, also in welchem Stadium des Krebses, und wie schnell er Metastasen bildet und daran, wie schnell er wächst und sich zerstörerisch in umliegendes Gewebe ausbreitet (vgl. TNM-Klassifikation*). Es gibt sogenannte semimaligne Tumoren, die zwar zerstörerisch in Körpergewebe eindringen, aber eine geschlossene Geschwulst bleiben und keine Metastasen* absiedeln.

Die Krebsarten werden in Karzinome* und Sarkome* eingeteilt, je nachdem, von welchen Zellarten sie ausgehen. Die bei weitem häufigsten Krebse (die Karzinome) entstehen auf der Oberfläche der Organe aus dem sogenannten Epithel* oder im Drüsengewebe (z.B. der Brustkrebs aus der Brustdrüse). Die Sarkome* sind seltener und gehen hauptsächlich von Bindegewebs- oder Muskelzellen aus.

Die Ursachen: Die Ursache einer Krebserkrankung ist nur in den seltensten Fällen mit Sicherheit festzustellen. Man kennt aber einige Faktoren, die als sicher krebserregend eingestuft werden konnten: Das sind an der Spitze das Rauchen (ca. 30 % aller Krebsfälle) und dahinter sehr viele krebserregende Stoffe, die wir täglich mit der Nahrung aufnehmen. Es gibt aber auch sehr viele Erkrankungen, die der Entstehung eines Krebses Vorschub leisten. Dies sind insbesondere virale Infektionen, aber auch Entzündungen der inneren Organe, die zu Schäden bzw. Entartungen des Gewebes führen können. Abgesehen von den „äußeren" Faktoren spielen auch erbliche Veranlagungen eine Rolle. Dies sind keineswegs nur die in den letzten Jahren gefundenen „Brustkrebsgene", sondern auch offenbar eine ganz allgemeine Veranlagung, die sich in familiären Häufungen bei Krebserkrankungen zeigt. Wenn ein Onkel oder ein Tante und die Mutter oder der Vater z.B. Darmkrebs hatten, dann sollte man rechtzeitig und regelmäßig die Vorsorgeuntersuchungen durchführen lassen.

Krebsformen: Die Häufigkeit der Krebsformen ist bei Frauen und Männern unterschiedlich: Bei den Männern steht der Lungenkrebs an erster Stelle, gefolgt vom Hautkrebs (beide etwa 20 %). Mit weitem Abstand folgen dann der Darmkrebs (10 %), Prostatakrebs (8 %), Magenkrebs (6 %), Blasenkrebs (5 %) usw. Bei den Frauen ist der Brustkrebs am häufigsten (20 %), gefolgt vom Hautkrebs (17 %) und Darmkrebs (13 %). Lungenkrebs kommt bei den Frauen nur mit 4 % vor, allerdings mit steigender Tendenz.

Krebsbehandlung: Krebs ist heilbar, sofern er früh genug entdeckt wird. Das hängt natürlich auch davon ab, ob er sich früh genug bemerkbar macht. Dies ist beispielsweise beim Hautkrebs der Fall, bei dem nach fünf Jahren noch 96 % aller Erkrankten am Leben sind. Der Lungenkrebs macht

sich dagegen erst spät bemerkbar. Daher überleben hier nur 17 % der Erkrankten die ersten 5 Jahre nach seiner Entdeckung.
Die klassischen Behandlungsmethoden erstrecken sich zunächst auf die operative Entfernung des Krebsgewebes. Dazu kommen die Chemotherapie* und die Strahlentherapie*. Eine echte Heilung ist meistens nur mit einer Operation möglich. Eine Chemo- oder Strahlentherapie schafft dies nur in ganz besonderen Fällen (z.B. bei Lymphomen*). Je früher mit der Behandlung begonnen wird, desto größer sind die Heilungschancen. Hat ein Krebs bereits damit begonnen, Metastasen abzusiedeln, ist eine vollkommene Heilung in den meisten Fällen (nach heutigem Stand der Medizin) unwahrscheinlich. Zwar kann die Muttergeschwulst operativ entfernt werden, aber es werden aus den Metastasen immer wieder neue Geschwulste gebildet, die sich im Körper ausbreiten. Eine Chemotherapie kann dann zwar die Krankheit immer wieder eindämmen, aber nicht heilen. Im Vordergrund steht nach den heutigen Maßstäben die Erhaltung einer möglichst großen Lebensqualität, worauf die Behandlung abgestimmt werden sollte. „Wundermittel" gibt es jedenfalls momentan noch nicht, und es ist auch nicht abzusehen, daß demnächst welche entwickelt werden. Es ist vielmehr zu erwarten, daß auf den bekannten Gebieten weiterhin kleine, aber effektive Verbesserungen der Behandlung erreicht werden. Naturheilkundliche Therapien werden zwar immer wieder empfohlen, lassen jedoch bis heute den Beweis ihrer Wirksamkeit missen. Zu empfehlen sind sie im Rahmen einer Krebsvorbeugung, sofern sie dazu dienen, das Immunsystem systematisch zu stärken.

Krebsregister:
eine Statistik, die dazu dient, Informationen über die Anzahl der Krebsfälle zu sammeln, aufgeschlüsselt nach Alter, Geschlecht, befallenem Organ und Überlebenszeit. Dies kann dazu genutzt werden, sowohl die Forschung als auch die Vorsorgemaßnahmen möglichst effektiv zu organisieren. Die gesetzlichen Bestimmungen sind dazu in Deutschland je nach Bundesland unterschiedlich ausgelegt, und meistens ist eine Meldung von der Einwilligung des Erkrankten abhängig.

Krebs-Warnzeichen:
Hinter den im folgenden aufgezählten Warnzeichen kann eine Krebserkrankung stecken, muß aber nicht. In den meisten Fällen wird eine harmlose Störung Auslöser der beschriebenen Symptome sein. Um aber eine möglichst frühzeitige Erkennung des Krebses zu gewährleisten, sollte möglichst schnell ein Arzt aufgesucht werden. Die Warnzeichen sind:
1. Knoten und Anschwellungen der Brust (nicht nur bei Frauen).
2. Eine unregelmäßige Verdauung mit abwechselndem Durchfall und Verstopfung und andauernde Schwierigkeiten beim Wasserlassen.
3. Blut im Stuhl oder Urin.
4. Veränderungen der Haut, insbesondere von Muttermalen.
5. Chronischer Husten und andauernde Heiserkeit.
6. Bei Frauen Blutungen außerhalb der Periode.
7. Bei Männern eine schmerzlose Verdickung der Hoden.
Um eine möglichst frühzeitige Erkennung von Krebserkrankungen zu gewährleisten, ist zu empfehlen, die von den Krankenkassen angebotenen Vorsorgeuntersuchungen zu nutzen.

Kreislauf:
Im Zentrum des Kreislaufes steht das Herz. Es erzeugt durch das Zusammenziehen seiner Muskeln den Druck, der benötigt wird, um das Blut durch den Kreislauf zu treiben. Allerdings wird das Herz von weiteren Kräften unterstützt. Dies sind insbesondere in den Arterien* feine Muskelstränge in den Gefäßwänden, die durch ihre Kontraktion* den Fluß des Blutes fördern können. Aber auch in den Venen gibt es Mechanismen zur Förderung des Blutdurchflusses: Zum einen gibt es die Venenklappen, die das Zurückfließen des Blutes nach unten hin verhindern. Sie funktionieren wie normale Ventile und schließen sich, wenn der Druck von oben kommt, und öffnen sich bei Druck von unten. Auf der anderen Seite sind viele Venen direkt den Arterien benachbart gelagert, so daß der Pulsschlag der Arterien, der diese sich ausdehnen läßt, auf die Venen übertragen wird und in Zusammenarbeit mit den Venenklappen das Blut weiter transportiert. Wichtig für den venösen Blutfluß sind aber auch die Beinmuskeln, die ihren Druck auf die Venen übertragen, und das Blut zurück zum Herzen transportieren helfen. Und nicht zuletzt wird dies durch die Atmung unterstützt, indem bei jedem Atemzug eine Art Sog auf die Venen ausgeübt wird. Die Regulation des Kreislaufes erfolgt in der Hauptsache durch das vegetative* Nervensystem. Dieses wirkt direkt auf das Herz, aber auch auf die Muskulatur der Arterien. Dazu spielen einige Hormone eine entscheidende Rolle. Die meisten nicht auf organische Schäden zurückzuführenden Kreislaufprobleme dürften ihren Grund in einem Mangel an Bewegung haben.

Kreislauf des Blutes:
siehe Blutkreislauf*.

Kreißsaal:
der Entbindungsraum in einem Krankenhaus. Der Name hat nichts mit dem runden Kreis zu tun, sondern leitet sich von dem altdeutschen Wort „kreißen“ her, das soviel wie schreien bedeutet. Es hat dann mit der Zeit die Bedeutung „gebären“ angenommen. In diesem Raum sind alle notwendigen Instrumente zur Hand, damit im Notfall schnell gehandelt werden kann. Allerdings hat man in der Zwischenzeit einiges getan, damit diese Säle nicht mehr das Flair eines Operationssaales ausstrahlen.

Kremaster-Reflex:
Das unwillkürliche Hochziehen des Hodens, wenn die Innenseite des Oberschenkels bestrichen wird. Dabei wird der Hoden hochgezogen, der auf der Seite des entsprechenden Oberschenkels liegt.

Kretinismus:
eine schwerwiegende Störung der geistigen und körperlichen Entwicklung, die in den meisten Fällen auf eine Unterfunktion der Schilddrüse (Hypothyreose*) zurückzuführen ist. In den schwersten Fällen von Kretinismus hat schon die Mutter während der Schwangerschaft eine Schilddrüsenunterfunktion gehabt (meist aufgrund eines Jodmangels), was nicht wiedergutzumachende Schäden beim ungeborenen Kind zur Folge hat.

Kreuzband:
die Innenbänder des Kniegelenks*, die über Kreuz liegen und die Vorderseite des Schienbeinknochens mit der Hinterseite des Oberschenkelknochens verbinden. Ein Riß der Kreuzbänder ist eine der schwersten Sportverletzungen überhaupt und war früher für Profisportler gleichbedeutend mit dem Ende der Lauf-

bahn. Heute dagegen ist eine Heilung möglich, was allerdings immer noch einen ziemlich langwierigen Prozeß bedeutet.

Kreuzotter:
die einzige in Deutschland heimische Giftschlange. Sie hat ihren Namen von dem kreuzähnlichen Muster auf dem Rücken. Ihr Biß ist zwar selten tödlich, doch er führt zu schweren Kreislaufbeschwerden und verursacht starke Schmerzen. Man sollte den Verletzten ruhigstellen und sofort einen Arzt verständigen. Lebensgefährlich ist der Biß zumeist nur für Personen mit einer Herz-Kreislaufschwäche.

Kreuzresistenz:
wenn ein Bakterium gegenüber einem Antibiotikum* eine Resistenz* erworben hat, dieses also wirkungslos bleibt, dann kann es geschehen, daß ein chemisch ähnliches Antibiotikum ebenfalls keine Wirkung mehr erzielt, was als Kreuzresistenz bezeichnet wird.

Kreuzbein:
Das zweitletzte Rückenwirbelsegment, bestehend aus fünf miteinander verschmolzenen Wirbelkörpern, an die dann noch das Steißbein mit drei Wirbelkörpern anschließt.

Kreuzschmerzen:
siehe Rückenschmerzen*.

Krisis:
der Wendepunkt einer Infektionskrankheit, wenn das Fieber ziemlich schnell innerhalb eines Tages abfällt und damit die baldige Genesung ankündigt.

Kropf:
Diese auch Struma genannte Vergrößerung der Schilddrüse* kann viele Ursachen haben. Die häufigste Ursache ist eine Unterfunktion der Schilddrüse* (Hypothyreose*). Im Prinzip ist das eine einfache Reaktion: Die Schilddrüse bekommt ständig von der Hypophyse* aus den Befehl, mehr Hormone herzustellen, kann aber diesem Auftrag nicht ausreichend nachkommen. Daher reagiert sie damit, mehr Zellen zu bilden, die bei der Produktion helfen sollen. Ist die Unterfunktion der Schilddrüse allerdings auf Jodmangel zurückzuführen, nützt die Vergrößerung natürlich auch nichts. Man behandelt den Kropf zunächst mit Jodgaben, und sofern er sich nicht weiter zurückbildet, kann man mit Schilddrüsenhormonen weiter behandeln, in einigen Fällen kann auch eine Operation angebracht sein. Bevor aber überhaupt die Diagnose „Jodmangelkropf“ gestellt wird, muß eingehend auch auf andere Krankheitsursachen untersucht werden.

Krummdarm:
das Ileum, der letzte Abschnitt des Dünndarms, siehe Darm*.

Krupp:
der echte Krupp ist ein Symptom bei Diphterie*. Dabei schwellen die Schleimhäute des Kehlkopfes aufgrund einer Entzündung an, es bildet sich eine Art Haut darauf, es kommt zu schweren Störungen beim Einatmen, und man kann (vorübergehend) nicht mehr sprechen. Bei weitem häufiger als der echte ist der Pseudo*-Krupp.

Kryochirurgie:
dabei wird der Einfluß sehr tiefer Temperaturen auf Körpergewebe ausgenutzt. Meistens wird mit Hilfe von flüssigem Stickstoff gearbeitet, so daß Temperaturen bis –196 °C ver-

wendet werden können. Dabei kann z.B. gezielt eine Entzündung ausgelöst werden, man kann z.B. die getrübte Linse des Auges mit einer gekühlten Sonde entfernen, abgelöste Netzhaut kann wieder „angeschweißt“ werden, Tumoren können zerstört werden und Blutungen können gestillt werden.

Kuhpocken:
eine Pockenerkrankung von Rindern, die auf den Menschen übertragbar ist. Es kommt zu haselnußgroßen Knoten auf der Haut, Fieber und in manchen Fällen zu einer Entzündung der Lymphknoten.

Kümmel:
Carum carvi; Arzneipflanze aus der Familie der Doldengewächse, Apiaceae. Verwendete Teile: Früchte; Drogenbezeichnung: Carvi fructus. Inhaltsstoffe: ätherisches Öl (u.a. mit Carvon, Limonen und Carveol), Flavonoide. Heilwirkung und Verwendung: gegen Blähungen, Völlegefühl, leichte krampfartige Magen-Darm-Beschwerden und nervöse Herz- und Magenbeschwerden sowie Verdauungsbeschwerden bei Säuglingen.

Kunstfehler:
die nicht fachgerechte Durchführung einer Behandlung eines Patienten, wobei dieser einen Schaden davonträgt. Bei einer Schuldhaftigkeit des Arztes ist dieser zu einer Wiedergutmachung bzw. zu einer Entschädigung verpflichtet.

Kunstkrankheit:
in der klassischen Homöopathie nach Hahnemann* Bezeichnung für eine durch ein Arzneimittel ausgelöste Krankheit, die – eine hinreichende Ähnlichkeit der Symptome vorausgesetzt – eine vorher bestehende natürliche Krankheit heilen soll, indem sie die Selbstheilungskräfte des Organismus fördert.

künstlerische Therapie:
Therapieform insbesondere in der anthroposophischen* Medizin, aber auch in der Schulmedizin (mit besonderer Nähe zur Beschäftigungs- und Bewegungstherapie*), bei der das Ziel nicht die Erzeugung von Kunstwerken, sondern die Anregung der kreativen Möglichkeiten des Patienten ist, um Aktivität und Selbsterfahrung und letztlich den Gesundungsprozeß zu fördern. Vgl. Heileurythmie.

Kupfer:
ein unentbehrliches Spurenelement, das z.B. für die Blutbildung gebraucht wird (chemisches Symbol: Cu).

kurativ:
Die kurative Therapie hat die Heilung einer Krankheit zum Ziel, während die palliative* Therapie eine Krankheit eingrenzt, aber nicht heilt.

Kürettage (Abrasio):
Die Auskratzung der Gebärmutterschleimhaut, z.B. nach einer Fehlgeburt (Abort*) oder einem Schwangerschaftsabbruch*. Die fraktionierte Kürettage wird zur diagnostischen Zwecken eingesetzt. Dabei wird immer nur ein bestimmter Schleimhautbereich abgetragen und untersucht, um krankhafte Veränderungen genau lokalisieren zu können (z.B. für die Krebsdiagnostik).

Kurkrise:
vorübergehende Verschlechterung des Gesundheitszustandes während einer Kur, entweder als Verschlechterung bestehender oder als Auftreten neuer Symptome; wird traditionell

als positives Zeichen für das Einsetzen des Heilungsprozesses bewertet.

Kurkuma:
Curcuma longa, Gelbwurz; Arzneipflanze aus der Familie der Ingwergewächse, Zingiberaceae. Verwendete Teile: Wurzelstock; Drogenbezeichnung: Curcumae longae rhizoma. Inhaltsstoffe: ätherisches Öl (u.a. mit Tumeron, Curlon und Zingiberen), Bitterstoffe, Curcumin, Harz. Heilwirkung und Verwendung: galletreibend, fördert die Gallebildung in der Leber; entzündungshemmend.

Kyphose:
die Krümmung der Brustwirbelsäule nach hinten. Eine leichte Krümmung ist normal, eine zu starke Krümmung führt dagegen zur Entstehung eines Buckels.

labil:
als labil bezeichnet man einen leicht zu beeinflussenden Zustand oder eine leicht aus dem Gleichgewicht zu bringende Persönlichkeit.

Laboruntersuchungen:
eine sehr allgemeine Bezeichnung für alle Untersuchungen, die mit Körpersubstanzen außerhalb des Körpers durchgeführt werden (z.B. eine Untersuchung des Blutzuckers).

Labyrinth:
Synonym für das Innenohr. Hier geschieht in der sogenannten Schnecke die Umsetzung der vom Trommelfell und den Gehörknöchelchen (Ohr*) aufgenommenen Geräusche in Nervenimpulse. Gleichzeitig sind die drei Bogengänge des Innenohrs unser wichtigstes Gleichgewichtsorgan, mit dem wir unsere Orientierung im Raum bewerkstelligen. Eingebettet ist das Innenohr in ein schützendes Knochengerüst
Die Schnecke ist mit Flüssigkeit gefüllt, in die sich Tausende von feinsten Haarzellen hineinstrecken und jede Schwingung in der Flüssigkeit aufnehmen und weiterleiten. Die Bogengänge enthalten winzige mit Flüssigkeit gefüllte Bläschen, deren Beschleunigungen von spezifischen Sinneszellen aufgenommen werden und uns Informationen darüber liefern, in welche Richtung und wie schnell wir uns gerade bewegen (siehe Ohr*).

Lachgas:
ein immer noch sehr gebräuchliches, in der Hauptsache schmerzstillendes Narkosegas, das meistens in Kombination mit anderen Mitteln verwendet wird. Beim Lachgas handelt es sich um Distickstoffoxid N_2O, das ungiftig ist und keine bekannten Nebenwirkungen besitzt.

Lactobacillus:
eine Bakteriengattung, die sich natürlicherweise im Mundraum und im Darmtrakt aufhält. Diese Bakterien sind allerdings auch an der Entstehung von Karies beteiligt. Sehr nützlich ist dagegen die Besiedlung der Scheide durch Lactobacillen, die andere krankheitserregende Bakterien von dort fernhalten.

Lähmung:
das Versagen von Muskeln, das fast immer auf Störungen der den betreffenden Muskel ansteuernden Nervenbahnen zurückzuführen ist. Man unterscheidet dabei zwischen einer vollständigen (Paralyse) und einer unvollständigen Lähmung (Parese).

Laktation:
die Produktion der Muttermilch in den ersten Tagen nach der Geburt des Kindes. Die Stimulation erfolgt durch das Hormon Prolaktin, das von der Hypophyse* gebildet wird. Während der Schwangerschaft wird die Produktion dieses Hormons durch die im Mutterkuchen produzierten Östrogene* und Gestagene* gehemmt. Nach dem Ausstoßen des Mutterkuchens bei der Geburt fällt die Konzentration dieser beiden Hormone drastisch ab und die Milch kann „einschießen". Die Menge der gebildeten Milch wird dabei vom Säugling bestimmt, indem die Milchdrüsen darauf reagieren, ob die gesamte Milch getrunken wurde (dann wird mehr produziert) oder ob noch etwas übriggeblieben ist (die Produktion wird reduziert).

Laktose:
der Milchzucker, dessen Name schon seine Herkunft verrät. Der Gehalt an Milchzucker läßt z.B. die Muttermilch leicht süß schmecken, obwohl seine Süßkraft ziemlich gering ist. Es

handelt sich um einen „Doppelzucker“, der sich aus Glukose* und Galaktose* zusammensetzt.

Laktoseintoleranz:
das Unvermögen des Verdauungssystems, Laktose* (Milchzucker) zu verarbeiten. Die Ursache ist ein fehlendes Enzym*, das zur Spaltung von Laktose benötigt wird. Während es noch bei jedem Säugling vorhanden ist, geht es bei etwa jedem zehnten Erwachsenen (in Deutschland) verloren. Das führt bei Milchgenuß zu Verdauungsstörungen und Durchfall. In Ländern (z.B. in Asien), in denen Milch nicht zu den Grundlebensmitteln gehört, ist die Laktoseintoleranz weitaus häufiger. Die Unverträglichkeit betrifft übrigens nur die Milch selber, da z.B. Käse oder Quark nur noch sehr geringe Mengen an Milchzucker aufweisen.

Lambliasis (Giardiasis):
eine Darminfektion durch sogenannte Geißeltierchen. Sie tritt auf, wenn der Magen zu wenig Säure produziert und die Parasiten dadurch die Magenpassage überleben können. Die Symptome sind uncharakteristisch, es kommt zu Völlegefühlen, leichten Durchfällen, manchmal auch leichtem Fieber. Medikamentös ist diese Erkrankung leicht in den Griff zu bekommen.

Langerhans-Zellen:
Zellen in der Bauchspeicheldrüse, die sowohl das Insulin* (B-Zellen) als auch das Glukagon* (A-Zellen) produzieren.

Lanugo-Behaarung:
die Flaumbehaarung des Fetus ab etwa dem dritten Schwangerschaftsmonat, die entweder kurz vor oder nach der Geburt (manchmal erst mit einem halben Jahr) wieder verlorengeht.

Langzeit-EKG:
ein über längere Zeit (meist 24 Stunden) gemessenes EKG*, insbesondere zur Feststellung von Herzrhythmusstörungen.

Laparoskopie (Bauchhöhlenspiegelung):
Die Laparoskopie ist eine der Endoskopie* ähnliche Untersuchungs- und Behandlungsform, nur daß nicht natürliche Körperhöhlen und Kanäle genutzt werden, sondern die Behandlung durch möglichst kleine Hautschnitte durchgeführt wird. Die Laparoskopie dient vor allem der Untersuchung (Spiegelung) der Bauchhöhle. Es können auf diese Weise auch Operationen durchgeführt werden, z.B. die Entfernung der Gallenblase. Man spricht bei derartigen den Körper möglichst wenig beeinträchtigenden Operationen auch von „Minimalinvasiver Chirurgie“.

Laparotomie:
der Bauchschnitt, die Eröffnung der Bauchhöhle bei größeren Operationen.

Laryngoskopie:
die Spiegelung des Kehlkopfes. Man kann versuchen, diese entweder mit einem Spiegel oder einer Lupe vom Rachen aus durchzuführen, oder man führt ein schlauchförmiges oder starres Spezialinstrument (das Laryngoskop) ein. Dabei wird zuvor in den Rachen ein örtliches Betäubungsmittel gesprüht, um den Würgereiz zu betäuben, oder man gibt zuvor eine Vollnarkose.

Larynx:
der Kehlkopf*.

Laserakupunktur:
Anwendung von Laserstrahlen statt Nadeln zur Akupunktur*, vor allem

bei Kindern und empfindlichen Erwachsenen.

Laserstrahlung:
eigentlich das gleiche Licht wie das normale sichtbare Licht, nur mit dem Unterschied, daß alle Lichtwellen beim Laser dieselbe Wellenlänge haben und außerdem sozusagen im „Gleichschritt" marschieren. Das Laserlicht streut nicht, sondern bleibt gebündelt. Dadurch kann bei weitem mehr Energie auf einen winzigen Fleck übertragen werden, als mit normalem Licht. Dies wird bei bestimmten Operationstechniken ausgenutzt, vor allem bei Augenoperationen.

Läsion:
eine Verletzung bzw. Schädigung im weitesten Sinne.

latent:
damit werden Krankheiten beschrieben, die sich durch keinerlei äußere Symptome bemerkbar machen, aber sozusagen im Hintergrund schlummern.

lateral:
seitlich.

Lateralität:
in der Homöopathie Bezeichnung für das Auftreten von Symptomen auf nur einer Körperseite.

Läuse:
Parasiten der Menschen und Tiere, die jedenfalls beim Menschen unter normalen hygienischen Verhältnissen nicht mehr vorkommen sollten. Es gibt verschiedene Arten von Läusen:
Kopfläuse: die bei uns am weitesten verbreitete Form von Läusen. Diese Läuse sitzen in den Haupthaaren, seltener auch im Bart oder den Augenbrauen. Man erkennt Läusebefall an den ovalen Nissen in den Haaren, die sich schwer abstreifen lassen und worin die Läuse ihre Eier legen. Kopfläuse ernähren sich vom Blut eines Menschen, wobei ihre Bißstellen stark jucken können. Falls Kopfläuse aufgetreten sind, ist neben der medikamentösen „Entlausung" die Reinigung aller Gegenstände wichtig, die mit den Haaren in Berührung gekommen sind.
Kleiderläuse: Diese Läuse, die eigentlich nur auftreten, wenn man Kleidungsstücke selten wäscht, können das Fleckfieber* übertragen. Sie legen ihre Eier in der Kleidung ab, die bei einem Befall desinfiziert werden müssen (z.B. durch Kochen).
Filzläuse: eine Parasitenart, die sich auf den Befall der Schambehaarung spezialisiert hat. Sie wird in der Regel durch Geschlechtsverkehr übertragen. Zur Behandlung werden spezielle Puder und Tinkturen verwendet.

Lavendel:
Lavandula angustifolia; Arzneipflanze aus der Familie der Lippenblütler, Lamiaceae. Verwendete Teile: Blüten (Drogenbezeichnung: Lavandulae flos) bzw. das aus ihnen gewonnene ätherische Öl (Lavandulae aetheroleum). Inhaltsstoffe: ätherisches Öl, Gerbstoffe (u.a. Rosmarinsäure), Flavonoide, Phytosterole, Cumarine. Heilwirkung und Verwendung: als Badezusatz bzw. Tee lindernd und beruhigend bei Unruhezuständen, Einschlafstörungen, Reizbarkeit und Kopfschmerzen; entspannend bei nervösem Asthma; entblähend.

Laxanzien:
siehe Abführmittel*.

LD:
die „letale Dosis", die Menge eines Stoffes, die zum Tode führt. Meistens

spricht man von der LD-50-Dosis: das ist die Menge eines Stoffes, nach deren Verabreichung genau die Hälfte der Versuchstiere stirbt.

Lebensbaum:
siehe Thuja*.

Lebensenergie:
Bezeichnung in verschiedenen traditionellen Heilsystemen für eine dem Organismus innewohnende „Lebenskraft“, etwa das „Qi“ (oder „Chi“) in der Traditionellen* Chinesischen Medizin oder das „Pranah“ in der indischen Medizin. Moderne Bezeichnungen für diese Lebenskraft sind u.a. die „Bioenergie“ (vgl. Bioenergetik*) oder das Orgon*. Das Konzept der Lebensenergie ist mit wissenschaftlicher Begrifflichkeit nicht zu beschreiben und wird deshalb von der Schulmedizin als spekulativ angesehen.

Lebenserwartung:
die Anzahl von Jahren, die eine Person rein statistisch gesehen noch zu erwarten hat. Die Lebenserwartung eines Neugeborenen betrug für 1995 in Deutschland bei den Frauen 79 Jahre, bei den Männern 72,5 Jahre. Diese Zahlen steigen nur noch sehr langsam an.

Lebenskraft (auch „Dynamis“):
in der Homöopathie* Samuel Hahnemanns* Bezeichnung für ein geistartiges Prinzip, das den materiellen Organismus „belebt“, ihm seine spezifische Reaktions- und Empfindungsfähigkeit gibt und „alle seine Teile in bewundernswürdig harmonischem Lebensgange“ hält. Im Falle, daß der Körper so schwer erkrankt ist, daß seine Lebenskraft allein nicht hinreicht, die Gesundung herbeizuführen, benötigt der Patient eine Stimulanz dieser Kraft von außen, nämlich durch ein homöopathisches Arzneimittel.

Lebensleib (auch „Ätherleib“):
Begriff aus der anthroposophischen* Medizin.

Lebensmittelvergiftung:
eine durch bakterielle Verunreinigungen von Lebensmitteln (z.B. Salmonellen* oder Botulismus*) entstehende oder durch chemische Gifte in Lebensmitteln (z.B. Blei, Kupfer und andere Schwermetalle oder durch Rückstände von Pflanzenschutzmitteln) verursachte Vergiftung.

Leber:
eines unserer lebenswichtigsten Organe überhaupt. Die Leber übernimmt sozusagen die Regie des Stoffwechsels, ist gleichzeitig Regulator, Produzent und Speicherorgan. In ihrer Funktion als Drüse produziert die Leber die Gallenflüssigkeit, die zur Fettverdauung notwendig ist und in den Dünndarm abgegeben wird. Außerdem stellt sie das für alle Körperzellen, aber insbesondere die Nervenzellen unentbehrliche Cholesterin* her. Auf der anderen Seite reguliert die Leber die Blutzusammensetzung. Dies gelingt, indem das Blut, nachdem es im Darmtrakt eventuell Nahrungsstoffe, Mineralsalze usw. aufgenommen hat, durch eine Vielzahl kleinster Blutgefäße die Leber durchfließt. Das Blut wird gewissermaßen biochemisch aufgearbeitet. Ein Teil der Kohlenhydrate, die im Darm aufgenommen wurden, werden in der Leber als Glykogen* (der körpereigene Speicherstoff für Glukose) gespeichert. Gegebenenfalls wird auch Glukose* wieder an das Blut abgegeben. Ebenso wird überschüssiges Eisen eingelagert, sofern die Vorräte nicht bereits voll sind. (Es gibt im übrigen nur wenige wichtige

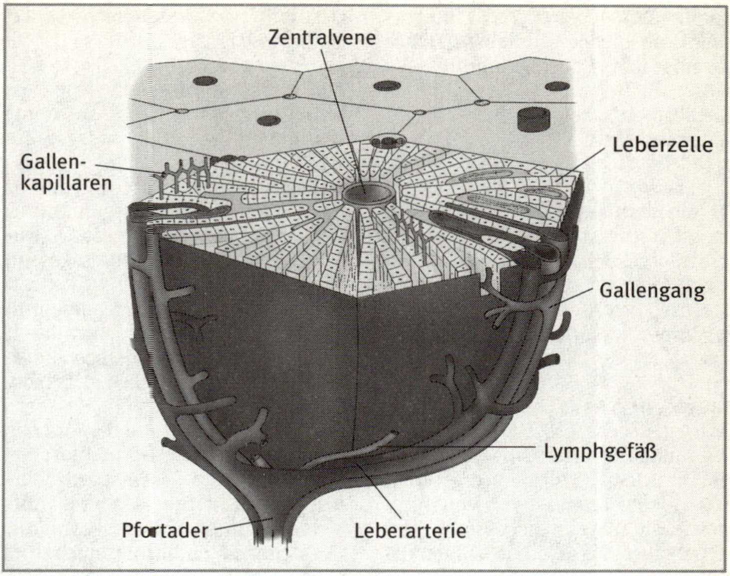

Schematischer Aufbau eines Leberläppchens

Stoffe, die die Leber nicht speichern kann.) Die nächste Aufgabe ist die Kontrolle der richtigen Zusammensetzung des Blutes: Gegebenenfalls werden Bluteiweißstoffe (Albumine*, Globuline*, Fibrinogen*) in das Blut abgegeben, überschüssige Eiweiße abgebaut, Giftstoffe verarbeitet und nicht zuletzt Vitamine gespeichert und ausgeschieden. Im Prinzip ist die Leber das „Zentrallabor" des Körpers, von dem das Wohlergehen des Körpers in besonderem Maße abhängt.
Anatomisch gesehen befindet sich die Leber etwa knapp unterhalb des Rippenbogens und wiegt im Durchschnitt etwa 1500 g. Sie wird über zwei große Adern mit Blut versorgt, wobei minütlich etwa 1,5 l Blut durch die Leber fließen. Die eigentliche Arbeit der Leber wird in den Leberläppchen geleistet. Dies sind etwa 1-2 mm große netzwerkartig aufgebaute Zellverbünde, die zentral von Kapillaren und feinsten Kanälchen für die Gallenflüssigkeit durchzogen sind.

Leberabszeß:
ein Abszeß* der Leber, der sich nach bakteriellen Infektionen entwickeln kann. Diese Erkrankung nimmt meist einen mehrmonatigen Verlauf, muß aber nur in wenigen Fällen operativ behandelt werden.

Leberatrophie, akute:
eine Zerstörung der Leberzellen in Folge einer fulminant verlaufenden Hepatitis* oder unter dem Einfluß von Giftstoffen (z.B. Pilzgifte). Es kommt zu einer Leberschrumpfung, Gelbsucht, Bewußtseinsstörungen bis zum „Leberkoma" mit völliger Bewußtlosigkeit. Dieser Zerstörungsprozeß verläuft in sehr vielen Fällen tödlich, falls die Leber sich nicht

mehr selbst regenerieren kann, besteht die einzige Überlebenschance in einer Lebertransplantation.

Leberentzündung:
siehe Hepatitis*.

Leberfleck:
Diese braunen Hautflecken haben mit der Leber nichts zu tun. Sie sind harmlose, höchstens kosmetisch störende Pigmentflecken, die in sehr seltenen Fällen Ausgangspunkt für ein malignes Melanom* sein können (vgl. Naevus).

Leberkrebs:
Von der Leber selbst ausgehende Krebserkrankungen sind selten, sie treten meist in Folge einer Leberzirrhose* oder aufgrund von Vergiftungen durch Schimmelpilzgifte (Aflatoxine*) auf. Dagegen siedeln sich Metastasen anderer Krebse sehr häufig in der Leber an (Lebermetastasen*).

Lebermetastasen:
Bei sehr vielen Krebserkrankungen, die ein fortgeschrittenes Stadium erreicht haben, treten Lebermetastasen auf. Die Metastasen gelangen über das Blut in die Leber und siedeln sich dort an. Haben sich die Metastasen noch nicht weiter ausgebreitet, können sie eventuell chirurgisch entfernt werden.

Leberzirrhose:
eine auch als Schrumpfleber oder Leberverhärtung bezeichnete Erkrankung der Leber. Die Leberzirrhose entwickelt sich nach einer dauerhaften Schädigung bzw. Vergiftung der Leber, z.B. nach einem dauerhaften Alkoholmißbrauch, aber auch nach chronischen Leberentzündungen. In seltenen Fällen wird sie durch spezielle Stoffwechselstörungen hervorgerufen. Das typische Kennzeichen einer Leberzirrhose ist die Zerstörung der Leberläppchen (siehe Leber*), den kleinen Funktionseinheiten der Leber, wobei es zu einer Art Vernarbung bzw. einem Umbau in Bindegewebsformen kommt. Dieser Umbau schreitet unaufhaltsam fort und ist nicht wieder rückgängig zu machen. Die Leber verliert nach und auch ihre Funktionsfähigkeit, und es kommt aufgrund der Vernarbung zu einem Blutstau vor der Leber (in der Pfortader*). Die äußerlichen Anzeichen machen sich schleichend bemerkbar: Es kommt zu Müdigkeit, Übelkeit, Verstopfung, Unverträglichkeit fettreicher Lebensmittel, zu typischen Gefäßsternchen im Gesicht und am Oberkörper und zu einem allgemeinen Druck unterhalb des Rippenbogens aufgrund des Blutstaus. Aus diesen Blutgefäßen dringt nach und nach immer mehr Wasser in den Bauchraum (Aszites), was bis zu 15 l und mehr ausmachen kann. Zeichen im fortgeschrittenen Stadium sind außerdem die sogenannten „Lacklippen“, die Verkleinerung der Hoden und das Wachstum einer weiblichen Brust bei Männern, Blutungen unter der Haut und Ödeme* in den Beinen und Knöcheln. Eine Leberzirrhose endet sehr häufig nach längerer Leidenszeit tödlich. Die häufigste Todesursache ist eine Blutung in der Speiseröhre, in der sich in Folge des Blutstaus vor der Leber Krampfadern bilden können (Ösophagusvarizen*). Platzen diese Adern, kann sich unbemerkt eine starke Blutung entwickeln. Nach einem langen Krankheitsverlauf kann es auch zu einem Übergang der Leberzirrhose in einen Leberkrebs kommen. Sehr gefährlich ist auch das sogenannte Leberkoma (hepatitisches Koma), eine schwere Bewußtlosigkeit mit häufiger Todesfolge.

Die Behandlung muß sich momentan noch damit begnügen, die Symptome zu lindern und den fortschreitenden Vernarbungsprozeß wenigstens etwas aufzuhalten. Eine Heilung bringt im Prinzip nur eine Lebertransplantation. Daher ist es sehr wichtig, frühzeitig Leberschäden zu erkennen und zu behandeln. Dies betrifft insbesondere Alkoholiker. Die Leber hat eine enorme Regenerationsfähigkeit, bevor es zu einer Leberzirrhose kommt. Deshalb kann ein rechtzeitiger Stopp des Alkoholmißbrauchs Wunder wirken.

Lederhaut:
1. die mittlere Schicht der Haut*,
2. das sogenannte „Weiße" im Auge*.

Leerdarm:
das Jejunum, ein Teil des Dünndarms, siehe Darm*.

Legasthenie:
die sogenannte Lese- und Schreibschwäche. Bei ansonsten normaler Intelligenz treten Schwierigkeiten beim Lesen und beim Schreiben auf. Sie zeigen sich mit etwa 6 bis 7 Jahren nach Eintritt in die Grundschule. Über die Ursachen wird gestritten, man diskutiert vererbte Faktoren sowie allgemeine Defizite in der Entwicklung bzw. soziale Faktoren. Teilweise wird sogar bestritten, daß Legasthenie als einheitliche Störung überhaupt existiert. Bei einigen Kindern läßt sich durch spezielles Training eine Verbesserung ihrer Leistungen erzielen.

Legionärskrankheit:
diese noch relativ „junge" Krankheit hat ihren Namen von ihrem ersten Auftreten bei einem Veteranentreffen in einem Hotel in Philadelphia 1976, wo es zu einer Epidemie mit 180 Erkrankten und 29 Todesfällen kam. Auslöser ist ein Bakterium namens Legionella pneumophila, das im Prinzip überall vorkommt. Zu einer Erkrankung kommt es nur, wenn eine große Anzahl dieser Bakterien auf einmal in den Körper eindringt und das Immunsystem überfordert ist. Dies geschieht vor allem durch Klimaanlagen, Luftbefeuchter und in Wasserleitungen, wo sich die Erreger unter bestimmten Umständen massiv vermehren und dann in großen Mengen plötzlich die Atemluft verseuchen können. Die Diagnose ist nicht ganz einfach und kann letztendlich nur durch eine Laboruntersuchung gesichert werden. Die Behandlung erfolgt im akuten Krankheitsfall mit Antibiotika*.

Lehmbad:
von dem Pastor Emanuel Felke (1856-1926) in die Naturheilkunde eingeführte Wasseranwendung, die in einer Lehmgrube im Freien durchgeführt wird; Heilanzeigen sind vor allem Hautleiden und Stoffwechselstörungen.

Lehmwickel:
lokale Wasseranwendung in der Volksheilkunde, bei der das Wickeltuch, statt in klares Wasser, in kalte Lehmbrühe getaucht wird; Heilanzeigen sind u.a. Hautjucken, Prellungen, Quetschungen, Blutergüsse, Venen- und Gelenkentzündungen.

Leichenschau:
die Feststellung der Todesursache durch einen Arzt. Dieser füllt anschließend auch den Totenschein aus. Gibt es Ungewißheiten über Ursache oder Zeitpunkt des Todes, dann kann eine Obduktion* durchgeführt werden.

Lein:
Linum usitatissimum; Arzneipflanze

aus der Familie der Leingewächse, Linaceae. Verwendete Teile: Samen (Drogenbezeichnung: Lini semen) bzw. das aus ihnen gewonnene fette Öl (Lini oleum). Inhaltsstoffe: Schleim- und Ballaststoffe (Hemizellulose, Zellulose und Lignin), fettes Öl (Linolensäure und Linolsäure), Eiweiß, Linamarin. Heilwirkung und Verwendung: Abführmittel bei chronischer Stuhlträgheit; als Breiumschlag lindernd bei Schmerzen, Furunkeln, Geschwüren.

Leinsamen:
siehe Lein*.

Leishmaniasen:
Infektionskrankheiten, die durch Geißeltierchen (Protozoen*) verursacht werden. Die Erreger werden durch Sandmückenstiche übertragen. Man unterscheidet verschiedene Formen, die sich in den befallenen Körperpartien unterscheiden:
Die kutane (Haut-)Leishmaniase: Diese Form wird auch „Orientbeule" genannt. Es bildet sich am Ort des Mückenstichs zunächst ein Bläschen, das sich in ein etwa 0,5 cm großes Knötchen verwandelt. Die Heilung erfolgt spontan, eine Behandlung ist meistens nicht erforderlich. Eine ähnliche Form findet sich auch in Südamerika, die vor allem das Ohr befällt. Auch sie heilt meist spontan ab.
Mukokutane Leishmaniase: Diese Form kommt in Südamerika vor und befällt hauptsächlich das Gesicht und zerstört Haut, Muskulatur und Knorpel im Mund-Nasen-Rachenraum. Eine Heilung ist nur sehr schwer zu erzielen.
Viszerale Leishmaniase: eine besonders tückische Form, die schleichend beginnt, zu chronischen Erkrankungen der inneren Organe führt und unbehandelt innerhalb von Monaten bis Jahren zum Tode führt. Allerdings sind die Heilungsaussichten nach einer Chemotherapie relativ gut. Von dieser Krankheit existieren die verschiedensten Varianten.

Leistenbruch:
siehe Hernien*.

Lepra:
eine in der Dritten Welt noch immer verbreitete Infektionskrankheit, die von dem Bakterium Mycobakterium leprae verursacht wird. Das Bakterium wird durch direkten Kontakt mit dem Kranken übertragen, wobei die Ansteckungsgefahr relativ gering ist. Der Verlauf der Lepra kann sehr stark differieren. Allein die Inkubationszeit kann sich von wenigen Monaten bis hin zu Jahrzehnten erstrecken. Die beiden Extremformen der Lepra, zwischen denen aber alle Mischformen möglich sind, werden als Nervenlepra und Hautlepra bezeichnet. Die Nervenlepra zeichnet sich zunächst durch großflächige Verfärbungen der Haut aus und befällt vor allem die Nerven, mit dem Verlust des Tastsinnes in den Extremitäten. Dadurch werden Verletzungen und Schädigungen nicht mehr bemerkt, was letztendlich zu Verstümmelungen führen kann. Die Hautlepra führt zu Knotenbildung der Haut mit schweren Verunstaltungen. Auch hier kommt es zu Störungen des Tastsinnes mit den entsprechenden Folgen. Die Haut-Lepra ist die weitaus gefährlichere Form, da sie sich mit den Jahren über den gesamten Organismus ausbreitet. Mit einer Chemotherapie ist diese Erkrankung heutzutage einigermaßen in den Griff zu bekommen.

leptosom:
die Beschreibung der Konstitution* eines sehr schlanken hochgewachsenen Menschen.

Leptospirosen:
eine ganze Reihe von Infektionskrankheiten, die durch Bakterien der Gattung Leptospira verursacht werden. In der Regel springen die Bakterien von anderen Säugetieren, an die sie normalerweise gebunden sind, auf den Menschen über. Die gefährlichste dieser Erkrankungen ist die Weil-Krankheit, die auch als infektiöse Gelbsucht bezeichnet wird, da sie die inneren Organe und insbesondere die Leber befällt. Die Symptome beginnen nach einer ein bis zweiwöchigen Inkubationszeit mit Fieber und Gelenkschmerzen, nach kurzer Pause werden mit einem zweiten Schub die Organe befallen. Wichtig ist, daß bereits gleich zu Anfang der Erkrankung Antibiotika eingesetzt werden. Die anderen Leptospirosen verlaufen im allgemeinen nicht so schwer. Je nachdem wie und von welcher Tierart sie übertragen werden, haben sie Bezeichnungen wie Schweinehüterkrankheit, Erntefieber (Feldfieber), Reisfeldfieber usw. Gemeinsam haben diese Erkrankungen den zweiphasigen Verlauf mit zunächst hohem Fieber, dann einer kurzen Krankheitspause mit anschließendem erneuten Aufflackern und insbesondere dem Befall von bestimmten Organen. Die Behandlung sollte möglichst frühzeitig mit Antibiotika erfolgen.

Letalität:
die Sterblichkeit (von letal = tödlich), sie gibt an, wie groß der Anteil der an einer Krankheit verstorbenen Personen im Verhältnis zur Gesamtzahl der Erkrankten ist.

Leukämie:
Die Leukämie ist in gewisser Weise eine krebsartige Erkrankung des Blutes und wird deshalb auch Blutkrebs genannt. Es kommt zu einer starken Vermehrung weißer Blutkörperchen, die zumeist nicht ausgereift sind und daher ihre normalen Funktionen (Immunabwehr) nicht ausüben können. Sie verdrängen die roten Blutkörperchen, und das Blut nimmt eine hellere Farbe an, woher auch der Name dieser Erkrankung stammt: Leukämie = „Weißblütigkeit". Sie ist die häufigste bösartige Erkrankung bei Kindern, und es kommt jedes Jahr in Deutschland im Durchschnitt zu insgesamt 4000 Neuerkrankungen. Die Ursache ist unbekannt, obwohl einige Risikofaktoren diskutiert werden. Nach dem Verlauf unterscheidet man die akute von der chronischen Leukämie, die nach dem jeweils betroffenen Zellen jeweils in die myeloische (Knochenmarkszellen) oder lymphatische (Lymphozyten) Leukämie unterschieden werden:
Akute Leukämie: Bei dieser Form ist die Zahl der weißen Blutkörperchen nur in der Hälfte der Fälle erhöht, bei 25 % ist sie normal, bei weiteren 25 % sogar erniedrigt. Allerdings kommt es zu einer Reifungsstörung der Blutkörperchen, das heißt, daß die vorhandenen ihre Funktion nicht erfüllen können. Sie verläuft bei fehlender Behandlung innerhalb weniger Wochen bis Monate tödlich. Die meisten Leukämiefälle bei Kindern entfallen auf diese Form. Die Erkrankten sind besonders anfällig für Infektionen, es kommt zu einer allgemeinen Ermüdung und einer abfallenden körperlichen und geistigen Leistungsfähigkeit, es treten Gelenkschmerzen und Blutungen auf, und die Haut zeigt eine ungewohnte, fast durchscheinende Blässe. Bei Kindern ist eine Heilung durch eine intensive Behandlung mit Chemotherapeutika möglich, bei Erwachsenen kann man auf diese Weise immerhin die Überlebenszeit verlängern. Gute Erfolge

zeigen Knochenmarkstransplantationen, insbesondere bei Kindern, deren Einsatz allerdings dadurch begrenzt wird, daß nur sehr wenige Personen als Spender in Frage kommen.
Chronische Leukämie: Bei dieser Form kommt es zu einer massiven Vermehrung von weißen Blutkörperchen. Der Verlauf kann sehr unterschiedlich sein, wobei die Überlebenszeiten zwischen wenigen Monaten bis zu 20 Jahren schwanken können. Die äußerlichen Symptome sind denen der akuten Leukämie sehr ähnlich. Es ist die Hauptform bei Erwachsenen, und sie wird mit Chemotherapie und Strahlentherapie behandelt.

Leukopenie:
eine starke Verminderung der Anzahl der weißen Blutkörperchen (Leukozyten) auf unter 5 000 je mm^3 Blut. Der Normalwert beträgt in etwa zwischen 6 000 und 10 000 Leukozyten je mm^3 Blut. Heutzutage werden die meisten Fälle einer Leukopenie von Schädigungen des Knochenmarks im Rahmen einer Chemotherapie oder einer Strahlentherapie bei Krebserkrankungen verursacht. Seltener sind spezielle Blutkrankheiten (z.B. perniziöse* Anämie) oder Infektionen (z.B. Typhus*) die Ursache. Aber auch Vergiftungen z.B. durch Benzol* können eine Leukopenie verursachen.

Leukoplakie:
die sogenannte Weißschwielenkrankheit, die ihren Namen von weißlichen Belägen der Schleimhäute an Mund, den Genitalien oder im Harnsystem hat. Sie unterscheiden sich von anderen ähnlich aussehenden Belägen bei Pilzerkrankungen (Candida*), daß sie sich nicht abwischen lassen. Derartige Beläge sollten beseitigt werden, da sie in einen Krebs übergehen können. Sie treten meist durch Gifteinwirkungen z.B. am Mund durch Tabak oder hohen Alkoholkonsum auf.

Leukotriene:
diese, den Prostaglandinen* verwandten Stoffe spielen als Vermittler von Reaktionen (sogenannte „Mediatoren") bei Entzündungsvorgängen (Entzündung*) eine große Rolle. Sie wirken zusammenziehend auf die Bronchien und erhöhen die Durchlässigkeit der Blutgefäße.

Leukozyten:
die weißen Blutkörperchen. Man bezeichnet die Leukozyten auch gerne als Gesundheitspolizisten, da ihre Aufgabe in der Hauptsache darin besteht, Krankheitserreger abzuwehren. Sie sind dabei kein einheitlicher Zelltyp, sondern haben sich auf verschiedene Aufgaben spezialisiert. Man unterteilt sie in Granulozyten* (60-70 %), Lymphozyten* (20-30 %) und Monozyten* (2-6 %), die ihrerseits in weitere Untergruppen aufgespalten werden. Die Anzahl der verschiedenen Leukozyten wird in einem Differentialblutbild* festgestellt, wobei es bei Infektionskrankheiten zu Verschiebungen in der Verteilung kommt. Aus diesem Blutbild lassen sich Rückschlüsse auf das Stadium und den weiteren Verlauf einer Infektionskrankheit ziehen.

Leukozytose:
eine starke Vermehrung der weißen Blutkörperchen über 9 000 mm^3. Dies ist ein typisches Symptom vieler Infektionskrankheit.

Lichen:
die Bezeichnung für Flechten, wobei die Hautflechten nichts mit den Flechten auf Steinen usw. zu tun haben. Es ist im Moment durchaus noch nicht geklärt, welche Ursachen die Flechten haben. Die bekannteste dieser seltsa-

men Hautkrankheiten ist die Knötchenflechte* (lichen ruber planus).

Licht:
der sichtbare Bereich des elektromagnetischen Wellenspektrums im Bereich von 380 bis 780 nm (nm = Nanometer = 10^{-9} m).

Lichtdermatosen:
alle Erkrankungen der Haut, die auf eine zu starke Lichteinwirkung zurückgehen, also z.B. auch ein Sonnenbrand* oder eine Sonnenallergie*. Es werden dazu auch Hautkrankheiten gezählt, die sich unter Lichteinfluß verschlimmern oder durch Licht provoziert werden.

Lichttherapie:
Anwendung des Lichts zu therapeutischen Zwecken. Sonnenlicht wurde bereits in der Antike zur Unterstützung des Heilungsprozesses genutzt; in der Neuzeit machte sich aber erst der deutsche Arzt Christoph Wilhelm Hufeland (1762-1836) diese Möglichkeit zunutze und verschrieb dem preußischen König Friedrich Wilhelm III. Lichtbäder. 1801 wurde von dem Physiker Johann Wilhelm Ritter (1776-1810) das infrarote (IR-) und ultraviolette (UV-) Licht, womit auch die medizinische Erforschung des Sonnenlichts begann. Formen der Therapie sind heute das Lichtbad, das Sonnenbad, die künstliche Bestrahlung mittels Leuchtstoffröhren, Höhensonne, Solluxlampe, Rotlicht und anderes mehr. Anwendungsbereiche sind chronische Hauterkrankungen, Akne, Pilzinfektionen, Steigerung der Infektabwehr, Vorbeugung von Sonnenbrand, saisonal abhängige Depressionen, Förderung der Knochenheilung u.a.

Liebstöckel:
Levisticum officinale; Arzneipflanze aus der Familie der Doldengewächse, Apiaceae. Verwendete Teile: Wurzel und Wurzelstock; Drogenbezeichnung: Levistici radix. Inhaltsstoffe: ätherisches Öl (Ligusticumlacton, Ligustilid, Sedanolid), Cumarine, organische Säuren, Harze, Gummi. Heilwirkung und Verwendung: Bestandteil wassertreibender Teemischungen, gelegentlich auch in Magen- und Blutreinigungstees; hilft bei Verdauungsstörungen wie Aufstoßen, Sodbrennen und Völlegefühl, bei Appetitlosigkeit und Koliken.

Ligament:
ein bindegewebsartiges Band, das z.B. die Knochen untereinander verbindet.

Limbisches System:
ein Bereich des Gehirns, der sich wie ein schmales Band zwischen dem Großhirn und dem Stammhirn erstreckt. Es steht in direkter Verbindung zu den Steuerungsszentren des vegetativen Nervensystems und des hormonellen Stoffwechsels im Hypothalamus und zu Teilen des Stammhirns, in dem die lebenswichtigen Regulationsmechanismen des Stoffwechsels gesteuert werden. Gleichzeitig gibt das limbische System unseren Wahrnehmungen vermutlich ihre „emotionale Färbung".

Linde:
Tilia platyphyllos (Sommerlinde) und Tilia cordata (Winterlinde); Arzneipflanze aus der Familie der Lindengewächse, Tiliaceae. Verwendete Teile: voll entwickelte Blütenstände; Drogenbezeichnung: Tiliae flos. Inhaltsstoffe: Flavonoide, Schleim, Gerbstoffe, ätherisches Öl. Heilwirkung und Verwendung: schweißtreibend und fiebersenkend bei Grippe- und Erkältungssymptomen, spannungslösend bei Erkältungskopfschmerzen,

beruhigend bei Streß, nervösem Herzschlag, schlaffördernd. In der Homöopathie werden Lindenblüten zur Herstellung des Mittels Tilia europaea (Kürzel: Til.) verwendet.

Linksherzinsuffizienz:
eine Herzschwäche, die sich auf die linke Herzhälfte erstreckt. Da von hier aus der Körper mit sauerstoffreichem Blut versorgt wird, hat eine Funktionsschwäche in diesem Bereich direkte Auswirkungen auf die Organe und die Muskulatur. Außerdem staut sich das Blut in der Lunge, da es nicht so schnell vom Herz abtransportiert werden kann, wie es von der rechten Herzseite in die Lunge gepumpt wird, was zu Lungenschäden (z.B. Ödemen) führt.

Lipide:
dieser Begriff umfaßt die große Substanzklasse der Fette. Sie zeichnen sich vor allem dadurch aus, daß sie in Wasser nicht löslich sind, so daß z.B. die Fettaugen auf der Suppe schwimmen und sich nicht verteilen. Die Fette sind die energiereichsten Bestandteile der Nahrung und haben neben dem „Energiespenden" noch vielfältige weitere Funktionen im Stoffwechsel. Ein zu hoher Lipidgehalt im Blut ist allerdings ein Risikofaktor für Herz-Kreislauf-Erkrankungen. Dies ist aber keineswegs grundsätzlich auf eine zu fettreiche Ernährung zurück zu führen, sondern hängt mit Stoffwechselstörungen zusammen, die z.B. durch andauernden Streß und Bewegungsmangel entstehen können.

Lipom:
eine gutartige Geschwulst aus Fettgewebe, die sich meist im Unterhautfettgewebe bildet. Lipome wachsen zwar sehr langsam, können aber dennoch unter Umständen einen Druck auf benachbartes Gewebe ausüben, so daß sie in diesen Fällen operativ entfernt werden müssen.

Lipoproteine:
mit Fetten (Lipiden) verbundene Proteine* (Eiweißstoffe). Ihre bekanntesten Vertreter transportieren im Blut die Fette und insbesondere das Cholesterin*, da dieses sich in dem wäßrigen Milieu des Blutes nicht löst. Man unterschied die Lipoproteine zunächst nach ihrer Dichte, weil man ihre Funktionen noch nicht kannte bzw. immer noch nicht genau kennt und die unterschiedliche Dichte das hervorstechendste Merkmal zu sein schien. So kennt man die VLDL (Lipoproteine sehr geringer Dichte), LDL (mit geringer Dichte) IDL (mit mittlerer Dichte) und HDL (mit hoher Dichte). Alle haben sie in irgendeiner Weise mit dem Transport von Cholesterin zu tun. Außerdem kennt man noch die sogenannten Chylomikronen, die die Fette vom Darm zu den Zellen bringen. Der Stoffwechsel dieser Lipoproteine, die im Zusamenhang mit dem Cholesterin* so gern in gute oder schlechte eingeteilt werden, ist bei weitem noch nicht verstanden.

Lippen-Kiefer-Gaumen-Spalte:
eine der häufigsten Fehlbildungen bei neugeborenen Kindern. Die Fehlbildung entwickelt sich bereits in den ersten drei Schwangeschaftsmonaten, indem die Oberkieferfortsätze nicht mit der Gaumenplatte verschmelzen. Das Ausmaß der Spalte kann verschieden sein und nur die Lippen (Hasenscharte) aber auch den gesamten Kiefer (sogenannter Wolfsrachen) umfassen. Die Säuglinge werden bereits während der ersten Lebensmonate operiert und müssen unter Umständen mit Sprachstörun-

gen leben, die eine logopädische Behandlung erfordern.

Liquor cerebrospinalis:
Flüssigkeit, die das Gehirn und das Rückenmark schützend umgibt. Innerhalb des Gehirns befinden sich Liquorräume, die als Reservoir für die Liquorflüssigkeit dienen und Schwankungen in der Flüssigkeitsmenge sowie Druckschwankungen im Gehirn auszugleichen vermögen. Die Liquorräume des Gehirns gehen in den Rückenmarkskanal über. Die Untersuchung dieser Flüssigkeit läßt sich zu diagnostischen Zwecken insbesondere bei Erkrankungen des Nervensystems nutzen.

Listeriose:
eine Infektionskrankheit, die von Bakterien ausgelöst wird. Meistens werden die Erreger von Tieren (Rindern oder Hühnern) übertragen. Sehr häufig wird eine Infektion nicht bemerkt und bricht nur in seltenen Fällen mit den Symptomen einer Gehirnhautentzündung*, manchmal auch einer Grippe* und Bindehautentzündung* aus. Allerdings kann eine Listeriose für ungeborene Kinder außerordentlich gefährlich sein und zu Mißbildungen oder gar zum Tod und damit zu einer Fehlgeburt führen. Aus diesem Grunde sollten Schwangere den Verzehr von Rohmilch und Rohmilchkäsen unbedingt vermeiden, die in vielen Fällen Listeriosebakterien enthalten.

Lithiasis:
das Auftreten von „Steinen" in der Galle, den Nieren, den Harnwegen oder auch anderen Organen.

Litholyse:
der Versuch, die „Steine" (vor allem Harnsteine) medikamentös aufzulösen. Der Erfolg hängt dabei sehr stark von der Zusammensetzung der Steine ab und gelingt zufriedenstellend nach heutigem Stand der Dinge nur bei Harnsäuresteinen.

Lithotripsie:
die Zertrümmerung von Steinen in kleine Bruchstücke mit physikalischen Methoden. Dazu gibt es mehrere Verfahren:
1. Die Zertrümmerung von Steinen durch Stoßwellen von außerhalb des Körpers, meist unter Wasser und mit spezielle „Spiegeln", die die Stoßwellen im Stein konzentrieren sollen. Die Trümmer sollen anschließend vom Körper selbst ausgeschwemmt werden.
2. Mit Ultraschall über Sonden, die in den Körper eingeführt werden. Bei Nierensteinen ist es auch möglich, direkt über die Harnwege ein Endoskop einzuführen und nach der Zertrümmerung mit Ultraschall die Steine mittels Zangen herauszuziehen.
3. Die direkte Zerstörung mit in den Körper eingeführten Werkzeugen.

LM-Potenz (auch „Q-Potenz"):
homöopathisches Arzneimittel, das bei der Potenzierung* in Schritten mit dem Verhältnis von jeweils 1:50 000 verdünnt wurde.

Lobektomie:
die operative Entfernung eines „Organlappens", meist nur bei der Entfernung eines Lungenlappens angewendet, die z.B. bei Lungenkrebs erforderlich werden kann.

Lochien:
der Wochenfluß, der Ausfluß aus der Scheide nach der Geburt, der vor allem durch die Rückbildung der Gebärmutter verursacht wird. In den ersten Tagen kann er noch blutig sein, sollte allerdings nach sechs Wochen versiegt sein.

Lokalanästhesie:
die örtliche Betäubung in einem umgrenzten Gebiet. Dabei können Operationen bei vollem Bewußtsein stattfinden.

Lokalsymptom:
in der Homöopathie* Bezeichnung für ein Symptom, das nur lokal begrenzt auftritt, aber auf die zugrundeliegende allgemeine Erkrankung hinweist; es besitzt in der Gesamtheit aller Symptome eine eher geringe Bedeutung bei der Arzneimittelwahl.

Lordose:
die Durchbiegung der Wirbelsäule nach vorne. Im Bereich der Lendenwirbelsäule ist dies ein normaler Zustand und für die Elastizität der Wirbelsäule insgesamt notwendig. Bei einer zu starken Lordose entsteht das typische Bild eines Hohlkreuzes.

Löwenzahn:
Taraxacum officinale; Arzneipflanze aus der Familie der Korbblütler, Asteraceae. Verwendete Teile: Kraut (Drogenbezeichnung: Taraxaci herba) und Wurzeln (Taraxaci radix) bzw. die ganze Pflanze (Taraxaci radix cum herba). Inhaltsstoffe: Sesquiterpenlactone, Triterpene, Carotine, Flavonoide, Gerbstoffe, Mineralien (Kalzium), Vitamine, ätherisches Öl, Schleime, Inulin. Heilwirkung und Verwendung: Löwenzahnsaft bzw. Tee regt die Aktivität von Niere und Leber an, verbessert das Allgemeinbefinden geschwächter Menschen; appetitanregend, hilft gegen Magen-Darm-Beschwerden wie Völlegefühl und Blähungen. Das Homöopathikum Taraxacum officinale (Kürzel: Tarax.) wird aus der ganzen frischen Pflanze hergestellt.

LSD:
die Abkürzung für Lysergsäurediäthylamid, ein starkes Halluzinogen*, das von dem Chemiker Albert Hofmann als Abkömmling der Mutterkornalkaloide synthetisiert wurde. Das Suchtpotential des LSD ist relativ gering, auch sind körperliche Schädigungen kaum zu befürchten, allerdings besteht bei dauerhaften Gebrauch die Gefahr der Entstehung von Psychosen. Während eines LSD-Rausches kann es außerdem zu Wahnvorstellungen kommen, die in panische Reaktionen einmünden können.

Lues:
andere Bezeichnung für Syphilis*.

Luftembolie:
eine Embolie, die durch das Eindringen von Luft oder anderen Gasen in den Blutkreislauf entstehen kann. Dabei kann es zu einer Verstopfung von Kapillaren kommen, was besonders im Gehirn, in den Herzkranzgefäßen und der Lunge gefährlich werden kann. Die kritische Menge, ab der die eingedrungene Luft gefährlich wird, beträgt in etwa 50 ml.

Luftröhre (Trachea):
die Röhre, die vom Kehlkopf bis zu der Aufspaltung in die beiden Hauptbronchien reicht. Sie ist ungefähr 12 cm lang und setzt sich aus etwa 15 bis 20 aneinandergereihten U-förmigen Knorpelspangen zusammen, die ihrerseits über eine Haut aus Bindegewebe und Muskeln zusammengehalten werden.

Luftröhrenschnitt (Tracheotomie):
dieser Eingriff wird immer dann durchgeführt, wenn durch eine mechanische Blockade der normale Luftweg durch die Luftröhre blokkiert ist. Dies kann notfallmäßig bei akuter Erstickungsgefahr notwendig werden. Auch bei dauerhafter künst-

licher Beatmung geht man häufig den direkten Weg in die Luftröhre.

Lumbago:
siehe Hexenschuß*.

Lumbalanästhesie:
siehe Spinalanästhesie*.

Lumbalpunktion:
Ein Anstechen des flüssigkeitsgefüllten Hohlraums, der das Rückenmark umgibt, in Höhe der Lendenwirbelsäule, um eine Probe vom Liquor* cerebrospinalis abzunehmen. Die Punktion wird dabei mit einer langen Hohlnadel durchgeführt. Man setzt sie in der Lendenwirbelsäule an, da hier kein Rückenmark mehr enthalten ist, das geschädigt werden kann. Diese Untersuchung wird bei Verdacht auf Erkrankungen des Nervensystems (z.B. bei Gehirnhautentzündung) durchgeführt. Auch können Arzneimittel direkt in den Liquor cerebrospinalis eingespritzt werden.

Lumbalsyndrom:
siehe Ischias*.

Lunge:
dieses große Organ ist nicht nur für die Atmung, die Sauerstoffaufnahme und die Kohlendioxidabgabe zuständig, sondern erfüllt dazu Funktionen im Rahmen der Wärme- und Wasserregulation des Körpers. Sie ist vom Brustfell (Pleura) umgeben und von den Rippen des Brustkorbes geschützt. Zwischen den Rippen und dem Brustfell liegt noch eine weitere Haut, das Rippenfell, die ebenso wie das Brustfell eine Art Schmierstoff absondert, damit diese beiden Häute bei jedem Atemzug ohne größere Reibungswiderstände aneinander vorbei gleiten können. Die Zuleitung der Luft erfolgt über die Luftröhre, die sich dann in die beiden Hauptbronchien aufteilt, die jeweils in einen der beiden Lungenflügel einmünden. Hier verzweigen sich die Bronchien in immer feinere Äste, die schließlich in den Bronchiolen, den feinsten Kanälchen und den Alveolen, den Lungenbläschen enden. In den Alveolen trifft die Luft auf das Blut, von dem es nur durch eine feine Haut (Membran) getrennt ist. Die innere Oberfläche der Alveolen beträgt in etwa 200 m². Das Blut der Lunge wird über einen eigenen Blutkreislauf, den sogenannten kleinen Kreislauf transportiert. Dabei wird „verbrauchtes" sauerstoffarmes Blut aus dem Körper vom Herzen zunächst in die Lunge geleitet und mit Sauerstoff angereichert, ehe es wieder vom Herz in den Körper weitergepumpt wird.

Lungenabszeß:
eine Zerstörung und Einschmelzung von Geweben in der Lunge. Dies geschieht meistens in Folge von Infektionen (Lungenentzündung*), aber auch durch Tumoren. Es werden

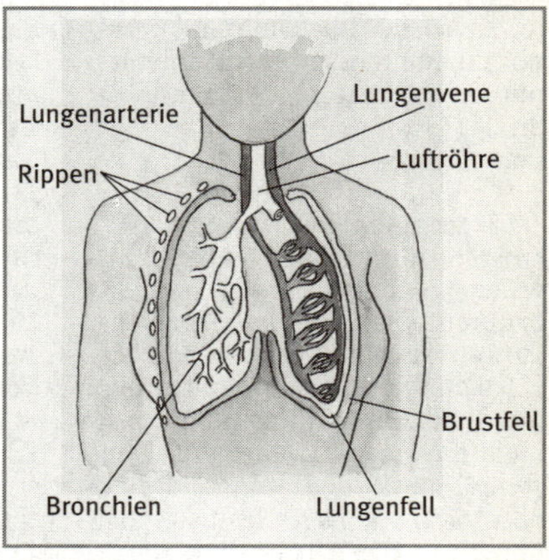

Schematischer Aufbau der Lunge

zunächst Antibiotika zur Beseitigung der Ursache bzw. zur Vermeidung einer neuen Entzündung gegeben; gegebenenfalls wird ein Abfluß (Drainage) geschaffen.

Lungenembolie:
eine der gefürchtetsten Komplikationen nach Operationen, nach einer Entbindung und nach längerer Bettlägerigkeit. Dabei kommt es zu einem Verschluß einer Lungenarterie durch ein verschlepptes Blutgerinnsel (Embolie*, Thrombose*). Die Ursache liegt zumeist in verstärkter Blutgerinnung bzw. einem stark verlangsamten Blutfluß bei längerer Bettlägerigkeit. Die Symptome sind Atembeschwerden, Schmerzen im Brustkorb, Husten, Beklemmungsgefühle und Schock*. Die Folgen einer Lungenembolie hängen sehr von der Größe des betroffenen Gewebes ab. Wird ein wichtiges Gefäß blockiert und dadurch mehr als die Hälfte der Lungenstrombahn betroffen, dann tritt in der Regel ein Lungeninfarkt* ein, der letztendlich tödlich enden kann. Die Behandlung erfolgt mit Medikamenten, die das Gerinnsel auflösen. Wichtiger noch ist eine rechtzeitige Vorbeugung mit gerinnungshemmenden Medikamenten und eine frühzeitige Mobilisation* des Patienten, um längere Bettlägerigkeit zu vermeiden.

Lungenemphysem:
eine Zerstörung der Wände der Alveolen* (Lungenbläschen) und eine dadurch bedingt Aufweitung der Lungenbläschen. Diese verlieren ihre Elastizität und büßen weitgehend ihre Funktion ein, was später nicht mehr rückgängig zu machen ist. Die Symptome sind Atemnot, die zunächst nur bei Belastung, später auch in Ruhe zu spüren ist, und eine mangelnde Atemtiefe. Die Ursachen sind meist eine chronische Bronchitis oder Asthma, die allerdings erst in einem höheren Alter (50 bis 60 Jahre) zu einem Lungenemphysem führen. Seltener handelt es sich um eine angeborene Stoffwechselstörung, die sich dann bereits bei jüngeren Patienten bemerkbar macht. Das Entstehen eines Lungenemphysems wird bei diesen Patienten durch Rauchen stark gefördert. Die Behandlung besteht vor allem in der Vermeidung weiterer Schädigungen der Lunge, Atemgymnastik und eventuell einer Sauerstofftherapie.

Lungenentzündung (Pneumonie):
Die Ursachen einer Lungenentzündung sind vielfältig: Bei weitem am häufigsten ist eine Infektion mit Bakterien (Pneumokokken u.a.), es kann sich aber auch um Viren oder Pilze handeln. Häufig kommt ein Übertritt von Erregern aus anderen Infektionsherden vor, insbesondere wenn diese der Lunge nahe liegen (z.B. bei Keuchhusten). Selten sind Lungenentzündungen aufgrund einer Allergie oder durch Reizungen der Lunge z.B. durch Stäube, Atemgifte usw. Der Verlauf kann dabei chronisch oder akut sein, wobei der chronische Verlauf meistens nur bei Patienten mit einer Immunabwehrschwäche oder bei bereits bestehenden krankhaften Veränderungen der Lunge vorkommt. Der Verlauf ist meistens schwer, von hohem Fieber begleitet und durch blutigen Auswurf gekennzeichnet. Nach Ablauf einer Woche kann es zur sogenannten Krise* kommen, bei der die Temperatur plötzlich abfällt, was als das typische Zeichen einer baldigen Genesung gilt. Die Behandlung erfolgt mit Antibiotika. Gefürchtet sind Lungenentzündungen mit vielseitig resistenten Krankenhauskeimen, die in manchen Fällen nur schwer in den Griff

zu bekommen sind. Sie werden zusätzlich durch Bettlägerigkeit und künstliche Beatmung gefördert.

Lungenfibrose:
ein Umbau des Lungengewebes in einen bindegewebsartigen Zustand, mit nachfolgendem Funktionsverlust. Die Ursachen sind nicht immer zu erkennen. Häufig sind spezifische Schadstoffe, wie Taubenkot oder Getreidestäube der Grund (Vogelzüchterlunge, Farmerlunge). Bei fortschreitender Krankheit kann die Lungenfibrose tödlich enden.

Lungenfunktionsprüfung:
eine ganze Reihe von Tests, mit denen die Funktionsfähigkeit der Lunge bei Ruhe und unter Belastung überprüft werden kann. Es werden insbesondere die ein- und ausgeatmeten Luftmengen unter verschiedenen Bedingungen gemessen. Zusätzlich können noch die jeweils ausbzw. eingeatmeten Mengen an Sauerstoff bzw. Kohlendioxid gemessen werden.

Lungeninfarkt:
das Absterben von Lungengewebe meistens nach einer Lungenembolie*.

Lungenkraut:
Pulmonaria officinalis; Arzneipflanze aus der Familie der Borretschgewächse, Boraginaceae. Verwendete Teile: Blätter; Drogenbezeichnung: Pulmonariae herba. Inhaltsstoffe: Allantoin, Flavonoide, Schleimstoffe, Mineralsalze (Kieselsäure), Gerbstoffe. Heilwirkung und Verwendung: als Tee oder in galenischen Zubereitungen reizlindernd bei Erkrankungen der Atemwege und des Magen-Darm-Trakts.

Lungenkrebs:
siehe Bronchialkarzinom*.

Lungenödem:
die Ansammlung von Flüssigkeit in den Lungenbläschen. Die Ursache ist zumeist eine Stauung des Blutes in der Lunge bei einer ungenügenden Pumpleistung des linken Herzens. Das Blut wird vom Herzen nicht schnell genug weitergepumpt, so daß vor dem Herz in der Lunge ein Stau entsteht. Aus dem gestauten Blut tritt Wasser in die Lungenbläschen über. Andere Ursachen sind Schäden an den Lungenkapillaren und den Alveolen* selbst. Es kommt zu sich schnell verstärkenden Atembeschwerden, rasselnden Atemgeräuschen und einem schaumigen Auswurf. Ein Lungenödem macht eine schnelle Behandlung in einem Krankenhaus notwendig, als Sofortmaßnahmen sollte der Oberkörper hochgestellt und die Beine tief gelagert werden. Anschließend muß die zugrunde liegende Störung bekämpft oder gelindert werden (bei Herzschwäche z.B. Medikation mit Digitalis* und Nitroglyzerin*).

Lungenpest:
eine Form der Pest*.

Lungensegmente:
Die einzelnen Lungenflügel werden in Segmente eingeteilt, die jeweils von bestimmten Bronchien mit Luft versorgt werden.

Lungentransplantation:
eine Transplantation wird dann durchgeführt, wenn keinerlei Aussicht mehr auf eine ausreichende Lungenfunktion besteht. Allerdings ist die Lungentransplantation eine risikoreiche Angelegenheit, da die relativ infektionsanfällige Lunge während der Transplantation Krankheitserregern direkt ausgesetzt ist. Da außerdem das Immunsystem nach Einpflanzung der Lunge unterdrückt

werden muß, um Abstoßungsreaktionen zu verhindern, besteht ohnehin eine erhöhte Infektionsanfälligkeit. Die Überlebensrate nach einem Jahr beträgt zwischen 60 und 70 %.

Lungentuberkulose:
siehe Tuberkulose*.

Lungentumoren:
siehe Bronchialkarzinom*.

Lupus:
die zwar veraltete, aber noch häufig gebrauchte Bezeichnung für Hauttuberkulose. Allgemein wurden früher alle Krankheiten so bezeichnet, die mit einer Zerstörung der befallenen Hautpartien verbunden sind.

Lupus erythematodes:
eine in vielerlei Formen auftretende Hautkrankheit, deren Ursache unbekannt ist; man vermutet eine Autoimmunerkrankung dahinter. Die „chronisch-diskoide" Form zeichnet sich durch runde etwa münzgroße begrenzte Herde aus, die zum Teil schmerzhaft sein können. Sie befinden sich an den Händen, der Brust und auf dem Kopf. Die sogenannte „systemische" Form wird auch als Schmetterlingsflechte bezeichnet. Sie befällt dabei nicht nur die Haut, vor allem im Gesicht und an lichtexponierten Stellen, sondern auch die inneren Organe. Die akute (allerdings sehr seltene) Form kann dabei tödlich enden, meist tritt diese Erkrankung jedoch chronisch auf, meist bei Frauen ab etwa dem vierten Lebensjahrzehnt. Andere Formen des Lupus erythematodes treten bei Kindern auf, oder es handelt sich um Reaktionen auf bestimmte Arzneimittel.

Lyme-Borreliose:
siehe Borreliose*.

Lymphdrainage:
Variante der manuellen Massage, bei der gutartige Schwellungen, die durch gestaute Lymphflüssigkeit entstehen, unter kreisendem Druck beseitigt werden; wird in ihrer Wirkung von anderen physikalischen Entstauungsmethoden (etwa Bandagierungen und aktiven Bewegungsübungen) unterstützt. Anwendungsbereiche sind u.a. Ödeme, rheumatische Beschwerden, Blutergüsse und nach Operationen oder Unfällen.

Lymphe:
Die Lymphe ist eine Art Gewebsflüssigkeit, die aus dem Blutplasma stammt, indem Flüssigkeit aus dem Blut in die Lymphgefäße* übertritt. Sie besitzt ihr eigenes Gefäßsystem, das am Zusammenfluß von Kopf- und Armvene (dem sogenannten Venenwinkel) endet, in die ein Teil der Lymphe eingeleitet wird. Zuvor aber durchfließt sie die zahlreichen Lymphknoten* und nimmt dort die dort gebildeten Eiweißstoffe und Lymphozyten* auf. Von den Lymphknoten aus wird ebenfalls ein Teil der Lymphe in das Blut zurück geleitet.

Lymphgefäße:
Diese sind nur zum Teil echte Gefäße: Zunächst fließt die Lymphe* durch feine Gewebsspalten, die sich erst später in größeren echten Gefäßen sammeln. Diese laufen dann in den Lymphknoten* zusammen. Im Brustraum sammelt sich die Lymphe dann zu einem großen Teil in einem großen Gefäß, dem sogenannten Brustlymphgang, der im Venenwinkel (siehe Lymphe*) endet.

Lymphknoten:
diese kleinen, etwa linsen- bis bohnengroßen Knoten sind in die Lymphgefäße* zwischengeschaltet und geben dabei bestimmte Stoffe

und Zellen (Lymphozyten*) in die Lymphe* ab. Außerdem filtern sie die Lymphe insbesondere von Mikroorganismen, Giftstoffen, Resten von Zellen usw., haben also sehr wichtige Aufgaben im Immunsystem*. Lymphknoten finden sich überall im Körper, besonders seitlich im Hals, unter den Achseln, im Bauchraum, an den Leisten und an der Brust.

Lymphogranulomatose:
die sogenannte Hodgkin-Krankheit oder Hodgkin-Lymphom; eine bösartige Erkrankung des gesamten lymphatischen Systems, deren Ursache unbekannt ist, wobei man bestimmte Viren oder eine krebsartige Degeneration der Zellen dahinter vermutet. Es kommt dabei zu Wucherungen bestimmter Zellen der Lymphknoten*. Die Lymphknoten schwellen an und werden hart, meist ohne weitere Schmerzen zu verursachen. Dies bemerkt man schnell vor allem im Halsbereich. Später kommt es dann zu Fieberschüben, Gewichtsverlusten, schneller Ermüdbarkeit und zuletzt zu Schwellungen der Leber und der Milz. Die Heilungschancen mit Chemotherapie* und Bestrahlung betragen im allgemeinen etwa 70 %.

Lymphome:
Geschwulste und Anschwellungen der Lymphknoten. Die bösartigen Lymphome werden in die sogenannten Hodgkin-Lymphome und Non-Hodgkin-Lymphome unterteilt. Ein Beispiel für gutartige Lymphome ist die Lymphknotenschwellung beim Pfeifferschen* Drüsenfieber.

Lymphozyten:
Diese Zellen des Immunsystems stammen von spezifischen Zellen des Knochenmarks ab und reifen dann im Knochenmark selbst oder in den Lymphknoten, dem Thymus und der Milz zu den fertigen einsatzbereiten Zellen. Die Lymphozyten werden zumeist an die Lymphe abgegeben und gelangen so in das Blut. Allerdings ist ihr Aufenthalt dort nur kurz, meistens werden sie in den Organen des sogenannten lymphatischen Systems gespeichert, also in Knochenmark, Milz, Mandeln und speziellen Ansammlungen lymphatischer Zellen im Atmungs-, Verdauungs- und Harnsystem. Sie besitzen auf ihrer Oberfläche spezifische Rezeptoren für ein ganz bestimmtes Antigen (Fremdeiweiß). Sobald ein solches Antigen an diese Rezeptoren anlagert, werden die Lymphozyten aktiviert. Ihre Funktionen im Immunsystem* sind unterschiedlich (siehe dort), danach werden sie in B- bzw. T-Lymphozyten unterteilt.

Lyssa:
siehe Tollwut*.

Macula lutea:
der sogenannte gelbe Fleck auf der Netzhaut des Auges. Er enthält sehr viele gelbe Pigmente und ist der Ort auf der Netzhaut mit der höchsten Auflösung, also des „schärfsten Sehens".

Madenwurm:
ein zu den Nematoden zählender Darmparasit, der sich vor allem im letzten Abschnitt des Dünndarmes, im Blinddarm und im Mastdarm, kurz vor dem Afterausgang aufhält.
Madenwürmer werden je nach Geschlecht einen halben bis einen Zentimeter lang. Vor allem nachts kriechen die Weibchen aus dem After, wo sie in die Afterfalten ihre Eier ablegen. Dabei verursachen sie einen starken Juckreiz, der sehr quälend sein kann. Durch Kratzen gelangen die Eier dann an die Hände und über diesen Umweg wieder in den Mund, so daß ein sehr starker Wurmbefall stattfinden kann. Da diese Würmer sehr häufig bei Kindern vorkommen, werden sie auch als Kinderwürmer bezeichnet.

Mädesüß:
Filipendula ulmaria; Arzneipflanze aus der Familie der Rosengewächse, Rosaceae. Verwendete Teile: Blüten (Drogenbezeichnung: Spiraeae flos) und Kraut (Spiraeae herba). Inhaltsstoffe: Flavonglykoside (Quercetinglykoside), Salicylsäurederivate, Gerbstoffe, Schleim, ätherisches Öl (Salicylaldehyd). Heilwirkung und Verwendung: unterstützende Behandlung von Erkältungskrankheiten (schweißtreibend); traditionelle gegen Rheuma und Gicht sowie Blasen- und Nierenleiden (harntreibend). In der Homöopathie wird das Mittel Spiraea ulmaria (Kürzel: Spirae.) aus der frischen Wurzel zubereitet.

Magen (Gaster oder Venrikulus):
die zweite Station der Verdauung, nach dem Mund und der Speiseröhre. Im Magen werden die Speisen für den Darm vorbereitet, damit dort die Nährstoffe daraus aufgenommen werden können. Dazu geben die Drüsen des Magens vor allem Magensäure ab, die einen Teil der Proteine in kleine Bausteine zerteilt. Dabei behilflich sind entsprechend wirksame Enzyme*, die als Proteasen (eiweißspaltend) bezeichnet werden. Stärkespaltende Enzyme, sogenannte Amylasen kommen über den Speichel in den Magen und wirken dort nur so lange, wie die Magensäure den Speisebrei noch nicht komplett durchsetzt hat. Die Magenwand ist von starken Muskelsträngen durchzogen, die den Speisebrei regelrecht durchwalken. Vor der Selbstverdauung durch die eigenen Enzyme und die Magensäure schützt sich der Magen mit einer dicken Schleimhaut. Am Mageneingang befindet sich eine Pforte, die verhindern soll, daß Magensäure in die Speiseröhre zurückfließt (und deren Versagen wir als Sodbrennen spüren), und am Magenausgang ein Pförtner, der je nach Anforderung des Darmes Speisebrei in den Zwölffingerdarm entläßt.

Magenausheberung (Magenspülung):
die Entleerung des Magens über einen eingeführten Schlauch; eine Sofortmaßnahme bei Vergiftungen.

Magenblutung:
wird fast immer durch ein Magengeschwür hervorgerufen. Man erkennt eine Blutung entweder am Bluterbrechen oder am Auftreten von Teerstühlen, sehr schwarz gefärbten Stühlen, deren Farbe durch geronnenes Blut zu erklären ist. Allerdings kann die Quelle der Blutung bei Teerstühlen auch im Darmtrakt zu su-

chen sein. Wird die Blutung nicht erkannt, kann es zu großen gefährlichen Blutverlusten kommen. Eine Magenblutung ist immer ein gefahrverheißendes Symptom, das sofort auf seine Ursache hin untersucht werden muß.

Magen-Darm-Syndrom:
alle Beschwerden, die nicht auf direkte organisch nachweisbare Störungen des Magen-Darm-Traktes zurückzuführen sind. Sie werden auch als funktionelle Abdominalbeschwerden bezeichnet. Ihre Ursache liegt vermutlich in seelischen Vorgängen, z.B. bei Nervosität, aber auch bei Depressionen und anderen psychischen Erkrankungen. Vermutlich eine der häufigsten Erkrankungen des Magen-Darm-Traktes überhaupt.

Magengeschwür:
Ein Magengeschwür entsteht immer dann, wenn die Schleimhaut des Magens zerstört wird und die Magensäure einschließlich der zersetzenden Enzyme zerstörerisch auf die Magenwand einwirken. In 80 % aller Fälle dürfte an der Entstehung eines Magengeschwürs eine Infektion mit Bakterien (Helicobacter* pylori) beteiligt sein, die sich vermutlich schädigend auf die Magenschleimhaut auswirkt. Die Auswirkungen von psychischem Streß sind dagegen nicht geklärt. Er scheint jedoch die Entstehung von Magengeschwüren zu fördern. Begünstigt wird die Entstehung eines Magengeschwürs außerdem durch Störungen der Magenentleerung, Rauchen und das Eindringen von Galle* in den Magen. Das Mittel der Wahl bei der Behandlung eines bakteriell verursachten Magengeschwürs liegt in der Behandlung mit antibiotisch wirkenden Mitteln, meist zusammen mit Magensäurehemmern. Ein Magengeschwür erzeugt vor allem Schmerzen, gefährlich wird es aber erst, wenn es zu einem Magenwanddurchbruch kommt, mit der Folge einer Bauchfellentzündung*.

Magensaft:
die Magensäure einschließlich aller darin enthaltenen Enzyme*. Die täglich produzierte Menge legt etwa bei 1,5 bis 2 l täglich.

Magenschleimhaut:
Schleimhaut aus speziellen Zellen, die die Magenwand auskleidet und vor den schädlichen Einwirkungen des Magensaftes* schützt.

Magenspiegelung:
die optische Untersuchung des Magens über einen in den Magen eingeführten Schlauch. Diese Untersuchung ist die einfachste Methode, um z.B. ein Magengeschwür, aber auch einen Magenkrebs zu diagnostizieren.

Magersucht (Anorexia nervosa):
eine vermutlich seelische Erkrankung, die vor allem junge Frauen betrifft, aber auch in höherem Alter und zunehmend auch bei Männern festgestellt werden kann. Insgesamt ist die Magersucht im Zunehmen begriffen. Es handelt sich dabei um eine zwanghafte Wahrnehmung des eigenen Körpers, der immer, wie abgemagert er auch sein mag, als zu dick empfunden wird. Deshalb versuchen die Erkrankten so wenig wie irgend möglich zu essen, um weiter abzunehmen, was zu lebensbedrohlicher Unterernährung führen kann. Was die Ursachen angeht, so ist die Magersucht eine ziemlich rätselhafte Erkrankung, über deren Entstehung es viele Lehrmeinungen gibt. Wichtig ist, daß die Familien nicht versuchen, den Fall unter sich zu lösen,

sondern Hilfe von außen hinzuziehen (vgl. Bulimie*).

Magnesium:
ein wichtiger Mineralstoff des Körpers; chemisches Symbol ist Mg. Erste Kennzeichen eines Mangels sind Muskelkrämpfe, in schweren Fällen kommen Herzrhythmusstörungen hinzu. Häufig sind die Mangelerscheinungen auch sehr unspezifisch. Magnesiummangel ist ein typisches Streßsymptom und kommt relativ häufig bei Männern vor, zumal der Mangel durch Alkoholkonsum verstärkt wird.

Magnetfeldtherapie:
Verwendung magnetischer Felder zu therapeutischen Zwecken, im Gegensatz zum Heilmagnetismus*, wo die Hand aufgelegt wird, unter Zuhilfenahme von magnetischen Gegenständen (in Form von Folien, Ketten, Armbändern, Schuhsohlen etc.) oder Magnetfeldgeräten. Nach der Vorstellung der Behandler soll durch Magnetfelder der Zellstoffwechsel günstig beeinflußt werden.

magnetische Massage:
siehe Heilmagnetismus*.

Majoran:
Origanum majorana; Arzneipflanze aus der Familie der Lippenblütler, Lamiaceae. Verwendete Teile: das blühende Kraut; Drogenbezeichnung: Majoranae herba. Inhaltsstoffe: ätherisches Öl (mit Sabinenhydrat, Sabinen, Linalool, Carvacrol), Bitter- und Gerbstoffe. Heilwirkung und Verwendung: antimikrobiell und krampflösend bei Blähungen und Durchfall, stimulierend bei Verdauungsschwäche und Appetitlosigkeit; Tonikum bei Angstzuständen, Schlaflosigkeit und Kopfschmerzen. Das Homöopathikum Origanum majorana (Kürzel: Orig.) wird aus dem Kraut der blühenden Pflanze hergestellt.

Makrobiotik:
auf dem Zen-Buddhismus beruhende, von George Oshawa (1893-1966) und Michio Kushi (geb. 1926) im Westen eingeführte Ernährungsform aus Japan, die im Organismus einen Ausgleich zwischen den Weltprinzipien Yin* und Yang herbeiführen soll. Jedem Lebensmittel sind, je nach Form, Farbe, Struktur, Inhaltsstoffen etc., Yin- oder Yang-Qualitäten zugeordnet; durch ausgewogene Ernährung soll zwischen beiden ein Gleichgewicht hergestellt werden. Die Makrobiotik ähnelt in ihrer weniger strengen Ausprägung einer ausgewogenen Vollwert-Ernährung: Die Präferenz gilt vor allem Vollkornprodukten, Gemüse, Salat, Hülsenfrüchten, Obst, Fisch, Nüssen und Samen, Wasser, Tee und Gemüsesäften; gemieden werden sollen u.a. Zucker, Milch und Milchprodukte sowie Fleisch, nur eingeschränkt empfohlen werden Salz und Nachtschattengewächse.

Makroglobulinämie:
eine bösartige Erkrankung des lymphatischen Systems mit einer starken Vermehrung eines bestimmten, krankhaft vergrößerten Zelltypes. Äußerlich spürbare Symptome sind eine allgemeine Müdigkeit, Infektionsanfälligkeit, Blutungen (in der Nase oder im Magen-Darm-Trakt) und Durchblutungsstörungen. Der Nachweis der Erkrankung gelingt nur über Laboruntersuchungen. Die Aussichten sind einigermaßen gut: die durchschnittliche Überlebenszeit beträgt 15 Jahre.

Makrophagen:
Freßzellen, die dazu in der Lage sind, Fremdstoffe zu erkennen und sozu-

sagen „aufzufressen". Sie werden im Knochenmark gebildet und zirkulieren dann für ein bis zwei Tage im Blut (wo sie als Monozyten* bezeichnet werden, vgl. Blut*), bevor sie sich in verschiedenen Geweben niederlassen, wo sie endgültig ausreifen. Bei Bedarf wandern sie dann in entzündete oder verletzte Gewebe. Neben ihrer Eigenschaft als Freßzellen sind sie Produzenten einer Vielzahl von Substanzen, die andere Zellen des Immunsystems (z.B. bei der Vermittlung von Entzündungsreaktionen) zu spezifischen Aktionen anregen.

Makuladegeneration:
eine Erkrankung der Makula* lutea, dem sogenannten gelben Fleck auf der Netzhaut des Auges, die zumeist beide Augen betrifft. Dabei kommt es zu einem zunehmenden Verlust der Sehfähigkeit im Zentrum des Gesichtsfeldes, während an den Rändern die normale Sehfähigkeit erhalten bleibt. Es handelt sich dabei zumeist um eine altersbedingte Degeneration, die operativ (Laserchirurgie) behandelt werden kann. Man vermutet, daß Durchblutungsstörungen die Ursache sind.

Malabsorption:
Störungen bei der Aufnahme von bestimmten Nährstoffen im Darm.

Malaria:
trotz großer Bemühungen ist die Malaria noch immer eine der am weitesten verbreiteten Infektionskrankheiten, an der Jahr für Jahr über 1 Million Menschen sterben und 100 Millionen erkranken. Momentan ist sogar eine Verschlechterung der Situation zu beobachten. Malaria kommt nur in den Zonen vor, in der die Anopheles-Mücke überleben kann. Das sind tropisch feuchte Gebiete, die nicht höher als 2000 m liegen. Man unterscheidet drei verschiedene Malariatypen, die von unterschiedlichen Erregern verursacht werden:
Malaria quartana: die seltenste Form der Malaria. Es kommt zunächst zu einem allmählichen Fieberanstieg, der sich dann alle vier Tage wiederholt. Normalerweise eine relativ harmlose Variante, die allerdings dann gefährlich werden kann, wenn die Nieren von Ablagerungen geschädigt werden. Es kann nach langen Jahren zu einem Wiederaufflackern kommen.
Malaria tertiana: Bei dieser Erkrankung kommt es zunächst zu einem bis zu einer Woche anhaltenden uncharakteristischen Fieberschub, der sich dann alle drei Tage wiederholt. Die Fieberschübe dauern meist nur wenige Stunden, wobei aber Temperaturen bis 41 °C erreicht werden können. Eine Ausheilung ist möglich; es handelt sich nicht um eine lebensbedrohliche Form.
Malaria tropicana: die gefährlichste Form der Malaria mit zum Teil akuter Lebensgefahr. Bereits nach der ersten Infektion kann nach wenigen Tagen der Tod eintreten. Es kommt zunächst zu sehr hohem Fieber mit Erbrechen, einer stark zunehmenden Anämie* (Blutarmut durch die Zerstörung der roten Blutkörperchen) sowie Milz- und Leberschwellungen. Hat man die Krankheit überstanden und ist etwa ein Jahr ohne Symptome geblieben, kann mit einer endgültigen Ausheilung gerechnet werden.
Zur Therapie werden bei Malaria diverse Chemotherapeutika eingesetzt, wobei auch immer noch das Chinin Verwendung findet, das in früheren Zeiten aus der Chinarinde gewonnen wurde. Eine vorbeugende Impfung gibt es nicht, wer in malariaverseuchte Gebiete reist, sollte vorsorg-

lich Chemotherapeutika einnehmen, die nach einer Infektion den Malariaerreger sofort abtöten. Allerdings ist die Einnahme derartiger Mittel zumeist mit Nebenwirkungen verbunden.

maligne:
bösartig, das Gegenteil von benigne (gutartig); im Zusammenhang mit einem Tumor eine Kennzeichnung für das zerstörerische Eindringen des Tumors in Körpergewebe und die Absiedelung von Metastasen.

Malleus:
der Hammer, eines der Gehörknöchelchen*.

Maltafieber:
siehe Brucellose*.

Maltherapie:
künstlerische* Therapieform insbesondere in der anthroposophischen* Medizin.

Malve:
Malva sylvestris; Arzneipflanze aus der Familie der Malvengewächse, Malvaceae. Verwendete Teile: Blüten (Drogenbezeichnung: Malvae flos) und Blätter (Malvae folium). Inhaltsstoffe: Schleim (aus Arabinose, Glucose, Rhamnose, Galaktose und Galakturonsäure), Gerbstoffe, etwas ätherisches Öl. Heilwirkung und Verwendung: reizlindernd und schleimhautschützend, zum Spülen und Gurgeln bei Entzündungen im Mund- und Rachenrum, als Tee gegen leichte Durchfälle; Bestandteil von Hustenteemischungen.

Mamma:
die weibliche Brust*.

Mammakarzinom:
der Brustkrebs, der häufigste bösartige Tumor bei Frauen (kann allerdings, wenn auch sehr selten, auch bei Männern vorkommen). Das typische Symptom des Brustkrebses ist ein derber tastbarer Knoten in der Brust, der nur selten schmerzhaft ist. Bei konsequenter regelmäßiger (und fachgerechter) Selbstuntersuchung der Brust ist häufig eine frühzeitige Erkennung des Tumors möglich. Sicherer ist allerdings die regelmäßige Vorsorgeuntersuchung mit Hilfe der Mammographie, einer Durchleuchtung der Brust mit Röntgenstrahlen. Zur Behandlung wird je nach Größe des Tumors die Brust oder nur ein Teil der Brust entfernt, wobei zumeist auch gleich die der Brust benachbarten Lymphknoten mit entfernt werden, da sich hier in der Regel die ersten Metastasen ansiedeln. Anschließend wird oft eine Chemo- und/ oder Strahlentherapie durchgeführt. Die Heilungsaussichten des Brustkrebses hängen sehr davon ab, ob tatsächlich Metastasen an den Lymphknoten gefunden werden. Leider hat der Brustkrebs die Neigung, schon sehr frühzeitig Metastasen abzusiedeln. Um so wichtiger ist eine frühzeitige Erkennung eines Tumors. Als Risikofaktoren gelten die familiäre Veranlagung (Brustkrebsfälle bei Mutter, Großmutter, Schwester), Kinderlosigkeit bzw. höheres Alter bei der Geburt der Kinder (über 30 Jahre), Fettleibigkeit und nicht zuletzt bereits aufgetretene gutartige Brusttumoren. Frauen, die einen oder mehrere Risikofaktoren auf sich vereinigen, sollten daher unbedingt regelmäßig (jährlich) eine Vorsorgeuntersuchung durchführen. Eine absolute Sicherheit ist aber auch dadurch nicht zu erzielen.

Mandelentzündung (Tonsillitis):
eine Entzündung der Gaumen- bzw. Rachenmandeln (Tonsillen) die zu den lymphatischen Organen ge-

hören und sich in den Falten des weichen Gaumens und an der hinteren Rachenwand befinden. Diese bilden die ersten vom Körper aufgebauten Hindernisse für Krankheitserreger, die in den Körper vordringen könnten. In der Regel ist eine Entzündung der Mandeln ungefährlich und bedarf keiner besonderen Behandlung. Eine Entfernung der Mandeln sollte nur bei chronischen oder sehr häufig auftretenden Mandelentzündungen bzw. bei wiederkehrenden Komplikationen im Mandelbereich vorgenommen werden.

Mangan:
ein wichtiges Spurenelement, das für die Funktion einer Reihe von Enzymen gebraucht wird; das chemische Symbol ist Mn.

Manie:
eine psychische Störung, bei der es zu einem übersteigerten Aktivitätsdrang mit Überschätzung der eigenen Fähigkeiten, allgemein gehobener Stimmung und häufig eine Flucht in unausführbare Ideen kommt. In der Regel tritt eine Manie im Rahmen einer manisch-depressiven Erkrankung auf, wobei sich manische mit depressiven Zuständen abwechseln (vgl. auch Depression*).

Marasmus:
der allgemeine Kräfteverfall bei fortschreitenden Krankheiten, z.B. bei Krebs.

Mariendistel:
Silybum marianum (oder Carduus marianus); Arzneipflanze aus der Familie der Korbblütler, Asteraceae. Verwendete Teile: von der Haarkrone (Pappus) befreite Frucht; Drogenbezeichnung: Cardui mariae fructus. Inhaltsstoffe: Flavonlignane (Wirkstoffkomplex Silymarin), Bitterstoffe, Harze, ätherisches Öl. Heilwirkung und Verwendung: schützt und regeneriert die Leber; wirksam gegen Lebergifte, bei chronisch-entzündlichen Lebererkrankungen und Leberzirrhose. In der Homöopathie wird das Mittel Carduus marianus (Kürzel: Card-m.), das aus den Früchten hergestellt wird, ebenfalls gegen Lebererkrankungen verwendet.

Marknagelung:
die Behandlung von Knochenbrüchen, meist des Ober- oder Unterschenkels, mit einem langen in das Knochenmark eingeschobenen Nagel. Neben dem Vorteil, daß aufgrund der Belastbarkeit des Knochens eine sehr frühe Mobilisation* des Patienten möglich ist, wodurch insbesondere ein Muskelabbau vermieden wird, steht der Nachteil, daß die operative Behandlung aufwendig ist und der Nagel später auch wieder entfernt werden muß.

Masern:
eine durch Tröpfchen übertragene Virusinfektion. Ihre typischen Kennzeichen sind zu Beginn typische erkältungsartige Symptome und später das Auftreten eines charakteristischen Hautausschlags (Exanthem*). Die Ansteckungsfähigkeit der Masern ist sehr hoch, weshalb man diese Krankheit auch zumeist bereits im Kindesalter bekommt, bei Erwachsenen ist sie sehr selten. Bevor die typischen Masernflecken auftreten, kommt es zu entzündlichen Erscheinungen der oberen Atemwege (Schnupfen, Husten usw.), allerdings mit sehr charakteristischen weißen Flecken im Mund auf der Wangenschleimhaut (Koplik-Flecken). Das Fieber erreicht in diesem Stadium nur mäßige Temperaturen. Nach kurzem Fieberabfall steigt es dann wieder an, und es bilden sich, meist

beginnend hinter den Ohren, die ersten Masernflecke, die sich dann schnell über den ganzen Körper ausbreiten. Typisch ist auch die „Lichtscheu" der erkrankten Kinder. Meist dauert es zwei Wochen, bis der Ausschlag wieder verschwunden ist. Ansteckungsgefahr besteht bereits ein bis zwei Tage vor Beginn der ersten Krankheitszeichen, sie endet erst, wenn der Ausschlag auch die Füße erreicht hat. Aufgrund der bei Masern möglichen Komplikationen, die zu einem tödlichen Krankheitsverlauf führen können, wird heute bei Kleinkindern zu einer Schutzimpfung geraten. Säuglinge haben im ersten Jahr noch einen ausreichenden „Nestschutz", eine Immunität, die sie von der Mutter erhalten haben.

Massage:
mechanische Einwirkung auf die Haut und auf das unter ihr liegende Gewebe durch Handgriffe wie Streichung, Reibung, Knetung, Walkung, Klopfung oder Vibration. Manuelle Massage ist eine der ältesten Behandlungsweisen der Menschheit und wird in der Selbstbehandlung oft intuitiv durchgeführt; in der heute gültigen „klassischen" Form wurde sie jedoch erst im vorigen Jahrhundert entwickelt. Zu den Wirkungen gehört die Durchblutungsförderung, die örtliche Freisetzung von körpereigenen Wirkstoffen, die die Heilung begünstigen, Tonusänderungen der Muskeln sowie eine lokale oder allgemeine Entspannung. Sonderformen sind u.a. die Bindegewebemassage, die Kolonmassage*, die Lymphdrainage* und die Reflexzonenmassage*. Massagen lassen sich außer mit der Hand auch mit Wasser (vgl. Kneipp*-Therapie), Unterdruck oder elektrischem Strom durchführen. In der Traditionellen* Chinesischen Medizin gibt es spezielle Massagegriffe, die oft mit Akupressur* gleichgesetzt werden, mit dieser aber nicht identisch sind.

Mastdarm:
der letzte Abschnitt des Darmes (siehe Darm*)

Mastdarmkrebs:
fast die Hälfte aller Krebsfälle des Darms gehen vom Mastdarm aus, näheres dazu siehe Darmkrebs*.

Mastektomie:
die operative Entfernung der weiblichen Brust, in der Regel aufgrund eines Brustkrebses (Mammakarzinom*).

Mastitis:
siehe Brustdrüsenentzündung*.

Mastodynie:
ein zumeist in der Zeit vor der monatlichen Blutung auftretendes Schmerzempfinden in den Brüsten. In der Regel ist der Schmerz mit einem Druck- bzw. Schwellungsgefühl verbunden. Es handelt sich in der Regel um ein harmloses Phänomen, dessen Ursache nur selten aufgeklärt werden kann. Allerdings sollten die Brüste vorsorglich auf eine ernsthafte Erkrankung hin untersucht werden.

Mastopathie:
krankhafte Umbauprozesse in den Brüsten bei Frauen zumeist zwischen dem 35. und 50. Lebensjahr. Dabei handelt es sich um Verhärtungen, die mit Schmerzen und (selten) einem Ausfluß eines zum Teil blutigen Sekrets aus der Brustdrüse verbunden sind. Typisch ist, daß sich die Beschwerden in der Zeit vor der monatlichen Blutung verstärken. Die Ursache der Mastopathie sind nicht geklärt. Häufig wird die Mastopathie

mit einem Mammakarzinom* verwechselt, was aber durch die folgenden Merkmale unterschieden werden kann: Das Auftreten von Knoten in beiden Brüsten, deutlich abgrenzbare Knoten, die wechselnde Größe der Knoten je nach Stand der Periode und Schmerzen in der Brust lassen auf eine Mastopathie schließen. Gewißheit kann allerdings nur eine ärztliche Untersuchung bringen.

Mastzellen:
Diese Zellen des Immunsystems haben vor allem die Aufgabe, Botenstoffe und sogenannte Mediatoren (Vermittler) zur Steuerung des Entzündungsprozesses auszuschütten. Dazu koppeln sie sich zuvor an Fremdstoffe an und schütten unter anderem die Stoffe Heparin und Histamin aus, von denen vor allem letzteres bei allergischen Reaktionen eine Hauptrolle spielt (vgl. Allergie*). Mastzellen finden sich sowohl im Blut als auch in Bindegewebszellen.

Materia medica:
Sammelwerk der Homöopathie*, in dem die Gesamtheit aller Symptome aus Arzneimittelprüfungen und klinischen Beobachtungen, nach Arzneimitteln geordnet, benannt bzw. beschrieben sind; auch als homöopathische „Arzneimittellehre" bezeichnet.

Mate-Teestrauch:
Ilex paraguariensis; Arzneipflanze aus der Familie der Stechpalmengewächse, Aquifoliaceae. Verwendete Teile: Blätter; Drogenbezeichnung: Mate folium. Inhaltsstoffe: Coffein, Gerbstoffe, Theobromin, Theophyllin, Vanillin, Flavonoide. Heilwirkung und Verwendung: anregendes Getränk gegen geistige und körperliche Ermüdung; stimuliert das Nervensystem, schwach harntreibend und schmerzstillend; leicht abführend.

Maul- und Klauenseuche:
eine Tierkrankheit bei Rindern, Ziegen und Schafen, die auch den Menschen befallen kann, allerdings ohne einen bösartigen Verlauf zu nehmen. Symptome sind schmerzhafte Bläschen im Mundbereich und an Händen und Füßen sowie Fieber.

Mayr-Kur:
von dem österreichischen Arzt Franz Xaver Mayr (1875-1965) entwickelte Ernährungstherapie zur allgemeinen Umstimmung, Entschlackung und Normalisierung gestörter Verdauungs- und Stoffwechselfunktionen, die zusammen mit einer massageartigen Bauchbehandlung, Leberwikkeln, Spaziergängen und Gymnastik sowie ausleitenden Maßnahmen (Einläufen) durchgefüht wird.

Mediastinum:
der Raum in der Mitte des Brustkorbes. In diesem Raum befinden sich das Herz* und der Thymus* sowie die Luft- und die Speiseröhre, einschließlich einer ganzen Reihe von Blut- und Lymphgefäßen. Durch einen Schnitt in den oberen Brustkorb läßt sich hier ein Endoskop einführen (Mediastinoskopie) und dieser Raum untersuchen.

Meditation:
durch bestimmte Bewußtseinstechniken und ggf. bestimmte Körperhaltungen und Atmungstechniken herbeigeführte kontemplative Betrachtung bzw. innere Sammlung, die auch zur Unterstützung von Heilprozessen genutzt werden kann. Ursprünglich zu religiösen Zwecken durchgeführt, wird Meditation in einem säkularen Umfeld zur Entspannung und zur Streß- und Angst-

bewältigung genutzt; insbesondere psychosomatische Erkrankungen lassen sich auf diese Weise günstig beeinflussen.

Medizinalrhabarber:
siehe Rhabarber*.

Medizinethnologie:
siehe Ethnomedizin*.

Medizinische Klinik:
der etwas mißverständliche Ausdruck für eine Klinik der Inneren* Medizin.

Meerrettich:
Armoracia rusticana bzw. Cochlearia armoracia; Arzneipflanze aus der Familie der Kreuzblütler, Brassicaceae. Verwendete Teile: frische oder getrocknete Wurzeln; Drogenbezeichnung: Armoraciae radix. Inhaltsstoffe: Senfölglykoside, Vitamin C, Kaliumsalze. Heilwirkung und Verwendung: regt die Magensaftsekretion und den Appetit an; harn- und schweißtreibend bei Fieber, Erkältungen und Grippe; wirksam gegen Leber- und Galleerkrankungen, Gicht und Rheuma. Das Homöopathikum Cochlearia armoracia (Kürzel: Coch.) wird aus der frischen Wurzel hergestellt.

Megakolon:
eine Erweiterung des Dickdarmes (Colon), aus häufig ungeklärter Ursache; führt zu einer schweren chronischen Verstopfung. Im akuten Fall, z.B. bei Colitis* ulcerosa, kann das Megakolon eine lebensgefährliche Komplikation sein: es kommt zu Durchblutungsstörungen der Darmwand und es besteht die Gefahr eines Darmdurchbruches.

Megavitamintherapie (auch „Orthomolekulare Medizin"):
Behandlungsform, bei der hohe Dosen an Vitaminen verordnet werden. Die Vertreter dieser Therapie (u.a. der amerikanische Nobelpreisträger Linus Pauling, 1901-1994) fassen Krankheiten als Mangelerscheinungen auf und wollen die Ursachen von Krankheiten allein mit einer gesteigerten Zufuhr an Nährstoffen (neben Vitaminen auch Mineralstoffe und Spurenelemente) beseitigen. Die generelle Wirksamkeit solcher Vitaminkuren ist wissenschaftlich nicht erwiesen; außerdem können die hohen Dosierungen zu schweren Nebenwirkungen führen.

Mehrlingsschwangerschaften:
Mehrlinge entstehen in der Regel dann, wenn mehr als ein Ei beim Eisprung der Mutter freigesetzt wird. Seltener sind eineiige Zwillinge, die bei der ersten Teilung der befruchteten Urzelle entstehen. Eineiige Zwillinge haben eine identische genetische Ausstattung. Die Häufigkeit von Zwillingen liegt bei etwas über einem Prozent. Mehrlingsschwangerschaften werden aufgrund von Hormonbehandlungen bei bisher ungewollt kinderlosen Paaren, aber auch aufgrund einer künstlichen Befruchtung häufiger.

Mekonium:
der auch Kindspech genannte erste Stuhlgang eines Neugeborenen, von einer dunkelgrünen zähen Konsistenz. Vor der Geburt ausgeschiedenes Mekonium färbt das Fruchtwasser grün, was ein deutlicher Hinweis auf eine Übertragung (zu lange Schwangerschaft) ist.

Melancholie:
übersetzt „Schwarzgalligkeit", wird im Prinzip nicht als Krankheit angesehen; es handelt sich um eine Art chronischer Traurigkeit mit einem fließenden Übergang in die Depression*.

Melanin:
eine Gruppe von Farbstoffen (Pigmente), die Haut*, Haare* und Regenbogenhaut* färben. Auch Hautflecken, wie Muttermale und Sommersprossen, haben ihre Färbung dem Melanin zu verdanken.

Melanom:
ein bösartiger Hautkrebs, der von den melaninbildenden Zellen (Melanozyten) der Haut ausgeht. In vielen Fällen geht das Melanom von vorbestehenden Muttermalen (Naevus*) aus, kann aber auch aus zuvor völlig normal aussehender Haut hervorwachsen.
Da das Melanom bereits in einem frühen Stadium Metastasen* bildet, kommt es darauf an, den Krebs so frühzeitig wie möglich zu erkennen. Hinweise auf ein Melanom, bei deren Auftreten sofort ein Hautarzt aufgesucht werden sollte, sind einigermaßen leicht zu erkennen: eine Größenzunahme eines Muttermals, eine höckerige, knotige Oberfläche, eine zunehmende dunkle Verfärbung, ein rötlicher entzündlicher Hof um das Muttermal herum, Blutungsneigung, Jucken oder Schmerzen. Melanome sind im Zunehmen begriffen, was nicht zuletzt auf eine zu starke Sonneneinwirkung zurück zu führen ist. Die beste Vorbeugung besteht daher darin, möglichst jeden Sonnenbrand zu vermeiden. Die Schutzwirkung von Sonnencremes ist umstritten, und man sollte sich nicht unbedingt darauf verlassen.

Melatonin:
dieses vor kurzem noch als Wunderdroge gehandelte Hormon wird in der Zirbeldrüse* gebildet und unterliegt einem täglichen Rhythmus, der vom Lichteinfluß abhängig ist. Das Melatonin-Hoch liegt in der Nacht zwischen 0 und 4 Uhr; das Tief zwischen 10 und 20 Uhr. Seine Berühmtheit hat es dadurch erlangt, daß bei Kindern und Jugendlichen die Konzentration deutlich höher ist als im Erwachsenenalter, so daß es als „Jugendhormon" gehandelt wurde.
Die Wirkungen sind aber nicht belegt und es bestehen bei unkontrollierter Einnahme größere Risiken wie Bauchkrämpfe, Depressionen, Müdigkeit und möglicherweise eine wachstumsfördernde Wirkung auf Melanome*.

Melisse:
Melissa officinalis; Arzneipflanze aus der Familie der Lippenblütler, Lamiaceae. Verwendete Teile: Blätter; Drogenbezeichnung: Melissae folium. Inhaltsstoffe: ätherisches Öl (u.a. Citronellal, Citral, Caryophyllen), Gerb- und Bitterstoffe, Flavonoide, Mineralstoffe. Heilwirkung und Verwendung: Entspannungstonikum bei Nervosität, Angst, leichten Depressionen, Reizbarkeit, Schlafstörungen; krampflösend und blähungstreibend, appetitanregend.

Melonenbaum:
Carica papaya, Papaya; Arzneipflanze aus der Familie der Melonenbaumgewächse, Caricaceae. Verwendete Teile: Blätter (Drogenbezeichnung: Caricae papayae folium), Milchsaft unreifer Früchte (Papaya-Latex). Inhaltsstoffe: in den Blättern Papain und andere Enzyme, Glykoside, Saponine, Alkaloide; in den Früchten eiweißspaltende (und damit verdauungsfördernde) Enzyme (Papainum u.a.), Vitamine A und C. Heilwirkung und Verwendung: innerlich gegen Verdauungsschwäche, Darmparasiten, Würmer, gegen gestörte Eiweißverdauung; äußerlich zum Abheilen von Wunden, Geschwüren und Furunkeln.

Membran:
1. Allgemeine Bezeichnung für eine sehr dünne, zarte Haut bzw. Trennwand.
2. In der Regel aus Fettsäuren gebildete Haut um die Zellen oder um Zellbestandteile. Die Membran ist für bestimmte Stoffe (z.B. Wasser) durchlässig, hält aber andere ab.

Menarche:
die erste Regelblutung der Frau. Sie liegt in etwa zwischen dem 11. Und 14. Lebensjahr, kann aber auch früher oder später (manchmal erst im 18. Lebensjahr, bei Eskimos gar erst im 23. Lebensjahr) auftreten. Seit Ende des 19. Jahrhunderts bis heute hat sich das Durchschnittsalter der Menarche um ein bis zwei Jahre nach unten verschoben.

Mendelsche Gesetze:
vom Augustinerpater Mendel 1865 entdeckte Gesetze der Vererbungslehre. Aufgrund dieser Gesetze kann der Erbgang von Merkmalen vorhergesagt werden. Seine Beobachtungen machte Mendel an Hand von Blumen. Dabei besitzt jedes Individuum für jedes Merkmal zwei Erbfaktoren. An die Nachkommen wird aber von jedem Elternteil nur einer dieser Erbfaktoren weitergegeben. Welcher das ist, hängt vom Zufall ab. Die Ausprägung der Merkmale der Kinder hängt dann davon ab, ob ein Erbfaktor sich gegenüber einem anderen durchsetzt oder ob beide gleichberechtigt sind und gemeinsam eine Mischform bilden.

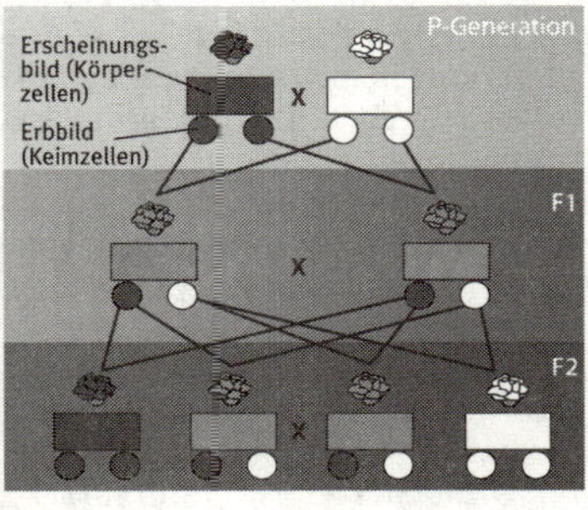

Erbgang gleichberechtigter Faktoren

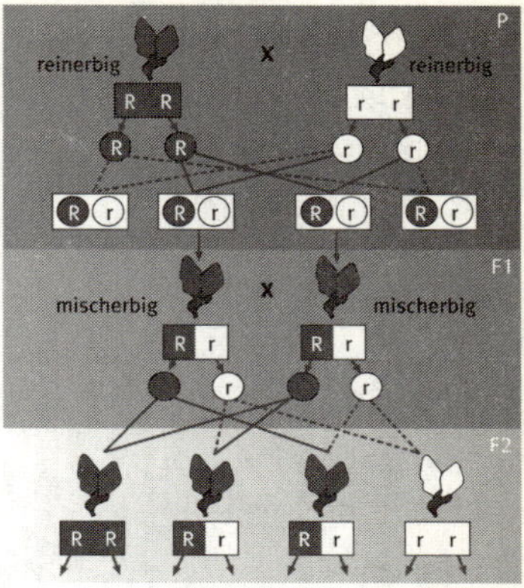

Erbgang mit dominanten Faktoren (R = dominante Anlage für rote Blütenfarbe, r = rezessive Anlage für weiße blütenfarbe)

Menière-Krankheit:
plötzlich auftretende Schwindelanfälle, mit ruckartigen Augenbewegungen (Nystagmus*), Übelkeit, Erbrechen, einem einseitigen Ohrgeräusch, verbunden mit Schwerhörigkeit und einem unspezifischen Druckgefühl im Ohr. Es handelt sich um eine Erkrankung des Innenohrs, deren Ursachen nicht eindeutig geklärt sind. Vermutet wird eine Flüssigkeitsansammlung im Labyrinth*, mit nachfolgender Funktionsstörung des Gleichgewichtsorgans. Eine medikamentöse Behandlung kann zu einer Linderung der Symptome führen. Im Einzelfall kann auch eine Drainage des Innenohrs durchgeführt werden, um die Flüssigkeit abzuleiten. Vorbeugend hilft der Verzicht auf Alkohol, Kaffee und Nikotin.

Meningen:
die zarten Häutchen, die das Gehirn und das Rückenmark umgeben.

Meningismus:
ein Symptomenkomplex, der bei allen Reizungen der Gehirnhaut (z.B. bei einer Gehirnhautentzündung* oder einem Sonnenstich*) auftritt. Er umfaßt die Nackensteifigkeit, Kopfschmerzen und Übelkeit.

Meningitis:
siehe Gehirnhautentzündung*.

Meningokokken:
Bakterien, die eine übertragbare Form der Gehirnhautentzündung* (die sogenannte epidemische Genickstarre) auslösen können.

Meniskus:
die körpereigenen knorpeligen Pölsterchen im Kniegelenk* zwischen dem Ober- und Unterschenkelknochen. Man unterscheidet den Innen- vom Außenmeniskus, je nachdem ob er auf der Knieinnen- oder Außenseite liegt. Durch Verdrehungen des Kniegelenks kann es zu Rissen an den Menisken kommen, was in den meisten Fällen operativ behandelt werden muß.

Menopause:
die Zeit um die letzte reguläre Monatsblutung der Frau, die während der sogenannten Wechseljahre* stattfindet. Die Zeit danach wird auch häufig als „postmenopausal" bezeichnet.

Menorrhagie:
übermäßig starke und verlängerte Monatsblutungen. Sie werden zumeist von infektiösen Erkrankungen der Gebärmutter oder hormonellen Störungen ausgelöst. In seltenen Fällen kann dies auch ein Hinweis auf Tumoren sowohl gutartiger als auch bösartiger Natur sein.

Menstruation:
die monatliche Regelblutung der Frau, bei der ein Teil der Gebärmutterschleimhaut mitsamt Blut aus der Scheide ausgestoßen wird.
Die Zählung der Tage einer monatlichen Periode beginnt immer mit dem ersten Tag der Menstruation. Im Durchschnitt dauert ein Menstruationszyklus 28 Tage, mit großen individuellen Unterschieden, wobei aber bei einer Person die Länge des Zyklus zumeist ziemlich konstant bleibt.
Der Ablauf wird hormonell gesteuert: Auslöser sind Hormone aus der Hypophyse (Gonadotropine), die in den Eierstöcken dafür sorgen, daß eine Eizelle heranreift. Dabei werden von den Eierstöcken gleichzeitig die Östrogene gebildet, die ihrerseits die Gebärmutterschleimhaut anschwellen und wachsen lassen. Nach dem Eisprung etwa um den 12. Tag des Zyklus herum, bildet sich in den Eierstöcken der sogenannte Gelbkörper heraus, von dem aus die gleichnamigen Hormone (Gestagene* = Gelbkörperhormone) gebildet werden.
Diese sorgen zunächst für eine gute Durchblutung der gewachsenen Gebärmutterschleimhaut. Tritt eine Befruchtung ein, bleibt der Gelbkörper noch eine ganze Zeitlang aktiv und verhindert, daß die Gebärmutterschleimhaut abgestoßen wird. Tritt dagegen keine Befruchtung ein, dann wird die Gebärmutterschleimhaut immer lockerer und wird schließlich abgestoßen, was in etwa vier Tage dauert. Der Zyklus beginnt von neuem.

Mentaltherapie:
siehe Geistheilung*.

Meridiane:
Bezeichnung in der Traditionellen* Chinesischen Medizin für die den Organismus durchziehenden Leitbahnen, durch die vor allem die Lebensenergie Qi fließt. Vgl. auch Akupunktur*.

Mesenterium:
das „Dünndarmgekröse", eine Art großer flächiger Lappen, an dem der größte Teil des Dünndarms aufgehängt ist und das seinerseits an die hintere Bauchwand angeheftet ist. Es versorgt den Darm mit Blutgefäßen und Nerven und besteht zum größten Teil aus Bindegewebe, das von Bauchfell umgeben ist.

Metabolismus:
siehe Stoffwechsel*.

Metastasen:
Ein typisches Kennzeichen einer Krebserkrankung im fortgeschrittenen Stadium ist das Auftreten von Metastasen. Das geschieht in der Regel dadurch, daß sich einzelne Zellen von der Muttergeschwulst abtrennen und z.B. in die Lymphe oder in das Blut übergehen. Sie bleiben dann irgendwo hängen, schließen sich an die örtliche Blutversorgung an und beginnen zu wachsen. Die Art und Weise, wie sich die Metastasen verbreiten, ist zumeist typisch für eine Krebsform, z.B. werden bei einem Brustkrebs die ersten Metastasen mit ziemlicher Regelmäßigkeit in den benachbarten Lymphknoten festgestellt.
Wenn ein Krebs bevorzugt über das Blut metastasiert, findet man Tochtergeschwulste vor allem in der Leber, deren Aufgabe es ja ist, das Blut zu filtern.

Meteorismus:
siehe Blähungen*.

Miasma:
unter anderem in der Homöopathie* gebräuchliche Bezeichnung für einen Grundtyp von Krankheit, der den individuell auftretenden Ausprägungen (Symptomen) zugrundeliegt. Nach Samuel Hahnemann* soll es drei Typen von Miasmen geben: die Psora, die sich als juckender Hautausschlag äußert, die Sykose, einer Mischung aus Feigwarzenkrankheit und Gonorroeh, sowie die Syphilis, die sich in der gleichnamigen Geschlechtskrankheit Syphilis äußert. Nach Hahnemanns Vorstellung sind alle Krankheiten Manifestationen dieser drei „Ur-Übel" und können einzig durch homöopathische Mittel erfolgreich behandelt werden. Diese „Miasmenlehre" Hahnemanns gilt heute als überholt und ist in der Homöopathie durch andere Hypothesen ersetzt worden.

Migräne:
ein anfallsartig auftretender Kopfschmerz, der zumeist nur in einer Gehirnhälfte zu spüren ist. Er hält dann über Stunden, manchmal auch über Tage an, häufig begleitet von Übelkeit, Erbrechen, Überempfindlichkeit gegenüber Licht und Geräuschen sowie von Sinnestäuschungen und neuronalen Ausfällen. Migräne kann in vielen verschiedenen Ausprägungen auftreten.
Die Hauptarten sind eine „gewöhnliche" Migräne, die sich ohne Vorankündigung einstellt, und die Migräne mit Aura. Die Aura bezeichnet den Zustand vor Beginn einer Migräne mit visuellen Erscheinungen wie Lichtblitzen und Flimmern vor den Augen. Über die eigentlichen Ursachen weiß man wenig, als direkte Verursacher der Kopfschmerzen werden Störungen der Blutgefäße des Gehirns vermutet. Häufig wird eine Migräne durch ein äußerliches Ereig-

nis ausgelöst, durch bestimmte Genußmittel (Alkohol, Schokolade, Kaffee usw.) oder psychische Faktoren. Nach Eintritt eines Migräneanfalls helfen in der Regel nur noch Schmerzmittel, vorbeugend sollten auslösende Faktoren soweit es geht vermieden werden. Eine ursächliche Behandlung ist jedenfalls noch nicht in Sicht.

Mikroben:
kleinste Lebewesen, meist Einzeller, die nur unter dem Mikroskop sichtbar sind (siehe auch Bakterien*, Viren*).

Mikrochirurgie:
chirurgische Methode, die unter Verwendung von Lupen oder Mikroskopen besonders feine anatomische Strukturen wiederherzustellen versucht. Dazu zählen vor allem die Wiederherstellung von Nervenverbindungen und von feinsten Blutgefäßen; sehr wichtig vor allem in der Handchirurgie, um die Nervenverbindungen und damit die volle Beweglichkeit der Hände zu erhalten.

Mikrosporie:
eine Pilzinfektion, die vor allem bei Kindern zu einem typischen runden Haarausfall führt. Die Haare sind dabei kurz über der Haut abgebrochen. Die Infektion ist ansteckend und verbreitet sich schnell.

Miktion:
das Wasserlassen.

Milben:
eine Insektengruppe, die man zu den Spinnentieren zählt. Als krankheitserregend ist vor allem die Krätzmilbe bekannt. Die Räude, eigentlich eine Tierkrankheit, die aber gelegentlich auf den Menschen übergehen kann, wird ebenfalls von Milben ausgelöst. Bei Allergikern ist die Hausstaubmilbe in Verruf gekommen. Sie lebt vor allem von den abgefallenen Hautschuppen, so daß insbesondere unser Kopfkissen und die Matratze im Bett nur so von ihnen wimmeln. Allergieauslösend wirkt der Milbenkot, der eingeatmet zu bronchialem Asthma* führen kann.

Milchstau:
eine zu große Milchproduktion der Mutter, so daß in den Milchgängen und in den Drüsen Milch aufgestaut wird. Das passiert meistens in den ersten Wochen nach der Geburt, wenn sich die Milchproduktion der Mutter noch nicht an den Bedarf des Kindes angepaßt hat. Es besteht die Gefahr einer Entzündung der Brustdrüsen.

Milchsäure (Laktat):
ein Produkt des Stoffwechsels, das beim Abbau von Glukose* entsteht, wenn ein unzureichendes Angebot an Sauerstoff besteht. Ein Übermaß an Milchsäure führt zur Übersäuerung der Muskeln und behindert zunehmend die normale Muskelarbeit. Allerdings ist sie nicht, wie früher vermutet, für die Entstehung eines Muskelkaters verantwortlich, der vermutlich auf kleinste Muskelverletzungen zurückzuführen ist.

Milchzähne:
die insgesamt zwanzig Zähne, die etwa ab einem halben Jahr bis zum dritten Lebensjahr nach und nach durchbrechen. Die Reihenfolge ist fast immer gleich: Zuerst die mittleren Schneidezähne, dann die äußeren, dann die ersten Backenzähne, darauf die Eckzähne und schließlich die zweiten Backenzähne. Die unteren Zähne kommen dabei meistens immer etwas vor den oberen.

Milchzucker:
siehe Laktose*.

Milz:
Die Milz befindet sich im linken Oberbauch in etwa auf der Höhe des Magens in der Nähe des Zwerchfells. Sie gehört zu den Organen des lymphatischen Systems, ist also mit zahlreichen Aufgaben des Immunsystems betraut. In der Milz werden z.B. Lymphozyten* ausgereift und vermehrt, die dann zur Abwehr von Infekten gebraucht werden. Außerdem wird ein großer Teil des anfallenden „Blutabfalls“ (überalterte und geschädigte rote Blutkörperchen, Mikroorganismen, Fibrin*, das eigentlich nur zur Blutgerinnung gebildet wird, usw.) in der Milz entsorgt. Allerdings können die meisten Aufgaben der Milz von anderen Organen übernommen werden, so daß im Notfall eine komplette Entfernung möglich ist.

Milzbrand (Anthrax):
eine sehr gefährliche, aber in Deutschland auch sehr seltene Infektionskrankheit, dessen Erreger ein Bakterium (Bazillus anthracis) ist. Dieses Bakterium wird in der Regel von Tieren auf den Menschen übertragen. Man unterscheidet je nach dem hauptsächlich befallenen Organen den Hautmilzbrand vom Lungen- oder Darmmilzbrand. Der Hautmilzbrand ist noch die harmloseste Variante, bei der zumeist nur ein sogenanntes eitriges ödematöses Milzbrandkarbunkel auftritt (siehe Karbunkel*), das mit Fieber und geschwollenen Lymphknoten einhergeht. Werden die Milzbranderreger eingeatmet, kommt es zum Lungenmilzbrand, bei Verschlucken zum Darmmilzbrand. Diese Formen sind sehr gefährlich; es kommt zu einer starken Allgemeininfektion mit Kräfteverfall und einer zunehmenden Herzschwäche, sehr häufig mit tödlichem Ausgang.

Milzriß:
ein Riß in der Milz, der meist durch einen dumpfen Schlag auf den Bauch entsteht, eine typische Verletzung beim Fahrradfahren, die beim Aufprall mit dem Bauch auf den Lenker entstehen kann. Ein Milzriß ist insbesondere wegen der damit einhergehenden starken Blutung sehr gefährlich. In bestimmten Fällen bleibt die Kapsel um die Milz unverletzt und reißt dann erst durch die Einblutung in die Kapsel hinein. Das kann einige Tage dauern und dann ganz plötzlich zu einem äußerst großen Blutverlust führen. Bei Erwachsenen muß in der Regel die Milz entfernt werden, bei Kindern wird versucht, die Milz zu erhalten, oder es wird ein Teil der Milz „zurücktransplantiert“.

Mineralokortikoide:
Hormone der Nebennierenrinde* (z.B. Aldosteron), die regulierend in den Mineralstoffhaushalt eingreifen. Sie sorgen insbesondere dafür, daß in der Niere das Natrium zurückgehalten und Kalium ausgeschieden wird.

Mineralstoffe:
die aus der „anorganischen Welt“ stammenden Substanzen, die in größeren Mengen im Stoffwechsel vorkommen. Die Mineralstoffe, die nur in geringsten Mengen nachzuweisen sind, bezeichnet man als Spurenelemente*. Die wichtigsten Mineralstoffe sind Natrium*, Kalium*, Kalzium* und Magnesium. Dazu kommen noch Phosphat und Chlorid.

Mischinfektion:
eine Infektion, die durch mehrere Erregertypen verursacht wird. Meistens

handelt es sich dabei um Zweitinfektionen, die in Folge einer Erstinfektion die geschwächte Immunabwehr des Körpers ausgenützt haben.

Mistel:
Viscum album; Arzneipflanze aus der Familie der Mistelgewächse, Loranthaceae. Verwendete Teile: Zweige mit Blättern, Blüten und Früchten; Drogenbezeichnung: Visci herba (Mistelkraut). Inhaltsstoffe: Glykoproteine (Lektine), Polypeptide (Viscotoxine),

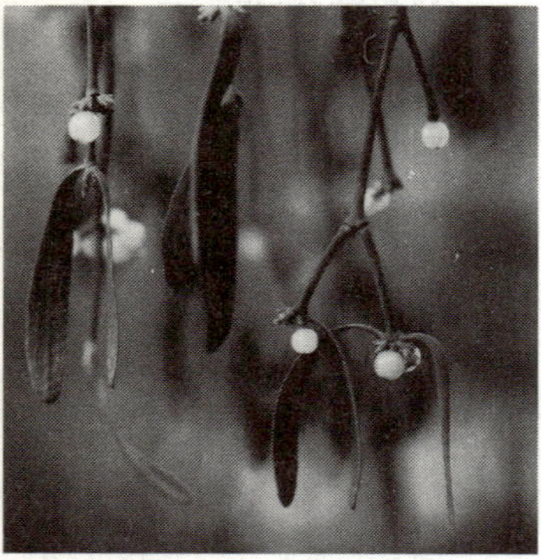

Mistel

Flavonoide, Lignane, Acetylcholin; in den Früchten Polysaccharide. Heilwirkung und Verwendung: traditionell u.a. gegen Bluthochdruck und zur Vorbeugung gegen Arteriosklerose; wird in der anthroposophischen* Medizin als Mittel gegen Krebs verwendet. In der Homöopathie wird das Mittel Viscum album (Kürzel: Visc.) verschiedenartig verwendet.

Misteltherapie:
Behandlungsform vor allem in der anthroposophischen* Medizin zur Therapie von Krebserkrankungen mit Arzneimitteln auf Basis der Mistel* (Viscum album).

Mitesser:
ein Talgpfropf in der Haut (vgl. Komedonen*).

Mitochondrien:
kleine funktionelle Einheiten in den Zellen, die sogenannten „Kraftwerke" der Zelle. In den Mitochondrien geschieht die „Verbrennung" der verschiedenen Nährstoffe und ihre Verwandlung in Energie.

Mitralinsuffizienz:
die unzureichende Funktionsfähigkeit der Mitralklappe, der Herzklappe zwischen dem linken Vorhof und der linken Herzkammer (siehe Herz*). Dabei schließt die Herzklappe nicht mehr richtig ab, und bei jedem Herzschlag fließt etwas Blut zurück in den linken Vorhof. Dadurch staut sich das Blut in der Lunge, das normalerweise in den linken Vorhof geleitet wird, was zu Lungenschäden (Lungenödem*) führen kann. Auf Dauer hat die Mitralinsuffizienz auch Auswirkungen auf die rechte Herzhälfte. Häufig ist sie kombiniert mit einer Mitralstenose* (vgl. Linksherzinsuffizienz*, Rechtsherzinsuffizienz*).

Mitralstenose:
eine Verengung der Mitralklappe, der Herzklappe zwischen dem linken Vorhof und der linken Herzkammer, mit der Folge, daß zuwenig Blut in die linke Herzkammer fließt. Das Blut staut sich im linken Vorhof und der Lunge, was zu Lungenschäden (Lungenödemen*) führen kann. Die Mitralstenose führt sehr schnell zu einer Schädigung der rechten Herzkammer (Rechtsherzinsuffizienz*), während die linke Herzkammer weitgehend intakt bleibt.

Mittelohrentzündung (Otitis media):
eine Entzündung der Mittelohrhöhle, die zwischen dem Trommelfell*

und dem Innenohr* liegt. Sie ist über die sogenannte Eustachische Röhre mit dem Naseninneren verbunden. Auf diesem Wege gelangen leicht infektiöse Bakterien und Viren in das Mittelohr und verursachen eine recht schmerzhafte Entzündung. Da bei Kindern der Verbindungsgang besonders breit und kurz ist, ist bei ihnen die Entzündungsgefahr besonders groß. Das erste Anzeichen bei Kleinkindern, die noch nicht sprechen können, ist ein Kratzen an der Wange kurz vor dem Ohr. Meist tritt auch Fieber auf. Im Zweifelsfall sollte ein Arzt aufgesucht werden. Die Behandlung richtet sich nach der Schwere der Entzündung: In vielen Fällen reichen bereits schleimhautabschwellende Mittel, manchmal muß ein Antibiotikum verabreicht werden, um eine weitere Ausbreitung der Entzündung zu verhindern. In schweren Fällen muß gegebenenfalls ein kleines Loch in das Trommelfell geschnitten werden, durch das der Eiter aus dem Ohr abfließen kann.

Mobilisation:
die Wiederherstellung der Beweglichkeit, die möglichst frühzeitig nach einer Operation oder anderen Behandlungen erfolgen sollte, um zu versuchen, die Zeit der Bettlägerigkeit abzukürzen. Dies geschieht vor allem, um Thrombosen* vorzubeugen, aber auch, um den Muskelabbau zu stoppen, der bei reinem Liegen sehr schnell voranschreitet. Das ist vor allem für ältere Patienten sehr wichtig, die ansonsten große Schwierigkeiten haben, wieder „auf die Beine" zu kommen. In Kliniken werden zu diesem Zweck speziell ausgebildete Krankengymnasten eingesetzt.

Modalität:
in der Homöopathie* Bezeichnung für einen Einfluß, der eine Symptomatik bzw. das Allgemeinbefinden verändert bzw. Symptome verstärkt oder lindert (z. B. Bauchschmerzen werden schlimmer durch Bewegung).

Molekül:
eine feste Verbindung aus mehreren Atomen zu einem einzigen Teilchen; z.B. ist Wasser ein Molekül aus zwei Wasserstoffatomen und einem Sauerstoffatom (=H_2O).

Molkekur:
Form des Heilfastens* mit besonderer Zufuhr von Frischmolke, unterstützt durch Pflanzensäfte, Tees und Mineralwasser; Heilanzeigen sind u.a. erhöhte Harnsäurewerte, Gicht, Störungen der Darmtätigkeit, Übergewicht und Bluthochdruck.

Mongoloismus:
siehe Down*-Syndrom.

Mononukleose:
siehe Pfeiffersches* Drüsenfieber.

Monosaccharide:
Zucker sind immer aus einem oder mehreren Zuckerbausteinen zusammengesetzt, wie z.B. die Glukose* einer ist. Zucker, die nur einen einzigen dieser Bausteine enthalten, nennt man Monosaccharide oder Einfachzucker. Enthalten sie zwei, wie z.B. der weiße Haushaltszucker (Glukose* + Fruktose*), spricht man von Disacchariden oder Doppelzuckern. Stärke dagegen enthält Hunderte von Zuckerbausteinen und ist ein Polysaccharid.

Monozyten:
ein Bestandteil des Blutes*, genau gesagt eine Untergruppe der weißen Blutkörperchen (Leukozyten*). Sie haben allerdings nur eine ein- bis zweitägige Aufenthaltsdauer im Blut selber, dann wandern sie in alle mög-

lichen Gewebe ein, wo sie sich dann dauerhaft aufhalten. Ihre Aufgabe ist es, im Rahmen des Immunsystems* fremde Zellen zu zerstören. Sie werden durch bestimmte Proteine, die von anderen Zellen des Immunsystems im Falle einer Infektion oder Entzündung gebildet werden, aktiviert und können von sich aus in das befallene Gewebe eindringen.

Monozytenleukämie:
eine bösartige Erkrankung mit den Symptomen der Leukämie*, die akut oder (sehr selten) chronisch auftreten kann. Dabei kommt es zur Vermehrung meist unreifer Monozyten* im Blut.

Moorbad:
unter Verwendung von Torf zubereitetes Bad gegen rheumatische Erkrankungen, chronische Entzündungen des Verdauungstrakts, bei funktionell gestörter Durchblutung und bei Frauenleiden. Beim Moorbad wird die Eigenschaft des Torfs genutzt, Wärme lange zu speichern und sie langsam und gleichmäßig an den Körper abzugeben; die Temperatur beträgt etwa 40 °C, bei Moorpackungen kann sie auch etwas höher liegen.

Morbus Crohn:
eine chronische entzündliche Darmerkrankung, die im Prinzip alle Teile des Darmtraktes befallen kann. Meistens ist davon aber nicht der gesamte Darm betroffen, sondern immer wieder kleinere Abschnitte. In der entzündeten Darmschleimhaut können Geschwüre entstehen, die zu einer nach innen verdickten Darmwand führen. In vielen Fällen treten Fisteln* auf. Dabei handelt es sich nicht um einen bösartigen Verlauf, wie bei der Colitis* ulcerosa, wenn auch das Darmkrebsrisiko nach längerer Erkrankungsdauer erhöht ist. Über die Ursache weiß man nicht viel, außer daß vermutlich eine familiäre Veranlagung vorliegt

Morbus haemolyticus neonatorum:
eine gefährlichen Anämie* (Blutarmut) des Neugeborenen durch die Bildung von Antikörpern* im mütterlichen Organismus, die sich gegen die kindlichen roten Blutkörperchen richten. Ursache sind nicht verträgliche Blutgruppen zwischen Mutter und Kind. Sehr häufig ist dies der Fall bei AB-Null-Unverträglichkeiten. Dabei hat das Kind die Blutgruppe A, B oder AB und die Mutter zumeist Null, wobei sie Antikörper gegen A oder B entwickelt. Das kann dann schon beim ersten Kind auftreten, ist aber eine eher ungefährliche Komplikation.
Gefährlicher sind die Unverträglichkeiten bei unterschiedlichen Rhesus*-Faktoren, wozu es zumeist erst beim zweiten Kind kommt. Dazu kommt es, wenn das Blut des ersten Kindes während der Geburt in den Blutkreislauf der Mutter gelangt. Diese bildet dann Antikörper gegen den Rhesus-Faktor des ersten Kindes (im Prinzip die Ausbildung einer Immunität*). Bemerkbar macht sich das dann erst beim zweiten Kind, das durch die Antikörper der Mutter bereits als Ungeborenes (siehe fetale* Erythroblastose) schwer geschädigt werden kann. Es kommt zu einer Zerstörung von roten Blutkörperchen und einer Anämie*. Dem wird bereits beim ersten Kind vorgebeugt, indem der Mutter Antikörper* gegenüber den spezifischen Blutkörperchen des Kindes verabreicht werden, um auf diese Weise übergetretene Blutkörperchen des Kindes im mütterlichen Kreislauf direkt abzufangen und eine Immunisierung der Mutter zu verhindern (Anti-D-Prophylaxe). Gefährlicher als eine Anämie nach der

Geburt sind die Krankheitsfolgen beim ungeborenen Kind (auch bei der zweiten Schwangerschaft) in Folge von Unverträglichkeiten der Rhesus*-Blutgruppe. Diese Krankheit wird als Morbus haemolyticus fetalis (bzw. fetale* Erythroblastose) bezeichnet. Im Notfall muß hier noch im Bauch der Mutter beim Kind eine Austauschtransfusion* durchgeführt werden.

Morphin (Morphium):
eines der wirksamsten Schmerzmittel, der Hauptwirkstoff des Opiums aus dem Schlafmohn. Es wird meist bei unerträglichen Schmerzzuständen eingesetzt, zumal bei der Behandlung von sehr starken Schmerzen mit Morphin keinerlei Suchtgefahren bestehen. Aus dem Morphin wird unter anderem das Heroin* hergestellt.

Mortalität:
das Maß für die Sterblichkeit. Die Mortalität beschreibt z.B. die Sterbefälle pro Jahr bezogen auf die Gesamtbevölkerung. Man kann die Sterblichkeit aber auch auf spezielle Krankheiten beziehen, z.B. wie viele Personen pro Jahr an Herz-Kreislauf-Erkrankungen bezogen auf 100 000 Einwohner sterben.

Motilität:
die Beweglichkeit, im engeren Sinne von Organen, deren Bewegungen aber keinen willkürlichen Beeinflussungen unterliegen (z.B. die Peristaltik* des Darmes)

Motorik:
das Bewegungssystem des Körpers, das alle willkürlich beeinflußbaren Bewegungen umfaßt. Man unterscheidet die Feinmotorik z.B. der Hände von der Grobmotorik anderer Gliedmaßen.

Moxa:
pulverisiertes Beifußkraut zum Zwekke der Moxibustion*.

Moxibustion:
wie die Akupunktur* eine Begleittherapie der Traditionellen* Chinesischen Medizin, bei der mit Hilfe von entzündetem Beifußkraut (Artemisia vulgaris) eine starke punktuelle Hitzereizung auf besondere Akupunkturpunkte ausgeübt wird. Dies ist möglich mit Beifußkegeln, die direkt auf der Haut abgebrannt werden, oder mit Moxazigarren, die vom Behandler bis auf wenige Millimeter an den Körper herangeführt werden.

Müdigkeitssyndrom:
eine chronische Erkrankung, die auch chronisches Erschöpfungssyndrom genannt wird. Es handelt sich dabei um ein Krankheitsbild, das zumeist ziemlich plötzlich auftritt und über Jahre anhalten kann. Das Müdigkeitssyndrom betrifft häufiger Frauen als Männer und tritt meist im mittleren Lebensalter auf. Die Symptome sind eine andauernde beträchtliche Beeinträchtigung der geistigen und körperlichen Leistungsfähigkeit, mit Konzentrationsstörungen, Schlafstörungen, Kopf-, Muskel- und Gelenkschmerzen, Fieber mit wechselnden Temperaturen, Schwellungen der Lymphknoten und einer depressive Grundstimmung. Um andere Erkrankungen auszuschließen, muß zunächst eine intensive Grunduntersuchung erfolgen. Zumeist sind aber keine weiteren organischen Störungen feststellbar. Entsprechend ist die Therapie schwierig, häufig kommt es nach einigen Jahren zu einer spontanen Heilung. Über die Ursachen dieser Erkrankung wird diskutiert, wobei es Meinungen gibt, die das Müdigkeitssyndrom als eigenständige Erkrankung verneinen.

Am wahrscheinlichsten erscheint nach dem Stand der Dinge eine Infektion, es wird aber auch über eine Immunschwäche, hormonelle Störungen oder über psychosoziale Ursachen diskutiert.

Mukoviszidose (zystische Fibrose):
eine der häufigsten erblich bedingten Stoffwechselkrankheiten mit einer durchschnittlichen Häufigkeit für Europa mit ca. einem Fall auf 2000 Geburten. Es handelt sich dabei um eine Störung bei der Sekretion der exokrinen Drüsen (siehe exokrin*), deren Absonderungen viel dickflüssiger als normal sind und zumeist auch in größeren Mengen produziert werden. Davon betroffen sind insbesondere die Bronchien und die Verdauungsorgane (Darm, Leber und Bauchspeicheldrüse). Es kommt zu keuchhustenartigem Reizhusten bereits in frühester Kindheit, zu häufiger bakterieller Besiedelung der Bronchien mit Entstehung einer chronischen Bronchitis bzw. einer Lungenentzündung und schweren Funktionsstörungen der Lunge. Andererseits treten schwere Verdauungsstörungen auf. Weil die zu dickflüssige Galle nicht abfließen kann, kommt es zu Leberschäden, die in einer Leberzirrhose* einmünden können. In gleicher Weise kann die Bauchspeicheldrüse ihre Funktionen einbüßen, wodurch sich vor allem Fettverdauungsstörungen entwickeln. Die Folgen sind zunächst bei Säuglingen Gedeihstörungen und Vitaminmangel vor allem bei den fettlöslichen Vitaminen* A und E.
Haben in früheren Zeiten nur wenige an Mukoviszidose erkrankte Kinder das Säuglingsalter überstanden, so erreichen heute vier Fünftel aller Betroffenen das neunzehnte Lebensjahr. Die Behandlung besteht vor allem aus der täglichen Klopfmassage* der Lungen, wodurch der Schleim gelöst und abgehustet werden kann. Weiterhin können schleimlösende Medikamente gegeben werden, und es sollte eine rechtzeitige gezielte Antibiotikatherapie durchgeführt werden. Um die Verdauungsstörungen zu beheben, werden die Enzyme der Bauchspeicheldrüse in Tablettenform zugeführt, kombiniert mit einer sehr energie-, vor allem fettreichen Erährung. Besonders wichtig ist eine rechtzeitige Früherkennung bereits in den ersten Lebenstagen. Eine große Hilfe für die betroffenen Familien sind die in Deutschland inzwischen in jeder größeren Stadt vorhandenen speziellen Zentren, wo erkrankte Kinder behandelt und ihre Eltern beraten werden.

Multiple Sklerose:
eine Erkrankung des zentralen Nervensystems, die zumeist im mittleren Lebensalter zwischen 20 und 40 Jahren auftritt und häufiger bei Frauen anzutreffen ist. Die Ursachen ihrer Entstehung sind unklar, man vermutet eine Autoimmunkrankheit, die sich gegen die Markscheiden der Nervenbahnen richtet, schließt aber auch virale Infektionen nicht aus. Die Verbreitung in Westeuropa und Nordamerika beträgt etwa einen Fall je 2000 Menschen. Die sehr vielfältigen möglichen Symptome sind auf die Zerstörung der die Nerven umgebenden Markscheiden zurückzuführen. Dabei kommt es zunächst zu geringfügigen, später stärkeren Bewegungsstörungen, Sprachstörungen, Muskelschwächen und zu Sehstörungen. Psychische Erscheinungen (vor allem Depressionen, aber auch euphorische Zustände) machen sich zumeist erst im späteren Stadium bemerkbar. Das Auftreten der Symptome erfolgt schubweise mit immer wiederkehrenden Verbesserungen im

Krankheitsbild. Insgesamt ist der Verlauf der Multiplen Sklerose kaum vorherzusagen. Während bei etwa 5 bis 10 % der Erkrankten nach wenigen Monaten bis Jahren der Tod eintreten kann, bemerken bald 30 % der Erkrankten kaum irgendwelche Symptome. Als therapeutisch direkt wirksam haben sich bisher nur Cortison-Präparate erwiesen, die die Krankheitsschübe verkürzen können. Andere Medikamente können die Zeiten zwischen den einzelnen Schüben verlängern. Gegebenenfalls müssen zur Linderung der Symptome spezielle Maßnahmen ergriffen werden (z.B. Krankengymnastik). Eine psychische Unterstützung der Erkrankten ist dabei von großer Bedeutung (z.B. durch Selbsthilfegruppen).

Mumps (auch Ziegenpeter, Parotitis epidemica):
eine der häufigsten Kinderkrankheiten, die durch ein Virus hervorgerufen wird. Das typische Kennzeichen des Mumps sind die angeschwollenen Ohrspeicheldrüsen, wodurch die charakteristischen dicken Wangen entstehen. Die Ansteckungsfähigkeit des Mumps-Virus ist nicht so hoch, wie die der Masern oder Windpokken, Jungen erkranken öfter als Mädchen. Die Inkubationszeit beträgt etwa drei Wochen, wonach es zu einem Fieberanstieg, Kopf- und Gliederschmerzen und bald zur Anschwellung der Ohrspeicheldrüsen kommt, meist beidseitig. Häufig sind auch die Mundschleimhäute entzündet und besonders charakteristisch ist die Mündungstelle der Ohrspeicheldrüse im hinteren Mundraum, die als ein roter Fleck erscheint. Mögliche Komplikationen sind eine Bauchspeicheldrüsenentzündung mit Bauchschmerzen und Erbrechen, Nervenschädigungen im Ohr (Ertaubungsgefahr!), Hirnhautentzündung* und bei männlichen Personen im Jugend- und Erwachsenenalter Sterilität nach einer Entzündung der Hoden. Zur Vermeidung von Komplikationen wird eine Schutzimpfung empfohlen.

Mundfäule:
eine von Herpes-Viren ausgelöste Infektionskrankheit der Mundschleimhaut, die meist Säuglinge und kleine Kinder befällt. Dabei kommt es im Mund zu weißlichen Bläschen und zu oberflächlichen Geschwüren des Zahnfleisches, zu einem Fieberanstieg und zu schmerzhaften Anschwellungen der Lymphknoten. Zumeist dauert diese Erkrankung etwa zwei bis drei Wochen, bis sie wieder abheilt. Im allgemeinen werden nur die Symptome behandelt. In schwereren Fällen werden antivirale Medikamente verabreicht.

Mundflora:
die in der menschlichen Mundhöhle vorkommenden Bakterien. Diese sind speziell an diesen Lebensraum angepaßt, haben aber zum Teil unerwünschte Wirkungen, wie z.B. die Karies*, die aufgrund der sauren Ausscheidungen einiger Bakterien entsteht.

Musiktherapie:
künstlerische* Therapieform insbesondere in der anthroposophischen* Medizin.

Muskatnuß:
Myristica fragrans; Arzneipflanze aus der Familie der Muskatnußgewächse, Myristicaceae. Verwendete Teile: Samenkerne (Drogenbezeichnung: Myristicae semen, Muskatnuß), Samenmantel (Myristicae arillus, Macis, Muskatblüte), das aus Samen oder Samenmantel gewonnene ätherische Öl (Myristicae aetheroleum). In-

haltsstoffe: ätherisches Öl (mit Myristicin), fettes Öl (Muskatnußbutter), Eiweiß, Stärke. Heilwirkung und Verwendung: regt die Galleproduktion der Leber und die Gallesekretion an; wirksam gegen Übelkeit und Durchfall, appetitsteigernd; äußerlich als Einreibemittel gegen rheumatische Beschwerden und Erkältungen.

Muskelatrophie:
der Muskelschwund, zu dem es immer dann kommt, wenn ein Muskel über längere Zeit überhaupt nicht beansprucht wird, z.B. nach einem Beinbruch mit längerer Gipsbehandlung.

Muskelbiopsie:
die Entnahme einer Probe aus einem Muskel bei örtlicher Betäubung, um dieses Gewebe im Labor auf krankhafte Befunde zu untersuchen.

Muskelentspannung nach Jacobson:
nach E. Jacobson benannte Entspannungstechnik, bei der es darauf ankommt, durch Anspannung bestimmter Muskelgruppen und anschließender Entspannung (Relaxation) zu einem Zustand von Ruhe und Gelassenheit zu gelangen; Anwendungsbereiche sind Schlafstörungen, akute Streßsituationen, Nervosität, Ängste u.a.

Muskelkater:
Schmerzen im Anschluß an eine besondere muskuläre Anstrengung, die aufgrund von winzigsten Verletzungen im Muskel entstehen. Die „vielgescholtene" Milchsäure hat nicht allzuviel mit dem Muskelkater zu tun, außer, daß sie die Entstehung dieser Verletzungen vermutlich begünstigt.

Muskelrelaxantien:
Medikamente, die eine Erschlaffung der Muskeln bewirken. Sie werden insbesondere bei Operationen eingesetzt, um nicht durch Muskelzuckungen die chirurgische Behandlung zu stören.

Muskelruptur:
ein Muskelriß, passiert eigentlich nur bei Unfällen.

Muskelschwund:
siehe Muskelatrophie*.

Muskeltest, kinesiologischer:
siehe Angewandte* Kinesiologie.

Muskulatur:
Mit Hilfe von Muskeln werden alle Bewegungen im Körper ausgeführt. Ihre Arbeit leisten sie, indem sie sich zusammenziehen (kontrahieren). In den Muskeln selbst befinden sich lange Fasern aus Proteinen*, die sich mit kleinen Häkchen ineinander verhaken. Bei einer Muskelkontraktion ziehen die Fasern an diesen Häkchen, wodurch sie sich ineinander schieben und sich insgesamt als Faserbündel verkürzen. Bevor sie sich aber zusammenziehen, muß über Nervenfasern ein entsprechendes Signal dazu gekommen sein. Die Kraftübertragung erfolgt über Sehnen und Bänder, die zumeist vom Muskel ausgehend an den entsprechenden Knochen enden. Man unterscheidet zwischen drei Muskulaturtypen:
1. Die glatte Muskulatur: Diese finden wir vor allem in den Hohlorganen des Körpers, wie zum Beispiel im Darm, den Wänden der Harnblase und in den Blutgefäßen. Diese Muskeln arbeiten relativ langsam und sind nicht willkürlich zu kontrollieren, sondern unterliegen der Steuerung durch das vegetative* Nervensystem.
2. Die quergestreift Muskulatur: Das ist die normale Skelettmuskulatur, die willkürlich angespannt werden

kann. Diese Muskeln werden nochmals unterteilt in die sich schnell und die sich langsam zusammenziehenden Muskeln. Die „schnellen“ sind die Kraftmuskeln, mit denen z.B. ein Sprinter seinen 100m-Lauf bestreitet, sie ermüden rasch und arbeiten meist ohne Sauerstoff, indem sie Milchsäure* produzieren. Die „langsamen“ werden dagegen von den Marathonläufern benötigt, sie brauchen Sauerstoff, können nicht soviel Kraft ausüben, halten dafür aber länger durch.
3. Die Herzmuskulatur: Diese besteht zwar weitgehend aus quergestreifter Muskulatur, unterliegt aber der Steuerung durch das vegetative Nervensystem*.

Mutation:
eine Veränderung in den Chromosomen* und damit in der genetischen Information; kann die Funktionsfähigkeit der betroffenen Zelle beeinträchtigen. Nur wenn die Keimzellen betroffen sind, wird eine Mutation weitervererbt. Ausgelöst werden Mutationen durch chemische Stoffe, UV-Strahlung und radioaktive Strahlung.

Muttermal:
siehe Naevus*.

Mutterkuchen:
siehe Plazenta*

Muttermilch:
siehe Frauenmilch*.

Myasthenie:
eine seltene Muskelschwäche in Folge einer Störung der Nervenübermittlung zu den Muskeln. In schweren Fällen kann sie zur Atemlähmung führen. Vermutlich handelt es sich um eine Autoimmunkrankheit*.

Myelin:
Substanzen, die die sogenannte Myelinscheide aufbauen, eine die Nerven umgebende Schicht.

Myokarditis:
die Entzündung des Herzmuskels. Fast immer wird dabei die Entzündung von anderen Entzündungsherden des Körpers auf das Herz übertragen. Das sind vor allem rheumatische Erkrankungen und virale Infektionen, seltener allergische Reaktionen. Die Symptome sind vor allem Herzrhythmusstörungen und eine allgemeine Herzschwäche.

Myom:
eine gutartige von Muskelzellen ausgehende Geschwulst. Das Myoma uteri ist ein Myom in der Gebärmuttermuskulatur, das bei etwa 20 % aller Frauen nach dem 30. Lebensjahr festzustellen ist. Es wird nur behandelt, wenn es beginnt, Beschwerden zu verursachen. Häufig verschwindet es in den Wechseljahren wieder.

Mykosen:
die Bezeichnung für Pilzerkrankungen. Man unterscheidet Dermatophyten (befallen die Haut), Hefen und Schimmelpilze, wobei die beiden letzteren im allgemeinen nur bei einem geschwächten Immunsystem* auftreten.

Myrrhenstrauch:
Commiphora molmol bzw. Commiphora myrrha; Arzneipflanze aus der Familie der Balsamstrauchgewächse, Burseraceae. Verwendete Teile: das an der Luft getrocknete Gummiharz; Drogenbezeichnung: Myrrhe bzw. Myrrha. Inhaltsstoffe: Rohgummi, Harz, Schleim, Pektine, ätherisches Öl. Heilwirkung und Verwendung: als Pinselung oder Gurgelmittel bei Entzündungen im Mund- und Ra-

chenraum (adstringierend und desinfizierend); Bestandteil von Mundwässern und Zahnpasten; in der Volksheilkunde auch zur Behandlung von entzündlichen Hautbeschwerden, Akne und Furunkeln verwendet.

Myxödem:
eine Ansammlung von Schleim und Flüssigkeit im Gewebe, meist verursacht von einer Schilddrüsenunterfunktion (Hypothyreose*). Die Patienten haben ein charakteristisches aufgeschwemmtes Aussehen.

N:
das chemische Symbol für Stickstoff.

Na:
das chemische Symbol für Natrium*.

Nabel:
der Überrest der Nabelschnur, deren größter Teil nach der Geburt langsam eintrocknet und schließlich abfällt. Der Rest des Nabels zieht sich nach und nach in den Bauch zurück und bildet den Bauchnabel. Über die Nabelschnur erhält das ungeborene Kind seine Nährstoffe und den Sauerstoff von der Mutter. Die Nabelschnur mündet in die Plazenta*, wobei das mütterliche Blut mit dem Blut des Kindes nicht in direkten Kontakt gerät.

Nabelbruch:
eine Hernie*, die durch das relativ schwache Gewebe unterhalb des Nabels aus dem Bauch tritt. Dieser Bruch tritt sehr häufig beim Neugeborenen auf und braucht in vielen Fällen nicht operiert werden, sondern „wächst" sich häufig aus. Beim Erwachsenen sollte dagegen in der Regel eine Operation durchgeführt werden.

Nabelschnurvorfall:
das Rutschen der Nabelschnur vor den Kopf des Neugeborenen, was zumeist nach dem Blasensprung* oder während der Geburt passieren kann. Die Nabelschnur kann dabei durch den Kopf abgeklemmt werden, wodurch die Sauerstoffversorgung des Kindes akut gefährdet ist. Daher müssen sofort Maßnahmen zur Beschleunigung der Geburt, im Notfall auch ein sofortiger Kaiserschnitt durchgeführt werden.

Nachblutung:
1. Eine Blutung im Anschluß an einen chirurgischen Eingriff, deren Ursachen (bei stärkeren Blutungen) meist durch eine erneute operative Behandlung beseitigt werden müssen.
2. Eine über das Normale hinausgehende Blutung im Anschluß an eine Geburt. Sie ist häufig auf in der Gebärmutter zurückgebliebene Reste der Plazenta* zurückzuführen.

Nachgeburt:
die Plazenta*, die im Anschluß an die Geburt eines Kindes aus der Gebärmutter ausgestoßen wird. Dazu treten dann (zum letzten Mal) nochmals Wehen auf. Das Ausstoßen der Nachgeburt erfolgt in etwa wenige Minuten bis zu einer halben Stunde nach der Geburt des Kindes.

Nachtblindheit:
die Einschränkung der Sehfähigkeit bei dämmerigem Licht. Meistens handelt es sich dabei um einen angeborenen Defekt der Funktion der Stäbchen im Auge*. Selten geworden ist die Nachtblindheit aus Mangel an Vitamin A (siehe Vitamine*).

Nachtkerze, Gemeine:
Oenothera biennis; Arzneipflanze aus der Familie der Nachtkerzengewächse, Oenagraceae. Verwendete Teile: Blätter (Drogenbezeichnung: Oenotherae folium) und das aus den Samen gewonnene fette Öl (Oenotherae oleum). Inhaltsstoffe: in den Blättern Gerbstoffe; im Samenöl ein sehr hoher Anteil an ungesättigten Fettsäuren, insbesondere Linol- und Linolensäure. Heilwirkung und Verwendung: In der Volksmedizin wird ein Tee aus den Blättern traditionell als Mittel gegen Durchfallerkrankungen verwendet; das fette Öl der Samen wird in Kapselform gegen Bluthochdruck, Ekzeme, bei Prämenstruellem Syndrom (PMS) und Spannungsgefühl in den Brüsten verwendet.

Nachtkerzenöl:
fettes Öl aus den Samen der Nachtkerze*.

Naevus (Muttermal):
die Umschreibung für zumeist angeborene oder auch im Laufe des Lebens entstandene Hautflecken, die zumeist gutartig sind. Man unterscheidet nach ihrem Aussehen eine Vielzahl verschiedener Naevus-Typen. Absolut harmlos sind die Muttermale allerdings nicht: Je nach Typus können sie zu einem bösartigen Tumor entarten und sollten daher im Zweifelsfall entfernt werden.

Nahrungsmittelallergie:
eine zumeist bei Kleinkindern auftretende Allergie gegen verschiedene Lebensmittel. Die Symptome treten in der Regel sehr schnell nach dem Verzehr auf, meist sind es Durchfall, Erbrechen, Verstopfung und Bauchschmerzen. Später kann es auch zu Hautreaktionen und Asthmaanfällen kommen. Die Nahrungsmittel mit dem höchsten allergenen Potential sind Kuhmilch, Hühnerei, Soja, Brotgetreide (Gluten*), Hefe, Nüsse usw., die vor allem im ersten Lebensjahr bei allergiegefährdeten Kindern vermieden werden sollten

Narbe:
Wenn aufgrund einer Verletzung oder einer Operation Gewebe zerstört wird und Substanz dabei verloren geht, bildet der Körper neues, sehr bindegewebereiches Ersatzgewebe, das den Defekt ausgleicht. Dabei kommt es häufig zu einer Schrumpfung und einer damit einhergehenden Beeinträchtigung der Gewebefunktion. Besonders schwerwiegend kann die Narbenbildung nach einem Herzinfarkt die weitere Funktion des Herzens beeinträchtigen. Im Bauchraum sind alte Operationsnarben ein bevorzugter Ort für das Entstehen einer Hernie* (Narbenbruch).

Narkose:
eine künstlich meist durch eine Kombination verschiedener Medikamente herbeigeführte Bewußtlosigkeit. Die Narkose erlaubt ausgedehnte chirurgische Eingriffe ohne Einschränkungen durch Abwehrreaktionen. Zur Durchführung einer Narkose gibt es verschiedene Möglichkeiten: In der Regel werden heute drei Narkosetypen verwendet: Bei der Intubationsnarkose wird ein Schlauch (Tubus) in die Luftröhre eingeführt, über den der Patient künstlich beatmet wird. Bei einer Maskennarkose wird dem Patienten eine Atemmaske aufgesetzt. Eine Kurznarkose ist mit Hilfe von Injektionen möglich. Die große Kunst der Anästhesie* ist es, den Patienten wieder kontrolliert aufwachen zu lassen. Heute läßt sich eine Narkose so steuern, daß sie nur noch so lange dauert, wie tatsächlich für die Operation notwendig ist.

Narzißmus:
die lustbetonte Hinwendung zur eigenen Person („Verliebtheit in sich selbst"); kann sich bei bestimmten Neurosen und Psychosen entwickeln.

Nasenbluten:
Zumeist wird sich das Nasenbluten durch äußerliche Einwirkungen (wenn auch nicht immer erkennbar) entwickeln. Tritt es aber häufiger sozusagen aus dem Nichts auf, dann kann es auch ein Hinweis auf eine Erkrankung sein. Die häufigste Ursache ist vermutlich ein zu hoher Blutdruck, es können aber auch eine Arteriosklerose*, Blutgerinnungsstörungen oder eine Infektion dahinterstecken.

Nasennebenhöhlen:
Diese Höhlungen sind mit Luft gefüllt und stehen mit der Nase in einer direkten Verbindung. Ihr Inneres ist mit Schleimhaut ausgekleidet. Man unterscheidet vier verschiedene Nebenhöhlen:
1. Die Kieferhöhlen, die jeweils unterhalb des Auges im Oberkiefer sitzen. Sie sind die größten Nasennebenhöhlen.
2. Die Siebbeinhöhlen, die fast hinter den Augen etwas zur Nase hin gelegen sind.
3. Die Keilbeinhöhle, von der es nur eine gibt und die sich senkrecht oberhalb der Nase befindet.
4. Die Stirnhöhlen, die sich oberhalb der Augen und der Nase befinden.

Nasennebenhöhlenentzündung:
eine akute oder chronische Entzündung der Nasennebenhöhlen*, deren Schleimhäute dabei meist mit einer gesteigerten Sekretion reagieren. Das kann zu einem starken Druck auf die den Nebenhöhlen benachbarten Gewebe und insbesondere bei den Stirnhöhlen zu Kopfschmerzen führen. Wenn die Sekrete auch nach Anwendung schleimlösender Medikamente nicht abfließen, müssen die betroffenen Nebenhöhlen ausgespült werden.

Nasenpolypen:
zumeist aufgrund einer Allergie oder einer chronischen Entzündung der Schleimhäute der Nase oder der Nasennebenhöhlen entstandene Polypen*, die von den Schleimhäuten ausgehen. In der Regel müssen sie entfernt werden.

Natrium:
ein lebenswichtiger Mineralstoff, den wir vor allem aus dem Kochsalz (Natriumchlorid) beziehen. Das Natrium hält sich vor allem im Zellzwischenraum auf, während in den Zellen selbst vor allem das Kalium* zu finden ist, das mit dem Natrium in einem genau geregelten Gleichgewicht steht. Das Natrium hat sehr allgemein die Eigenschaft, das Wasser im Körper zurückzuhalten, während mit dem Kalium Wasser aus dem Körper geschwemmt wird. Für die Aufrechterhaltung dieses Gleichgewichts sind vor allem die Nieren* verantwortlich. Im allgemeinen nehmen wir im Verhältnis zum Kalium zuviel Natrium auf, womit der Körper aber im Prinzip ohne weiteres fertig wird. Problematisch ist zuviel Natrium bei Personen mit einer Herzschwäche, die ohnehin schon Probleme damit haben, das Wasser aus dem Körper zu schaffen. Durch eine Veränderung des Kalium-Natrium-Verhältnisses zu Gunsten des Kaliums kann bei etwa einem Drittel der an hohem Blutdruck leidenden Personen eine Verbesserung erzielt werden. Ein Natriummangel ist dagegen selten und kommt fast nur dann vor, wenn die Niere geschädigt ist, die das Natrium im Körper zurückhalten sollte.

Naturheilkunde:
Sammelbezeichnung für Heilverfahren, die ihre Heilmittel aus der natürlichen Umwelt entnehmen bzw. weitgehend naturbelassene Heilmittel verwenden; zu diesen gehören pflanzliche, tierische und mineralische Arzneimittel, physikalische Reize (u.a. Luft, Heilquellen, warmes und kaltes Wasser, Licht, Massage und Bewegung) sowie alimentäre Maßnahmen und naturgemäße Lebensweise. In den Anfängen der antiken Erfahrungsmedizin spielten natürliche Heilmittel eine tragende Rolle (Diät, Bewegung, Bäder, Heilschlaf, natürliche Arzneimittel). Die Grundlagen für die moderne Naturheilkunde liegen jedoch im 19. und

20. Jahrhundert, in denen Laien (u.a. Sebastian Kneipp*) wie Ärzte (z. B. Maximilian Bircher-Benner, siehe Bircher*-Benner-Diät) die akademische Medizin für unzureichend und ergänzungsbedürftig hielten. Besondere Förderung erhielt die Naturheilkunde im deutschsprachigen Raum in der Zeit des Nationalsozialismus, wo sie im Zeichen des „Völkischen" aufgefaßt wurde. Heute gilt sie als Alternative zur „Apparatemedizin" und menschlichen Entfremdung im Gesundheitswesen. Vgl. Alternativmedizin*.

Nausea:
Übelkeit, Brechreiz.

Nebenhoden:
dem eigentlichen Hoden aufsitzendes Gewebe, in dem die Spermien aus dem Hoden gesammelt und gespeichert werden. Er mündet schließlich in den Samenleiter.

Nebennieren:
etwa daumengroße Drüsen, die in direkter Nachbarschaft der Nieren gelagert sind. Sie haben vor allem die Aufgabe, Hormone* zu produzieren, wobei sich zwei Bezirke der Nebennieren unterscheiden lassen: die Nebennierenrinde* und das Nebennierenmark*. Störungen der Nebennierenfunktionen haben in der Regel schwerwiegende Auswirkungen auf den gesamten Stoffwechsel des Organismus.

Nebennierenmark:
das Innere der Nebenniere, in deren Gewebe die Produktion von Adrenalin* und Noradrenalin* (Catecholamine) stattfindet. Der Ausfall des Nebennierenmarks ist nicht so schwerwiegend, da seine Funktionen von anderen Organen übernommen werden können.

Nebennierenrinde:
in diesem Bereich der Nebenniere werden über 40 verschiedene Hormone produziert. Ihrer Funktion nach werden sie in drei verschiedene Gruppen unterteilt:
1. die Mineralokortikoide* (z.B. das Aldosteron), die bei der Regelung des Mineralstoffhaushaltes mitwirken.
2. die Glukokortikoide (z.B. das Cortison*), die neben ihrer entzündungshemmenden noch eine ganze Reihe weiterer Funktionen haben.
3. Sexualhormone (z.B. Androgene und Östrogene), die dazu beitragen, daß Frauen auch einen geringen Anteil männlicher und Männer einen Anteil weiblicher Hormone mitbekommen. Ein Ausfall der Nebenierenrinde läßt sich auch durch eine Behandlung nur sehr schwer kompensieren. Häufiger jedoch als der komplette Ausfall sind allgemeine Störungen in der Hormonproduktion (Über- oder Unterfunktion), die dann zu typischen (meist aber relativ seltenen) Stoffwechselkrankheiten führen.

Nebenschilddrüsen (Epithelkörperchen):
lebenswichtige, etwa linsengroße auf der Rückseite der Schilddrüse befindliche Drüsen, die das Parathormon* produzieren, das für den Kalziumstoffwechsel eine entscheidende Rolle spielt. Das Parathormon sorgt dafür, daß Kalzium* aus den Knochen mobilisiert und in den Blutkreislauf eingeschleust wird. Eine Überfunktion hat daher fatale Auswirkungen auf die Festigkeit der Knochen, denen Kalzium entzogen wird. Eine Unterfunktion bewirkt einen zu geringen Kalziumspiegel im Blut mit anfallartigen krampfartigen Störungen der Motorik (Tetanie).

Nebenwirkungen:
die unerwünschten Wirkungen eines

Medikamentes. Bei den klassischen Medikamenten kann man wohl mit Recht behaupten, daß diejenigen, die eine Wirkung haben, auch Nebenwirkungen zeigen. Wirkung und mögliche Nebenwirkung müssen deshalb immer individuell gegeneinander abgewogen werden (vgl. auch Kontraindikation*).

Nekrose:
das Absterben von Zellen eines Gewebes durch den sogenannten „Untergang" der Zellen. Man unterscheidet je nach Ursache der Nekrose verschiedene Typen, z.B. ob das abgestorbene Gewebe eher fest oder flüssig ist.

Nelken(baum):
Syzygium aromaticum bzw. Eugenia caryophyllata, Gewürznelken(baum); Arzneipflanze aus der Familie der Myrtengewächse, Myrtaceae. Verwendete Teile: Blütenknospen (Gewürznelken, Drogenbezeichnung: Caryophylli flos) bzw. das aus ihnen gewonnene Öl (Caryophylli aetheroleum). Inhaltsstoffe: ätherisches Öl mit Eugenol, Aceteugenol, Methylsalicylat, Vanillin, Pinen, außerdem Gerbstoffe, fettes Öl, Flavonoide und Sterole. Heilwirkung und Verwendung: appetitanregendes Magenmittel, lindert Verdauungsbeschwerden wie Blähungen, Koliken und Völlegefühl; desinfizierend im Mund- und Rachenraum, Bestandteil von Mund- und Zahnwässern; antiseptisch bei Hautgeschwüren und Wunden, insektenabwehrend.

Nelkenöl:
siehe Nelken(baum)*.

Nelkenwurz:
Geum urbanum; Arzneipflanze aus der Familie der Rosengewächse, Rosaceae. Verwendete Teile: Wurzel (Drogenbezeichnung: Gei urbani radix) und Kraut (Gei urbani herba). Inhaltsstoffe: Gerbstoffe (u.a. Gallotannine), Sesquiterpene, ätherisches Öl. Heilwirkung und Verwendung: lindert Reizzustände von Magen und Darm (Durchfall), Schleimhautentzündungen und Geschwüre im Mund- und Rachenraum, Frostbeulen und Hämorrhoiden.

Nematoden:
Fadenwürmer, von denen es die verschiedensten Gattungen gibt und die schmarotzend Menschen oder Tiere befallen können. Die für den Menschen wichtigsten sind Spulwürmer*, Hakenwürmer*, Trichinen* und Madenwürmer*.

Nephritis:
eine Entzündung der Nieren, die in den meisten Fällen von einer fehlgeleiteten Immunreaktion (Autoimmunkrankheit*) ausgelöst wird. Diese entwickelt sich in der Regel im Anschluß an eine bakterielle Infektion (Streptokokken) in anderen Körpergeweben. Man vermutet, daß die Streptokokken auf ihrer Oberfläche einen Eiweißstoff besitzen, der einem Eiweißstoff im Nierengewebe ähnlich ist. Im Anschluß an die Infektion wird dann das Nierengewebe von Anti-Streptokokken-Antikörpern fälschlich als „fremd" erkannt und bekämpft. Näheres zum Verlauf einer Nephritis siehe Glomerulopathie*.

Nephrolithiasis:
das Auftreten von Nierensteinen, siehe Harnsteine*.

Nephrose:
siehe nephrotisches* Syndrom.

Nephrosklerose:
eine Verstopfung der feinen Nierenarterien; eine gefährliche Erkran-

kung, bei der man zwei Formen unterscheidet:
1. Die primäre maligne* Form, die z.B. bei einer Gestose* oder nach viralen Infekten auftreten kann. Sie führt zumeist zu einem akuten Nierenversagen mit einem letztlich endgültigen Ausfall der Nierenfunktionen.
2. Die „sekundäre" Form, die meist durch Ablagerungen und krankhafte Gefäßveränderung verursacht wird. Sie macht sich meistens erst durch einen dauerhaft hohen Blutdruck bemerkbar, der dann aber langsam in eine immer schlechter werdende Nierenfunktion einmündet.

nephrotisches Syndrom:
ein typischer Symptomenkomplex bei Nierenerkrankungen (insbesondere bei den nichtentzündlichen Glomerulopathien*), den man früher auch als Nephrose bezeichnet hat. Dabei ist die Filtrationsfähigkeit der Nieren gestört, und es wird eine große Menge an Proteinen* mit dem Harn ausgeschieden. Gleichzeitig verarmt dabei das Blut an Proteinen, wodurch wiederum das Wasser im Blut nicht zurückgehalten werden kann und in umliegendes Gewebe ausfließt. Die Folge ist die Entstehung ausgeprägter Ödeme* (Wasseransammlungen im Geweben), die sich zunächst in den Beinen, später aber auch im Bauchraum zeigen können. Gleichzeitig sind die Blutfettwerte stark erhöht, und es besteht eine erhöhte Gefahr von Thrombosen*.

Nerven:
das Gewebe des Körpers, das für die schnelle Informationsübertragung zuständig ist. Das Gehirn besteht aus einem untereinander sehr stark vernetzten Nervengewebe. Von hier aus gehen die efferenten Nerven zu den Muskeln und Organen, die Informationen vom Gehirn aus übertragen, während die afferenten Nerven Rückmeldungen zurück in das Gehirn bringen. Einzelne Nerven ähneln in gewisser Weise Kabeln, in denen eine ganze Anzahl von Nervenfasern gebündelt sind.

Nervenentzündung:
siehe Neuritis*.

Nervengifte:
Giftstoffe, deren Wirkung sich auf die Nervengewebe erstreckt. Die meisten Schlangengifte gehören zu dieser Klasse. Häufig wird dabei an der Übertragungsstelle zwischen den Nervenzellen angesetzt und z.B. entweder jede weitere Informationsübertragung blockiert oder aber eine dauernde Erregung erzeugt.

Nervensystem:
Zum Nervensystem insgesamt gehören alle Nervenbahnen des Körpers. Das zentrale Nervensystem ist das Gehirn, das mit der Informationsverarbeitung beschäftigt ist, während das periphere Nervensystem die Verbindungen zwischen dem zentralen Nervensystem und dem Körper herstellt. Eine andere Unterscheidung wird zwischen dem sogenannten animalen Nevensystem und dem vegetativen* Nervensystem getroffen. Ersteres erledigt die Verarbeitung äußerlicher Reize (z.B. der Sinnesorgane) und die bewußten Bewegungen, während das vegetative Nervensystem die Regelung der inneren Stoffwechselvorgänge und die unbewußten Muskelbewegungen, z.B. den Herzschlag, übernimmt.

Nervenzelle:
ein besonderer Zelltyp, der rein äußerlich schon an seinem sehr verzweigten Aussehen zu erkennen ist und mit seinem Fortsatz, dem Axon (im Prinzip eine Nervenfaser), bis zu

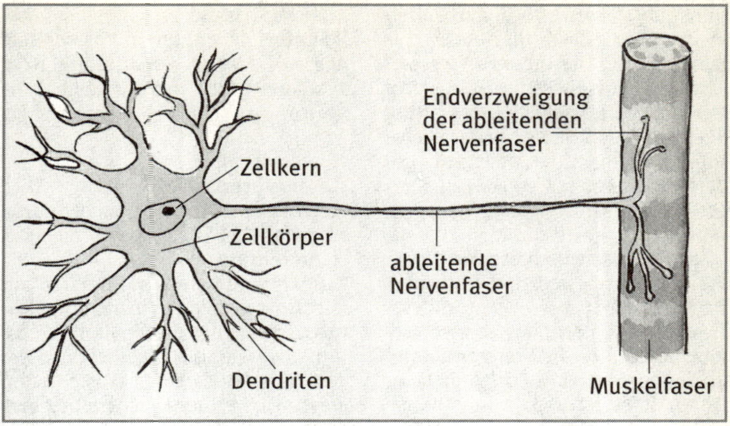

Aufbau einer Nervenzelle

einen Meter Länge erreichen kann. Über sogenannte Dendriten werden Informationen von anderen Nervenzellen aufgenommen, während über das Axon (die Nervenfaser) eigene Signale an andere Zellen weitergegeben werden. Die Übertragung der Information zwischen den Nervenzellen erfolgt an den Synapsen*.

Nesselsucht (Urticaria):
eine allergische Reaktion (Quaddel) der Haut nach der Aufnahme eines unverträglichen Stoffes (siehe Allergie*). Zumeist verschwinden die Quaddeln innerhalb von Minuten bis Stunden wieder.

Netzhaut (Retina):
Die Netzhaut bildet die innere Oberfläche des Augapfels, auf die das durch die Augenlinse gebrochene sichtbare Licht fällt. Die einzelnen Zellen der Netzhaut leiten, sobald sie von einem Lichtstrahl getroffen werden, ein Signal über ein zentrales Nervenbündel zum Gehirn. Dabei gibt es spezielle Zellen, die die Farbe oder die Helligkeit des Lichts erkennen können (vgl. Auge*).

Netzhautablösung:
die Ablösung der Netzhaut von ihrem Untergrund, die meist in Folge von eingedrungener Flüssigkeit aus dem Glaskörper bedingt ist. Vorangegangen ist zumeist ein feiner Riß der Netzhaut, wodurch das Wasser zwischen Netzhaut und Aderhaut (siehe Auge*) eindringen konnte. Einer beginnenden Netzhautablösung kann zumeist mit dem Verschließen des Risses (mit Laseroperationen) begegnet werden, wonach die verbliebene Flüssigkeit langsam vom Gewebe aufgenommen wird. Die Symptome sind zunächst das Sehen von Flimmern und Schleiern.

Neuralgien:
zum Teil sehr starke, meist in Schüben auftretende Nervenschmerzen, deren Ausbreitungsgebiet dem eines Nervs entspricht. Es treten dabei keine weiteren Ausfallerscheinungen (z.B. Lähmungen usw.) auf. Als Ursachen kommen alle möglichen Infek-

tions- und Stoffwechselkrankheiten in Frage, ohne daß immer der eigentliche Grund festgestellt werden kann. In einigen Fällen hilft dann nur die chirurgische Ausschaltung des betroffenen Nervs, wobei ein entsprechender Funktionsverlust des damit versorgten Gewebes in Kauf genommen wird.

Neuraltherapie nach Huneke:
von dem deutschen Arzt Ferdinand Huneke (1891-1966) begründetes Therapieverfahren, das auf den Gesetzmäßigkeiten der Segmenttheorie* und der Störfeldtheorie* beruht. Durch Injektion bestimmter Wirkstoffe (u.a. Procain und Lidocain) können in Sekundenschnelle (sog. „Sekundenphänomen") und auf Stunden hinaus lokale Schmerzen, die sich an anderen Stellen als der Einstichstelle befinden, beseitigt und sogar Krankheiten geheilt werden. Die Wirksamkeit der Neuraltherapie ist wissenschaftlich erwiesen, kann jedoch noch nicht zufriedenstellend erklärt werden. In der Schulmedizin sind die Anwendungsgebiete vor allem Schmerzen des Bewegungsapparats, Weichteilrheumatismus, Neuralgien und Kopfschmerzen/Migräne; der Bedarf an Schmerzmitteln läßt sich durch die Neuraltherapie mitunter reduzieren.

Neuritis:
eine entzündliche Erkrankung der Nerven. Dabei können chronische Schmerzen und Ausfallerscheinungen, wie z.B. Lähmungen, auftreten, die davon abhängig sind, in welchem Bereich des Nervensystems die Neuritis auftritt. Eine Neuritis kann in Folge einer großen Zahl von Infektionskrankheiten entstehen, meist durch die Einwirkung von Giftstoffen, die von den Krankheitserregern gebildet werden.

Neurochirurgie:
Teilgebiet der Chirurgie, das sich mit der operativen Behandlung von Krankheiten des Nervensystems* befaßt.

Neurodermitis:
das atopische Ekzem*, das seine Bezeichnung atopisch (= seltsam, ungewöhnlich) wohl zu Recht trägt. Die Neurodermitis ist eine bereits im frühen Kindesalter beginnende Erkrankung der Haut, die mit einer Rötung, Schuppung, Krustenbildung und einem starken Juckreiz einhergeht. Die Haut ist sehr trocken, da die Talgdrüsen zumeist nicht genug Fett produzieren. Mit zunehmendem Alter nimmt die Intensität der Neurodermitis immer mehr ab, und in vielen Fällen verschwindet sie etwa um das dreißigste Lebensjahr völlig. Die Ursachen sind unklar, vieles spricht für eine Erkrankung mit allergischem Charakter, wobei aber nur in seltenen Fällen ein auslösendes Allergen festzustellen ist. Vermutlich ist die Entstehung einer Neurodermitis auch durch eine genetische Veranlagung bedingt; insgesamt ist sie im Zunehmen begriffen.

Neuroleptika:
Medikamente, die bei psychiatrischen Erkrankungen zur Dämpfung der Aggressivität und emotionalen Erregung eingesetzt werden. Sie wirken dabei abmildernd auf die Symptome bei bestimmten Psychosen*, können aber starke Nebenwirkungen haben.

Neurologie:
das Fachgebiet, das sich mit den Erkrankungen und Funktionen des Nervensystems befaßt.

Neuron:
eine Nervenzelle*.

Neurosen:
1. In der Medizin psychische Störungen, die nicht auf organische Erkrankungen des Nervensystems zurückgeführt werden können.
2. In der Psychoanalyse eine psychische Störung, die ihren Grund in der Verdrängung eines frühkindlichen oder auch aktuellen Konflikts hat. Die Übergänge zwischen einem „normalen" neurotischen Verhalten und einer krankhaften Neurose mit nachteiligen Folgen für den Erkrankten sind fließend.

Niacin:
ein Vitamin aus der B-Gruppe (siehe Vitamine*).

Nidation:
das Einnisten der befruchteten Eizelle in der Gebärmutterschleimhaut, etwa sechs Tage nach der Befruchtung, die in aller Regel im Eileiter stattgefunden hat. Das Ei wandert dann innerhalb dieser sechs Tage bis in die Gebärmutter.

Nickel:
ein Metall, das in vielen Alltagsgegenständen vorkommt und als eines der häufigsten Allergene (allergieerzeugender Stoff) gilt und das vor allem sogenannte Kontaktekzeme* hervorruft (die sogenannte Jeansknopfallergie).

Nieren:
unsere Filtrationsorgane, die einerseits das Blut von giftigen Stoffen und Abbauprodukten des Stoffwechsels befreien, andererseits den Mineralstoffhaushalt durch verstärkte oder verminderte Ausscheidung von Mineralstoffen regulieren. Die kleinsten Baueinheiten sind die Nephronen, von denen es in jeder Niere etwa 1 Million gibt. Diese leisten die eigentliche Filtrationsarbeit und leiten die Flüssigkeit in die Sammelkanälchen weiter, die dann über die Nierenkelche und das Nierenbecken in den Harnleiter übergehen. In den Nieren wird außerdem noch ein wichtiges Hormon, das Erythropoetin (EPO*) produziert, das für die Bildung der roten Blutkörperchen notwendig ist.

Nierenbecken:
Im Nierenbecken sammelt sich der in der Niere gebildete Harn und wird in den jeweiligen Harnleiter weitergeleitet.

Nierenbeckenentzündung:
Da das Nierenbecken sozusagen die Ausgangsstelle der Niere in Richtung der Harnableitungssysteme ist, kommen Bakterien, die von der Harnblase den Harnleiter hinaufsteigen, auch immer zuerst im Nierenbecken an. Eine Entzündung dieses Bereiches ist daher eine der häufigsten Infektio-

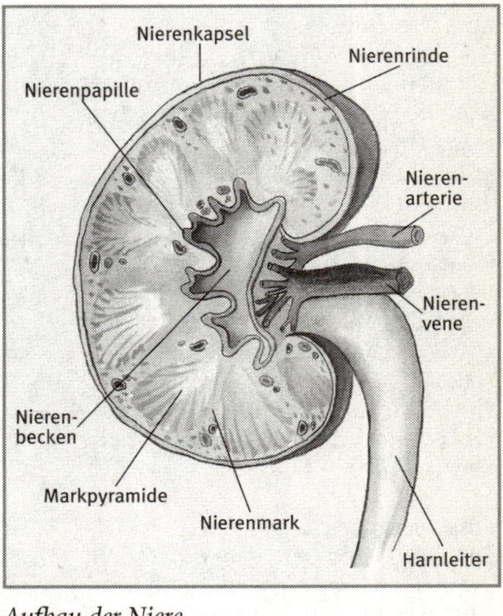

Aufbau der Niere

nen der inneren Organe, die besonders häufig bei Schwangeren auftritt. Sie verläuft in der Regel unter Beteiligung der Nieren. Bei einer akuten Entzündung tritt Fieber auf, es kommt zu Schmerzen in den Flanken, zu schmerzhaftem, sehr häufigem Wasserlassen mit sehr geringen Harnmengen. Eine chronische Entzündung zeigt eher uncharakteristische Symptome, wie eine allgemeine Abgeschlagenheit, Appetitlosigkeit, manchmal Durst und eine übergroße Harnmenge. Wird die akute Nierenbeckenentzündung frühzeitig erkannt und behandelt, bestehen gute Heilungsaussichten. Die chronische Erkrankung kann, vor allem wenn sie längere Zeit unentdeckt blieb, bis zu einem kompletten Nierenversagen führen.

Nierenentzündung:
siehe Nephritis* und Glomerulopathie*.

Niereninsuffizienz (Nierenversagen):
Dem Verlauf nach unterscheidet man zwei Fälle:
1. Das akute Nierenversagen, ein plötzlicher Verlust der Nierenfunktionen, z.B. bei großen Blutverlusten oder schweren Infektionen. Meistens besteht nach dem Beseitigen der Ursache eine sehr gute Chance der Rückbildung.
2. Das chronische Nierenversagen, das bei schweren Schäden der Nierengefäße oder Glomerulopathie* auftritt. Es muß fast immer mit einer Dialyse* und wenn möglich einer Nierentransplantation* behandelt werden, da es sonst unweigerlich zum Tod führt.

Nierenschrumpfung:
eine Zerstörung der Niere durch den Ersatz des Nierengewebes durch Narbengewebe z.B. nach einer Nephrosklerose* oder in Folge einer nicht ausgeheilten chronischen Nierenbeckenentzündung*.

Nierenstein:
siehe Harnsteine*.

Nierentransplantation:
Bei einem chronischen Nierenversagen hat man in der Regel nur die Wahl zwischen einer permanenten Dialyse* oder einer Nierentransplantation. Für die meisten Dialyse-Patienten ist eine Transplantation eine Erlösung, zumal sich nach langer Dialysedauer immer mehr Stoffwechselstörungen bemerkbar machen. Allerdings müssen nach einer Transplantation zumeist dauerhaft das Immunsystem unterdrückende Medikamente eingenommen werden.

Nierenversagen:
siehe Niereninsuffizienz*.

Nitroglyzerin:
bewirkt eine sofortige Erweiterung der Blutgefäße und verhilft daher durch die Entlastung des Herzens vor allem bei Angina* pectoris zu einer sofortigen Schmerzbefreiung.

Noradrenalin:
ein dem Adrenalin verwandtes Hormon*, das eine ähnliche Wirkung besitzt. Er wirkt auf spezielle Rezeptoren des vegetativen* Nervensystems (vgl. Adrenalin*).

Normalwerte:
Laborwerte aus Untersuchungen vor allem des Blutes, die in dem Bereich liegen, wie sie bei etwa 96 % aller gesunden Personen gefunden werden.

Nosode:
Arzneimittel, das aus Stoffen des eigenen Körpers oder fremder Körper hergestellt wird, so unter Verwen-

dung von Blut, Sputum, Eiter, Absonderungen der Mandeln, Gewebe erkrankter Organe. Die Verwendung von Nosoden ist von der Idee der Impfung abgeleitet, bei der abgeschwächte Krankheitserreger ins Blut gebracht werden und eine Infektion auslösen, und von dem Tierarzt Wilhelm Lux 1820 in die Homöopathie eingeführt worden. Den Begriff der Nosode (von griech. nosos, „Krankheit“) prägte 1830 der deutsche Homöopath Constantin Hering (1800-1880). Nosoden sind heute Bestandteil der homöopathischen Therapie, werden aber auch in verschiedenen Therapien der Naturheilkunde verwendet, so in der antihomotoxischen Therapie (siehe Homotoxologie*).

Notfalltropfen (engl. „Rescue Remedy“):
von Edward Bach (1886-1936) zusammengestelltes Notfall- und Erste-Hilfe-Mittel aus einer Kombination der fünf Blütenessenzen Cherry Plum, Clematis, Impatiens, Rock Rose und Star of Bethlehem in Tropfenform; vgl. Bach*-Blüten-Therapie, Essenz*.

Noxe:
im allgemeinen ein Gift bzw. ein Stoff, der eine Krankheit hervorruft oder ihren Verlauf ungünstig beeinflußt.

Nystagmus:
das Augenzucken, bei dem die Pupille zunächst langsam in eine Richtung und dann schnell in die andere springt oder schnell in beide Richtungen hin und her. Ein Symptom, das Hinweise auf bestimmte Erkrankungen geben kann. Der Nystagmus kann mit Hilfe einer Frenzel*-Brille untersucht werden.

O:
das chemische Symbol für das Element Sauerstoff*.

Obduktion:
die Eröffnung einer Leiche zum Zweck der Aufklärung der Todesursache oder aus wissenschaftlichen Gründen. Eine Obduktion gegen den erklärten Willen des Verstorbenen ist nur unter bestimmten gesetzlich genau geregelten Bedingungen (z.B. für die Verbrechensaufklärung) möglich.

O-Beine:
eine für Neugeborene noch völlig normale Beinform mit seitlich von der Mittellinie wegzeigenden Oberschenkeln und wieder zur Mittellinie hinzeigenden Unterschenkeln. Sie sollte sich etwa mit dem zweiten Lebensjahr ausgewachsen haben. Meist schließt sich sogar eine Phase mit X-Beinen* an. Extreme O-Beine bei Kindern oder Erwachsenen sind meist auf Rachitis*, manchmal auch auf angeborene Störungen zurückzuführen.

Oberflächenanästhesie:
Dabei wird vor kleineren Eingriffen die Wahrnehmung in dem betroffenen Bereich der Haut oder Schleimhaut ausgeschaltet. Man wendet diese Form der Lokalanästhesie besonders häufig im Rachenraum an, um den Würgereflex bei der Durchführung z.B. einer Magenspiegelung zu unterdrücken.

Oberguß:
Wasseranwendung nach Sebastian Kneipp*, ausgehend vom Arm über Achsel und Schulter, Brust und Rücken; Anwendungsbereiche sind Erkrankungen der Atmungsorgane, Kehlkopferkrankungen, Krampfadern und psychovegetatives Syndrom.

Oberkörperwaschung:
Waschung des gesamten Oberkörpers, Wasseranwendung nach Sebastian Kneipp* bei Erkrankungen der Atmungsorgane und psychovegetativem Syndrom.

Oberschenkelhalsbruch:
ein vor allem bei älteren Menschen häufig vorkommender Knochenbruch des Oberschenkels, direkt unterhalb des Hüftgelenks. Zur Vermeidung weiterer Komplikationen wird insbesondere bei älteren Patienten in der Regel ein künstliches Hüftgelenk eingesetzt. Ohne Operation wären die Patienten während der monatelangen Heilungsphase zur Bettlägerigkeit gezwungen, was mit schweren Komplikationen verbunden sein kann (Lungenentzündung, Thrombosen, Muskelschwund) und nicht selten zum Tode führt. Die Ursache für diesen Bruch ist meist ein Sturz auf die Hüfte bei einer vorbestehenden Osteoporose*.

Obesitas:
Fettsucht*.

Obstipation:
siehe Verstopfung*.

Obstruktion:
allgemein die Verengung oder der Verschluß eines Blutgefäßes, eines Hohlorgans (z.B. ein Darmverschluß*) oder z.B. der Bronchien (z.B. bei Bronchitis* oder Asthma*).

Oculus:
das Auge*.

Ödem:
eine starke Wasseransammlung in einem Gewebe, wobei sich das Wasser vor allem in den Gewebsspalten der Unterhaut und der Schleimhäute sammelt. Typisch für ein Ödem ist

das Zurückbleiben eines Abdrucks, nachdem man mit dem Finger in das geschwollene Gewebe hineingedrückt hat. Auch ist normalerweise keine Rötung zu erkennen und es treten keinerlei Schmerzen auf. Die Ursachen für das Entstehen von Ödemen sind sehr vielfältig: Hauptursache dürfte die Herzschwäche sein, wobei das Herz es nicht mehr schafft, das Blut durch die Gefäße zu drücken. Es kommt zu Stauungen vor allem in den Beinen und in der Lunge, und das Wasser aus dem Blut tritt in das Gewebe über. Auch Schäden in den Nieren kommen als Ursache in Betracht, wenn z.B. zuviel Natrium* zurückgehalten oder zuviel Proteine ausgeschieden werden (nephrotisches* Syndrom). Eine andere mögliche Ursache sind Schäden in den Kapillarwänden, aus denen dann permanent Wasser in das Gewebe austritt.

Odermennig:
Agrimonia eupatoria; Arzneipflanze aus der Familie der Rosengewächse, Rosaceae. Verwendete Teile: das blühende Kraut; Drogenbezeichnung: Agrimoniae herba. Inhaltsstoffe: Catechingerbstoff, Flavonoide, Triterpene, ätherisches Öl. Heilwirkung und Verwendung: als Tee gegen Durchfall und Appetitlosigkeit; regt den Galllefluß an; als Gurgelmittel gegen Entzündungen im Mund- und Rachenraum.

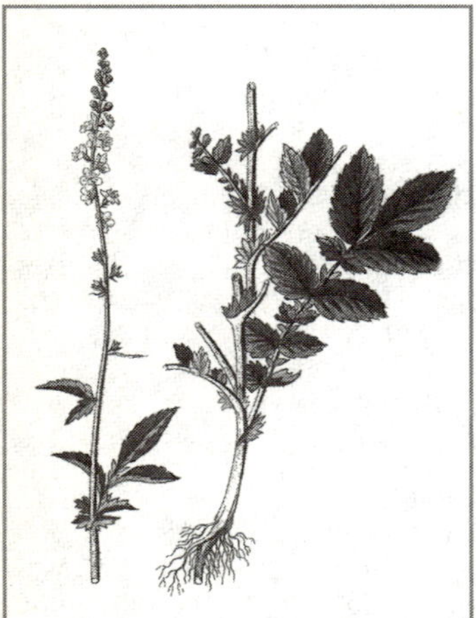

Odermennig

Ohnmacht:
ein kurzer Verlust des Bewußtseins; meist bedingt durch eine mangelhafte Durchblutung des Gehirns (vgl. Kollaps*, Koma*).

Ohr:
Das Organ sowohl für das Gehör als auch für den Gleichgewichtssinn. Das gesamte Hörorgan ist anatomisch und funktionell in das äußere Ohr, das Mittelohr und das Innenohr unterteilt. Das äußere Ohr besteht vor allem aus der Ohrmuschel und dem Gehörgang, dessen Ende vom Trommelfell abgeschlossen wird. Das Trommelfell ist eine dünne Haut (Membran), die den Schall aufnimmt und dabei in Schwingungen versetzt wird. Hinter dem Trommelfell beginnt das Mittelohr, wo die weitere Übertragung und Verstärkung des Schalls über die Gehörknöchelchen erfolgt, die in der Reihenfolge Hammer, Amboß und Steigbügel zum Innenohr verlaufen. Die Gehörknöchelchen befinden sich in einer luftgefüllten Höhle, der Paukenhöhle. Zum Druckausgleich ist die Paukenhöhle über die Eustachische Röhre mit der Nase verbunden. Das Innenohr ist von einer massiven Knochenkapsel umgeben und übernimmt vom Steigbügel aus durch ein sogenanntes ovales Fenster die Schallwellen, die dann in die Schnecke oder besser gesagt in die flüssigkeitsgefüllten Schneckengänge übertragen werden. Die Flüssigkeit gerät

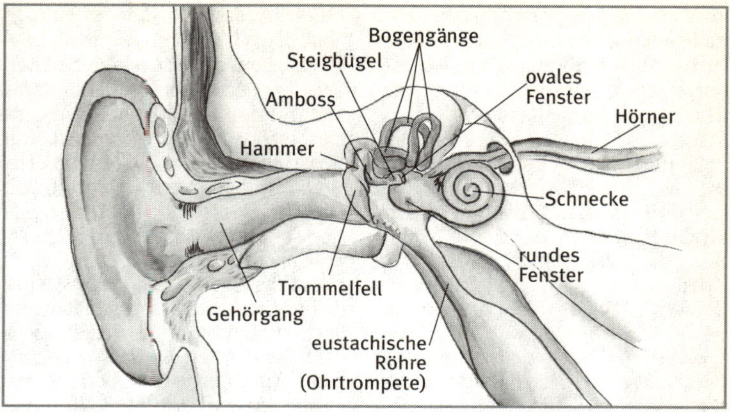

Aufbau des Ohres

dabei aufgrund der Schallwellen in eine wellenartige Bewegung. Diese Wellen werden von Zehntausenden kleiner Häärchen aufgenommen, die in die Flüssigkeit hineinragen, und in Nervenimpulse umgesetzt. Diese werden dann über ein zentrales Nervenbündel in das Gehirn geleitet. Im Innenohr befindet sich aber neben der Schnecke noch das Gleichgewichtsorgan des Körpers, das aus drei jeweils senkrecht zueinander stehenden Bogengängen besteht, die mit Flüssigkeit gefüllt sind. Diese Flüssigkeit „schwappt" sozusagen bei jeder äußeren Verlagerung des Körpers. Dieses Schwappen wird von Sinneszellen aufgenommen und an das Gehirn weitergeleitet, das daraus in jedem Moment die aktuelle Lage im Raum bestimmen kann.

Ohrakupunktur:
Variante der Akupunktur*, die auf der Vorstellung beruht, daß der menschliche Körper in der Form des Ohrs gespiegelt wird, und zwar kopfüber in Embryonalhaltung zusammengekrümmt; das heißt, die Lehre von den Akupunktur-Meridianen spielt hierbei keine Rolle. Der französische Arzt Paul F. M. Nogier griff diese Akupunkturform 1956 auf und entwickelte das System der Aurikulotherapie, indem er an der Ohrmuschel 108 Punkte festlegte und sie einzelnen Körperpartien zuordnete; der Anspruch dieser Behandlungsmethode geht so weit, alle Krankheiten durch Punktierung behandeln zu können.

Ohrensausen:
siehe Tinnitus*.

Ohrgeräusche:
siehe Tinnitus*.

Ohrpfropf:
ein aus Ohrenschmalz gebildeter Pfropf im äußeren Gehörgang, der das Gehör zum Teil deutlich beeinträchtigen kann. Ein Ohrpfropf wird durch eine Spülung mit körperwarmem Wasser entfernt, was in der Regel vom Arzt durchgeführt werden sollte.

Ohrspeicheldrüse:
eine Speichel produzierende Drüse, die unterhalb des Ohrs gelegen ist

und oberhalb der oberen Backenzähne in den Mund einmündet. Diese Drüse ist bei Mumps* stark angeschwollen, wodurch es zu den typischen dicken Backen kommt.

Ohrtrompete:
die Eustachische Röhre, die den Nasenraum mit der Paukenhöhle im Mittelohr verbindet.

Okklusion:
ein Verschluß.

okkult:
etwas Verborgenes; z.B. ist okkultes Blut im Stuhl nicht sichtbar und kann nur durch eine Laboruntersuchung nachgewiesen werden.

ökologische Medizin:
Teilgebiet der Medizin, das sich mit den Einflüssen der unbelebten (Klima, Boden etc.) und belebten Umwelt auf die Gesundheit des Menschen befaßt. Sie untersucht insbesondere Störungen des ökologischen Gleichgewichts und zieht daraus Schlüsse für Möglichkeiten der Verbesserung der gesundheitlichen Lage der Bevölkerung und macht Vorschläge für ihre Verwirklichung.

Oleander:
Nerium Oleander; Gift- und Arzneipflanze aus der Familie der Hundsgiftgewächse, Apocynaceae. Arzneilich verwendete Teile: Blätter, Drogenbezeichnung: Oleandri folium. Inhaltsstoffe: Glykoside (vor allem Oleandrin). Heilwirkung und Verwendung: Bestandteil von Herzmitteln; zur Selbstbehandlung nicht geeignet, da tödlich giftig. In der Homöopathie wird aus der frischen Pflanze das Mittel Oleander (Kürzel: Olnd.) hergestellt.

Öle, ätherische:
flüchtige pflanzliche Öle mit charakteristischem aromatischem Geruch; ihre jeweilige Eigenart wird bestimmt durch die unterschiedliche Zusammensetzung aus Aldehyden, Alkoholen, Estern, Ketonen, Lactonen, Terpenen und anderen Verbindungen. Gewonnen werden ätherische Öle zumeist durch Wasserdampfdestillation, aber auch durch andere Verfahren. Wichtige ätherische Öle sind Pfefferminz-, Eukalyptus-, Fenchel-, Lavendel-, Rosen- und Kiefernnadelöl. In der Regel sind ihre chemischen Zusammensetzungen medizinisch wirksam; daneben finden ätherische Öle in der Parfüm- und Spirituosenherstellung Verwendung.

Oleum:
pharmakologische Bezeichnung für Öl; im Unterschied zur früheren Nomenklatur wird in der neueren pharmazeutischen Terminologie der Pflanzenname der Bezeichnung des Pflanzenteils im Singular vorangestellt (z. B. Eucalypti aetheroleum, Eukalyptusöl; früher: Oleum Eucalypti).

Olivenbaum:
Olea europapaea; Arzneipflanze aus der Familie der Ölbaumgewächse, Oleaceae. Verwendete Teile: Blätter (Drogenbezeichnung: Oleae folium) und das aus den Steinfrüchten gewonnene fette Öl (Oleae oleum). Inhaltsstoffe: in den Blättern Terpene und Flavonoide; im Öl vor allem Ölsäure. Heilwirkung und Verwendung: Blätter als Aufguß und andere galenische Zubereitungen gegen Bluthochdruck und zur Unterstützung des Kreislaufs, leicht harntreibend; das Öl reguliert die Blutfettwerte; äußerlich gegen trockene Haut (Bestandteil von Salben, Linimenten und Lotionen).

Onkologie:
die Lehre von den Tumorerkrankungen, die sowohl gutartige als auch bösartige Geschwulsterkrankungen umfaßt.

Ontogenese:
die Entwicklung eines Individuums.

Operabilität:
die Möglichkeit einer operativen Behandlung mit Aussicht auf Erfolg: z.B. sind bestimmte Krebsformen und Metastasen* nicht operabel, wenn dabei entweder der größte Teil des Tumors nicht entfernt werden kann oder dabei lebenswichtige Organe oder Gefäße in Mitleidenschaft gezogen werden, während z.B. einigermaßen kompakte Tumoren sehr gut zu operieren sind.

Ophtalmologie:
die Augenheilkunde.

Opiate:
abgeleitet vom Opium; dieses wird aus dem Schlafmohn gewonnen und bereits seit langen Zeiten als Schmerz- und Rauschmittel verwendet. Im Opium sind eine Reihe pharmakologisch wirksamer Substanzen enthalten, die zusammen mit künstlichen, aber ähnlich wirkenden Stoffen insgesamt als Opiate bezeichnet werden. Bis heute sind die Opiate (z.B. Morphium*) die wirkungsvollsten Schmerzmittel überhaupt, haben allerdings aufgrund ihrer euphorisierenden Wirkung ein großes Suchtpotential (z.B. Heroin).

opportunistische Infektionen:
Das sind Infektionen mit Keimen, die normalerweise nicht als Krankheitserreger gelten, aber in Folge eines durch eine andere Erkrankung geschwächten Immunsystems* plötzlich Infektionen auslösen. Dazu gehören z.B. Hefen wie Candida*.

oral:
Alles, was den Mund betrifft, wird als oral bezeichnet; wenn z.B. Medikamente durch den Mund eingenommen werden, spricht man von oraler Verabreichung.

Orchis:
der Hoden*, auch „Testis“.

Orchitis:
eine Entzündung der Hoden*. Kommt z.B. bei Mumps* vor, wenn diese Kinderkrankheit Männer nach der Pubertät befällt. Isolierte Entzündungen des Hodens gibt es nur selten.

Ordnungstherapie:
von M. Bircher-Benner (vgl. Bircher*-Benner-Diät) geprägter Begriff, der eine Therapieform meint, die alle Bereiche der Lebensführung einbezieht und gegebenenfalls neu „ordnet“. Ihr liegt die Erkenntnis zugrunde, daß Lebensstil und seelische Verfassung die Gesundheit beeinflussen bzw. beeinträchtigen können. In der Therapie werden sowohl körperliche Lebensbedingungen (Schlaf/Wachen, Bewegung/Ruhe, Ernährung etc.) verbessert als auch psychotherapeutische Verfahrensweisen (Entspannungsübungen, Gespräche mit dem Behandler etc.) mit einbezogen. Die Ordnungstherapie stellt relativ hohe Anforderungen an die Eigenverantwortung des Patienten; an ihre Grenzen gelangt sie durch nicht änderbare Einflüsse der Umwelt (vgl. ökologische* Medizin). Die Ordnungstherapie ist zentraler Bestandteil vieler Naturheilweisen, u.a. auch der Kneipp*-Therapie.

Organe:
größere funktionelle Einheiten, die

nach außen hin anatomisch abgegrenzt und aus z.T. sehr unterschiedlichen Geweben zusammengesetzt sind. Entsprechend können auch die einzelnen Aufgaben eines Organs sehr unterschiedlich sein.

Organismus:
ein komplettes Lebewesen, wie z.B. der Mensch. Man spricht vom Organismus, wenn man den „materiellen“, stoffwechselbedingten Aspekt eines Menschen betonen möchte.

Organspende:
die Übertragung eines Organs von einer Person zur anderen. Sie wird in der Hauptsache mit Organen hirntoter Personen durchgeführt, in aller Regel von Unfallopfern. Ausnahmen sind die Nierentransplantation, da ja eine einzige Niere in der Regel für eine gesunde Person ausreicht, die Haut- und die Knochenmarkstransplantation. Am besten geeignet sind dabei Spenden von nahen Verwandten, im Idealfall von eineiigen Zwillingen.

Orgon:
von dem österreichischen Psychoanalytiker Wilhelm Reich (1897-1957) geprägter Begriff für eine Lebensenergie*, die er auch in der Atmosphäre nachzuweisen glaubte. Diese atmosphärische Energie versuchte Reich mittels bestimmter Geräte (die Orgon-Akkumulatoren), durch die sie „eingefangen“, und auf den menschlichen Körper gerichtet werden sollte, medizinisch zu nutzen. Heute noch angewendetes Verfahren, das von der Schulmedizin abgelehnt wird.

Orgontherapie:
siehe Orgon*.

Ornithose:
die sogenannte Papageienkrankheit, eine bakterielle Infektion, die vornehmlich von Vögeln auf den Menschen übertragen wird. Sie zeigt sich durch grippeähnliche Symptome unter Beteiligung der Lunge bzw. der Bronchien. Dazu kann ein bis zu eine Woche anhaltendes Fieber bis 39 °C auftreten. Zunehmend kommt es zu Apathie, Benommenheit und Schlaflosigkeit, schließlich macht sich eine zunehmende Herzschwäche bemerkbar, wonach in der 4. Woche sehr zögernd eine Besserung einsetzt. Bei lang andauerndem Fieber ist der Verlauf häufig tödlich. Zur Behandlung werden Antibiotika eingesetzt.

Orthomolekulare Medizin:
siehe Megavitamintherapie*.

Orthopädie:
das Fachgebiet, das sich mit dem Stütz- und Bewegungsapparat des menschlichen Körpers befaßt.

Ösophagus:
die Speiseröhre*.

Ösophagustumoren:
siehe Speiseröhrenkrebs*.

Ösophagusvarizen:
Krampfadern in der Speiseröhre, die sich zumeist in Folge einer Stauung in der sogenannten Pfortader* bilden. Die Pfortader ist das zentrale Blutgefäß, das das Blut aus den Verdauungsorganen in die Leber leitet. Daher ist meist eine Funktionsstörung der Leber die eigentliche Ursache, in 80 % aller Fälle ist es eine Leberzirrhose*. Die Krampfadern in der Speiseröhre stellen eine große Gefahr dar, da sie unbemerkt zu bluten beginnen können, was letztendlich bei jedem dritten Leberzirrhosepatienten zum Tode führt.

Osteomalazie:
die Erweichung der Knochen in Folge eines verminderten Einbaus von Kalzium* in die Knochen. Die Ursache ist in den meisten Fällen eine Rachitis* oder seltene Aufnahmestörungen von Kalzium in den Körper.

Osteoporose:
ein häufig unbemerkt voranschreitender Verlust an Knochensubstanz und eine degenerative Veränderung in der Knochenstruktur, die mit einer erheblich erhöhten Anfälligkeit für Knochenbrüche einhergeht. Dies wirkt sich äußerlich sichtbar vor allem in den Wirbelknochen aus, die sehr leicht brechen und den Rücken nicht mehr aufrecht halten können. Das typische Zeichen ist ein fast buckelartiger „krummer Rücken", wie man ihn häufig bei älteren Frauen findet. Aber auch andere Knochen sind betroffen, und es kommt sehr häufig schon bei geringsten Belastungen zu Knochenbrüchen (vgl. Oberschenkelhalsbruch*). Die Ursachen sind unklar, in den meisten Fällen tritt eine Osteoporose bei Frauen nach den Wechseljahren auf, wobei zum Teil hormonelle Einflüsse eine Rolle spielen. Allerdings muß auch eine Unterversorgung mit Kalzium (vor allem in jüngeren Jahren) und mangelnde Bewegung dazukommen. Die Therapie besteht in einer optimalen Kalziumversorgung und eventuell in einer Hormonbehandlung. Die beste Vorsorge ist allerdings körperliche Bewegung, da diese den Einbau von Kalzium in die Knochen in hohem Maße fördert.

Östrogene:
zur Gruppe der Steroidhomone (das sind Hormone, die aus Cholesterin* hergestellt werden) zählende weibliche Geschlechtshormone. Sie werden zum größten Teil von den Eierstöcken hergestellt, während der Schwangerschaft auch von der Plazenta* und sonst in geringen Mengen auch von der Nebennierenrinde* und selbst in den Hoden. Die Östrogene kontrollieren zum größten Teil das Geschehen beim Eisprung und bei den zyklischen Veränderungen der Gebärmutterschleimhaut. Dazu üben die Östrogene noch Einfluß auf das Stoffwechselgeschehen im Körper aus. Östrogene bereiten sozusagen alles auf eine Schwangerschaft vor, in deren Verlauf die Östrogenausschüttung dann auch besonders hoch ist. Die Verwendung von Östrogenen zur Linderung der Beschwerden in den Wechseljahren der Frau ist umstritten, bringt aber häufig eine vor allem subjektiv spürbare Besserung des allgemeinen Befindens. Kritiker verweisen auf das erhöhte Krebsrisiko (Brustkrebs, Gebärmutterkrebs) durch die Östrogenbehandlung.

Otitis media:
eine Mittelohrentzündung*.

Ovarien:
die Eierstöcke*, die Einzahl ist Ovar.

Ovulation:
das Ausstoßen eines gereiften Eis aus den Eierstöcken. Dies geschieht etwa am 15. Tag eines durchschnittlich 28 Tage dauernden Menstruationszyklus, bei der der erste Blutungstag als Beginn eines Zyklus gilt. Das Ei bleibt in der Regel nur für etwa 12 Stunden befruchtungsfähig. Die Spermien haben dagegen eine Überlebensdauer von 3 Tagen und mehr und können diese Zeit in der Gebärmutter und den Eileitern überdauern. Die günstigste Zeit, um ein Kind zu zeugen, liegt daher etwa ein bis zwei Tage vor dem Eisprung.

Ovulationshemmer:
Diese Gruppe von hormonellen Verhütungmitteln bietet die höchste Sicherheit; bei korrekter Anwendung wird ein Pearl*-Index von 0,2 erreicht (d.h. von 1000 Frauen, die diese Methode anwenden, werden durchschnittlich 2 im Laufe eines Jahres schwanger). Man unterscheidet mehrere Typen von Ovulationshemmern, die sich in der verwendeten Hormonmenge und ihrer Zusammensetzung unterscheiden. Die „klassische" Pille ist eine Einphasenpille, die relativ große Mengen an Östrogenen* und Gestagenen* enthält. Nach dem 21. Tag werden die Mengen drastisch verkleinert, so daß es zu einer menstruationsähnlichen Blutung kommt. Besser verträglich sind die Zweiphasenpräparate, die zu Beginn der Menstruation nur Östrogene und erst später dann auch Gestagene enthalten. Die neueste Generation von Ovulationshemmern sind Mehrstufenpräparate, die in kleinen Schritten die jeweilige Hormonmenge an den Normalzyklus anpassen und außerdem nur geringe Mengen an Hormonen enthalten.

Oxyontherapie:
siehe Ozontherapie*.

Ozon:
eine spezielle Form des Sauerstoffs, bei dem sich drei Sauerstoffatome zusammenschließen (O_3), im Gegensatz zu dem „normalen" Sauerstoff mit zwei Sauerstoffatomen (O_2). Ozon entsteht natürlicherweise in den höheren Luftschichten unter dem Einfluß der harten UV-Strahlung der Sonne und schützt uns gleichzeitig vor dieser Strahlung. Dagegen ist Ozon in tieferen Luftschichten gesundheitsschädlich. Es entsteht bei starker Sonneneinstrahlung und gleichzeitigem hohen Stickoxidausstoß durch den Autoverkehr (Sommersmog). Es reizt die Augen, die Lungen und die oberen Atemwege. Bei besonders gefährdeten Personen mit vorbestehenden Atemwegs- und Herz-Kreislauf-Erkrankungen kann es schon in geringer Konzentration zu Atembeschwerden führen.

Ozontherapie (auch „Oxyontherapie"):
therapeutische Anwendung eines Ozon-Sauerstoff-Gemisches. Ozon tötet Bakterien, Viren und Pilze ab und wirkt kurzzeitig durchblutungsfördernd; deshalb wird die Ozontherapie bei Erkrankungen, die mit Infektionen und Durchblutungsstörungen einhergehen, angewendet. Das Gasgemisch wird je nach Heilanzeige unter die Haut, in Muskeln, Venen oder Arterien gespritzt, in Darm, Scheide, Blase oder Harnleiter eingeblasen oder in einem speziellen Verfahren auf die Haut gebracht. Eine besondere Variante ist die Eigenbluttherapie*, bei der das Blut mit Ozon vesetzt wird.

P:
das chemische Symbol für das Element Phosphor, aus dem in Verbindung mit Sauerstoff das Phosphat gebildet wird.

Pacemaker:
englische Bezeichnung für einen Herzschrittmacher*.

Pädiatrie:
die Kinderheilkunde.

Paget-Krankheit:
damit werden gleich zwei Erkrankungen beschrieben:
1. Die Osteodystrophia deformans, bei der es zu einer Verkrümmung und Verdickung eines oder mehrerer Knochen kommt. Dabei können ohne erkennbaren Grund Knochenbrüche auftreten. Wenn der Schädelknochen mitbeteiligt ist, können heftige Schmerzen auftreten, es entwickelt sich dann ein sogenanntes „Löwengesicht". Diese Erkrankung, deren Ursache man nicht kennt, tritt zumeist erst ab dem 5. Lebensjahrzehnt auf. Selten kommt es dabei zu einer bösartigen Entartung und der Entstehung eines Knochenkrebses. Die (medikamentöse) Therapie bleibt symptomatisch, kann aber das Leiden weitgehend lindern.
2. Eine sehr seltene Variante des Brustkrebses, die sich aus der Brustdrüse heraus entwickelt und zunächst ein ekzemartiges Aussehen darbietet. Dieser Krebs wächst allerdings nur sehr langsam und hat daher relativ günstige Heilungschancen (besser als beim „normalen" Brustkrebs).

Palatum:
der Gaumen.

palliativ:
in Schulmedizin und der Homöopathie* Bezeichnung für die Eigenschaft eines Arzneimittels, Symptome zu lindern, ohne daß die ihnen zugrundeliegende Ursache beseitigt wird (vgl. palliative* Therapie).

palliative Therapie:
eine Behandlungsform, bei der es nicht darum geht, eine Erkrankung zu heilen, sondern einzugrenzen, die Symptome soweit möglich zu dämpfen und die Erkrankung an der weiteren Ausbreitung zu hindern. Eine palliative Therapie wird in der Regel bei Krebskranken in einem fortgeschrittenen Stadium durchgeführt, um dem Patienten die ihm verbliebene Lebenszeit möglichst erträglich zu gestalten.

Palpation:
die Untersuchung des Körpers durch das Abtasten der Körperoberfläche und der erreichbaren Körperhöhlen, z.B. des Afters oder der Scheide.

Panaritium:
die sogenannte Nagelkrankheit oder Nagelumlauf; eine Entzündung der Finger, seltener der Zehen, bei der Bakterien durch eine kleine Wunde in das Gewebe eingedrungen sind. Es entsteht meist ein Abszeß* aufgrund einer Gewebszerstörung. Die Entzündung kann an der Oberfläche dicht unter der Haut bleiben, aber auch tiefer gehen; sie ist meist sehr schmerzhaft und wird, zumal wegen der Ausbreitungsgefahr auf die gesamte Hand, chirurgisch behandelt.

Panarthritis:
eine Arthritis*, bei der alle Teile eines Gelenkes betroffen sind.

Pandemie:
eine sozusagen weltumspannende Seuche, die mehrere Kontinente umfaßt. Ein typisches Beispiel sind die in Abständen von etwa zehn bis

zwanzig Jahren aufkommenden Grippewellen, die meist über alle Kontinente hinweggehen.

Pankarditis:
eine Entzündung aller Schichten des Herzens, zumeist im Rahmen einer rheumatischen* Erkrankung.

Pankreas:
siehe Bauchspeicheldrüse*.

Pankreaskarzinom:
ein Krebs der Bauchspeicheldrüse, der vor allem bei Männern etwa ab dem 50. Lebensjahr auftritt. Im Frühstadium dieses Krebses treten fast keine Beschwerden auf, so daß er zumeist erst in einem relativ fortgeschrittenen Stadium erkannt wird. Daher sind die Heilungsaussichten im Durchschnitt als eher gering einzustufen.

Pankratitis:
siehe Bauchspeicheldrüsenentzündung*.

Panmyelopathie:
auch „aplastisches Syndrom“ genannter Ausfall der Knochenmarksfunktionen. Damit sind erhebliche Störungen bei der Blutbildung (mit Anämie* und Immunschwächen) verbunden, und bei einem akuten Krankheitsverlauf ist ein tödlicher Ausgang häufig. Typischer ist jedoch ein chronischer Krankheitsverlauf, der allerdings später in eine Leukämie* ausarten kann. Die Ursachen sind sehr häufig unklar, in einigen Fällen ist eine Vergiftung vorausgegangen. Eine spontane Heilung ist selten, manchmal ist eine Knochenmarkstransplantation hilfreich.

Pannikulitis:
eine Entzündung des Unterhautfettgewebes.

Pantothensäure:
siehe Vitamine*.

Panzerherz:
eine krankhafte Veränderung des Herzbeutels, der das Herz umgibt. Das Panzerherz bildet sich meist im Anschluß an eine Entzündung (Perikarditis) aus. Dabei schrumpft das Gewebe des Herzbeutels aufgrund von Narbenbildungen und es verhärtet sich durch den zusätzlichen Einbau von Bindegewebe. Das Herz wird dadurch eingeengt und kann nicht mehr die volle Leistung bringen. In aller Regel wird ein Panzerherz operativ behandelt.

Papageienkrankheit:
siehe Ornithose*.

Papanicolaou-Abstrich:
eine Untersuchung von Schleimhaut zumeist aus dem Bereich des Muttermundes in der Scheide zur Früherkennung von Krebserkrankungen. Dabei wird eine ebenfalls nach dem amerikanischen Anatomen Papanicolaou benannte Färbung eingesetzt.

Papaya:
siehe Melonenbaum*.

Papel:
ein Knötchen auf der Haut von kleinen Ausmaßen (< 5 mm), eine sogenannte primäre Effloreszenz*.

Papilla:
1. Auch Papille, eine warzenartige Erhebung auf der Haut.
2. Als Namensbestandteil taucht der Begriff Papilla in vielen anatomischen Bezeichnungen auf.

Papillom:
von der obersten Zellschicht der Haut oder der Schleimhäute in Mund

und in den Harnwegen ausgehender, meist gutartiger Tumor.

Pappatacifieber:
eine virale Infektionskrankheit, ausgelöst von Arboviren*, die von Sandfliegen übertragen werden. In aller Regel eine ungefährliche Krankheit, die nach wenigen Tagen mit Fieber, Rücken- und Kopfschmerzen und einer gewissen Lichtscheu wieder verschwindet.

Paracelsus, Philippus Aureolus Theophrastus:
eigentlich Theophrastus Bombastus von Hohenheim, Arzt und Naturforscher schwäbischer Abstammung,

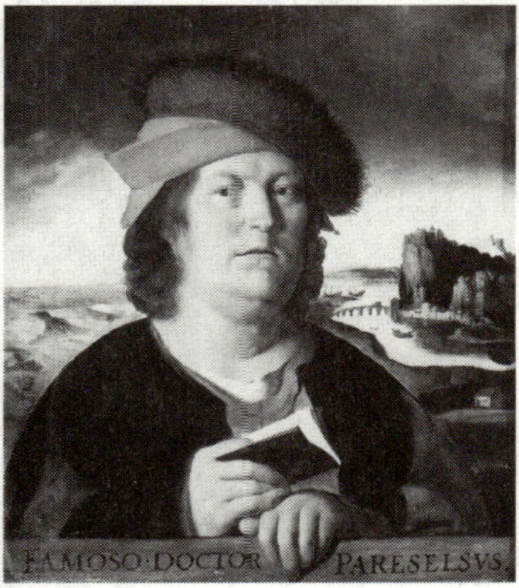

Paracelsus

geb. 11.11.1473 in Einsiedeln, gest. 24.9.1541 in Salzburg. Paracelsus hatte nach einer Unterrichtszeit bei seinem Vater, dem Arzt Wilhelm von Hohenheim, und einem Studium u.a. in Ferrara zunächst mehrere Stellen als Arzt (Salzburg, Straßburg, Basel) inne, verfeindete sich jedoch stets mit der Obrigkeit bzw. Bürgerschaft, da er mit scharfer Rhetorik die etablierte Medizin anprangerte, und verbrachte danach viele Jahre auf unsteter Wanderschaft als Laienarzt und Wanderprediger durch Mitteleuropa. Auf seinen Reisen sammelte er Beobachtungen und Erfahrungen, die er in hunderten von Schriften veröffentlichte (u.a. über die Berufskrankheiten der Arbeiter, die Wundbehandlung, die Syphilis). Nach Paracelsus' Auffassung beruhten Gesundheit und Krankheit auf den vom sog. „Archaeus" (dem dynamischen Lebensprinzip) bewirkten chemischen Prozessen. Den Menschen sah Paracelsus als Abbild des Kosmos (Mikrokosmos und Makrokosmos). Er verfaßte außer medizinischen auch philosophische, theologische und sozialpolitische Schriften. Paracelsus steht mit seinem Werk an der Schwelle zwischen Mittelalter und Neuzeit und ragt hier als exponierteste Gestalt der Medizin heraus.

Paracetamol:
ein schmerzlinderndes und fiebersenkendes Mittel.

Paralyse:
eine vollständige Lähmung eines Muskels oder einer ganzen Muskelgruppe in Folge von Nervenschäden. Als progressive Paralyse beschreibt man Lähmungen aufgrund von Gehirnschäden, die bei einer fortgeschrittenen Syphillis* eintreten können.

Parametritis:
eine Entzündung des Bindegewebes, das die Gebärmutter seitlich umgibt und dieser als Halterung dient. Es entzündet sich meist durch eine Verletzung nach einer Geburt, Fehlgeburt oder Abtreibung und kann durch Gebwebszerstörung zu einem Abszeß* führen.

Paranoia:
ein sogenannter systematisierter

Wahn, den man in gewisser Weise auch als „fixe Idee" bezeichnen könnte. Dabei ist das sonstige Verhalten abseits des Wahns soweit als normal zu bezeichnen. Der Wahn kann sich z.B. als übersteigerte Eifersucht, als Verfolgungs- oder Größenwahn zeigen.

Paraphimose:
der sogenannte „spanische Kragen", eine Verengung der Vorhaut des Penis hinter der Eichel, was zu Durchblutungstörungen und einer ödemartigen Schwellung der Eichel führt. In besonders schweren Fällen kann das zum Absterben von Geweben in der Eichel führen. Zur Behandlung sollte man zunächst versuchen, die Vorhaut wieder über die Eichel zu schieben (vgl. Phimose*), auf jeden Fall sollte aber ein Arzt aufgesucht werden.

Parasit:
ein Lebewesen, das zeitweilig oder für immer auf Kosten anderer Lebewesen existiert. Das können Bakterien, Viren, Urtierchen (z.B. Amöben), Würmer und blutsaugende Insekten sein. Nicht immer muß ein Parasit zum Nachteil seines Wirtes existieren, in vielen Fällen kommt es zu einer Art Symbiose, d.h. beide Seiten profitieren von einem Zusammenleben.

Parasympathikus:
ein Teil des vegetativen* Nervensystems.

Parathormon:
ein Hormon, das in der Nebenschilddrüse* gebildet wird und regulierend in den Kalziumstoffwechsel eingreift.
Das Parathormon wird immer dann ausgeschüttet, wenn im Blut nicht ausreichend Kalzium* zur Verfügung steht. Zunächst vergreift es sich an den Knochen und mobilisiert daraus das Kalzium, das in das Blut geschleust wird. Gleichzeitig erhöht das Parathormon die Rückgewinnung des Kalziums aus dem Urin, um hier Verlusten vorzubeugen. Dabei wird zugleich dafür gesorgt, daß Phosphat vermehrt ausgeschieden wird, das das Kalzium bindet. Drittens begünstigt Parathormon die Aufnahme von Kalzium im Darm, so daß das Kalzium aus den Lebensmitteln besser verwertet wird (vgl. Calcitonin*).

Parathymie:
das Mißverhältnis zwischen einer aktuellen Gefühlslage und der augenblicklichen Situation bzw. dem „Denkinhalt". Kommt z.B. bei Schizophrenie* vor.

Paratyphus:
eine dem Typhus* ähnelnde Erkrankung, die von Salmonellen verursacht wird. Die Symptome gleichen dem Typhus, sind aber weniger schwer; es kommt zu Fieber, Schüttelfrost, Erbrechen, Bauchkrämpfen und Durchfall. Im allgemeinen ist nach wenigen Tagen alles überstanden.

Parazentese:
ein kleiner Schnitt durch das Trommelfell, um im Falle einer akuten Mittelohrentzündung* einen Abfluß für den Eiter herzustellen. Das ist in der Regel notwendig, wenn von außen eine deutliche Wölbung des Trommelfells nach außen hin zu erkennen ist.

Parenchym:
das eigentlich die Funktion eines Organs unterstützende Gewebe im Unterschied vom Binde- und Stützgewebe.

parenteral:
die Verabreichung eines Medikaments oder auch die Ernährung unter Umgehung des Verdauungtraktes, also über eine Infusion oder Injektion.

Parkinson-Krankheit:
eine häufige Erkrankung des Nervensystems, die in der Regel ab einem Alter von etwa 60 Jahren zumeist bei Männern auftritt. Ihr sichtbarstes Symptom ist das dauerhafte unwillkürliche Zittern (Tremor), das sich bei Bewegungen abschwächt. Das zweite Hauptsymptom ist die Verlangsamung aller Bewegungen und das dritte eine z.T. dauerhafte Versteifung der Muskulatur. Häufig ist die Parkinson-Krankheit mit starken Stimmungsveränderungen, insbesondere mit Melancholie und Depressionen verbunden. Bei schweren Verlaufsformen kommt es zu einer Verlangsamung der intellektuellen Leistungen des Erkrankten. Über die Ursache der Parkinson-Krankheit wird intensiv geforscht, bis heute jedoch noch ohne echtes Ergebnis. In zwei Dritteln aller Fälle weiß man nichts über den Grund der Erkrankung, in seltenen Fällen lassen sich Infektionen oder Vergiftungen als Ursache feststellen. Direkt verantwortlich für die Störungen ist eine verminderte Produktion des Neurotransmitters Dopamin, der normalerweise zur Informationsübermittlung zwischen bestimmten Nervenzellen gebraucht wird. Dadurch sterben Nervenzellen ab, die auf das Dopamin als Botenstoff angewiesen sind (dopaminerge Nervenzellen). Durch die Gabe von Dopamin bzw. anderen die Dopamin-Rezeptoren* anregenden Substanzen, läßt sich meist ein Aufschub des im Prinzip unaufhaltsam fortschreitenden Krankheitsverlaufs erreichen. Wichtig ist allerdings auch eine krankengymnastische und psychische Betreuung der Erkrankten.

Parodontose:
eine allgemeine Bezeichnung für einen nichtentzündlichen Schwund des Zahnfleisches. Dieser führt letztlich zu einer Lockerung der Zähne und kann im Endstadium den Ausfall der Zähne herbeiführen. Vermutlich hilft gegen Parodontose eine gewisse Reizung des Zahnfleisches, z.B. durch Putzen, aber auch durch das Essen bißfester Lebensmittel, wie z.B. Äpfel und Vollkornbrot.

Parotis:
die Ohrspeicheldrüse*.

paroxysmal:
anfallsartig auftretend, oft im Zusammenhang mit plötzlich auftretendem Herzrasen gebraucht (paroxysmale Tachykardie*).

Partus:
die Geburt.

Passionsblume:
Passiflora incarnata; Arzneipflanze aus der Familie der Passionsblumengewächse, Passifloraceae. Verwendete Teile: Kraut; Drogenbezeichnung: Passiflorae herba. Inhaltsstoffe: Flavonoide (vor allem Vitexin), Cumarin, Umbelliferon, Maltol, ätherisches Öl. Heilwirkung und Verwendung: als Tee gegen nervöse Unruhe und Reizbarkeit, leichte Einschlafstörungen, nervös bedingte Beschwerden im Magen-Darm-Bereich. Auch in der Homöopathie wird die Passionsblume verwendet.

pasteurisieren:
die Haltbarmachung von Lebensmitteln durch eine kurzzeitige Erhitzung auf Temperaturen von bis zu 80 °C mit anschließend schneller Abküh-

lung. Dabei wird ein Großteil der Mikroorganismen (insbesondere Krankheits- und Fäulniserreger) abgetötet, so daß Lebensmittel für einige Zeit haltbar gemacht werden können. Der Name wird von dem französischen Mikrobiologen Louis Pasteur (1822-1895) abgeleitet, dem Begründer der modernen Mikrobiologie, der Wissenschaft, die sich mit einzelligen Lebewesen befaßt.

Patella:
die Kniescheibe*.

Patellarsehnen-Reflex:
Reflex, der durch einen Schlag auf die Patellarsehne (unterhalb der Kniescheibe) bei einem Sitzenden ausgelöst wird: Das Bein hebt sich ruckartig. Durch den Schlag wird ein plötzlicher Zug auf den Oberschenkelmuskel (Quadrizeps) ausgeübt, worauf dieser mit einer Kontraktion reagiert, um dem vermeintlichen Zug entgegenzuwirken.

pathogen:
krankheitserregend.

pathogene Bakterien:
krankheitserregende Bakterien. Man unterteilt die Bakterien in „harmlose" und pathogene ein, eine Unterscheidung, die aber nicht immer aufrechtzuerhalten ist, da auch die harmloseren unter den Bakterien unter bestimmten Voraussetzungen Krankheiten hervorrufen können.

Pathologie:
ein sehr umfangreiches Gebiet der Medizin, das sich mit allen krankhaften Veränderungen des Organismus unter besonderer Berücksichtigung der zugrunde liegenden Ursachen (der Pathogenese) befaßt. Insbesondere wird ein Pathologe hinzugezogen, wenn eine Obduktion* einer verstorbenen Person durchgeführt werden muß, um eventuelle krankhafte Veränderungen festzustellen oder die Todesursache nach einem Verbrechen aufzuklären. Die Pathologen führen auch die Feingewebsuntersuchungen durch, z.B. bei Tumorverdacht.

Pathophysiognomik:
diagnostische Beschreibung von Veränderungen des äußeren Erscheinungsbilds eines Patienten, von der pathologischen Beurteilung der Beschaffenheit und Farbe der Haut über die Irisdiagnose* sowie Zungendiagnose* bis zur Beurteilung der Körperhaltung; vgl. Antlitzdiagnostik*, Bioenergetik*.

Pavor nocturnus:
eine nächtliche panische Angstreaktion bei kleinen Kindern, die anfallsartig und von außen (den Eltern) unbeeinflußbar etwa zehn Minuten andauert. Anschließend erinnern sich die Kinder nicht mehr des Geschehens. Diese Reaktion, die nicht mit einem Alptraum zu verwechseln ist, ist mit keinerlei sonstigen psychischen Schäden verbunden und harmlos; sie tritt zumeist bei Kindern im Vorschulalter auf.

Pearl-Index:
eine Vergleichszahl zur Wirksamkeit unterschiedlicher Verhütungsmittel. Sie gibt wieder, wieviele von 100 Frauen innerhalb eines Jahres schwanger geworden sind, nachdem sie eine bestimmte Verhütungsmethode verwendet haben. Die Zahl ohne jede Verhütung liegt bei etwa 80 (statistischer Durchschnitt), die Ovulationshemmer* (Anti*-Baby-Pille) als sicherste Verhütungsmittel haben einen Index von ca. 0,2.

Peitschenwurm:
ein Parasit, der vor allem den Dick-

darm befällt und bei starkem Befall eine Dickdarmentzündung hervorrufen kann. Tritt zumeist bei Kindern auf.

Pellagra:
eine Krankheit, die durch den Mangel an Vitamin* Niacin verursacht wird. Sie tritt häufiger in Gegenden auf, in denen sich die Menschen in der Hauptsache nur von Mais ernähren. Die Symptome sind eine rissige, leicht gelb gefärbte Haut (Pellagra = rauhe Haut) vor allem an den Händen und im Gesicht, Durchfall und zunehmende Störungen des Nervensystems.

Peloide:
anorganische und organische Stoffe, die aufgrund mechanischer Eigenschaften (etwa Viskosität), ihrer Eigenschaft, Wärme zu speichern bzw. zu leiten, oder der in ihnen enthaltenen chemischen Substanzen mit Wasser gemischt zu Bädern und Packungen verwendet werden: Torf, Lehm, Kalkschlamm, Schlick, Fango und Heilerde.

Pelvis:
das Becken.

Pemphigus:
die sogenannte Blasensucht; eine allgemeine Bezeichnung für Hautkrankheiten, die mit der Entstehung von Blasen einhergehen. Diese in außerordentlich vielen Varianten auftretenden Krankheiten können sehr gefährlich sein und zum Teil sogar tödlich enden. Die Krankheitsursache ist meistens nicht bekannt. Es wurden in vielen Fällen Antikörper* gegen eigene Hautproteine gefunden, so daß man dabei von Autoimmunkrankheiten* ausgehen kann. Es wird aber auch über virale Infektionen spekuliert.

Pendeln:
wissenschaftlich umstrittene Methode, mittels eines Pendels für die Gesundheit des Körpers schädliche Störfelder bzw. Erdstrahlen* aufzuspüren. Vgl. Geopathie*, Wünschelrute*.

Penicilline:
die Penicilline wurden von A. Fleming 1925 erstmals beschriebenen. Ihm fiel auf, daß Bakterien in der näheren Umgebung von Schimmelpilzen nicht überleben konnten. Zwar gelang aus dem Schimmelpilz Penicillium notatum die Isolierung des ersten Penicillins, aber die Herstellung in größeren Mengen konnte erst im Jahre 1940 aufgenommen werden. Inzwischen gibt es unzählige ähnlich wirksame Abkömmlinge des „Ur-Penicillins", des Penicillin G. Während dieses nur über eine Injektion gegeben werden konnte und nur gegen eine begrenzte Anzahl von Bakterien wirksam war, sind neuere Vertreter auch gegen die damals nicht zu bekämpfenden Bakterien wirksam. Nachteile der Penicilline sind einerseits das Vermögen der Bakterien, ihnen gegenüber resistent zu werden (vgl. Resistenz*), und andererseits das allergene Potential, so daß viele Personen nicht mit Penicillin behandelt werden können. Der große Vorteil ist die in der Regel relativ gute Verträglichkeit der Penicilline.

Penis:
das männliche Glied.

Peniskarzinom:
eine relativ seltene Form des Krebses (1-2 % aller Krebsfälle bei Männern in Westeuropa), die sich zumeist im Bereich unterhalb des Eichelkranzes entwickelt. Man vermutet einen direkten Zusammenhang zwischen vorhergegangenen Entzündungen

und dem Auftreten des Krebses. Bei beschnittenen Männern (z.B. bei Juden oder Moslems) kommt dieser Krebs so gut wie gar nicht vor. Auch Entzündungen sind bei beschnittenen Männern sehr selten.

Pepsin:
ein Enzym*, das im Magen zur Spaltung von Proteinen* gebildet wird. Allerdings findet im Magen nur ein kleiner Teil der Eiweißverdauung statt, der überwiegende Teil wird erst später im Darm aufgespalten.

Peptide:
Spaltprodukte des Eiweißabbaus; vgl. Proteine*.

Perforation:
Durchlässigkeit, im allgemeinen einfach ein Loch.

Pericarpium:
pharmakologische Bezeichnung für Fruchtwand bzw. -schale; im Unterschied zur früheren Nomenklatur wird in der neueren pharmazeutischen Terminologie der Pflanzenname der Bezeichnung des Pflanzenteils vorangestellt (z. B. Aurantii pericarpium, Pomeranzenschale; früher: Pericarpium Aurantii).

Periduralanästhesie:
eine Form der Lokalanästhesie, bei der das Schmerzmittel in den Raum zwischen den Knochenhäuten des Rückgrates und der Rückenmarkshaut eingespritzt wird bzw. kontinuierlich über einen Katheter eingeleitet wird. Dabei werden alle Nerven, die sich von diesem Bereich der Punktionsstelle aus in den Körper fortsetzen, betäubt. Diese Methode wird besonders häufig zur Unterdrückung des Geburtsschmerzes verwendet, sofern dies gewünscht wird.

Perikarditis:
eine Entzündung des Herzbeutels (Perikard), in dem das Herz eingeschlossen ist. In den meisten Fällen sind dabei Krankheitserreger aus anderen Bereichen in den Herzbeutel eingedrungen.
Die Entzündung kann akut oder chronisch verlaufen, wobei im letzteren Fall häufig die Entstehung eines sogenannten Panzerherzens* resultiert. Im Falle einer akuten Perikarditis kann es zu einem Erguß von Flüssigkeit in den Herzbeutel hinein kommen (Perikardtamponade), was die Herztätigkeit stark einschränken kann.

perinatal:
der Zeitraum um die Geburt herum, einschließlich der Woche vor und der Woche nach der Geburt.

Periode:
der Zeitraum eines Menstruationszyklus, häufig wird auch die Blutung als „Periode" bezeichnet.

Periodizität:
in der Homöopathie* Bezeichnung für die regelmäßige Wiederkehr von Symptomen oder von Schwankungen im Allgemeinbefinden; die Periodizität kann bei der Arzneimittelwahl eine besondere Bedeutung haben. Vgl. Biorhythmus*.

Periost:
die Knochenhaut, von der jeder Knochen umgeben ist. Diese Haut ist für die Ernährung des Knochens wichtig. Sie ist von zahlreichen Nervenfasern durchzogen und ziemlich schmerzempfindlich z.B. bei Entzündungen.

Periostmassage:
Form der Reflexzonenmassage*, bei der die Knochenhaut (Periost*) mas-

siert wird, um auf reflektorische Weise innere Organe zu behandeln; Anwendungsbereiche sind vor allem akute Schmerzen bei Arthrose, Rückenschmerzen, Herzerkrankungen, Magengeschwüre und Gallekoliken.

Peristaltik:
das Transportprinzip, nach dem Material durch Hohlorgane geschoben wird, wie z.B. durch den Darm, die Speiseröhre, den Harnleiter usw. Dabei ziehen sich die ringförmig um den Hohlraum angeordneten Muskeln zusammen und verengen die Röhre jeweils an einer Stelle. Diese Verengung wandert durch die Koordination der Ringmuskeln wie eine Welle in Richtung Ausgang des Hohlorgans und schiebt dabei die zu transportierende Masse oder Flüssigkeit vor sich her.

Peritoneum:
das Bauchfell*.

Peritonitis:
siehe Bauchfellentzündung*.

Perkussion:
das Abklopfen des Körpers, um über die Klopfgeräusche die unter der Haut liegenden Gewebe zu untersuchen.

perkutan:
durch die Haut hindurch.

perniziöse Anämie:
durch das Fehlen des Vitamin B_{12} bedingte Blutarmut (vgl. Anämie*). In den meisten Fällen ist daran nicht fehlendes Vitamin B_{12}, sondern das Fehlen des sogenannten „Intrinsic factor" verantwortlich. Dieser wird von der Magenschleimhaut gebildet und bindet das Vitamin B_{12} an sich, so daß es anschließend im Dünndarm aufgenommen werden kann. Der Grund, warum dieser Faktor fehlt, ist selten eindeutig herauszubekommen. Häufig ist eine krankhafte Veränderung der Magenschleimhaut dafür verantwortlich, in vielen Fällen vermutet man auch eine Autoimmunkrankheit* als Ursache. In der Regel tritt diese Erkrankung erst nach dem 45. Lebensjahr auf. Die seltene angeborene perniziöse Anämie ist dagegen auch schon bei Kindern festzustellen. Zur Blutarmut kommt es, da das Vitamin B_{12} für die Blutbildung unverzichtbar ist.

peroral:
durch den Mund verabreicht; meist als Beschreibung der Darreichungsform von Medikamenten verwendet.

Persistenz:
Wenn sich eine Krankheit hartnäckig einer Behandlung widersetzt oder eine Heilung sich verzögert, dann spricht man von der Persistenz einer Erkrankung.

Pertubation:
ein Test, um die Durchgängigkeit der Eileiter zu überprüfen, vor allem um festzustellen, ob nach dem Eisprung das Ei überhaupt durch den Eileiter in die Gebärmutter wandern kann. Dazu leitet man ein Gas in den Eileiter ein und stellt fest, ob das Gas dann wieder aus dem anderen Ende herausströmt.

Pertussis:
Keuchhusten*.

Pessar:
1. Intruterin-Pessar, die sogenannte Spirale*.
2. Eine Schale aus Hartgummi, die bei einer Gebärmuttersenkung in die Scheide eingelegt wird, auch bei dro-

hender vorzeitiger Muttermundsöffnung während der Schwangerschaft.

Pest:
eine durch Bakterien (Yersinia pestis) verursachte Infektionskrankheit. Im allgemeinen sind Rattenflöhe die Überträger. Diese verbreiten die Krankheit unter Ratten, aber auch unter anderen Nagetieren. Bei einigermaßen engem Zusammenleben zwischen Ratten und Menschen nehmen die Rattenflöhe auch schon mal mit menschlichem Blut vorlieb. Dabei kommt es dann auch heute noch immer wieder zu Übertragungen der Pest auf den Menschen. Allerdings ist die Pest heute selten geworden. Restbestände der Pest finden sich in einzelnen Wald- oder Savannenregionen in beiden Amerika, Afrika und Ostasien. Man unterscheidet vier Formen der Pest:
1. Die Beulenpest: Sie zeichnet sich durch eine sehr schmerzhafte Entzündung der dem Flohbiß nahegelegenen Lymphknoten aus. Diese schwellen an und bilden die sogenannten Pestbeulen (Bubonen), zumeist in der Leistengegend. Gelangen die Bakterien in den gesamten Organismus, beträgt die Todesrate etwa 25-50 %.
2. Lungenpest: Diese kann entweder durch die Einwanderung von Pestbakterien aus den Lymphknoten in die Lunge oder durch eine direkte Tröpfcheninfektion von Mensch zu Mensch übertragen werden. Es kommt zunächst zu Atembeschwerden, Lungenödemen und schließlich zu Kreislaufversagen. Wird eine Lungenpest nicht behandelt, endet sie fast immer tödlich.
3. Pestsepsis: eine Komplikation der Beulen- oder Lungenpest, die in seltenen Fällen auch ohne das Auftreten von Beulen vorkommen kann. Dabei kommt es zu einer Überschwemmung des gesamten Organismus mit Pestbakterien, mit zumeist tödlichem Ausgang.
4. Abortive Pest: eine relativ harmlose Variante der Pest, bei der es meist nur zur Entstehung einer Beule und leichtem Fieber kommt. Die Behandlung erfolgt mit hochdosierten Antibiotika* (Tetracykline) und bakterienhemmenden Chemotherapeutika.

Pestwurz, Gemeine:
Petasites hybridus; Arzneipflanze aus der Familie der Korbblütler, Asteraceae. Verwendete Teile: Blätter (Drogenbezeichnung: Petasitidis folium), Wurzelstock (Petasitidis rhizoma). Inhaltsstoffe: Pyrrolizidinalkaloide (u.a. Senecionin), Sesquiterpenlactone, ätherisches Öl, Flavonoide, Gerbstoffe. Heilwirkung und Verwendung: krampflösend und auswurffördernd bei Atemwegserkrankungen wie Bronchitis, Asthma und Keuchhusten, tonisierend bei Verdauungsstörungen, insbesondere zur Förderung des Galleflusses; außerdem wirksam gegen Entzündungen und Steinleiden der ableitenden Harnwege.

Petechien:
winzige, punktförmig auftretende Blutungen der Häute oder Schleimhäute.

Petit mal:
ein kleiner epileptischer Anfall (Epilepsie*); eine nur kurzzeitige, häufig überhaupt nicht bemerkte Bewußtseinsstörung mit plötzlichen Gliederzuckungen.

Pezziball:
Kunststoffball mit Luftfüllung in verschiedenen Größen, der zur Gymnastik* bzw. Krankengymnastik* verwendet wird. Vgl. Bewegungstherapie*.

Pfefferminze:
Mentha piperita; Arzneipflanze aus der Familie der Lippenblütler, Lamiaceae. Verwendete Teile: Blätter; Drogenbezeichnung: Menthae piperitae folium. Inhaltsstoffe: ätherisches Öl (vor allem Menthol), Flavonoide, Gerb- und Bitterstoffe. Heilwirkung und Verwendung: lindert Übelkeit, Koliken, Bauchschmerzen und Blähungen; regt Verdauungssäfte und Gallesekretion an; beruhigt Darmmuskeln und Schleimhäute.

Pfeiffersches Drüsenfieber:
eine virale Infektion (Epstein-Barr-Virus), die durch Tröpfchenbakterien übertragen wird. Es erkranken vor allem Jugendliche und junge Erwachsene daran. Im Englischen wird diese Krankheit in bezug auf den vermuteten bevorzugten Ansteckungsweg als „kissing disease“ (= Kuß-Krankheit) bezeichnet. Typisch sind zunächst mäßiges Fieber, eine Anschwellung so gut wie aller Lymphknoten und weißliche Beläge auf den Mandeln. Manchmal kann es zu einer Übertragung der Viren auf die Leber mit den Symptomen einer Gelbsucht* kommen. Im allgemeinen ist der Krankheitsverlauf harmlos.

Pflanzentherapie:
siehe Phytotherapie*.

Pflastertherapie:
Behandlungsart innerhalb der Traditionellen* Chinesischen Medizin, bei der nicht nur äußere, sondern auch innere Krankheiten durch das Aufkleben von Medikamentpflastern behandelt werden; sie ist vergleichsweise nebenwirkungsarm.

Pfortader:
eine große Vene, aus der das Blut aus den Verdauungsorganen zusammenfließt, um anschließend in die Leber zu fließen, wo die aufgenommenen Nährstoffe bearbeitet und eventuell Giftstoffe abgebaut werden. Kommt es zu einer Stauung in der Pfortader, spricht man von einem Pfortaderhochdruck, der zu Wasseransammlungen in der Bauchhöhle, zu einer Vergrößerung der Milz und zu Krampfadern z.B. in der Speiseröhre führt (vgl. Ösophagusvarizen*).

pH:
siehe pH*-Wert.

Phagozyten:
siehe Makrophagen*.

Phantomschmerz:
besser als Phantomempfinden zu bezeichnendes Phänomen nach dem Verlust von Gliedmaßen z.B. nach Amputationen. Dabei kann es zu Schmerzen, aber auch nur zu Kribbeln kommen, und dies wird in dem nicht mehr vorhandenen Glied empfunden. Eine Behandlung ist meist schwierig, eventuell helfen spezifische Stimulationen von Nerven.

Phäochromozytom:
ein relativ seltener, in 10 % der Fälle bösartiger Tumor der Nebenniere*. Dabei kommt es zu einer vermehrten Produktion der im Nebennierenmark* gebildeten Hormone Adrenalin* und Noradrenalin*, was unter anderem zu einem stark erhöhten Blutdruck und Herzrasen führt. Der Tumor wird daher in jedem Fall entfernt.

Pharmakologie:
die Wissenschaft von den Wirkungen und Nebenwirkungen von Arzneistoffen.

Pharmakotherapie:
die Anwendung von Arzneimitteln sowie die wissenschaftliche Untersu-

chung ihrer Wirkungsweise auf den Patienten.

Pharmazie:
die Wissenschaft von der Herstellung und Verarbeitung von Arzneistoffen. Ein Pharmazeut wird auch als Apotheker bezeichnet.

Pharynx:
der Rachenraum, der sich von der Nase bis zum Beginn des ersten Ringknorpels der Luftröhre erstreckt.

Phenylketonurie:
eine vererbte Stoffwechselerkrankung, die in Deutschland etwa einmal unter 10000 lebendgeborenen Kindern vorkommt. Dabei fehlt ein spezifisches Enzym, das für den Eiweißstoffwechsel notwendig ist. Es kommt dabei zu Entwicklungsrückständen gegenüber gesunden Kindern, zu einem verkleinerten Kopf, Krampfneigung und sehr blasser, fast weißer Haut. Die Erkrankten müssen zum Teil ihr Leben lang eine spezielle Diät einhalten. Wird die Erkrankung früh genug entdeckt, kann durch eine entsprechende Diät eine weitgehend normale Entwicklung erzielt werden.

Phimose:
die Verengung der Vorhaut, wodurch diese sich nicht mehr über die Eichel schieben läßt. Das kann in Folge einer Veranlagung vorkommen oder seltener durch eine vorangehende Entzündung (Balanitis*) entstehen. Im allgemeinen wird eine Beschneidung* der Vorhaut durchgeführt. Bei Kleinkindern läßt sich die Vorhaut bis etwa zum 3. Lebensjahr aufgrund einer normalerweise bei der Geburt vorhandenen Verklebung zwischen Vorhaut und Eichel ebenfalls nicht hochziehen. Man sollte ein gewaltsames Hochziehen vermeiden, da dies zu Verletzungen mit nachfolgender Vernarbung und daraufhin zu einer echten Phimose führen kann.

Phlebitis:
eine Venenentzündung*.

Phlegmone:
eine nicht genau zu lokalisierende diffuse Entzündung* des Bindegewebes, die das Gewebe über die Gewebespalten durchzieht. Es bilden sich typische Entzündungszeichen sowohl lokaler als auch allgemeiner Art (Rötung, Schwellung, Temperaturerhöhung usw.). Wegen der großen Gefahr des Übergreifens einer derartigen Entzündung auf den gesamten Körper (Sepsis), wird meistens mit hochdosierten Antibiotika behandelt. Unter Umständen muß die Entzündungsstelle durch Schnitte eröffnet werden, um abgestorbenes Gewebe zu entfernen, Eiter abzuleiten und mit desinfizierenden Mitteln durchzuspülen.

Phobie:
eine unangemessene Angstreaktion auf zum Teil banale alltägliche Ereignisse (Platzangst, Tierangst usw.). Im allgemeinen ist den Betroffenen die Unbegründetheit ihrer Ängste durchaus bewußt. Durch eine Verhaltenstherapie* kann aber in aller Regel eine deutliche Verbesserung des Angstverhaltens erzielt werden. Im akuten Fall kann auch schon mal der vorübergehende Einsatz von Psychopharmaka angebracht sein.

Phosphat:
wichtiger Mineralstoff, der vor allem in den Knochen, aber auch für den Energiestoffwechsel gebraucht wird. In der Regel wird aber heute zuviel Phosphat aufgenommen, was negative Auswirkungen auf den Kalziumstoffwechsel hat.

pH-Wert:
ein Zahlenwert der angibt, inwieweit sich eine Flüssigkeit sauer oder basisch verhält. Genau genommen gibt der pH-Wert die Konzentration der positiv geladenen Wasserstoffionen (Protonen) in einer Flüssigkeit wieder. Ein pH-Wert von 7 entspricht dem Neutralpunkt, wie ihn Wasser besitzt, niedriger als 7 ist sauer, und höher ist basisch.

physikalische Therapie:
siehe Physiotherapie*.

Physiognomie:
siehe Pathophysiognomik*.

Physiologie:
die Lehre von den normalen Lebensvorgängen.

Physiotherapie (auch „physikalische Therapie"):
zusammenfassende Bezeichnung für die physikalische Therapie und Naturheilkunde. Zur Physiotherapie werden alle Heilverfahren gezählt, deren Wirkung auf physikalischen Reizen beruhen, vor allem Hydrotherapie* (Wasser), Thermotherapie (Wärme/Kälte), Lichttherapie*, Klimatotherapie (Luft) sowie Balneotherapie* (medizinische Bäder), Massage*, Atemtherapie* und Krankengymnastik*; vgl. auch Bewegungstherapie*.

Phytobalneologie:
Teilgebiet der Balneotherapie*, das die Wirkung von Heilpflanzen im Zusammenhang mit Bädern nutzt bzw. erforscht; vgl. Kräuterbad*.

Phytotherapie:
therapeutische Anwendung von Heilpflanzen; eine der ältesten Heilweisen der Kulturgeschichte. Ursprünglich war die Ausübung der Pflanzenheilkunde – wie jede heilkundliche Bemühung sonst auch – mit magischen bzw. religiösen Riten verbunden. In der Antike, und zwar bei den alten Ägyptern und insbesondere bei Hippokrates*, dem „Vater" der empirisch-rationalen Medizin, wurde dieses alte Wissen zur methodischen Wissenschaft. Umfangreiche Kenntnisse über die Pflanzenheilkunde des Altertums erhalten wir aus den Schriften von Plinius dem Älteren (23/24-79 n. Chr.) sowie des Arztes Dioskurides (1. Jahrhundert n. Chr.).

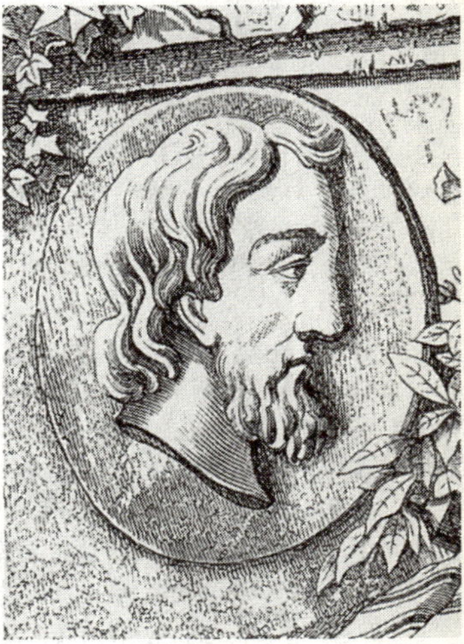

Dioskurides

Im Laufe des frühen und hohen Mittelalters wurde die Tradition der abendländischen Pflanzenheilkunde fast ausschließlich von den christlichen Klöstern bewahrt (u.a. Hildegard von Bingen, 1089-1179); in diesem Rahmen wurde die christlich geprägte „Signaturenlehre" eingeführt, die besagt, daß Gott jeder Pflanze ein dem Menschen erkennbares Zeichen ihrer Wirksamkeit mitgegeben hat

(z.B. sollte die Walnuß Kopfschmerzen vertreiben, da ihre Nußhälften gefurcht wie das menschliche Gehirn sind). Dies führte zu Fehlinterpretationen und falschen Anwendungen. Im 19. Jahrhundert begann dann die Zeit der pharmakologischen Wirkungsnachweise, die den Gebrauch von Heilpflanzen wissenschaftlich absicherte.
In der Gegenwart setzt sich allgemein die Erkenntnis durch, daß eine Heilpflanze mehr ist als die Summe ihrer Teile, das heißt, das Wirkprofil der Heilpflanzen besitzt oft eine größere Bandbreite, als sie die isolierten Inhaltsstoffe bzw. die den natürlichen Vorbildern chemisch nachgebildeten Arzneimittel aufweisen. Das Zusammenspiel der Inhaltsstoffe einer Pflanze also macht erst ihren besonderen Wert aus. Beachtlich ist in diesem Zusammenhang auch, daß Heilpflanzen – in entsprechender Dosierung – meist weniger Nebenwirkungen haben als chemisch hergestellte Produkte. Auf der anderen Seite sind ihre Wirkungen oft sehr unspezifisch und nicht effizient genug.

Pickwick-Syndrom:
nach einer Romanfigur von Charles Dickens benannte Form der extremen Fettsucht*, bei der es unter anderem zu einer mangelnden Lungenfunktion und durch hohe Kohlendioxidkonzentrationen zunehmend zu Bewußtseinsstörungen kommt.

Pigmente:
Farbpartikel in Haut, Haaren und der Regenbogenhaut.

Pille:
siehe Anti-Baby-Pille* oder Ovulationshemmer*.

Placebo:
ein unwirksamer Stoff, der einem Medikament in seinem Aussehen und in seinem Geschmack gleicht, um bei Tests festzustellen, ob ein Medikament gegenüber dem Placebo eine Wirkung besitzt oder nicht. In der Regel wird eine Doppelblind*-Studie durchgeführt, bei der weder der Patient noch der Arzt weiß, ob ein Placebo oder ein Medikament verabreicht wurde.

Placebo-Effekt:
die Wirksamkeit eines an sich wirkungslosen Stoffes. Da aber der Patient glaubt, ein wirkungsvolles Medikament erhalten zu haben, mobilisieren sich seine Selbstheilungskräfte und bewirken schon von daher eine Verbesserung seines Leidens. In Deutschland ist die Verschreibung eines Placebos im Prinzip verboten, allerdings gibt es eine Menge relativ wirkungsarmer „Medikamente", die dem Arzt zu diesem Zweck zur Verfügung stehen.

Plasma:
auch Blutplasma, das, was vom Blut* übrigbleibt, wenn man die zellulären Bestandteile (Blutkörperchen) entfernt hat.

Plastische Chirurgie:
wird angewandt, wenn nach Verletzungen, Tumoroperationen oder Verbrennungen Entstellungen und Funktionsstörungen beseitigt werden müssen. Das kann auch bei angeborenen Mißbildungen notwendig werden. Von sich reden gemacht hat die plastische Chirurgie allerdings mehr durch die Schönheitsoperationen (z.B. Facelifting*).

Plattenepithel:
Die Zellschichten, die die Oberfläche der Haut oder von Schleimhäuten

bilden. Ein einschichtiges Plattenepithel bedeckt beispielsweise das Bauchfell, mehrschichtige z.B. die Mundhöhle und die Scheide, und in seiner verhornten Form bedeckt das Plattenepithel die Haut.

Plattfuß:
siehe Senkfuß*

Plazenta:
der Mutterkuchen, der während der Schwangerschaft für die Ernährung des Kindes und für die Sauerstoffversorgung sorgt. Das Blut des Fetus kommt dabei in keinen direkten Kontakt mit dem Blut der Mutter, sondern ist von einer dünnen Haut getrennt, durch die der Stoffaustausch stattfindet. Eine weitere wichtige Funktion der Plazenta ist die Hormonproduktion, die im mütterlichen Stoffwechsel die für eine Schwangerschaft wichtigen Mechanismen aufrechterhalten.

Plazentainsuffizienz:
eine ungenügende Funktion der Plazenta, die nicht in der Lage ist, den Fetus ausreichend mit Nährstoffen zu versorgen.

Plegie:
eine vollständige Lähmung.

Pleura:
das Brustfell und das Lungenfell. Beide bestehen im Prinzip aus einem Stück, wobei das Lungenfell auf der Lunge und das Brustfell auf den Rippen liegt. Verbunden sind sie über eine Falte wie ein zusammengelegtes Tuch. Diese beiden Schichten geben in den Zwischenraum (die Pleurahöhle) einen Schmierstoff ab, um die Reibung bei Atmungsbewegungen so weit wie möglich zu vermeiden.

Pleuritis:
eine Entzündung der Pleura*, im allgemeinen durch die Übertragung von Erregern aus anderen Teilen des Körpers entstanden, zumeist von der Lunge aus. Man unterscheidet die trockene Form von der „feuchten“, bei der es zu Flüssigkeitsansammlungen in der Pleurahöhle kommt.

Pneumokokken:
eigentlich zu den Streptokokken* gehörende Bakterien, die sehr häufig als Erreger einer Lungenentzündung* identifiziert werden. Daher leitet sich auch ihr Name ab.

Pneumonie:
siehe Lungenentzündung*.

Pneumothorax:
die Ansammlung von Luft im Pleuraraum, dem Raum zwischen dem Lungenfell und dem Brustfell. Das kann manchmal ohne äußere Einwirkung aufgrund eines winzigen Risses in der Lunge passieren. Daneben können auch krankhafte Veränderungen der Lunge (z.B. Lungenemphysem*) die Verursacher sein. Gefährlich ist ein sogenannter Spannungspneumotorax, bei dem das Loch in der Lunge zwar Luft in den Zwischenraum läßt, aber wie ein Ventil verhindert, daß die Luft wieder hinausgeht. In diesem Fall muß sofort mit einer Nadel die Luft nach draußen geleitet werden.

Pocken:
eine virale Infektionskrankheit (Variola-Virus), mit sehr hoher Ansteckungsgefahr. Durch das Impfprogramm der Weltgesundheitsorganisation ist es aber inzwischen gelungen die Pocken weltweit fast völlig zum Verschwinden zu bringen. Die typischen Symptome der Pocken sind Pusteln auf der Haut, die sich in-

nerhalb von zwei Wochen in Krusten verwandeln und schließlich kleine Narben hinterlassen. Treten von Beginn an Blutungen der Schleimhäute auf, verläuft die Erkrankung tödlich. Insgesamt beträgt die Sterblichkeit nach einer Pockeninfektion etwa 20 bis 50 %. Die Pockenschutzimpfung ist mit Risiken behaftet, so daß nach dem weitgehenden Verschwinden der Pocken die gesetzliche Vorschrift zur Schutzimpfung, (die seit 1874 bestand und die erste Schutzimpfung überhaupt war) inzwischen abgeschafft wurde.

Poliomyelitis (Polio):
siehe Kinderlähmung*.

Polychrest:
homöopathisches Arzneimittel, dessen Arzneimittelbild* durch Prüfungen und klinische Erfahrungen sehr umfangreich ist und das mit der Symptomatik von einer Vielzahl von Patienten eine Ähnlichkeit aufweist. Vgl. Ähnlichkeitsregel*.

Polypen:
eine Vorwölbung von Schleimhautgewebe in das Innere eines Hohlorgans hinein. Prinzipielle Unterschiede gegenüber Tumoren gibt es nicht. Aus (gutartigen) Darmpolypen entstehen nach heutigem Stand des Wissens durch Entartung die meisten bösartigen Darmkrebse. Darm-Polypen werden daher vorsorglich sofort entfernt, wenn sie z.B. bei einer Darmspiegelung entdeckt werden.

Polytrauma:
die lebensgefährliche Verletzung mehrerer Organe oder Körperteile in der Regel nach Verkehrs- oder Arbeitsunfällen.

Pomeranze:
Citrus aurantium; Arzneipflanze aus der Familie der Rautengewächse, Rutaceae. Verwendete Teile: Fruchtschale; Drogenbezeichnung: Aurantii pericarpium. Inhaltsstoffe: ätherisches Öl (mit Limonen), Bitterstoffe, Hesperidin, Gerbstoff. Heilwirkung und Verwendung: als Komponente in Teemischungen appetitanregend und magensaftbildend.

Portio:
der unterste Teil des Gebärmutterhalses, der in die Vagina hineinragt.

Potenz:
in der Homöopathie* Bezeichnung für die durch Potenzierung* erzielte Potenzhöhe (homöopathische Wirksamkeit) eines Arzneimittels. Vgl. Centesimalpotenz*, Dezimalpotenz*, LM*-Potenz.

Potenzierung (auch „Dynamisierung"):
von Samuel Hahnemann* entwickeltes Verfahren zur Herstellung homöopathischer Arzneimittel. Dazu wird ein Teil einer Ausgangssubstanz mit einer bestimmten Anzahl Teilen einer Trägersubstanz vermischt und durch kräftige Schüttelbewegungen „dynamisiert", das heißt, ihre Heilkraft wird verstärkt. Je nach Mischungs- und Verschüttelungsverhältnis spricht man von einer Centesimal-*, Dezimal-*, LM-* und anderen Potenzen.

Präkanzerose:
eine krankhafte Veränderung eines Gewebes, bei dem die Möglichkeit besteht, daß sich ein Krebs daraus entwickelt.

Prämenstruelles Syndrom:
zumeist psychische Störungen, häufig verbunden mit Kopfschmerzen und Spannungsgefühlen in Brust oder Bauch, unter denen wenige Tage vor Beginn der Menstruation* viele Frauen zu leiden haben.

Primel:
Primula veris, Schlüsselblume; Arzneipflanze aus der Familie der Primelgewächse, Primulaceae. Verwendete Teile Wurzel (Drogenbezeichnung: Primulae radix), Blüten (Primulae flos). Inhaltsstoffe: Triterpensaponine, Flavone, ätherisches Öl. Heilwirkung und Verwendung: schleimlösend und auswurffördernd bei festsitzendem Husten und zähem Schleim; leicht harntreibend und gerinnungsverzögernd. In der Homöopathie wird das Mittel Primula veris (Kürzel: Prim-v.) aus der frischen blühenden Pflanze hergestellt.

Progesteron:
siehe Gestagene*.

Prolaktin:
ein Hormon, das in der Hypophyse* gebildet wird und zunächst das Wachstum der Brustdrüsen stimuliert. Nach dem Ende einer Schwangerschaft setzt das Prolaktin die Milchbildung in den Brüsten in Gang.

Prolaps:
der sogenannte „Vorfall" eines Körperteils, z.B. das Herausfallen der Afterschleimhaut aus dem After.

Propolis:
in der Apitherapie* verwendetes Bienenharz, das eine desinfizierende und wundheilungsfördernde Wirkung besitzt; zu den Inhaltsstoffen gehören Wachs, Harz, ätherische Öle, Flavonoide, Mineralstoffe u.a.

Prostaglandine:
eine Sammelbezeichnung für eine ganze Anzahl von Gewebshormonen*, die in allen Teilen des Körpers anzutreffen sind. Ihren Namen haben sie von der Prostata, da sich im Sperma des Mannes sehr viele Prostaglandine finden und man annahm, daß diese in der Prostata gebildet werden. Sie haben sehr vielfältige, z.T. entgegengesetzte Wirkungen z.B. auf die glatte Muskulatur (Muskeln*), den Stoffwechsel, auf Entzündungen und auf die Schmerzempfindung. Sie wirken bereits in äußerst geringer Konzentration, und man setzt sie vor allem zur Förderung der Wehentätigkeit bei der Geburt eines Kindes ein.

Prostata:
die Vorsteherdrüse, die sich um die Harnröhre des Mannes herum legt und etwa die Größe einer Kastanie besitzt. Ihre Hauptaufgabe ist die Produktion von Substanzen, die dem Sperma beigefügt werden und die Beweglichkeit der Samenzellen erhöhen. Die typischen Beschwerden älterer Männer beim Wasserlassen sind vor allem auf eine gutartige Vergrößerung der Prostata zurückzuführen. Durch eine Operation kann ein Teil der Prostata entfernt werden, um die Beschwerden zu lindern.

Prostatakrebs:
Dieser Krebs macht sich meist erst spät bemerkbar, da er relativ langsam wächst. Allerdings beginnt er bereits in einem frühen Stadium Metastasen* abzusiedeln. Die Behandlung kann operativ sowie mit Hormonen erfolgen, die das Wachstum der Krebszellen hemmen, das anderseits durch männliche Sexualhormone gefördert wird.

Protein (Eiweiß):
der wichtigste Baustoff des Körpers. Die Bausteine der Proteine sind die Aminosäuren, die sich in langen Ketten aneinanderfügen. Die Reihenfolge der Aminosäuren wird direkt von den Genen bestimmt. Kurze Proteine mit weniger als 100 Aminosäuren werden als Peptide bezeichnet.

Protozoen:
sogenannte Urtierchen, Einzeller, die aber schon alle sonstigen Eigenschaften eines Tieres haben. Sie sind beweglich und können sich z.T. geschlechtlich vermehren.

Prüfungssymptom:
in der Homöopathie* Bezeichnung für ein Symptom, das in einer Arzneimittelprüfung* auftritt und mit anderen auftretenden Symptomen zum Arzneimittelbild* zusammengefaßt wird.

Pseudo-Krupp:
eher eine Bezeichnung für ein bestimmtes Krankheitsbild für eine einheitliche Krankheit, das zumeist im frühen Kindesalter auftritt. Das typische Symptom ist die Einengung der Atemwege direkt unterhalb des Kehlkopfes, was zu Heiserkeit, einem bellenden Husten und Atemnot führt. Ursache ist neben viralen und bakteriellen Infektionen vermutlich sehr häufig eine allergische Reaktion. Der „echte“ Krupp ist ein Symptom der Diphterie*.

Psora:
das nach Samuel Hahnemann* am weitesten verbreitete und älteste Miasma*.

Psoriasis:
siehe Schuppenflechte*.

Psychiatrie:
das Teilgebiet der Medizin, das sich mit der Behandlung und Begleitung im weitesten Sinne seelisch erkrankter Personen befaßt.

Psychoanalyse:
aus den Theorien Siegmund Freuds entwickeltes Therapieverfahren für seelische Erkrankungen. Inzwischen in vielen Teilen sehr umstritten.

Psychologie:
im Gegensatz zur Psychiatrie beschäftigt sich die Psychologie mit den normalen seelischen Prozessen des Menschen.

Psychopharmaka:
Medikamente, die das seelische Empfinden beeinflussen können. Dazu gehören Antidepressiva*, Neuroleptika*, Stimulantien, Tranquilizer*, Schlafmittel* und Sedativa*.

Psychosen:
eine sehr allgemeine Bezeichnung für seelische Erkrankungen, bei der es zu Störungen im bezug auf die Realität kommt (z.B. Schizophrenie*, Manie* usw.). Psychosen haben sehr häufig organische Ursachen, z.B. bei Gehirnentzündung, Epilepsie oder Stoffwechselstörungen. In den meisten Fällen wird man aber keine körperlichen Ursachen feststellen können. Eine Therapie kann sich als sehr schwierig erweisen.

Psychosomatik:
Bezeichnung für den Zusammenhang von psychischen Vorgängen und körperlichen (somatischen) Erscheinungen; auch Bezeichnung für die Erforschung dieses Zusammenhangs. Typische psychosomatische Erkrankungen sind beispielsweise Durchfall, Magengeschwüre, Ekzeme oder Herzrhythmusstörungen als Reaktion auf bestimmte seelische Belastungen bzw. nicht bewältigte seelische Konflikte. Ein Fortdauern dieser psychischen Belastungen kann zu ernsthaften und chronischen Erkrankungen führen.

Pulmonalklappe:
eine der vier Herzklappen*, durch die das Blut vom Herzen in die Lunge (den „kleinen Kreislauf“) geleitet wird.

Pulsdiagnostik:
diagnostisches Verfahren in der Traditionellen* Chinesischen Medizin sowie in der tibetischen* Medizin, bei dem der Behandler innere Krankheiten bzw. Störungen des inneren Gleichgewichts der Körperenergien am Puls erkennt.

Punktion:
im engeren Sinne die Entnahme von Körpergewebe oder von Flüssigkeit mit Hilfe einer Nadel. Im allgemeinen bedeutet Punktion nur das Hineinstechen in ein Gewebe, zu welchem Zweck auch immer.

Pupille:
sozusagen die Blende des Auges*, die durch die Regenbogenhaut erweitert oder verengt werden kann, so daß je nach Helligkeit etwas mehr oder weniger Licht auf die Netzhaut fallen kann.

Pyelonephritis:
siehe Nierenbeckenentzündung*.

Pyramidenbahn:
die zentrale Nervenleitung aus dem Gehirn über das Rückenmark zu den Muskeln, über die alle „Befehle" zur willkürlichen Steuerung der Muskulatur gegeben werden.

Q-Fieber:
eine von Tieren (Rindern, Schweinen etc.) übertragene Erkrankung, die mit Fieber, Kopf- und Muskelschmerzen einhergeht. Selten gibt es Komplikationen; die Behandlung erfolgt mit Antibiotika*.

Q-Potenz:
Kurzform für Quinquagintamillesimalpotenz; siehe LM*-Potenz.

Quaddel:
kleine Pusteln, die sich durch die Ansammlung von Gewebsflüssigkeit bilden.

Quarantäne:
die Isolierung von Personen, die Krankheitserreger übertragen können. Die Zeit der Quarantäne richtet sich nach der jeweiligen Inkubationszeit der Krankheit. Der Name entstammt dem Italienischen (Quaranta = 40), weil früher Reisende, die aus pestverseuchten Gebieten einreisten, 40 Tage in der Isolierung leben mußten.

Querschnittslähmung:
Diese entsteht, wenn die Nervenverbindungen des Rückenmarks an einer bestimmten Stelle komplett unterbrochen sind. Dies geschieht meist in Folge eines Unfalls, kann aber auch von Durchblutungsstörungen oder Tumoren verursacht sein. Das Ausmaß der Lähmung hängt davon ab, wo die unterbrochene Stelle liegt. Alle Körperteile, die von Nerven unterhalb dieser Position versorgt werden, können nicht mehr bewegt werden.

Qi-Gong:
auf den chinesischen Arzt Hua-Tuo (112-207) zurückgehende chinesische Atem- und Meditationstherapie, die durch sanfte Atem- und Bewegungsübungen eine regulierende Wirkung auf das vegetative Nervensystem erzielt. Qi-Gong eignet sich zur Erhaltung der Gesundheit und zur Prävention gegen Krankheiten; aber auch akute Erkrankungen (u.a. Schlafstörungen, Herzbeschwerden, psychische Erkrankungen, Bluthochdruck, Magenbeschwerden, Asthma) lassen sich damit günstig beeinflussen. Vgl. Atemtherapie*, Bewegungstherapie*.

Quincke-Ödem:
ein sehr plötzlich auftretendes Ödem* in Folge einer allergischen Reaktion. Im Halsbereich besteht dabei akute Erstickungsgefahr.

Quendel:
Thymus pulegioides, Feldthymian; Arzneipflanze aus der Familie der Lippenblütler, Lamiaceae. Verwendete Teile: Kraut; Drogenbezeichnung: Serpylli herba. Inhaltsstoffe: ätherisches Öl (mit Thymol, Carvacrol, Linalool, Cineol), Gerb- und Bitterstoffe, Flavonoide. Heilwirkung und Verwendung: krampflösend und desinfizierend bei Reizhusten und Keuchhusten, Blähungen und Koliken; als Tee oder Gewürz appetitanregend.

Rabies:
siehe Tollwut*.

Rachitis (englische Krankheit):
Diese Erkrankung ist durch die mangelhafte Einlagerung von Kalzium in die Knochen gekennzeichnet. Sie tritt vor allem bei Kindern auf, und man erkennt sie an den gekrümmten Beinen (O-Beine), dem gebeugten Rückgrat sowie an der eingefallenen Brust. Nicht zuletzt läßt auch die Widerstandskraft gegenüber Infektionskrankheiten nach. Die Ursache der Rachitis liegt nur in zweiter Linie an einem Mangel an Vitamin D: Der eigentliche Grund ist mangelndes Sonnenlicht, insbesondere UV-Strahlung. Mit Hilfe dieser Strahlung gelingt es dem Organismus, sich das benötigte Vitamin weitgehend selbst herzustellen. Kommen aber die Kinder zu selten an das Tageslicht und wird zudem das Licht durch Luftverschmutzung zu stark gefiltert, kommt es zu den beschriebenen Mangelerscheinungen. Bei Säuglingen sollte daher insbesondere im Winterhalbjahr eine Vitamin-D-Prophylaxe durchgeführt werden, wobei allerdings Überdosierungen vermieden werden sollten. Bei ausreichendem Aufenthalt im Freien kann unter Umständen darauf verzichtet werden.

Radialislähmung:
eine Lähmung in der Hand aufgrund einer Funktionsstörung des Nervus radialis, des Speichennerves, der u.a. die Muskeln des Unterarms versorgt, mit denen die Hand ausgestreckt werden kann. Es kommt zu der typischen „Fallhand“ bei der die Finger und die Hand schlaff herabhängen.

Radiästhesie:
Empfänglichkeit für Strahlungen an geopathogenen Orten; sensitiven Menschen eigene Fähigkeit, Kräfte zu spüren, die sich physikalisch nicht messen lassen. Die Vibrationen oder Ausstrahlungswellen dieser Kräfte lassen sich mit Pendel* oder Wünschelrute* verstärken. Vgl. Erdstrahlen*, Geopathie*.

Radikale:
sehr aggressive Teilchen, die im Organismus auf alle Substanzen, mit denen sie in Berührung kommen, zerstörerisch einwirken können. Hauptverursacher der Radikalentstehung im Körper ist der Sauerstoff, zu dessen „Entschärfung“ die Zellen spezielle Mechanismen bereitgestellt haben. Ebenso enthält Zigarettenrauch eine Unmenge an Radikalen. Radikale werden für das Entstehen u.a. von Krebs oder Arteriosklerose verantwortlich gemacht. Als Radikalenfänger bezeichnet man Substanzen, die Radikale unschädlich machen können (z.B. Vitamin C und Beta-Karotin).

Radiojodtherapie:
eine Methode, um Schilddrüsengewebe zu zerstören, z.B. bei einer Vergrößerung (Kropf*) oder bei Schilddrüsentumoren. Das dazu verabreichte radioaktive Jod 131 wird dabei in der Schilddrüse angereichert, wo es radioaktive Strahlung abgibt und damit die Zellen zerstört.

Radiologie:
das Fachgebiet der Medizin, das sich mit dem Einsatz von Strahlungsarten in der Diagnostik und der Therapie befaßt. Dazu zählen z.B. Röntgenstrahlung* (mit Computertomographie*), Ultraschalluntersuchungen, aber auch die Kernspintomographie*.

Radius:
die Speiche, der auf der Daumenseite gelegene Unterarmknochen.

Radix:
pharmakologische Bezeichnung für die unterirdischen Pflanzenteile, die Wurzeln; im Unterschied zur früheren Nomenklatur wird in der neueren pharmazeutischen Terminologie der Pflanzenname der Bezeichnung des Pflanzenteils vorangestellt (z. B. Raphanistri radix, Rettichwurzel; früher: Radix Raphanistri).

Radonbad:
wegen der Strahlenbelastung und fehlendem Wirkungsnachweis wissenschaftlich umstrittenes Bad in einer natürlichen Quelle mit dem radioaktiven Edelgas Radon bzw. in damit künstlich versetztem Wasser zur Behandlung von entzündlichen degenerativen Gelenkerkrankungen.

Rainfarn:
Tanacetum vulgare, Wurmkraut; Gift- und Arzneipflanze aus der Familie der Korbblütler, Asteraceae. Verwendete Teile: Kraut (Drogenbezeichnung: Tanaceti herba) und Blütenstände (Tanaceti flos). Inhaltsstoffe: ätherisches Öl mit Thujon und Kampfer, Sesquiterpenlactone, Flavonoide, Harz, Vitamine. Heilwirkung und Verwendung: Wurmmittel, insbesondere bei Maden- (Enterobius vermicularis) und Spulwürmern (Ascaris lumbricoides); ansonsten wegen seiner Giftigkeit selten verwendet.

Randomisierung:
eine Methode der zufälligen Auswahl von Testpersonen bei medizinischen Studien.

Ratanhia:
Krameria triandra; Arzneipflanze aus der Familie der Krameriengewächse, Krameriaceae. Verwendete Teile: Wurzel; Drogenbezeichnung: Ratanhiae radix. Inhaltsstoffe: Gerbstoffe (u.a. Phlobaphene und Benzofurane). Heilwirkung und Verwendung: adstringierend und antimikrobiell bei Schleimhautentzündungen im Mund- und Rachenraum, in Magen und Darm und bei Durchfällen; Bestandteil von Mundpflegemitteln; als Salbe oder Spülung bei Hämorrhoiden geeignet. Das Homöopathikum Ratanhia peruvania (Kürzel: Rat.) wird als Akutmittel gegen die genannten Beschwerden verwendet.

Rattenbißkrankheit:
in China und Japan vorkommende, der Malaria ähnliche Erkrankung, die nach dem Biß von Ratten oder anderen Nagetieren auftritt, zumeist, nachdem die Bißwunde bereits verheilt ist. Dabei treten immer wieder Fieberschübe auf; insgesamt dauert die Erkrankung bis zu 3 Monaten mit einer Sterblichkeit von ca. 10 %. Behandelt wird mit Antibiotika.

Raucherbein:
schwere Durchblutungsstörungen bei Rauchern in den Beinen, die bis zum Absterben von Geweben und zur Amputation des Beines führen können. Die Durchblutungsstörung kann durchaus auch andere Gliedmaßen (z.B. die Finger) betreffen.

Raute:
Ruta graveolens, Weinraute; Gift- und Arzneipflanze aus der Familie der Rautengewächse, Rutaceae. Verwendete Teile: Kraut; Drogenbezeichnung: Rutae herba. Inhaltsstoffe: ätherisches Öl, Gerbstoff, Furanocumarine (u.a. Bergapten, Isoimperatorin), Rutin (ein Flavonglykosid), Alkaloide. Heilwirkung und Verwendung: Sedativum gegen leichte Depressionen und Schlaflosigkeit; appetitanregend; krampflösend und wassertreibend. In der Homöopathie ist Ruta graveolens (Kürzel: Ruta) ein wichtiges Akutmittel bei

Verletzungen (Prellungen, Blutergüsse, Verstauchungen, Überanstrengung der Sehnen und der Augenmuskeln).

Rauwolfia:
Rauwolfia serpentia, Indische Schlangenwurzel; Arzneipflanze aus der Familie der Hundsgiftgewächse, Apocynaceae. Verwendete Teile: Wurzel; Drogenbezeichnung: Rauwolfiae radix. Inhaltsstoffe: Indolalkaloide (u.a. Reserpin, Rescinnamin, Ajmalin und Yohimbin). Heilwirkung und Verwendung: beruhigend (sedierend) bei Erregungszuständen aller Art, auch bei nervös bedingter Schlaflosigkeit; blutdrucksenkend.

Raynaud-Syndrom:
eine Verkrampfung der Muskulatur der Arterienwände meist in den Fingern, wodurch es zu Durchblutungsstörungen kommt. Die Finger färben sich weiß und blau, wonach es zu einer schmerzhaften reaktiven übermäßigen Blutfülle kommt. Auf Dauer kann es zu Schäden in den betroffenen Gliedmaßen kommen, die letztendlich zum Absterben von Gewebe und zu einem Brand* führen können. Beim primären Raynaud-Syndrom ist die Ursache nicht bekannt, das sekundäre ist ein Symptom einer Vielzahl von Krankheiten.

Reanimation:
Wiederbelebung (vgl. Herzdruckmassage*).

Rebirthing:
spirituelle Form einer Psychotherapie mit Techniken (z. B. Hyperventilation), die der Atemtherapie* entnommen sind. Im Rebirthing wird pauschal davon ausgegegangen, daß die Geburt, die Durchtrennung der Nabelschnur, aber auch Erlebnisse im Mutterleib traumatisch erfahren werden; diese Traumata sollen durch körperliche wie spirituelle Erfahrungen wiedererlebt und schließlich „bewältigt“ werden; unter Therapeuten umstrittenes, je nach Behandler teilweise mit religiösen Ideen verwobenes Verfahren.

Rebound-Phänomen:
Dieses wird in manchen Fällen nach dem Absetzen eines Medikamentes beobachtet. Dabei treten nicht nur die zuvor von dem Medikament bekämpften Symptome wieder auf, sondern der Körper zeigt eine Überreaktion mit überschießenden Reaktionen (z.B. ein plötzlicher Anstieg des Blutdrucks nach dem abrupten Absetzen von Beta*-Blockern).

Rechtsherzinsuffizienz:
eine unzureichende Leistung der rechten Herzhälfte, die das Blut in den kleinen Kreislauf der Lunge pumpt. Dabei kommt es zu einem Blutstau in den Körpervenen, weil das Blut nicht so schnell weitergepumpt werden kann, wie es aus dem Körper zurückfließt. Die Symptome sind daher Ödeme* vor allem in den Beinen, eine Blutstauung und Vergrößerung der Leber mit dem Austritt von Wasser in den Bauchraum und Verdauungsstörungen in Folge des Blutstaus in den Verdauungsorganen (siehe auch Herzschwäche* und Linksherzinsuffizienz*).

Recklinghausen-Krankheit:
ein Name für zwei sehr unterschiedliche Erkrankungen:

1. Eine erblich bedingte Erkrankung, bei der es zu zahlreichen Knötchen im Bindegewebe der Nervenstränge und sogenannten Café*-au-lait-Flekken kommt.

2. Eine Überfunktion der Nebenschilddrüse*, die zu Störungen im

Kalziumstoffwechsel führt. Dabei wird zuviel Kalzium* aus den Knochen ausgeschwemmt, das dadurch in zu großem Maße im Blut vorhanden ist. Es treten zunächst vermehrt Nierensteine auf, zu denen später Knochenzysten (Zysten*) und Verbiegungen der Knochen und unter Umständen spontane Knochenbrüche kommen.

Reflexe:
eine unwillkürliche geradezu zwangsläufige Handlung oder Bewegung, die als direkte Reaktion auf einen äußeren Reiz erfolgt. Man unterscheidet Eigenreflexe und Fremdreflexe.
Beim Eigenreflex reagiert das Organ, das gereizt wird. Eigenreflexe sind im Prinzip bei jedem Muskel festzustellen, sobald dieser einer plötzlichen Dehnung ausgesetzt ist, worauf er sich schlagartig zusammenzieht. Beim Eigenreflex sind nur die Nervenbahnen des Rückenmarkes beteiligt (der Patellarsehnen*-Reflex wird z.B. durch einen Schlag auf die Sehne unterhalb der Kniescheibe ausgelöst). Als Fremdreflex bezeichnet man einen Reflex, bei dem das gereizte Organ nicht dasselbe wie das ausführende Organ ist. Beim Pupillenreflex löst der auf die Netzhaut einfallende Lichtstrahl ein Zusammenziehen des Pupillenmuskels aus. Der Fremdreflex wird erst durch eine Vielzahl von Nerven in das Gehirn und zurück geleitet und muß bearbeitet werden, bevor er ausgeführt wird. Schließlich gibt es noch die bedingten Reflexe, die „angelernt" sind, z.B. das Auf-die-Bremse-Treten des Autofahrers bei drohender Gefahr. Die Prüfung der Reflexe ist ein wichtiges Diagnoseverfahren, das Aufschluß über die Funktion von Nerven und Muskulatur geben kann. Einige Reflexe werden nur bei Säuglingen beobachtet und gehen später verloren. Sie werden direkt nach der Geburt getestet, um die Gesundheit des Kindes zu überprüfen. Diese Reflexe sind sozusagen ein übriggebliebenes Erbe unserer stammesgeschichtlichen Vorfahren.

Reflexzonenmassage:
Therapieform, bei der durch Massage bestimmter Areale der Haut bzw. des darunter befindlichen Gewebes reflektorisch eine günstige Wirkung auf innere Organe erzielt werden soll. Die Wirksamkeit wird in der Regel damit erklärt, daß bestimmte Hautsegmente über Nerven- oder Blutbahnen mit diesen inneren Organen verbunden seien; vgl. Head*-Zonen. Andere Vertreter dieser Therapie gehen nach dem Prinzip des „pars pro toto" (ein Teil steht für das Ganze) davon aus, daß ein Körperteil den gesamten Organismus widerspiegelt und von ihm aus jedes Organ „erreichbar" sei, so etwa in der Fußreflexzonenmassage*. Ein weiteres Erklärungsmodell bieten die Meriadiane* der Akupunktur*; vgl. Ohrakupunktur*. Spezielle Formen der Reflexzonentherapie sind u.a. die Bindegewebsmassage, die Muskelreflexzonenmassage, die Periostmassage* und die Kolonmassage*.

Reflux:
das Zurückfließen von Flüssigkeiten, z.B. von Magensaft in die Speiseröhre oder von Harn aus der Harnblase in die Harnleiter. Der Rückfluß der Magensäure ist Auslöser für das gefürchtete Sodbrennen* („Refluxösophagitis").

Reformhaus:
siehe Reformkost*.

Reformkost:
spezielle Ernährungsweise, die sich

aus der Lebensreformbewegung des späten 19. Jahrhunderts entwickelt hat (siehe Bircher*-Benner-Diät, Ernährung* nach Kollath) und eine biologisch vollwertige Ernährung propagiert. Naturbelassene Lebensmittel, deren ernährungsphysiologisch wichtige Substanzen nicht durch künstliche Behandlungen wie Konservierung verringert wurden, sollen nach der ursprünglichen Reformidee zu einer Verbesserung der allgemeinen gesundheitlichen Verfassung und zum Rückgang ernährungsbedingter Krankheiten führen. Reformkost wird traditionell vor allem in Reformhäusern angeboten.

Regenbogenhaut (Iris):
Der farbige Teil des Auges. Die Regenbogenhaut ist ein Teil der mittleren Augenhaut (siehe Auge*) und für die Regulation des Lichteinfalls in das Auge zuständig. Sie umschließt die schwarze Pupille, deren Größe sie mit Hilfe der Augenmuskulatur bestimmt. Dadurch wirkt sie wie eine Blende in einem Photoapparat. Die Farbe wird durch mehr oder weniger Pigmente bestimmt: Sehr viele Pigmente färben das Auge braun, bei wenigen Pigmenten erscheint es blau bzw. grün.

Regeneration:
die Wiederherstellung eines vorherigen Zustandes; z.B. die Heilung einer Wunde als Regeneration des Gewebes, aber auch die Erholung von einer starken Anstrengung mit der Erlangung der vollständigen Leistungsfähigkeit.

Rehabilitation:
die Wiedererlangung einer angemessenen Leistungsfähigkeit, nachdem eine Krankheit körperlicher oder geistiger Art im Prinzip überstanden ist. Häufig bleiben im Anschluß noch vielfältige Schwächen zurück, die durch einen gezielten Aufbau nach und nach beseitigt werden sollen: Z.B. ist bei vielen älteren Personen nach einem längeren Krankenhausaufenthalt die Muskelkraft sehr geschwächt, die durch eine Rehabilitation unter Einsatz spezieller Trainingsmaßnahmen wieder aufgebaut werden soll. Im Anschluß an psychische Erkrankungen wird häufig eine soziale Rehabilitation durchgeführt.

Reifezeichen:
Dies sind bestimmte Kriterien, an denen bei Neugeborenen bzw. kurz vor der Geburt stehenden Kindern die „Geburtsreife" festgestellt werden kann. Sie werden als Hinweis dafür genommen, daß das Kind ausgetragen ist. Dabei werden neben der Größe (> 48 cm) die Größenverhältnisse (z.B. von Kopf zu den Schultern), das Gewicht (> 2500 g), die Behaarung, das Wachstum der Fingernägel und einige andere Kriterien herangezogen.

Reiki:
aus Japan stammendes, auf den Mönch Mikao Usui (19. Jahrhundert) zurückgehendes Therapieverfahren, durch das die ebenfalls Reiki genannte Lebensenergie* zum freien Fließen gebracht und vorher bestehende „Blockaden", die als Krankheitsursachen gesehen werden, aufgelöst werden sollen. Der Behandler lenkt zu diesem Zweck durch Handauflegen* Energie auf bestimmte Körperstellen des ruhenden Patienten (u.a. auf die Chakren*); auch die Fernheilung soll durch Reiki möglich sein. Die wissenschaftliche Medizin sieht Reiki in der Nähe des Okkulten und führt mögliche Heilwirkungen auf die Entspannungs- und Placebowirkung zurück.

Reisekrankheit:
eine Art Seekrankheit*, die auf die unregelmäßigen Bewegungen eines Flugzeuges oder Autos zurückzuführen ist.

Reiz:
im Prinzip jede Veränderung der Umwelt, die im Organismus eine Reaktion hervorruft. Je nachdem spricht man von Sinnesreizen, chemischen Reizen, physikalischen Reizen usw., wobei die Stärke des Reizes die „Reizschwelle" des Organismus überschreiten muß.

Reizblase:
eine ziemlich ungenaue Bezeichnung für ein bei Frauen im Alter zwischen 30 und 50 Jahren chronisch vorkommendes Syndrom. Es besteht ein häufiger Harndrang mit z.T. nur sehr geringen Harnmengen. Dazu kommt es häufig zu diffusen Schmerzen in der Blasengegend. Sehr häufig ist eine Reizblase auf eine Störung im Hormonsystem zurückzuführen, deren Ursachen nicht selten auf der psychischen Ebene zu suchen sind.

Reizdarm (Reizkolon):
eine Erkrankung des Darmes, bei der keine eigentliche organische Störung festgestellt werden kann. Die Symptome sind abwechselnd Verstopfung und Durchfall, ein ständiges Gefühl von Blähungen und Bauchschmerzen. Bevor die Diagnose Reizdarm gestellt wird, müssen alle möglichen organischen Erkrankungen des Darms ausgeschlossen werden. Man geht zumeist von einer psychosomatischen Erkrankung aus (Psychsomatik*). Eine einheitliche Therapie gibt es nicht, sie hängt von den persönlichen Lebensumständen des Betroffenen ab.

Reizleitungssystem:
siehe Erregungsleitungssystem*.

Reizmagen:
ein häufig in Streßsituationen auftretendes Syndrom, bei dem es ähnlich wie beim Reizdarm* keine organischen Ursachen gibt. Es kommt zu einem Völle- und Druckgefühl im Oberbauch, zu Schmerzen, Übelkeit und einem vorzeitigen Sättigungsgefühl.

Rekonvaleszenz:
die Erholungszeit nach dem Abklingen einer Erkrankung. In der Rekonvaleszenz ist man in der Regel besonders anfällig für eine weitere Erkrankung. Die Rekonvaleszenz sollte ernst genommen werden, da bei vielen Infektionskrankheiten durch eine zu frühe Beanspruchung des Körpers eine akute in eine chronische Erkrankung übergehen kann.

Rektoskopie:
eine Untersuchung des Mastdarms (Rektum), des letzten Darmabschnittes, mit Hilfe eines speziellen Rektoskops, eines kurzen beleuchteten Rohres. Durch das Einblasen von Luft können auch die Schleimhautfalten sichtbar gemacht werden. Der Mastdarm sollte zuvor durch einen Darmeinlauf* vollständig entleert werden.

Rektum:
der Mastdarm, der etwa 15 cm lange letzte Abschnitt des Darmes, in dem sich der Stuhl ansammelt, bevor er nach außen entleert wird.

Relaps:
ein Rückfall mit einem Wiederauftreten einer zuvor schon vorübergehend etwas abgeheilten Krankheit.

Relaxanzien:
„entspannende" Medikamente. Als

Muskelrelaxanzien, die die Muskulatur erschlaffen lassen, sind sie insbesondere in der Chirurgie unverzichtbar, um während der Operation Zukkungen der Muskulatur durch die äußere Reizung auszuschalten.

Relaxation nach Jacobson:
siehe Muskelentspannung* nach Jacobson.

Remission:
Wenn eine Erkrankung zum kompletten Verschwinden gebracht werden kann, spricht man von einer totalen Remission. Diese Bezeichnung wird insbesondere bei Krebserkrankungen angewendet, wobei man zumeist im Zusammenhang mit einer Chemotherapie den Erfolg der Behandlung bewertet. Eine Teilremission bedeutet in diesem Zusammenhang z.B. eine teilweise Zerstörung des Krebses bzw. der Metastasen*.

REM-Schlaf:
die Phasen des Schlafes, in denen wir träumen, die sozusagen als Pausen zwischen den tiefen Schlafphasen zwischengeschaltet werden. Dabei werden die Augen sehr stark bewegt, woher der Name stammt: Rapid eye movements, engl. für schnelle Augenbewegungen (vgl. Schlaf*).

Renin:
ein Hormon, das vor allem in den Nieren gebildet wird, woher sich auch der Name ableitet (ren = Niere; renal = die Nieren betreffend). Das Renin bewirkt indirekt, in Zusammenarbeit mit dem ACE (vgl. ACE*-Hemmer), eine Erhöhung des Blutdrucks. Es wird vor allem dann ausgeschüttet, wenn die Nieren nicht ausreichend durchblutet werden, so daß ihre Filterfunktion für das Blut nicht mehr gewährleistet ist. Durch einen erhöhten Blutdruck versucht die Niere, dem entgegen zu wirken. Das Adrenalin* erzielt seine den Blutdruck steigernde Wirkung ebenfalls durch die Stimulation der Reninausschüttung.

Reo-Viren:
ähnlich den Echo*-Viren erst spät identifizierte Virenstämme, die sich in den Verdauungsorganen oder in den Atemwegen aufhalten. Nur wenige sind wirklich krankheitserregend. Infektionen verlaufen meistens symptomarm, manchmal mit Durchfall und Erbrechen, manchmal mit Erkältungssymptomen.

Repertorisierung:
Vorgang der homöopathischen Arzneimittelfindung, bei dem die individuellen Symptome des Patienten mit den Arzneimittelbildern in einem speziellen Sammelwerk (Repertorium*) verglichen werden.

Repertorium:
in der Homöopathie* Nachschlagewerk, in dem sämtliche Prüfungs- und klinischen Symptome der homöopathischen Arneimittel in Rubriken aufgeführt sind. Vgl. Materia* medica, Prüfungssymptom*.

Rescue Remedy:
siehe Notfalltropfen*.

Resektion:
die teilweise Entfernung eines Organs; im Gegensatz zur Ektomie, bei der das komplette Organ entfernt wird.

Resistenz:
1. Die Widerstandsfähigkeit eines Organismus gegenüber Krankheitserregern, Giften usw.
2. Bakterien können gegenüber Antibiotika* eine Resistenz entwickeln, d.h. daß ein Antibiotikum nicht

mehr gegen das Bakterium wirksam ist. Die Bildung von Resistenzen wird durch einen falschen Umgang mit Antibiotika gefördert: Zum einen wird häufig zu früh mit der Einnahme von Antibiotika aufgehört, so daß nicht alle Bakterien komplett abgetötet wurden, zum anderen werden häufig gegen banale, zumeist virale Erkältungskrankheiten sinnlos Antibiotika gegeben, und nicht zuletzt werden massiv Antibiotika in der Tiermast eingesetzt.

Resorption:
die Aufnahme von Substanzen in den Körper, z.B. über die Darmschleimhaut in das Blut. Auch über die Haut können bestimmte Substanzen resorbiert werden.

Respiration:
die Atmung*; der Respirationstrakt ist der gesamte Atmungsbereich, beginnend vom Nasen- und Rachenraum bis hin zu den Bronchien.

Retardpräparate:
siehe Depotpräparate*.

Retina:
siehe Netzhaut*.

Retroviren:
Viren, die ihr genetische Material nicht in Form der DNS*, wie bei fast allen anderen Lebewesen einschließlich des Menschen der Fall, sondern als RNS* transportieren. Es sind nur wenige für den Menschen krankheitserregende Retroviren bekannt, wozu allerdings das HI-Virus gehört, der Erreger von AIDS*.

Rezeptoren:
ganz allgemein eine Art von Sensoren, die allerdings nur auf stoffliche Reize reagieren. Dabei lagert sich ein Stoff an den Rezeptor an, wobei nach dem Schlüssel-Schloß-Prinzip verfahren wird: Es passen nur einer oder sehr wenige Schlüssel (also Stoffe) auf ein Schloß (den Rezeptor). Ein typisches Beispiel für die Funktion von Rezeptoren ist die Wirkung des Insulins auf die Körperzellen. Das Insulin wird an spezifisch zugeschnittene Rezeptoren auf den Zelloberflächen angelagert, die nur auf Insulin ansprechen. Anschließend wird durch die mit Insulin besetzten Rezeptoren in der Zelle eine Reaktion ausgelöst, die letztendlich zur Aufnahme von Traubenzucker in die Zelle führt. Manchmal lassen sich Rezeptoren auch täuschen, wie dies mit den Opiat*-Rezeptoren passieren kann: Rauschgifte wie Morphium oder Heroin besetzten dabei Rezeptoren im Gehirn, die eigentlich für bestimmte körpereigene Stoffe (Endorphine*) vorgesehen sind. Wie sie dort im einzelnen wirken, ist jedoch unbekannt.

Rhabarber:
Rheum palmatum, Medizinalrhabarber; Arzneipflanze aus der Familie der Knöterichgewächse, Polygonaceae. Verwendete Teile: Wurzel und Wurzelstock; Drogenbezeichnung: Rhei radix. Inhaltsstsoffe: Anthrachinon und Anthrachinonderivate, Flavonoide (Catechin), Phenolcarbonsäuren, Gerbstoffe, Oxalsäure. Heilwirkung und Verwendung: abführend bei Verstopfung; Bestandteil von Abführ- und Schlankheitstees. Das Homöopathikum Rheum palmatum (Kürzel: Rheum) wird aus dem getrockneten Wurzelstock hergestellt.

Rhesus-Faktoren:
Diese Blutfaktoren wurden 1940 entdeckt, als man Versuche mit roten Blutkörperchen von Rhesusaffen unternahm. Dabei wurden Versuchstie-

ren diese Blutkörperchen eingespritzt, die daraufhin Antikörper* dagegen bildeten. Man stellte fest, daß diese Antikörper auch mit menschlichen roten Blutkörperchen reagieren können (Agglutination*), die offenbar ebenfalls „Rhesusfaktoren“ auf ihrer Oberfläche besitzen. Allerdings haben dies nicht alle Menschen: In Deutschland besitzen etwa 85 % der Bevölkerung Rhesus-Faktoren und werden deshalb als „Rhesus-positiv“ eingestuft. Die anderen sind Rhesusnegativ. Die Rhesusfaktoren spielen eine große Rolle bei Bluttransfusionen, bei der fetalen* Erythroblastose und dem Morbus* haemolyticus neonatorum.

rheumatische Erkrankungen:
ein Oberbegriff für eine Vielzahl von Erkrankungen. Gemeinsam ist ihnen, daß sie mit Schädigungen des Bewegungs- und Stützapparates, insbesondere aber des Bindegewebes einhergehen. Dabei kann es auch zur Beteiligung des Bindegewebes innerer Organe kommen, d.h. zur Beteiligung von Herz, Gefäßsystem, Lunge, Leber usw. Es gibt mehrere Möglichkeiten, die rheumatischen Erkrankungen zu klassifizieren. Die praktikabelste Unterscheidung betrifft sowohl die Ursachen als auch die betroffenen Gewebe:

1. Entzündlicher Rheumatismus: hierbei stehen die entzündlichen Reaktionen des Immunssystems im Vordergrund, die z.T. als Autoimmunkrankheiten* anzusehen sind. Betroffen sind alle Bindegewebe (im gesamten Organismus) und die Muskulatur.

2. Degenerativer Rheumatismus: bei dieser Gruppe von Erkrankungen kommt es in der Hauptsache zu zerstörerischen Abbauprozessen in den Gelenken und der Wirbelsäule. Dabei ist vor allem das Knorpelgewebe betroffen.

3. Weichteil-Rheumatismus: Darunter werden sozusagen alle anderen rheumatischen Erkrankungen zusammengefaßt, die teils entzündlich, teils degenerativ, außerhalb der Gelenke, vor allem in den Muskeln, aber auch im Unterhautfettgewebe ablaufen können.

Insgesamt spricht man auch von Erkrankungen des rheumatischen Formenkreises, da die einzelnen Ausprägungen des „Rheumas“ sehr unterschiedlich sein können. Über die Ursachen wird weithin gerätselt und geforscht. Gemeinhin wird in den meisten Fällen eine Autoimmunkrankheit* hinter den rheumatischen Symptomen vermutet. Allerdings dürften indirekt als Auslöser bakterielle und virale Infektionen eine Rolle spielen, die unter Umständen dem Ausbruch der Krankheit vorausgegangen sind. Auch hormonelle Faktoren werden nicht ausgeschlossen.

rheumatisches Fieber:
eine in der Hauptsache bei Jugendlichen und Kindern vorkommende seltene akute rheumatische Erkrankung mit einigen Symptomen einer rheumatoiden* Arthritis. Sie wird daher auch reaktive Arthritis genannt. Besonders charakteristisch ist neben der Erkrankung der Gelenke (Steifigkeit, Schwellungen und Rheumaknoten) vor allem die Entzündung des Herzmuskels, was in einigen wenigen Fällen bis zum Tode führen kann. Häufig treten später aufgrund der durch die Entzündung verursachten Schäden Herzklappenfehler auf. Die Ursache ist eine dem rheumatischen Fieber vorhergegangene Infektion mit bestimmten Streptokokken. Dabei kommt es zu einer „Verirrung“ der gegen diese Bakterien gebildeten Antikörper, die sich gegen körpereigenes Gewebe richten (Autoimmunkrankheit*).

rheumatoide Arthritis:
der klassische Gelenkrheumatismus, an dem etwa 0,5 bis 1 % der Bevölkerung zu leiden haben. Die Symptome machen sich schleichend bemerkbar, meist beginnen sie mit einer Steifigkeit der Glieder am Morgen, die bis zu einer Stunde und mehr anhalten kann. Später treten dann Schwellungen an den Gelenken, vor allem an den Händen und Knotenbildungen unter der Haut auf („Rheumaknoten"). Zumeist läßt sich im Blut ein spezifischer Rheumafaktor (ein Antikörper*) nachweisen, und es treten im Röntgenbild typische Gelenkveränderungen hervor. Der Verlauf der Erkrankung ist unvorhersehbar. In einigen wenigen Fällen verschwinden die Symptome plötzlich wieder, zumeist kommt es aber zu einem schubweisen (langsamen) Fortschreiten mit zwischenzeitlichen Verbesserungen und einer letztendlich chronischen Verlaufsform. Andererseits kann auch ein sehr rasches Fortschreiten beobachtet werden, das dann in die Invalidität hineinführt. Lebensbedrohlich wird der Rheumatismus, wenn er auf innere Organe und insbesondere das Herz übergeht. Ob eine Behandlung anschlägt, ist ebenfalls nicht unbedingt vorherzusagen. In vielen Fällen ist eine medikamentöse Behandlung erfolgreich, kann aber in der Regel nur symptomatisch wirken.

Rhinitis:
die Nasenentzündung, also in der Regel ein gewöhnlicher Schnupfen.

Rhizoma:
pharmakologische Bezeichnung für den Wurzelstock; im Unterschied zur früheren Nomenklatur wird in der neueren pharmazeutischen Terminologie der Pflanzenname der Bezeichnung des Pflanzenteils vorangestellt (z. B. Ari rhizoma, Aronstabwurzelstock; früher: Rhizoma Ari).

rhythmische Massage:
siehe Hauschka*-Massage.

Riechen:
eine Sinnesleistung, bei der jeweils bestimmte chemische Moleküle, die sich in der Luft befinden, durch Rezeptoren* in der Nase angelagert werden, die daraufhin ein Signal an das Riechzentrum im Gehirn aussenden, das nun seinerseits die Riechempfindung erzeugt.

Rigor:
die Steifigkeit der Muskulatur bei passiv ausgeführten Bewegungen; ein typisches Symptom bei der Parkinson-Krankheit. Beruht auf einer erhöhten Grundanspannung (dem Tonus*) der Muskulatur.

Rinderwahnsinn:
siehe BSE*.

Ringelblume:
siehe Calendula*.

Risikofaktoren:
bestimmte individuelle Merkmale oder Verhaltensweisen (z.B. Rauchen, hoher Blutdruck etc.), bei denen statistisch ein Zusammenhang mit bestimmten Erkrankungen nachgewiesen ist. Das bedeutet nicht, daß diese Risikofaktoren die eigentlichen Ursachen der Erkrankungen sind, sondern nur, daß sie überdurchschnittlich häufig gemeinsam mit ihnen auftreten, bzw. bei Personen auftreten, die dann später diese Erkrankungen bekommen. So erkranken Menschen mit erhöhten Cholesterinwerten im Blut häufiger an Arteriosklerose als Personen mit niedrigeren Werten. Es kann aber durchaus sein, daß der erhöhte Cholesterin-

wert ebenso wie die Arteriosklerose selber nur ein Symtpom einer Grunderkrankung ist.

Rittersporn:
Delphinium consolida; Arzneipflanze aus der Familie der Hahnenfußgewächse, Ranunculaceae. Verwendete Teile: getrocknete Blüten; Drogenbezeichnung: Calcatrippae flos oder Delphinii flos. Inhaltsstoffe: Anthocyanglykoside, Flavonoide. Heilwirkung und Verwendung: Schmuckdroge in Teemischungen; im übrigen medizinisch nicht wirksam.

Rizinus(baum):
Ricinus communis, Wunderbaum, Christuspalme; Gift- und Arzneipflanze aus der Familie der Wolfsmilchgewächse, Euphorbiaceae. Verwendete Teile: das durch Kaltpressung aus den Samen gewonnene fette Öl; Drogenbezeichnung: Ricini oleum. Inhaltsstoffe: Glyzeride der Ricinolsäure, Ricin, Ricinin. Heilwirkung und Verwendung: eines der wichtigsten Abführmittel bei akuter Darmverstopfung (regt die Darmbewegung an und wirkt als Gleitmittel); die Samen sind tödlich giftig, doch die Toxine gehen nicht in das gepreßte Öl über.

RNS:
die Ribonukleinsäure, die vom molekularen Aufbau her der DNS* sehr ähnlich ist. RNS und DNS unterscheiden sich in der Struktur eines Zuckerbausteins und einer der verwendeten Basen (siehe DNS*). Die RNS wird gebildet, wenn die DNS abgelesen wird und aus diesen Informationen dann die dazu gehörigen Proteine* aufgebaut werden.

Rohkost:
vitamin-, mineralstoff- und ballaststoffreiche, kalorien- und fettarme, zumeist pflanzliche Kost, die ohne Anwendung von Hitze hergestellt wird.

Rolfing (auch „strukturelle Integration"):
von der amerikanischen Chemikerin Ida P. Rolf (1896-1979) in den 50er Jahren entwickeltes Behandlungsverfahren zur Beseitigung von Fehlhaltungen und damit der Lösung der ihnen zugrundeliegenden seelischen Spannungen insbesondere durch eine intensive Massagtechnik.

Röntgenstrahlung:
Diese Strahlungsform wurde von Wilhelm Conrad Röntgen 1895 entdeckt, der sie zunächst als X-Strahlung bezeichnete, wie sie im englischen Sprachraum heute immer noch genannt wird (X-ray). Meistens bezeichnet man alle Untersuchungen mit Röntgenstrahlung nur kurz als Röntgen. Dabei macht man sich hochenergetische Strahlung zunutze, die sich von der Strahlung des sichtbaren Lichtes durch seine kürzere Wellenlänge unterscheidet. Dadurch wird diese Strahlung nur noch durch sehr dichte Materie aufgehalten, also z.B. durch die Knochen oder dichtes Gewebe. Normalerweise sind innere Organe so nicht darstellbar. Um sie trotzdem mit Hilfe von Röntgenstrahlung zu untersuchen, wird häufig in die Organe ein Kontrastmittel* eingebracht, das die Röntgenstrahlung aufhält, wodurch das betreffende Organ sichtbar gemacht werden kann. Eine besonders aufwendige Form der Röntgendarstellung ist die Computertomographie*, wobei der Körper schichtweise mit Röntgenstrahlen durchleuchtet wird und ein Computer daraus ein Bild konstruiert. Da allerdings Röntgenstrahlen nachgewiesenermaßen krebserregend sein können, sollte man diese

Methode sparsam verwenden. In den meisten Fällen sind aber mögliche Schäden gegenüber dem diagnostischen Wert der Röntgenaufnahme zu vernachlässigen (z.B. bei der Krebsvorsorge).

Rosmarin:
Rosmarinus officinalis; Arzneipflanze aus der Familie der Lippenblütler, Lamiaceae. Verwendete Teile: Blätter; Drogenbezeichnung: Rosmarini folium. Inhaltsstoffe: ätherisches Öl (u.a. Borneol, Kampfer, Camphen, Cineol), Flavonoide, Gerbstoffe (Rosmarinsäure), Diterpene, Carnosol. Heilwirkung und Verwendung: blähungstreibend, adstringierend und entzündungshemmend, tonisierend; innerlich als Tee oder Wein gegen Völlegefühl, Blähungen und leichte krampfartige Magen-, Darm- und Gallestörungen; äußerlich (als Einreibemittel) gegen Muskel- und Gelenkrheumatismus; durchblutungsfördernd und anregend als Rosmarinbad. Das Homöopathikum Rosmarinus officinalis (Kürzel: Rosm.) wird aus dem frischen Kraut hergestellt.

Roßkastanie:
Aesculus hippocastanum; Arzneipflanze aus der Familie der Roßkastaniengewächse, Hippocastanaceae. Verwendete Teile: Samen; Drogenbezeichnung: Hippocastani semen). Inhaltsstoffe: Triterpensaponine (vor allem Aescin), Cumarine, Flavonoide. Heilwirkung und Verwendung: äußerlich (als Lotion, Salbe oder Gel) wirksam gegen Venenleiden (Krampfadern, Hämorrhoiden), Geschwüre und Frostbeulen; innerlich angewandt kann die Pflanze Vergiftungserscheinungen bewirken. Das Homöopathikum Aesculus hippocastanum (Kürzel: Aesc.) wird aus den frischen geschälten Früchten hergestellt.

Röteln (Rubeola):
eine virale Infektionskrankheit, die zu den Kinderkrankheiten gezählt wird. Sie ist nicht so ansteckend wie z.B. die Windpocken und verläuft in der Regel harmlos. Gefährlich sind Röteln, wenn sie im Erwachsenenalter bei schwangeren Frauen auftreten. Es besteht eine sehr große Gefahr für das ungeborene Kind, das schwere Mißbildungen davontragen kann. Daher werden zumindest Mädchen im allgemeinen gegen die Röteln geimpft. Frauen mit Kinderwunsch sollten ihre Immunität* überprüfen lassen und sich gegebenenfalls (vor einer Schwangerschaft!) impfen lassen. Die Röteln beginnen zumeist mit zwei Tagen leichten Fiebers, die von Erkältungssymptomen begleitet werden. Anschließend kommt es zu dem typischen flächigen Exanthem*, das nach zwei bis drei Tagen wieder verschwindet. Das Allgemeinbefinden ist zumindest bei Kindern nur selten besonders beeinträchtigt. Komplikationen treten nur in Ausnahmefällen auf.

Rotlichtbehandlung:
siehe Lichttherapie*.

Rückenmark:
Teil des zentralen Nervensystems, das sich im Rückenmarkskanal in den Wirbelknochen befindet. Vom Rückenmark aus zweigen die Nerven zu den äußeren Körperteilen und Organen ab, nach oben hin geht es in das Stammhirn über.

Rückenschmerzen:
diese auch als Kreuzschmerzen bezeichneten Beschwerden sind in der Regel auf muskuläre Verspannungen zurückzuführen. Fast immer entstehen diese durch eine dauerhaft angespannte Sitzhaltung, z.B. durch die Arbeit an einen Computer. In diesen

Fällen hilft eine gezielte Rückengymnastik, bei der die Muskulatur gelockert und gestärkt wird. Rückenschmerzen aufgrund von Bandscheibenschäden sind ernster zu nehmen. Sie haben ihre Ursache oft in dauerhaften Überlastungen z.B. durch falsches und zu schweres Heben. Bei andauernden Rückenschmerzen sollte auf jeden Fall ein Arzt aufgesucht werden, der zunächst versuchen wird, z.B. Bandscheibenschäden als Ursache auszuschließen. Liegt keine schwere Erkrankung vor, dann hilft nur eins: eine gezielte Gymnastik der Rumpfmuskulatur.

Ruhr:
Die eigentliche Ruhr ist eine durch Bakterien verursachte Infektionskrankheit (die Bakterienruhr im Gegensatz zur Amöbenruhr*). Sie befällt in der Hauptsache den Dickdarm und wird durch verunreinigte Lebensmittel übertragen. Die Erreger dringen in die Darmschleimhaut ein und können dort die Bildung von Geschwüren verursachen. Es kommt zu schleimig-wäßrigen Durchfällen, die auch Blut enthalten können. Dazu kommt Erbrechen und Fieber. Nach dem Abklingen der Erkrankungen kann es zu rheumatischen Beschwerden kommen. In der Regel verläuft die Ruhr ohne gefährliche Komplikationen. Eine Ausnahme führt ein besonderer Bakterienstamm herbei, der allerdings in Deutschland nur selten auftritt und der einen Giftstoff freisetzt, der den Organismus schwer schädigen kann. Hierbei kann es zu zur Austrocknung des Körpers mir nachfolgendem Schock* kommen. Außerdem kann das zentrale Nervensystem geschädigt werden. Entsprechend kommt es dabei häufiger auch zu Todesfällen.

Ruptur:
ein Riß in Geweben und Organen.

S:
das chemische Symbol für Schwefel.

Saftfasten:
Ernährung über einen oder mehrere Tage ausschließlich mit Obst- und Gemüsesäften, aber auch Kräutertee und Mineralwasser; im Gegensatz zum totalen Fasten („Nulldiät") werden dem Körper dabei noch Kalorien, Vitamine und Mineralstoffe zugeführt.

Salbei:
Salvia officinalis; Arzneipflanze aus der Familie der Lippenblütler, Lamiaceae. Verwendete Teile: Blätter; Drogenbezeichnung: Salviae folium. Inhaltsstoffe: ätherisches Öl (mit Thujon, Cineol und Kampfer), Gerb- und Bitterstoffe, Flavonoide, Phenolcarbonsäuren. Heilwirkung und Verwendung: als Spül- und Gurgelmittel desinfizierend bei Entzündungen im Mund- und Rachenraum; adstringierende Wirkung bei leichtem Durchfall; setzt die Schweißbildung herab.

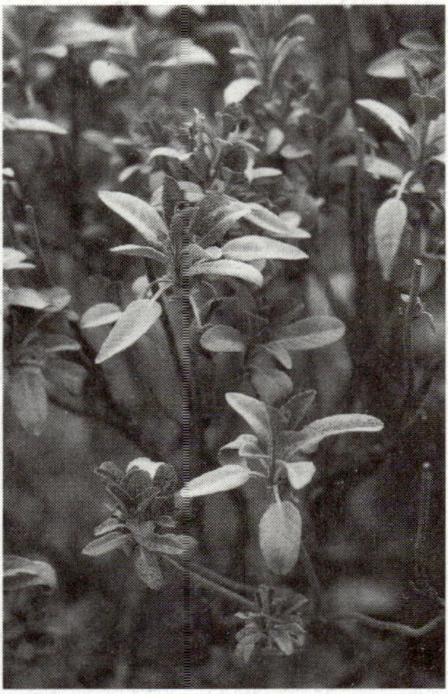

Salbei

Salmonellen:
eine sehr große Gruppe von zum Teil krankheitserregenden Bakterien, von denen es an die 2000 verschiedene Arten und Unterarten gibt. So gehören z.B. die Erreger von Typhus* und Paratyphus* zu den Salmonellen. Der Erreger der eigentlichen Salmonellose, der insbesondere in den Sommermonaten immer wieder von sich reden macht, gehört zu einem anderen Typ und wird durch verseuchte Lebensmittel verbreitet. Fast immer sind es rohe oder nur kurz gegarte Eier, die einen Salmonellenbefall auslösen. Die ersten Krankheitssymptome machen sich schon nach nur einem Tag bemerkbar: Es kommt zu wäßrigem Durchfall und Erbrechen. Nach ein bis zwei Tagen ist es dann zumeist auch schon überstanden. Nur bei geschwächten Personen, z.B. bei älteren Menschen, kann eine Salmonellenvergiftung zum Tode führen. Das hängt auch immer von der jeweiligen Salmonellenart ab. Die Behandlung ist in der Regel darauf ausgerichtet, die Symptome zu lindern. Wichtig ist eine ausreichende Flüssigkeitszufuhr. Zur Vorbeugung sollten vor allem in Großküchen strenge hygienische Standards insbesondere im Umgang mit rohen Eiern eingehalten werden. Wer eine Salmonellenerkrankung hinter sich hat, kann noch lange Zeit danach Salmonellen mit dem Stuhl ausscheiden, so daß auch hier besondere hygienische Maßnahmen ergriffen werden müssen.

Salpingitis:
eine Entzündung der Eileiter*.

Samen:
siehe Sperma*.

Sandbad:
Bedeckung des Körpers oder einzelner Körperteile mit erwärmtem Sand zur Behandlung von rheumatischen Erkrankungen u.a.; in der Naturheilkunde nur selten durchgeführt.

Sarkode:
homöopathisch potenzierte Nosode* aus gesundem Gewebe.

Sarkome:
bösartige Krebserkrankungen, die vom Binde- oder Muskelgewebe, den Knochen oder den Blutgefäßen ausgehen. Sie bilden in der Regel frühzeitig Metastasen* aus, die über das Blut verbreitet werden. Die Sarkome werden entweder nach dem Muttergewebe benannt, aus dem sie hervorgegangen sind, oder, falls das nicht möglich ist, nach dem vorherrschenden Zelltyp (z.B. spindelzelliges, rundzelliges Sarkom usw.).

Säuerling:
für Trink- und Badekuren genutzte Mineralquelle mit wenigstens 1 g freiem Kohlendioxid pro Liter.

Sauerstoff:
chemisches Element mit dem Symbol O. Der Sauerstoff kommt dabei nicht als einzelnes Atom vor, sondern verbindet sich mit sich selbst, in der Regel zu paarweise gebundenen O_2-Molekülen. In dieser Form macht Sauerstoff etwa 21 % der Atmosphäre aus. Bei jedem Atemzug nehmen wir etwa ein Fünftel des Luftsauerstoffs auf, so daß die ausgeatmete Luft noch immer 17 % Sauerstoff enthält. Sauerstoff hat jedoch nicht nur positive Wirkungen: In den Zellen wirkt freier Sauerstoff als Zellgift und muß durch ausgeklügelte Mechanismen in Schach gehalten werden. Bestimmte Bakterientypen, die diese Mechanismen nicht besitzen, sterben ab, sobald sie der Luft ausgesetzt werden (Anaerobier*). Besonders aggressiv ist Sauerstoff in seiner Form als Ozon* (O_3).

Sauerstoff-Infusions-Therapie:
intravenöse Infusion mit Sauerstoff zur Behandlung von Durchblutungsstörungen; von H. S. Regelsberger entwickelte Variante der Sauerstofftherapie*.

Sauerstoff-Mehrschritt-Therapie (Abk. SMT):
von dem Physiker Manfred von Ardenne (geb. 1907) 1978 entwickeltes Verfahren zur Vorbeugung gegen Altersbeschwerden, Durchblutungsstörungen und Tumorbildung; zu diesem Zweck wird vom Patienten nach vorheriger Einnahme von bestimmten Medikamenten, die die Sauerstoffaufnahmeleistung erhöhen sollen, ein Sauerstoffluftgemisch eingeatmet. Ziel ist es, die Fähigkeit insbesondere alter Menschen, Sauerstoff aus der normalen Atemluft zu verwerten, durch Erweiterung verengter Blutkapillaren dauerhaft zu erhöhen.

Sauerstofftherapie:
1. Inhalation von hochkonzentriertem Sauerstoff zur Behebung von Sauerstoffmangel (etwa bei ungenügender Lungenfunktion).
2. Behandlung mit Sauerstoff (O_2) und dem aus dreiatomigen Molekülen bestehenden Sauerstoff Ozon (O_3); vgl. Ozontherapie*.

Saugglocke:
ein Instrument, das in der Geburtshilfe eingesetzt wird, um im Endstadium, wenn sich der Kopf bereits im Geburtskanal befindet, aber nicht recht vorankommt, den Geburtsvorgang zu beschleunigen. Dies

kann auch dann notwendig werden, wenn erkennbar ist, daß es dem Kind möglicherweise nicht mehr so gut geht, also eine möglichst schnelle Geburt durchgeführt werden muß. Die Alternative ist die Geburtszange, die aber seltener verwendet wird.

Saugmassage:
Variante des unblutigen Schröpfens*, bei der mittels einer Saugglocke durch Unterdruck Blutergüsse in der Haut hervorgerufen werden.

Sauna (auch „finnisches Bad"):
Heißluft-Dampf-Badekabine zur Ganzkörperbehandlung mit Heißluft, ggf. in Kombination mit Dampfaufgüssen; nach einer Dauer von 10-20 Minuten erfolgt eine Abkühlung mit kaltem Wasser oder an der freien Luft und dann eine Ruhepause; mehrmalige Wiederholung ist möglich bzw. sinnvoll. Durch Saunabäder wird das allgemeine Wohlbefinden gesteigert, werden Kreislauf und Stoffwechsel angeregt, und die Widerstandskraft gegen Infektionen wird gefördert (Abhärtung*).

Säure:
Sauer sind alle chemischen Verbindungen, die ein positiv geladenes Proton (bzw. Wasserstoffatom) abgeben können (vgl. pH*-Wert). Man unterscheidet starke Säuren, die sehr leicht ein solches Proton abgeben, und schwache Säuren, die nur wenig bereit sind, sich davon zu trennen. Der Körper selbst produziert eine Menge Säuren, z.B. die Salzsäure im Magen (eine starke Säure) oder die Milchsäure (eine schwache Säure) in der Muskulatur.

Säureblocker:
Dies sind Medikamente, die die Bildung überschießender Säure im Magen verhindern sollen. Man verwendet diese Stoffe insbesondere bei Magengeschwüren*, um bei stark angegriffener Magenschleimhaut eine weitere Schädigung der Magenwand zu verhindern.

Scabies:
siehe Krätze*.

Schachtelhalm:
Equisetum arvense, Ackerschachtelhalm; Arzneipflanze aus der Fmilie der Schachtelhalmgewächse, Equisetaceae. Verwendete Teile: Kraut; Drogenbezeichnung: Equiseti herba. Inhaltsstoffe: Kieselsäure, Silikate, Flavonoide, Phenolsäuren, Sterine, Alkaloide (u.a. Nikotin). Heilwirkung und Verwendung: als wassertreibendes Mittel geeignet zur Durchspülungstherapie bei bakteriellen und entzündlichen Erkrankungen der ableitenden Harnwege sowie bei Nierengrieß; wirksam gegen Gicht und rheumatische Beschwerden; äußerlich gegen Frostbeulen und Beingeschwüre; Bestandteil von Rheuma-, Blutreinigungs-, Blasen- und Nierentees. Das Homöopathikum Equisetum hyemale (Kürzel: Equis.) wird nicht aus dem Ackerschachtelhalm hergestellt, sondern aus dem Winterschachtelhalm, der u.a. in Ost- und Südosteuropa vorkommt.

Schädelbasisbruch:
Die Schädelbasis bildet das knöcherne Gerüst oberhalb des Mund-Rachenraumes, auf dem das Gehirn gleichsam aufliegt. Ein Bruch dieses Gerüstes ist nicht leicht zu erkennen, da eine röntgenologische Diagnose schwierig ist. Es gibt allerdings typische Kennzeichen, z.B. Blutungen im Gesicht (Brillenhämatom*) oder bestimmte Gehörstörungen, je nachdem wo genau der Bruch stattgefunden hat.

Schädel-Hirn-Trauma:
eine Verletzung des Schädels mit Schädigung auch des Gehirns.

Schafgarbe:
Achillea millefolium; Arzneipflanze aus der Familie der Korbblütler, Asteraceae. Verwendete Teile: Kraut (Drogenbezeichnung: Millefolii herba) und Blütenstände (Millefolii flos). Inhaltsstoffe: ätherisches Öl (Linalool, Kampfer, Sabinen, Chamazulen), Gerb- und Bitterstoffe, Flavonoide, Salicylsäure, Cumarine und Alkaloide. Heilwirkung und Verwendung: aromatisches Bittermittel zur Anregung des Appetits bei Darm- und Gallebeschwerden; regt die Nierentätigkeit an; äußerlich und innerlich blutstillend; lindert Menstruationsschmerzen. Das Homöopathikum Millefolium (Kürzel: Mill.), das aus dem Kraut blühender Pflanzen hergestellt wird, findet u.a. Verwendung als blutstillendes sowie als Mittel gegen Krampfadern.

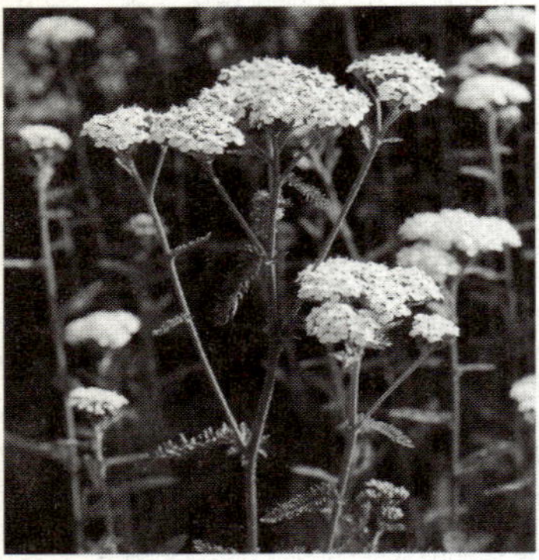

Schafgarbe

Schalltrauma:
durch Geräusche mit sehr hoher Lautstärke hervorgerufene Schwerhörigkeit*.

Scham:
die äußeren Geschlechtsorgane* der Frau.

Schamane:
eine Art Priester und Heiler in den Kulturen vieler Naturvölker. Der Schamane versetzt sich durch bestimmte Techniken (Tanz, Verwendung psychoaktiver Pflanzen) und unter Gebrauch bestimmter Requisiten (z. B. Trommel) in Trance bzw. Ekstase, um in diesem Zustand des vermeintlich übersinnlichen Kontakts mit der „Geisterwelt" böse Geister, die allgemein Schaden und insbesondere Krankheiten verursachen, gnädig zu stimmen bzw. zu bannen, die Seele eines Kranken aus der Geisterwelt zurückzuholen und ähnliches.

Schamanismus:
magisch-ekstatische Praxis innerhalb vieler Naturreligionen, die auch ekstatische Zeremonien als Therapieform beinhaltet; zentraler Ausführender der schamanischen Techniken ist der Schamane*.

Schambein:
auch Schamhügel genannte leichte Erhöhung oberhalb der Schamlippen bzw. des Gliedes.

Schanker:
ein Geschwür bei Geschlechtskrankheiten*. Es gibt den „harten Schanker" (siehe Syphillis*) und den weichen* Schanker.

Scharlach (Scarlatina):
eine Kinderkrankheit, die hin und wieder auch bei Erwachsenen auftritt, insbesondere da es mehr als nur einen Erregertyp (Streptokokken*) gibt, so daß die in der Kindheit möglicherweise erworbene Immunität* nicht gegen alle Scharlacherreger

schützt. Die Inkubationszeit beträgt nur wenige Tage, bevor dann ziemlich plötzlich hohes Fieber mit Kopfschmerzen, Erbrechen und (besonders charakteristisch) Schluckbeschwerden mit einer Rötung des Rachens und Gaumens aufkommen. Erst einen Tag später entwickelt sich das typische Scharlach-Exanthem*, das auf eine entzündliche Reaktion der Gefäße zurückzuführen ist. Typisch ist, daß die Rötung durch Druck verschwindet.
Im allgemeinen bleibt das Gesicht davon ausgespart. Es kommt außerdem zu einer charakteristisch gefärbten „Himbeerzunge". Nach etwa einer Woche verschwinden diese Symptome wieder, und etwas später kommt es zu einer großflächigen Schuppung der Haut, die sich in großen Fetzen ablöst. Als Komplikationen können neben direkten Zweitinfektionen (z.B. Mittelohrentzündung*) auch Autoimmunkrankheiten* wie rheumatisches* Fieber und Nierenschäden (Glomerulopathie*) auftreten. Man vermutet als Ursache dieser Komplikationen, daß als Reaktion des Immunsystems auf die Streptokokken* Antikörper* gebildet werden, die körpereigenes Gewebe für fremd halten und angreifen können. Es wird daher eine frühzeitige Behandlung mit Penicillin* empfohlen.

Schaufensterkrankheit:
siehe Claudicato* intermittens.

Scheide:
siehe Vagina*.

Scheinschwangerschaft:
durch psychische Faktoren hervorgerufene schwangerschaftsartige Symptome wie das Ausbleiben der Monatsblutung und das Auftreiben des Bauches.

Scheintod:
eine extrem tiefe Form der Bewußtlosigkeit, in der die Erkennung von Lebenszeichen nur noch durch die Aufzeichnung eines EEG* oder EKG* möglich ist. Die äußerst geringe Atmung ist offenbar für die Aufrechterhaltung der Gehirnzellen ausreichend. Ob Dauerschäden im Gehirn zurückbleiben, hängt u.a. davon ab, wie lange der Zustand des Scheintodes gedauert hat. Ein Scheintod tritt vor allem nach Erfrierungen oder durch Schlafmittelvergiftungen ein.

Schellong-Test:
eine Überprüfung der Kreislauffunktion durch wiederholte Messung von Puls und Blutdruck jeweils im Liegen und dann im Stehen. Eventuell wird auch ein EKG aufgenommen.

Schenkelguß:
Guß nach Sebastian Kneipp*, der dem Knieguß* ähnelt, jedoch die Oberschenkel einbezieht; Heilanzeigen sind u.a. Krampfadern und Muskelrheumatismus, außerdem dient der Schenkelguß zur Abhärtung*.

Schenkelhals:
der oberste Abschnitt des Oberschenkelknochens, der von der geraden Linie des Knochens schräg nach innen abbiegt und den Schenkelkopf trägt. Der Schenkelkopf bildet mit der Gelenkpfanne des Beckenknochens das Hüftgelenk. Dieser Abschnitt ist relativ bruchempfindlich (vgl. Oberschenkelhalsbruch*).

Scheuermann-Krankheit:
eine Erkrankung der Wirbelsäule, die im fortgeschrittenen Stadium zu einem unbeweglichen Rundrücken („krummer Rücken") führt. Die Ursache sind Wachstumsstörungen im Bereich der Oberfläche der Wirbel-

körper. Was aber genau dahinter steckt, ist nicht ganz klar, man vermutet eine erbliche Veranlagung oder hormonelle Störungen. Die Krankheit beginnt zumeist im Jugendalter (kann aber auch bei Erwachsenen auftreten) und ist in den meisten Fällen mit Schmerzen verbunden. Zur Behandlung führt man eine spezielle Krankengymnastik durch, außerdem helfen Bewegungsübungen und Schwimmen. Die Scheuermann-Krankheit ist die häufigste Wirbelsäulenerkrankung im Jugendalter.

Schielen:
siehe Strabismus*.

Schilddrüse:
dieses vielleicht walnußgroße Organ liegt halbkreisförmig mit zwei Lappen vor der Luftröhre, gerade unterhalb des Kehlkopfes. Die Schilddrüse produziert drei verschiedene Hormone, von denen das Trijodthyronin (T_3) und das Tetrajodthyronin (T_4) auf den Stoffwechsel wirken und das Calcitonin* in den Kalizumhaushalt des Körpers eingreift. Das T_3 und T_4 üben Wirkungen vor allem auf den Grundumsatz des Stoffwechsels aus. Sie bestimmen, mit welcher „Drehzahl" (und damit mit welchem Kalorienverbrauch) unser Körper im Ruhezustand „läuft". Sie erhöhen indirekt den Blutzuckerspiegel, greifen in den Proteinstoffwechsel ein, haben (wichtig für Kinder) wachstumsfördende Eigenschaften und erhöhen die Wirksamkeit des Adrenalins*. Die Regulation der Hormonproduktion erfolgt über die Hypohyse* bzw. indirekt über den Hypothalamus*. Zur Produktion der beiden Hormone T_3 und T_4 braucht die Schilddrüse Jod, das sie aus der Blutbahn entnimmt und in ihre Zellen einschleust. Bei einer Schilddrüsenunterfunktion spricht man von einer Hypothyreose*, bei einer Überfunktion von einer Hyperthyreose*. Die Vergrößerung der Schilddrüse wird als Kropf* (Stroma) bezeichnet.

Schilddrüsenantikörper:
bei Schilddrüsenerkrankungen lassen sich häufig Antikörper* feststellen, die sich gegen die eigene Schilddrüse richten (Autoimmunkrankheit*). Sie richten sich zumeist gegen spezielle Rezeptoren* oder Enzyme* der Schilddrüse und haben damit direkte Auswirkungen auf den Stoffwechsel. Die meisten dieser Antikörper führen zu einer Unterfunktion der Schilddrüse (Hypothyreose*), andere dagegen imitieren die Wirkung der Hypophysenhormone, regen damit also die Schilddrüse zu einer ungehemmten Hormonproduktion an (Hyperthyreose*).

Schimmelpilze:
Dies sind alle Pilzarten, die ein Myzel bilden, also die typischen Pilzfäden. Schimmelpilze können einerseits durch ihre Stoffwechselprodukte (Aflatoxine* u.a.) zu schweren Lebensmittelvergiftungen führen, andererseits sind sie es, von denen wir uns das Penicillin* abgeschaut haben. Nicht zuletzt würden uns ohne Schimmelpilze so manche kulinarischen Genüsse fehlen, wie z.B. die Schimmelkäse.

Schistosomiasis:
siehe Bilharziose*.

Schizophrenie:
eine psychische Erkrankung, für die keine organischen Ursachen bekannt sind und die in sehr vielfältigen Formen auftritt. Welches genau ihre Ursachen sind, ist nur in seltenen Fällen nachzuweisen. Eine Definition der Schizophrenie ist nur über die

Symptome möglich, zu denen neben der Ich-Spaltung z.B. Wahn*, Halluzinationen*, Denkstörungen oder Autismus* gehören. Nach einer alten Beschreibung liegt eine Schizophrenie dann vor, wenn eine Person es als zu schwierig empfindet, die Realität, in der sie lebt, in ein einheitliches Bild zu fassen, weil damit Komplikationen verbunden sind, deren Verarbeitung über die eigenen Kräfte geht.

Schlaf:
Der Schlaf ist durchaus kein einheitlicher, statischer Ruhezustand, sondern unterliegt einem spezifischen Rhythmus. Dabei wechseln Tiefschlafphasen (Non-REM-Schlaf) mit flachen Schlafphasen (Traumphasen, REM*-Schlaf) ab. Je länger der Schlaf dauert, desto kürzer werden die Tiefschlafphasen (von bis zu einer Stunde am Anfang bis zu 15 Minuten am Ende) und die Traumphasen immer länger. Beide Schlafphasen haben ihre Funktion: Die Tiefschlafphasen dienen der eigentlichen Erholung, während die Traumphasen vermutlich bei der Gedächtnisfunktion eine wichtige Rolle spielen.

Schlafapnoe-Syndrom:
das anfallsartige Auftreten von Atemstillständen während der Tiefschlafphasen (siehe Schlaf*), die 10 Sekunden und mehr anhalten können. Dabei kann es zu dauerhaften chronischen Sauerstoffmängeln kommen. Die langfristigen Folgen können Bluthochdruck im Lungenkreislauf, Herzrhythmusstörungen* und ein Cor* pulmonale sein. Betroffen sind vor allem Männer zwischen 40 und 60 Jahren. Die eigentliche Ursache sind mangelhaft funktionsfähige Muskeln am Gaumen, so daß die Atemwege teilweise versperrt werden. Die äußerlich spürbaren Warnzeichen einer Schlafapnoe sind starkes Schnarchen, morgendliche Kopfschmerzen und eine allgemeine starke Müdigkeit. Fast immer sind die betroffenen Männer übergewichtig, häufig wirkt bereits eine Gewichtsreduzierung Wunder. Auch der Alkoholkonsum sollte eingeschränkt werden. Gegebenenfalls hilft auch eine nächtlich durchgeführte Überdruckbeatmung durch die Nase, die dauerhaft eingesetzt werden muß, um den Sauerstoffmangel zu beheben.

Schlafkrankheit:
eine im tropischen Afrika vorkommende bakterielle Krankheit, die von Stechmücken (Tsetsefliegen) übertragen wird. Man unterscheidet zwei Varianten: Bei der westafrikanischen Form kommt es zunächst nach zwei bis drei Wochen an der Stichstelle zu einem kleineren Geschwür, dem dann zunächst ein wechselndes, wenig hohes Fieber und mit Ausnahme geschwollener Lymphknoten* keine weiteren Symptome folgen. Nach und nach kommen dann Müdigkeit, verminderter Pulsschlag, Schwindelgefühle und Kopfschmerzen hinzu. Frühestens nach sechs Monaten, meist aber erst Jahre später dringen die Erreger dann in das zentrale Nervensystem ein und führen zu Symptomen wie Schlafsstörungen, Bewußtlosigkeit, Apathie usw., die letztendlich unbehandelt zum Tode führen. Die ostafrikanische Form beginnt schneller und plötzlicher, wobei zwar relativ schnell auch das Nervensystem betroffen ist, aber die dadurch hervorgerufenen typischen Symptome nicht wie bei der westafrikanischen Form im Vordergrund stehen. Die ostafrikanische Form der Krankheit führt unbehandelt meist bereits nach drei bis neun Monaten zum Tode. Die Behandlung wird mit einer Chemotherapie durchgeführt, eine Vorbeugung mit bestimmten

Chemotherapeutika ist nicht absolut sicher. Der sicherste Schutz ist die Vermeidung von Insektenstichen.

Schlaflosigkeit:
Diese wird definiert als eine über längere Zeit andauernde Schlafstörung, bei der es einerseits zu einer ungenügenden Schlafdauer und andererseits zu einem nicht ausreichend erholsamen Schlaf kommt, wobei als Folge subjektiv spürbare Leistungsverminderungen auftreten. Man unterscheidet dabei Einschlafstörungen, Durchschlafstörungen und das sogenannte morgendliche Früherwachen. Nur in seltenen Fällen kann eine Ursache für Schlafstörungen dingfest gemacht werden. Immerhin haben Schlafforscher eine goldene Regel aufgestellt: Das beste Mittel, um den Schlaf zu verhindern, ist krampfhaft auf ihn zu warten.

Schlafmittel:
Medikamente, die zur Behebung von Schlafstörungen verwendet werden. Zumeist werden heute Benzodiazepine verwendet. Schlafmittel bekämpfen nur die Symptome und sollten nur vorübergehend eingesetzt werden, sofern spezielle Umstände dies erfordern (z.B. ein Krankenhausaufenthalt oder eine sonstige ungewohnte Umgebung). Die Risiken, die mit einem dauerhaften Gebrauch von Schlafmitteln verbunden sind, sind hoch: Abhängigkeit, Veränderung der Schlafphasen mit vermindertem erholsamen Schlaf, Persönlichkeitsveränderungen, Müdigkeit auch tagsüber, Organschäden insbesondere der Nieren und der Leber.
Schlafwandeln (Somnambulismus): eine Form der Schlafstörung, bei der es zu einem fast wachartigen Schlafzustand kommt, bei dem der Schlafende umhergeht und z.T. komplizierteste Tätigkeiten verrichtet.

Schlagader:
die Arterien*, die sauerstoffreiches Blut vom Herzen zu den Organen bringen. Sie haben ihren Namen von dem spürbaren Pulsschlag, der aufgrund des durch den Herzschlag wellenförmig durch die Adern getriebenen Blutes entsteht.

Schlaganfall (Apoplexie):
Durch einen Schlaganfall kommt es zu einer Unterbrechung der Blutversorgung für einen bestimmten Bereich des Gehirns. Die akute Folge ist zunächst ein funktioneller Ausfall der betroffenen Gehirnzentren, der im schweren Fall eine halbseitige Lähmung mit Verlust der Sprache oder gar den sofortigen Tod zur Folge haben kann. Die Ursache kann einerseits eine Verstopfung eines Blutgefäßes (80 % der Fälle, mit einer Sterblichkeit von 20 %), andererseits eine Gehirnblutung sein (20 %, mit einer Sterblichkeit von 50 %).
Die Verstopfung eines Blutgefäßes erfolgt meist aufgrund einer Embolie*, wobei zumeist ein Thrombus (siehe Thrombose*) von außerhalb des Gehirns in die Gehirngefäße gelangt ist. Es kann aber auch zu einer Thrombose* in den Blutgefäßen des Gehirns selber kommen, wobei zumeist bereits Ablagerungen in den Gefäßen die „Vorarbeit“ geleistet haben (Arteriosklerose*). Eine Gehirnblutung wird meist durch hohen Blutdruck begünstigt.

Schlammbad:
siehe Moorbad*.

Schlangenwurzel:
siehe Rauwolfia*.

Schlankheitsdiät:
Kostform zur Reduzierung des Körpergewichts. Wegen der erforderlichen Bereitschaft zur Einhaltung

eines Diätplans bzw. der oft schwer aufzubringenden Selbstdisziplin desjenigen, der abnehmen will, ist ein geeigneter Rahmen (Kuraufenthalt) hilfreich; siehe Schlankheitskur*.

Schlankheitskur:
Diätkur, die in Kombination mit einer Bewegungstherapie* sowie einer psychologischen Betreuung mit dem Ziel der Reduzierung des Körpergewichts durchgeführt wird; dabei wird eine grundsätzliche Umstellung der Ernährungsgewohnheiten angestrebt.

Schleimbeutel:
kleine mit Gelenkschmiere gefüllte Beutel, die zwischen Knochen, Knorpeln und Sehnen als Puffer dienen, um Reibungen zu verhindern. Zu einer Entzündung der Schleimbeutel kommt es durch eine direkte Verletzung, verschleppte Krankheitserreger aus anderen Körperbereichen und dauernden Druckreiz (Berufskrankheit bei Fliesenlegern und Putzfrauen). Bei einer akuten Entzündung reicht eine Ruhigstellung des betroffenen Gliedes, gegebenenfalls kombiniert mit entzündungshemmenden Mitteln aus. Im chronischen Fall wird der betroffene Schleimbeutel in der Regel entfernt.

Schleimhaut:
Mit dieser Haut werden die meisten Hohlorgane des Körpers ausgekleidet. Sie besteht aus einer Deckschicht aus Epithelzellen (vgl. Epithel*) und der darunter liegenden Bindegewebsschicht. Die Schleimhäute werden durch spezielle Drüsen permanent feucht gehalten.

Schleudertrauma:
eine der häufigsten Verletzungen nach Verkehrsunfällen. Insbesondere nach Auffahrunfällen kommt es zu einem sehr schnellen ruckartigen Vorwärts- und Rückwärtsschnellen des Kopfes mit Verletzungen in der haltenden Muskulatur und den Bändern des Nackens. Im allgemeinen ist ein Schleudertrauma schwer nachzuweisen, und man ist auf die Beschreibung des Patienten angewiesen. Die Behandlung erfolgt mit einem sogenannten Schanz-Verband, einer Art steifer Halskrause (sogenannte Halskrawatte) und krankengymnastischen Übungen.

Schluckauf:
eine unwillkürliche Zusammenziehung des Zwerchfells*, kombiniert mit dem Schließen der Stimmritze* im Kehlkopf. Kommt vor allem bei Säuglingen häufig vor und ist in der Regel ohne medizinische Bedeutung. Selten sind Reizungen des Zwerchfellnervs im Bauchbereich die Ursache, die z.B. nach Operationen oder bei krankhaften Prozessen entstehen können.

Schlüsselbein:
der Knochen zwischen Brustbein und Schulterblatt. Ein Bruch ist relativ häufig, da durch den Aufprall mit dem ausgestreckten Oberarm die ganze Gewalt des Sturzes auf das Schlüsselbein übertragen wird.

Schlüsselblume:
siehe Primel*.

Schlüsselsymptom:
in der Homöopathie* sehr charakteristisches Symptom, das sogar außergewöhnlich sein kann und bei der Arzneimittelwahl – bei entsprechender Ähnlichkeit der sonstigen Patientensymptomatik mit den Symptomen des Arzneimittelbilds* – deutlich auf ein oder zwei bestimmte Arzneimittel hinweist (z. B. „Übelkeit mit Blässe im Gesicht durch Gerüche

des eigenen Körpers, etwa nach dem Stuhlgang" verweist auf Sulfur).

Schmerz:
ein Signal des Körpers, das irgendetwas nicht stimmt. Dazu gibt es sowohl auf der Haut als auch im Körper selbst fast überall Schmerzrezeptoren. Ausnahmen sind z.B. das Gehirn oder die Leber. Das Schmerzsignal wird dabei über eine spezielle Schmerzleitung in das Rückenmark und das Gehirn geleitet. Art und Stärke eines Schmerzes lassen sich von außen her bisher kaum überprüfen, sondern können nur subjektiv wahrgenommen werden. Bei länger andauernden Schmerzen über 6 Monate spricht man von einem Schmerzsyndrom*. Die Behandlung von Schmerzzuständen wird mit Hilfe einer Schmerztherapie* durchgeführt.

Schmerzmittel (Analgetika):
Medikamente zur Abschwächung oder Ausschaltung der Schmerzwahrnehmung. Man unterscheidet die Schmerzmittel nach dem Ort ihrer Wirksamkeit: Peripher wirksame Schmerzmittel werden am Ort der Schmerzentstehung aktiv, indem sie z.B. entzündungshemmend wirken. Zu dieser Gruppe gehören u.a. das Aspirin (Acetylsalicylsäure*) oder Paracetamol. Die zentral wirksamen Schmerzmittel blockieren die Schmerzwahrnehmung im Gehirn selbst. Hierzu gehören die wirksamsten Schmerzmittel überhaupt, z.B. die Opiate*.

Schmerzsyndrom:
ein Oberbegriff für alle Krankheitsbilder, die mit anhaltenden Schmerzen (länger als 6 Monate) verbunden sind. Man unterscheidet dabei fünf unterschiedliche Gruppen:
1. Entzündungsschmerzen: Diese sind die Folge chronischer entzündlicher Erkrankungen, wobei die Entzündungsmediatoren (siehe Entzündung*) das Schmerzempfinden deutlich verstärken können.
2. Spastische Schmerzen: aufgrund von Krämpfen der Muskulatur der inneren Organe entstehende Schmerzen, wobei es eine Vielzahl von möglichen Auslösern gibt.
3. Nervenschmerzen: Schmerzen, die durch Schädigungen bzw. chronische Irritationen von Nerven enstehen. Dazu gehört z.B. der bekannte Phantomschmerz* nach Amputationen.
4. Fehlregulationsschmerzen: auf einer Störung von Regulationssystemen des Stoffwechsels beruhende Schmerzen. Man zählt z.B. die Migräne* zu dieser Gruppe, da man die Fehlregulation von Botenstoffen (Neurotransmittern) im Gehirn dafür verantwortlich macht.
5. Ppsychosomatische Schmerzen: der körperliche Ausdruck unbewältigter psychischer Probleme, der häufig durch zusätzliche muskuläre Verspannungen verstärkt werden kann. Andererseits können Schmerzen auch ein Signal für eine fehlende Zuwendung sein, wie z.B. die „Bauchschmerzen" eines Kindes, um Aufmerksamkeit und Zuwendung zu gewinnen.

Schmerztherapie:
der Einsatz verschiedener therapeutischer Methoden mit dem Ziel, chronische oder akute Schmerzzustände zu beseitigen oder wenigstens abzumildern. Erstes Ziel muß es immer sein, die Ursache des Schmerzes auszuschalten. Ist das nicht möglich, was sehr häufig (z.B. bei Krebserkrankungen) der Fall sein kann, kommt es darauf an, das geeignete Mittel für die Schmerzbekämpfung zu finden. Dabei sind auch durchaus andere Methoden denkbar als ein-

fach nur die Gabe von Schmerzmitteln, wie z.B. die Akupunktur* oder Entspannungstechniken wie Autogenes* Training, die meistens nur in weniger schweren Fällen (nicht bei Krebserkrankungen) Wirkung zeigen. In der Krebstherapie ist es inzwischen in einigen Fällen möglich, durch die gezielte Bestrahlung eine schmerzerzeugende Metastase zu zerstören, so daß eine deutliche Linderung des Schmerzes erreicht werden kann.

Schmetterlingsflechte:
siehe Lupus* erythematodes

Schmierblutung:
unregelmäßige schwache Blutungen außerhalb der normalen Monatsblutung. Treten Schmierblutungen periodisch auf, dann handelt es sich zumeist um die Folge gutartiger Tumoren wie Polypen* oder Myome*. Manchmal sind auch eine Spirale* oder Verletzungen nach einem Geschlechtsverkehr als Ursache möglich. Da es sich in seltenen Fällen auch um eine bösartige Krebserkrankung handeln kann, muß die Ursache in jedem Fall vom Arzt ermittelt werden.

Schnarchen:
das Schnarchgeräusch wird dadurch produziert, daß die für die Spannung des Gaumensegels zuständigen Muskeln während des Schlafes erschlaffen und das Gaumensegel anfängt zu flattern. Voraussetzung ist allerdings, daß die schnarchende Person durch den Mund atmet. Das kann seine Ursache einfach in einer verstopften Nase haben, manchmal liegt es an zuviel Alkohol. Schnarchen ist durchaus nicht immer harmlos (vgl. Schlafapnoe*) und gilt als Risikofaktor* bei Erkrankungen des Herz-Kreislauf-Systems.

Schneeblindheit:
eine Bindehautentzündung* und Hornhautentzündung des Auges durch eine extrem starke Einwirkung von UV-Strahlung, z.B. bei stark reflektierenden Schneeflächen im Hochgebirge.

Schnitzer-Kost:
von dem Zahnarzt Johann-Georg Schnitzer (geb. 1930) entwickelte Kostform zur Vorbeugung und Behandlung von vermeintlichen Zivilisationskrankheiten wie Karies und Parodontose; präferiert wird pflanzliche Rohkost; gemieden wird Fleisch, in der strengen Variante („Intensivkost") auch alles Gekochte, Brot und Milch.

Schnupfen:
ein typisches Symptom einer Erkältung*.

Schock:
Mit der Bezeichnung Schock ist unabhängig von den Ursachen ein allgemeiner Kreislaufkollaps im Zusammenhang mit einer unzureichenden Durchblutung insbesondere der äußeren Organe gemeint. Der Körper zentralisiert sozusagen aus der Not heraus das Blut nach innen. Die typischen Symptome sind ein hoher, kaum fühlbarer Pulsschlag von über 100 Schlägen pro Minute (der Puls „fliegt"), die Atmung geht schnell, die Haut ist blaß und fühlt sich kühl an, und in manchen Fällen kommt es auch zu einer Bewußtseinstrübung. Es handelt sich immer um einen lebensgefährlichen Zustand, der sofort einer notärztlichen Behandlung bedarf. Man teilt den Schock nach den Ursachen in mehrere Gruppen ein:

1. Hypovolämischer Schock: ein Schock durch Flüssigkeitsmangel; dabei ist die Ursache meist schlicht

ein großer Blutverlust, so daß die dem Körper verbleibende Blutmenge nicht ausreicht, alle Organe zu versorgen. Die andere Möglichkeit ist ein starker Wasserverlust z.B. bei Durchfall und Erbrechen oder über die Haut nach Verbrennungen.
2. Kardiogener Schock: hier liegt die Ursache in einer verminderten Pumpleistung des Herzens. Er kann auftreten z.B. nach einem Herzinfarkt, bei Herzrhythmusstörungen und anderen Herzerkrankungen.
3. Endokrinologischer Schock: kommt bei Störungen im hormonellen Stoffwechsel vor, z.B. bei Zuckerkrankheit im Falle eines diabetischen Komas (vgl. Koma*).
4. Septisch-toxischer Schock: durch Bakteriengifte hervorgerufener Schock nach einer Allgemeininfektion des Körpers (Sepsis*).
5. Neurogener Schock: eine Störung der die Blutgefäßmuskulatur ansteuernden Nerven, wodurch es zu einem plötzlichen Erschlaffen der Muskulatur und zum „Absacken" des Blutdrucks kommt.
6. Anaphylaktischer* Schock: tritt nach einer allergischen Reaktion auf.
7. Nervenschock: auch durch ein plötzliche seelische Erschütterung kann das Blut sozusagen in den Beinen versacken, das hat aber im Prinzip nichts mit den oben beschriebenen körperlichen Schockzuständen gemein.

Schockindex:
ein Versuch, die Gefahr eines Schocks in eine Zahl zu fassen: Man teilt die Pulsschläge pro Minute durch den systolischen* Blutdruck. Bei einem Wert über eins besteht ein Schock, normal wäre in etwa ein Wert von 0,5. Allerdings schließt auch eine Zahl unter eins einen Schock nicht aus.

Schöllkraut:
Chelidonium majus; Gift- und Arzneipflanze aus der Familie der Mohngewächse, Papaveraceae. Verwendete Teile: Kraut (Drogenbezeichnung: Chelidonii herba) und Wurzel (Chelidonii radix). Inhaltsstoffe: Alkaloide (Allocryptopin, Berberin u.a.), Saponine, Flavonoide, ätherisches Öl. Heilwirkung und Verwendung: beruhigend und krampflösend bei Bronchitis, Keuchhusten und Asthma sowie bei Darmbeschwerden; galletreibend; Bestandteil von Magen-, Darm- und Galletees; traditionelle äußere Anwendung bei Ekzemen* und Warzen*.

Schorf:
entsteht, wenn aus größeren Hautwunden Wundsekret (Blut und Lymphe) austritt und dort nach dem Austrocknen eine harte Kruste bildet; ist ein Schutz vor Wundinfektionen.

Schrittmacher:
siehe Herzschrittmacher*.

Schröpfen:
Verfahren der Ausleitung* mit zwei Varianten:
1. Trockenes oder unblutiges Schröpfen: Mittels eines auf die Haut gesetzten Schröpfkopfs (einer Glas-, Metall- oder Gummiglocke), in dem ein Vakuum erzeugt worden ist, wird ein Sog ausgeübt, der die Blutkapillaren weitet und einen Bluterguß hervorruft. Durch diesen Reiz soll im Organismus eine allgemeine Umstimmung* stattfinden; vgl. Head*-Zonen.
2. Blutiges Schröpfen: Die Haut wird vor Aufsetzen der Vakuumglocke angeritzt (Skarifikation), so daß beim Schröpfvorgang Blut austritt und damit abgeleitet wird. – In der Naturheilkunde wird das Schröpfen gegen Beschwerden aller Art ange-

wendet. Diese Technik findet sich auch in anderen Medizinsystemen, etwa der Traditionellen* Chinesischen Medizin und der tibetischen* Medizin. Dort soll das Schröpfen das Verhältnis der Körperenergien untereinander ausgleichen und wird gegebenenfalls mit der Akupunktur* und der Moxibustion* kombiniert.

Schrumpfblase:
eine Verkleinerung der Harnblase unter ein Fassungsvermögen von 50 ml. Mögliche Ursachen sind eine chronische Harnblasenentzündung, ein dauerhaft eingesetzter Blasenkatheter oder eine Bestrahlung des Unterbauches bei einer Krebserkrankung.

Schrumpfleber:
siehe Leberzirrhose*.

Schulmedizin:
Bezeichnung für die vorherrschende, akademisch gelehrte und von der großen Mehrzahl der Ärzte ausgeübte Medizin (im Gegensatz zur Alternativmedizin* und Volksmedizin*).

Schuppenflechte (Psoriasis):
eine in Europa relativ weit verbreitete Hautkrankheit. Dabei treten auf der Haut ziemlich scharf umgrenzte rote, etwas erhabene Flecken auf, die bald an ihrer Oberfläche von silberweißen Schuppen bedeckt sind. Bevorzugte Stellen sind der Ellenbogen, das Knie und der behaarte Kopf. Aber auch alle anderen Hautpartien können betroffen sein. Die Fingernägel können ebenfalls verändert sein, mit z.T. gelblich öligem Aussehen („Ölnagel"), längsgerichteten Streifen oder einer völlig zerstörten Nagelplatte. Zu den Veränderungen kommt es durch eine übermäßig beschleunigte Bildung der Hornhaut. Darunter befindet sich dann nur noch eine sehr dünne Hautschicht, so daß durch Kratzen häufig Blutungen auftreten. Die Schuppenflechte tritt zumeist durch erbliche Veranlagung in Kombination mit äußeren Faktoren ab etwa dem 10. bis 20. Lebensjahr auf. In Fällen ohne Veranlagung tritt sie meist erst ab etwa 50 Jahren auf. Man behandelt sie symptomatisch; bewährt hat sich die Lichttherapie mit UV-Strahlung.

Schüsslersche Salze:
siehe Biochemie* nach Schüssler.

Schüttelfrost:
ein starkes Kältegefühl, das mit Zittern des gesamten Körpers einhergeht. Fast immer bedeutet Schüttelfrost ein starkes Ansteigen der Körpertemperatur und Fieber.

Schutzimpfung:
hat den Zweck, den Körper gegenüber Krankheitserregern zu schützen. Man unterscheidet die aktive von der passiven Schutzimpfung. Die letztere wird zumeist nur im akuten Krankheitsfall, bzw. wenn mit großer Wahrscheinlichkeit eine Erkrankung droht, durchgeführt. Dabei werden in das Blut Antikörper* eingespritzt, die sich gegen den potentiellen Erreger oder ein von ihm gebildetes Gift richten; wird z.B. bei Tollwut oder Tetanus angewendet. Die dadurch erreichte Immunität* hält allerdings nur wenige Tage vor. Die aktive Schutzimpfung wird in der Regel zum langfristigen Schutz vor Infektionskrankheiten angewendet. Hierbei geht man verschiedene Wege: Man gibt lebende vermehrungsfähige, aber abgeschwächte Krankheitserreger, die nur in ganz geringem Ausmaß eine Infektion auslösen (wenig virulent* sind). Der Körper bildet daraufhin Antikörper* gegen diese Erreger und ist damit auch ge-

genüber den wirklich gefährlichen Varianten geschützt. Ganz ähnlich wird verfahren, wenn zwar „echte“ Krankheitserreger verabreicht werden, die aber in ihrer Vermehrungsfähigkeit eingeschränkt sind. Man kann auch in gleicher Weise mit abgeschwächten Giftstoffen von Krankheitserregern impfen, so daß der Geimpfte im Infektionsfall zwar erkrankt, aber nicht den Auswirkungen des Giftstoffes des Krankheitserregers ausgesetzt ist. In seltenen Fällen wird auch eine lokale Impfung auf den Schleimhäuten durchgeführt, z.B. um dort die Reaktionsbereitschaft gegenüber Infektionen zu erhöhen.

Impfungen können dabei durchaus mit Nebenwirkungen verbunden sein, und man muß in jedem Einzelfall die Vor- und Nachteile abwägen. Die Weiterentwicklung der Impfstoffe hat die Nachteile (z.B. im Fall des Keuchhustens) inzwischen deutlich verringert. Sehr empfohlen werden bei Säuglingen und Kleinkindern die Impfung gegen Diphterie*, Tetanus*, Keuchhusten*, Kinderlähmung* und bei Mädchen gegen die Röteln*. Aufgrund der Komplikationsgefahren von Masern* und Mumps* wird auch gegenüber diesen beiden Krankheiten heute eine Schutzimpfung durchgeführt. Seit kurzem steht auch die Hepatitis* auf dem Impfkalender der Kinder. Ob weitere Schutzimpfungen durchgeführt werden, hängt von den persönlichen Lebensumständen (z.B. Reisen, Beruf) ab.

Schwangerschaft:
Eine Schwangerschaft dauert im Durchschnitt 280 Tage, wobei vom ersten Tag der letzten Periode gezählt wird, an dem ja eigentlich noch gar keine Schwangerschaft bestand. Man unterteilt die 280 Tage in der Regel nicht in neun Kalendermonate, sondern in zehn „Lunarmonate“, die je 28 Tage bzw. vier Wochen dauern, oder man rechnet in Schwangerschaftswochen (insgesamt 40). Dabei kommen allerdings nur weniger als 5 % der Kinder tatsächlich zum errechneten Geburtstermin zur Welt.

Das erste eindeutige Schwangerschaftszeichen ist das Ausbleiben der monatlichen Periode. Dazu kommen meistens noch einigermaßen diffuse Beschwerden, wie morgendliche Übelkeit, ein Spannungsgefühl in der Brust und plötzlich auftretende Ekelgefühle vor bestimmten Speisen. Ein Schwangerschafttest auf hormoneller Basis, der inzwischen in jeder Apotheke erhältlich ist, kann bereits kurz nach der Befruchtung eine Schwangerschaft anzeigen. Eindeutig ist er allerdings zumeist erst etwa zwei Wochen später, wenn die Periode ausbleibt. Die ersten zwölf Wochen der Schwangerschaft werden als embryonale Phase, die restliche Zeit als fetale Phase bezeichnet.

Bereits in der siebten bis achten Schwangerschaftswoche kann mit Hilfe einer Ultraschalluntersuchung der Embryo sichtbar gemacht werden, wobei bereits jetzt das schlagende Herz zu erkennen ist. In dieser Zeit entwickeln sich die Grundlagen für alle Organe, die dann ab etwa dem vierten Monat nur noch zu wachsen brauchen. Aus diesem Grund ist auch die Gefährdung des Kindes in den ersten drei Monaten besonders groß, insbesondere was Giftstoffe wie z.B. Rauchen und Alkohol anbetrifft (neueren Studien zufolge senken bereits etwa vier Gläser Wein pro Woche den Intelligenzquotienten des Kindes um etwa 5 bis 10 Punkte). Auf die Einnahme von Medikamenten sollte ebenfalls, wenn möglich, verzichtet werden. Etwa ab der 18. bis 20. Woche kann die Mutter die ersten Bewegungen des Kindes bemerken. Ab der 23.

Schwangerschaftswoche hat ein um diese Zeit geborenes Kind schon eine reelle Überlebenschance, wenn auch ein großes Risiko einer Behinderung besteht. Ab der 34. Woche sind dann auch die Lungen ausgebildet, so daß dann nicht mehr künstlich beatmet werden müßte, wenn das Kind jetzt geboren würde. Am besten ist es natürlich, wenn das Kind bis zum Schluß im Bauch der Mutter bleibt, da es insbesondere in den letzten Wochen seine Fettreserven anlegt, die es in den ersten Tagen nach der Geburt gut gebrauchen kann.
Im allgemeinen besteht kein Anlaß, die allgemeinen Lebensumstände während einer Schwangerschaft umzustellen. Auf Sport sollte in keinem Fall verzichtet werden, vielleicht mit Einschränkungen bei extremen Sportarten und mit Schwerpunktverlegung auf lockere Ausdauersportarten. Eine spezielle Schwangerschaftsgymnastik kann hilfreich sein. Gegen Reisen ist ebenfalls prinzipiell nichts einzuwenden. Auch muß die sexuelle Aktivität normalerweise nicht eingeschränkt werden. Der Verlauf der Schwangerschaft wird von den ärztlichen Vorsorgeuntersuchung begleitet und kontrolliert. Es sollten auch, wenn möglich, geburtsvorbereitende Kurse besucht werden, und ebenso sollte man sich vor der Geburt über die Klinik informieren, in der die Geburt erfolgen soll.
In der Ernährung sollte mehr noch als vorher auf Abwechslungsreichtum geachtet werden. Insbesondere in der Frühschwangerschaft sind Folsäurepräparate (siehe Vitamine*) zu empfehlen, weil damit die Fehlgeburtsrate gesenkt werden kann. Bei Wadenkrämpfen können Magnesiumpräparate unter Umständen hilfreich sein. Eisenpräparate sind nur dann zu empfehlen, wenn der entsprechende Blutwert sehr stark abgesunken ist. Auf rohes Fleisch und Rohmilchkäse sollte verzichtet werden, weil darin Keime enthalten sein können, die zwar für die Mutter ungefährlich, beim Kind aber zu Mißbildungen oder gar zum Tod führen können (siehe Listeriose*, Toxoplasmose*).

Schwangerschaftsabbruch:
eine absichtlich herbeigeführte Abtreibung eines Embryos oder Fetus. Sie kann instrumentell durch Ausschabung der Gebärmutter oder durch die Erzeugung künstlicher Wehen vorgenommen werden. Für die sogenannte „Abtreibungspille" ist in Deutschland erst kürzlich mit dem Zulassungsverfahren begonnen worden (1999). Die Rechtslage erlaubt einen Schwangerschaftsabbruch aufgrund einer sogenannten sozialmedizinischen Indikation. Eine medizinische Indikation liegt z.B. bei einer Gefahr für die Gesundheit der Schwangeren vor. Als sozialmedizinische Indikation gilt es, wenn eine schwere Mißbildung des Kindes erwartet wird. In diesen Fällen ist ein Schwangerschaftsabbruch auch noch nach der 12. Schwangerschaftswoche möglich.
Ein Schwangerschaftsabbruch auf Verlangen der Schwangeren gilt zwar im Prinzip nicht als rechtmäßig, wird aber nicht strafrechtlich verfolgt, sofern vor dem Abbruch eine Beratung bei einer anerkannten Stelle durchgeführt wurde, zwischen Abbruch und Beratung mindestens drei Tage liegen und der Abbruch vor Ablauf der 12. Schwangerschaftswoche durchgeführt wird. Ein Arzt kann nicht dazu verpflichtet werden, einen Schwangerschaftsabbruch durchzuführen. Die Krankenkassen kommen für die Kosten des Schwangerschaftsabbruchs nicht auf.

Schwefelbad:
Bad in einer natürlichen Schwefelquelle oder in mit Schwefelsalz (Kalium sulfuricum) versetztem Wasser, unter anderem gegen entzündliche und degenerative Gelenkerkrankungen sowie gegen Allergien und Hauterkrankungen (Neurodermitis, Akne, chronische Ekzeme).

Schweigepflicht:
Diese verpflichtet den Arzt und seine Helfer, über alles, was sie über einen Patienten erfahren, Verschwiegenheit zu bewahren. Die Schweigepflicht gilt über den Tod des Patienten hinaus.

Schweiß:
Der Schweiß wird über die Schweißdrüsen in der Haut abgegeben. In erster Linie dient der Schweiß der Wärmeregulation des Körpers, indem er durch seine Verdunstung dem Körper Wärme entzieht und ihn abkühlt. Außerdem werden auf diesem Wege Giftstoffe und Abbauprodukte des Stoffwechsels aus dem Körper geschleust. Mit dem Schweiß gehen auch viele Mineralstoffe verloren, die bald wieder ersetzt werden sollten.

Schwerhörigkeit:
das herabgesetzte Hörvermögen von einer nur leichten Verminderung bis hin zur fast völligen Taubheit. Man unterscheidet zwei Mechanismen, die zur Schwerhörigkeit führen können:
1. Die Schalleitungsschwerhörigkeit, bei der es zu Übertragungsstörungen im äußeren Gehörgang (z.B. durch einen Ohrpfropf*), im Mittelohr (z.B. bei einer Mittelohrentzündung*) oder am „ovalen Fenster" (siehe Ohr*) kommen kann.
2. Die Schallempfindungsschwerhörigkeit, bei der es zu Störungen im Innenohr z.B. durch einen Hörsturz*, die Menière*-Krankheit oder durch ein Schalltrauma* kommt. Zur Behandlung werden vor allem Hörgeräte eingesetzt, es können aber auch spezielle Operationen durchgeführt werden.

Schwindel:
ein gestörtes Gleichgewichtsempfinden, das z.B. als Drehschwindel oder Schwankschwindel auftreten kann. Häufig ist Schwindel mit Übelkeit und Erbrechen verbunden. Der Schwindel ist ein Symptom verschiedenster Erkrankungen, meist des Innenohres oder des zentralen Nervensystems, kann aber auch durch Vergiftungen (Alkohol, Medikamente) entstehen. Zur akuten Behandlung stehen einige Medikamente zur Verfügung, die aber nur kurzzeitig eingesetzt werden sollten, bis die Ursache des Schwindels aufgedeckt und beseitigt werden kann.

Schwindsucht:
eine veraltete Bezeichnung für Tuberkulose*, die allerdings treffend den körperlichen Verfall nach längerer unbehandelter Krankheit wiedergibt.

Screening:
Reihenuntersuchungen zur Entdeckung von Krankheiten; ein Screening sollte z.B. bei möglichst allen Säuglingen nach der Geburt durchgeführt werden, um festzustellen, ob diese an bestimmten angeborenen Stoffwechselkrankheiten leiden.

Seborrhoe:
eine vermehrte Talgproduktion, im allgemeinen aufgrund einer Veranlagung, häufig auch bei Akne*.

Seborrhoisches Ekzem:
ein Ekzem*, das sich durch eine Überproduktion der Talgdrüsen bildet und flächige gelblich-rote Herde bildet, die zumeist gut abgegrenzt

sind. Die Ursache ist unklar; es tritt zumeist bei Säuglingen und später bevorzugt bei Männern ab dem 20. bis 30. Lebensjahr auf.

Sectio:
Kurzbezeichnung für den Kaiserschnitt*, der Sectio ceasarea.

Seditativa:
Beruhigungsmittel, die eine eher unspezifisch dämpfende Wirkung auf das zentrale Nervensystem ausüben. Dazu zählen z.B. Tranquilizer* oder Schlafmittel*, aber auch einige Naturheilmittel wie z.B. der Baldrian*.

Seekrankheit (Reisekrankheit):
zu den sogenannten „Kinetosen" zählende Störung. Ursache ist eine länger andauernde regelmäßige oder unregelmäßige Stimulation des Gleichgewichtsorgans im Innenohr. Zwischen diesem und dem Stammhirn (siehe Gehirn*) verlaufen einige reflektorische Nervenbahnen, von denen man annimmt, daß über diese Verbindungen vom Stammhirn die typischen Symptome mit Übelkeit und Erbrechen ausgelöst werden.

Seelenblindheit:
siehe Agnosie*

Segmenttheorie:
Theorie, nach der bestimmte Hautareale (siehe Head*-Zonen) durch Nervenbahnen mit den inneren Organen verbunden sind. Die Überempfindlichkeit einer bestimmten Hautpartie weist auf eine innere Erkrankung hin. Siehe Neuraltherapie* nach Huneke.

Sehnen:
aus kollagenhaltigem, faserigen Bindegewebe aufgebaute Bänder, die die Kraft vom Muskel auf die Knochen übertragen (vgl. Kollagen*). Um sie vor Reibungen und Verletzungen zu schützen, sind sie häufig in Sehnenscheiden eingebettet, die eine Art Schmiere abgeben und damit ein problemloses Gleiten der Sehnen ermöglichen.

Sehnenscheidenentzündung:
eine meist nicht auf eine bakterielle Infektion zurückzuführende Entzündung der Sehnenscheide, einer Umhüllung der Sehne, die dem reibungsfreien Gleiten und als Schutz dient. In der Regel ist eine örtliche Überlastung die Ursache, was zu winzigsten Verletzungen der Sehnenscheide und den damit verbunden Beschwerden führt. Besonders häufig sind die Sehnenscheiden der Muskeln im Unterarm betroffen, die die Handbewegungen kontrollieren. Zur Therapie sollte man zunächst mit einem Gips für eine Ruhigstellung sorgen. Außerdem helfen häufig physikalische Therapien (Wärme- oder Kältepackung), in sehr schweren Fällen kann auch eine operative Behandlung durchgeführt werden.

Sehnerv:
der Nervus opticus, der die von den Zellen der Netzhaut* des Auges* aufgenommenen Informationen bündelt und in Richtung Gehirn weiterleitet. Dort, wo der Sehnerv von der Netzhaut abzweigt, befindet sich ein blinder Fleck, auf dem sich keine Sehzellen befinden.

Seitenlage:
auch stabile Seitenlage genannte Liegeposition, in die man einen Bewußtlosen bringen sollte: Damit soll verhindert werden, daß Fremdkörper und insbesondere Erbrochenes in die Luftröhre eingeatmet werden, was zum Erstickungstod führen könnte. Dazu legt man den Verletzten auf die Seite, den untenliegenden Arm nach

hinten am Rücken entlang, und den oberen Arm beugt man am Ellenbogengelenk und legt die Hand unter das Gesicht.

Seitenstechen:
ein stechender Schmerz in Höhe des Rippenbogens, der zumeist ganz plötzlich beim Laufen oder anderen sportlichen Bewegungen auftritt. Die Ursache dafür ist noch immer nicht ganz klar, und es gibt mehrere Theorien: Möglich sind z.B. eine ungenügende Sauerstoffversorgung des Zwerchfells, winzige Risse im Bindegewebe oder Schmerzen in den Organkapseln von Leber oder Milz aufgrund der Schrumpfung der Organe durch die Blutumverteilung im Körper. Vorbeugend hat sich eine mindestens zwei- bis dreistündige Pause zwischen der letzten Nahrungsaufnahme und dem Beginn eines Trainings oder Wettkampfes bewährt.

Sekundentod:
siehe Herztod*.

Selen:
ein lebenswichtiges Spurenelement, das für die Funktion des Enzyms Glutathion gebraucht wird. Dieses Enzym* ist daran beteiligt, freie Radikale* in der Zelle zu beseitigen, so daß Selen in letzter Zeit als Anti-Krebsmittel in Mode gekommen ist. Vor einer Überdosierung ist zu warnen, da Selen in größeren Mengen gesundheitsschädlich sein kann.

Semen:
pharmakologische Bezeichnung für Same; im Unterschied zur früheren Nomenklatur wird in der neueren pharmazeutischen Terminologie der Pflanzenname der Bezeichnung des Pflanzenteils vorangestellt (z. B. Foenugraeci semen, Bockshornkleesamen; früher: Semen Foenugraeci).

Senkfuß:
der „Plattfuß", bei dem das Fußgewölbe abgesenkt ist, so daß die Abfederung des Körpergewichtes beim Gehen nicht mehr oder nur noch unzureichend erfolgen kann. Die Ursache ist meist ein Nachgeben der haltenden Bänder, was durch Überlastungen z.B. durch langes Stehen begünstigt werden kann. Selten ist ein Senkfuß angeboren.

Sepsis:
eine Infektion des gesamten Körpers mit Bakterien oder Viren, was man früher fälschlicherweise als „Blutvergiftung" bezeichnet hat. Die Infektion geht dabei immer von einem Krankheitsherd, bei Säuglingen z.B. häufig vom Nabel, ansonsten auch von den Harnwegen oder von Wundinfektionen aus.
Die Symptome sind vor allem sogenanntes „intermittierendes" Fieber, das zunächst steil ansteigt, innerhalb eines Tages wieder abfällt und dann wieder ansteigt, ein stark beeinträchtigtes Allgemeinbefinden und bei Kleinkindern unter Umständen Fieberkrämpfe*. Später kommt es dann zu Benommenheit, Bewußtlosigkeit, Kreislaufversagen, dem Versagen lebenswichtiger Organe und daraufhin häufig zum Tod. In vielen Fällen ist die Todesursache auch ein septisch-toxischer Schock*, dessen Ursache eine Vergiftung des Körpers mit Bakteriengiften ist. Dabei werden die Gifte häufig erst freigesetzt, nachdem die Immunabwehr die Bakterien abgetötet und zerstört hat. Zur Behandlung sollten sofort Antibiotika gegeben werden. Es sind intensivmedizinische Maßnahmen notwendig; trotzdem liegt die Sterblichkeit bei ca. 50 %. Eine besonders gefährliche Form ist die Sepsis bei Neugeborenen, die in der ersten Lebenswoche auftreten kann und unbehandelt

zum Tode führt. Sie entwickelt sich zumeist aufgrund von Infektionen im Laufe der Geburt, wobei das nicht ausgereifte Immunsystem des Kindes noch nicht in der Lage ist, allein mit den Erregern fertig zu werden.

Serum:
Der flüssige Überstand geronnen Blutes, fast das gleiche wie das Blutplasma, also die Blutflüssigkeit, nur daß außer den Blutkörperchen auch noch das Fibrinogen* entzogen wurde.

Serumkrankheit:
eine allergische Reaktion gegenüber artfremden Eiweiß, wie es z.B. nach einer Schutzimpfung* mit einem Serum vom Rind oder anderen Tieren hin und wieder beobachtet wird. Heute ist die Überempfindlichkeitsreaktion gegenüber Penicillinen oder anderen Arzneimitteln bei weitem häufiger. Es kommt zu einer verbreiteten Nesselsucht* auf der Haut, zu Fieber, zu Ödemen und unter Umständen zu entzündlichen Erscheinungen der Nieren und zu einer Arthritis. Im schlimmsten Fall tritt ein anaphylaktischer* Schock ein.

Sexualhormone:
diese steuern in der Entwicklungsphase die Ausbildung jeweils der männlichen oder weiblichen Sexualorgane. Später übernehmen sie dann die Steuerung der Sexualfunktionen und ermöglichen z.B. die Bildung der Samenzellen beim Mann bzw. übernehmen die Steuerung des weiblichen Zyklus mit dem Eisprung. Die weiblichen Sexualhormone sind die Östrogene* und Gestagene*, die männlichen die Androgene*. Die Bildung erfolgt in der Hauptsache in den Keimdrüsen, also den Hoden* und den Eierstöcken*, zum geringen Teil auch in der Nebennierenrinde*. Beide Geschlechter produzieren dort auch immer einen geringen Anteil der jeweils andersgeschlechtlichen Hormone.

Sexualorgane:
siehe Geschlechtsorgane*.

Shiatsu:
japanische Variante der chinesischen Massage, bei der bestimmte Hautbereiche, Muskeln und Gelenke entlang der Meridiane durch Druck und Reibung, allerdings nicht nur unter Einsatz der Hände, sondern auch der Handballen, Ellenbogen, Knie und Füße, behandelt werden.

Shigellose:
von Bakterien (Shigella) verursachte Ruhr*.

Shunt:
ein Verbindungskanal bzw. eine Art Kurzschluß:
1. Zwischen Arterien und Venen ohne den Umweg über die Kapillaren.
2. Eine Verbindung zwischen dem kleinen Kreislauf, der durch die Lungen geht, mit dem großen, der den restlichen Körper versorgt.
3. Eine operativ gelegte zusätzliche Verbindung von der Pfortader* zur Hohlvene* (oder anderen Venen), um bei einem Stau in der Leber* das Blut umzuleiten.
4. Eine künstlich gelegte Verbindung zwischen den flüssigkeitsgefüllten Räumen im Gehirn und z.B. dem Bauchraum, um bei einem Wasserkopf* die Flüssigkeit aus dem Gehirn zu leiten.

Sichelzellenanämie:
eine angeborene Deformation der roten Blutkörperchen, die fast nur bei Schwarzen vorkommt und außerdem fast nur in Gegenden, in denen die Malaria* weitverbreitet ist. Die roten Blutkörperchen haben äußerlich nicht

mehr die typische runde, sondern eine sichelartige Form. Dabei kommt es zu einer chronischen Blutarmut mit einigermaßen unspezifischen Organschäden und z.T. Schmerzen im Bauchraum, in den Gelenken und Muskeln und häufig auch Schmerzen nach größeren Anstrengungen oder Krankheiten. Die Krankheit tritt nur auf, wenn man von beiden Elternteilen das entsprechende Gen mitbekommen hat. Die Sichelzellenanämie bietet Schutz vor der Malaria*, und man ist in auch dann gegenüber der Malaria resistent, wenn man nur ein Sichelzellen-Gen (z.B. nur von der Mutter, aber nicht vom Vater) mitbekommen hat und daher gar nicht daran erkrankt. Aus diesem Grund ist diese Erbkrankheit in malariaverseuchten Gebieten relativ weit verbreitet (z.T 30 % der Bevölkerung und mehr).

Sick-building-Syndrom:
gesundheitliche Schäden, die durch ein ungesundes Raumklima hervorgerufen werden. Diese äußern sich in Reizungen der Atemwege, der Augen oder der Haut. Als Auslöser kommen Staub, zu trockene Luft und unverträgliche Ausdünstungen des Gebäudes in Frage. Nicht immer ist der Grund eindeutig auf das Gebäude zurückzuführen.

Sick-Sinus-Syndrom:
eine Störung des Sinusknotens* aufgrund verschiedener Herzerkrankungen, die zu einer ungenügenden Fähigkeit des Herzens führt, sich an eine Belastungssituation anzupassen. Es kann auch zu Herzrhythmusstörungen kommen. In der Regel wird ein Herzschrittmacher* eingepflanzt, häufig kombiniert mit einer medikamentösen Therapie.

Siebentagefieber:
siehe Denguefieber*.

Signaturenlehre:
in Altertum und Mittelalter verbreitete Lehre, derzufolge in der Natur durch Formen und Farben kenntlich gemacht ist, was der Heilung von Krankheiten dienen kann. So sollten beispielsweise Pflanzen mit roten Blüten gegen Blutarmut helfen.

Silikose:
siehe Staublunge*.

Simileprinzip:
siehe Ähnlichkeitsregel*.

Simulation:
die Vortäuschung einer Krankheit.

Singultus:
ein Schluckauf*.

Sinusitis:
siehe Nasennebenhöhlenentzündung*.

Sinusknoten:
der Rhythmusgeber für den Herzschlag. Der Sinusknoten ist der Ausgangspunkt für das Erregungsleitungssystem* des Herzens, von dem aus im Durchschnitt 70mal pro Minute ein Impuls ausgeht und einen Herzschlag auslöst. Beim Sinusknoten handelt es sich eigentlich nicht um einen richtigen Knoten, sondern um ein spezielles Muskelgewebe. Die Anpassung der Herzschlages an die Anforderungen des Körpers wird über das vegetative* Nervensystem an den Sinusknoten weitergegeben.

Skelett:
die Gesamtheit aller Knochen des Körpers. Knochen, Muskulatur, Sehnen und Bänder bilden zusammen den Bewegungsapparat des Körpers.

Ski-Daumen:
eine typische Verletzung (ein Riß) der

Innenbänder des Daumengrundgelenks beim Ski-Fahren, die durch das Hängenbleiben des Daumens am Skistock entsteht.

Sklerodermie:
eine Erkrankung, die vor allem die Haut, aber auch innere Organe betreffen kann und die als Autoimmunkrankheit eingestuft wird. Sie tritt in zwei Formen auf:
1. Sclerodermia circumskripta: die harmlosere Variante, bei der es nur zu einem abgegrenzten Befall der Haut kommt, wobei zwar keine inneren Organe, aber die Muskulatur

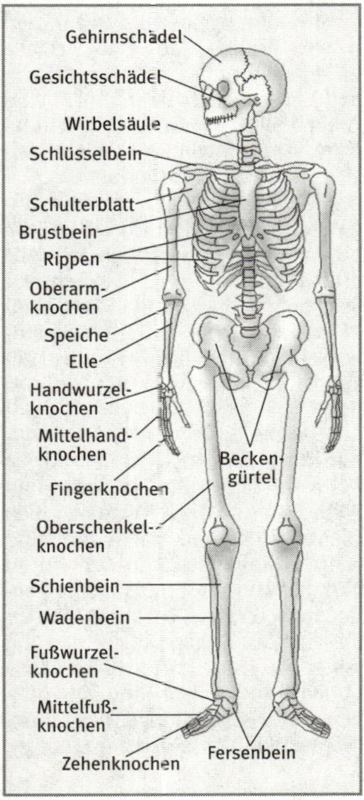

Das Skelett des Menschen

und die Knochen mit einbezogen sind. Es kommt äußerlich zu einer Verhärtung der Haut, zu Schwellungen und zu einem blaß-gelblichen Aussehen.
2. Progressive systemische Sklerodermie: Die Hautsymptome sind ähnlich der ersteren Variante. Betroffen sind vor allem die Finger, das Gesicht und die Zehen. Dabei dehnen sich die Hautverhärtungen langsam aus und können auch auf innere Organe übergreifen. Ist das der Fall, dann führt die Krankheit schließlich in einen fortschreitenden Verfall des Körpers. Eine heilende oder auch nur den Krankheitsverlauf aufhaltende Behandlung ist kaum möglich.

Sklerose:
die krankhafte Verhärtung eines Organs, häufig durch den zusätzlichen Einbau von Kollagenfasern in das Gewebe (siehe Kollagen*) oder durch Ablagerungen z.B. bei der Arteriosklerose*.

Skoliose:
eine Verkrümmung der Wirbelsäule zur Seite hin. Ob eine Behandlung möglich ist, hängt sehr davon ab, in welchem Abschnitt sich ein Knick befindet und in welchem Alter der Betroffene ist. Es kommen Krankengymnastik, spezielle Korsetts aber auch operative Maßnahmen zur Behandlung in Frage.

Skorbut:
die Vitamin-C-Mangelkrankheit (siehe Vitamine*). Der Skorbut hat heute fast keine Bedeutung mehr, jedenfalls in der westlichen Welt. In früheren Zeiten war der Skorbut unter Seefahrern eine gefürchtete Krankheit, die anscheinend unweigerlich bei längeren Seefahrten auftrat. Erst relativ spät, im 18. Jahrhundert, entdeckte man die Vorsorgewirkung von Zi-

trusfrüchten gegen Skorbut. Die Symptome des Skorbut sind vor allem auf den Ausfall der Kollagen*-Bildung zurückzuführen, wozu das Vitamin C absolut notwendig ist: Die Zähne werden locker und fallen schließlich aus, es kommt zu inneren und äußeren Blutungen, die Wundheilung funktioniert nicht mehr. Es kommt schließlich zu körperlicher Erschöpfung, zu Bewußtseinsstörungen und bei anhaltendem Vitamin-C-Mangel zum Tod.

Skrotum:
der Hodensack, die äußere Umhüllung des Hodens, der aus Bindegewebe, aber auch Muskelzellen besteht.

Slow-virus-infections:
Erkrankungen, die sich durch eine sehr lange Inkubationszeit* und einen langsamen, meist chronisch fortschreitenden Verlauf auszeichnen, wobei sie im Endstadium schließlich zu schweren Krankheitsbildern, häufig mit tödlichem Ausgang führen. Diese Viren werden für eine ganze Anzahl von Erkrankungen mit unbekannter Ursache als mögliche Auslöser in Betracht gezogen. Dabei ist der Verlauf dieser Erkrankungen und die Frage nach der Ursache der Infektionen nur in wenigen Fällen aufzuklären. Fast immer ist das Gehirn davon betroffen.

Smegma:
eine häufig mit Bakterien durchsetzte, mit abgeschürften Hautzellen vermischte talgige Absonderung unter der Vorhaut des Penis. Das Smegma wird mit Entzündungen des Penis und mit Krebserkrankungen (auch mit dem Gebärmutterhalskrebs der Frau!) in Verbindung gebracht. Vergleichszahlen bei beschnittenen Männern (z.B. Juden oder Moslems) machen diesen Zusammenhang sehr wahrscheinlich, da sich ohne Vorhaut auch kein Smegma bilden kann. Zur Vorbeugung sollte der Penis unter der Vorhaut also regelmäßig gewaschen werden (nicht bei Kleinkindern!).

Sodbrennen:
ein brennender Schmerz hinter dem Brustbein, der durch aufsteigende Magensäure in die Speiseröhre entsteht. Rein mechanisch gesehen ist fast immer der Verschluß zwischen Speiseröhre und Magen nicht mehr voll funktionsfähig, so daß immer wieder entgegen der normalen Flußrichtung Magensäure in die Speiseröhre durchgelassen wird. In den meisten Fällen kann die Ursache nicht herausgefunden werden, manchmal ist es eine Hernie* („Bruch") des Zwerchfells*, wobei ein Teil des Magens in den Brustraum rutscht, was zu einem Funktionsverlust des Magenverschlusses zur Speiseröhre führen kann. Chronisches starkes Sodbrennen ist eine ernstzunehmende Erkrankung, da sich daraus schwere Schäden der Speiseröhre (die Hauptursache für Speiseröhrenkrebs) entwickeln können, und es sollte daher ärztlich behandelt werden.

Solebad:
stark kochsalzhaltige Quelle (zumeist 1,5 bis 6 % Natriumchloridanteil). Bäder in salzhaltigem Wasser können rheumatische Erkrankungen und Hauterkrankungen wie Akne* und Ekzeme* sowie Psoriaris (Schuppenflechte*) lindern; berühmt sind in diesem Zusammenhang Kuren am Toten Meer. Inhalationen mit Salzwasser lindern Stirn- und Nasennebenhöhlenentzündungen* und chronische Erkrankungen der Atemwege.

somatisch:
den Körper betreffend, körperlich.

Somatotopie:
Bezeichnung für die Projektion innerer Organe auf Hautarealen wie den Fußsohlen (Fußreflexzonenmassage*), auf der Zunge (Zungendiagnostik*), Iris (Irisdiagnostik*) oder auf das Ohr (vgl. Ohrakupunktur*).

Sommergrippe:
eine Viruserkrankung mit grippeähnlichen Symptomen, die zumeist im Laufe der warmen Jahreszeit ausbricht, bevorzugt bei Kleinkindern. Als Erreger kommen verschiedene Viren in Frage, meist ist es ein Coxsackie*-Virus. Es kommt zu Fieber, häufig ist ein typischer obstiger Geruch der ausgeatmeten Luft festzustellen, der durch die Umstellung des Stoffwechsels auf Fettverbrennung entsteht. Fast immer ist nach wenigen Tagen alles überstanden.

Sommersprossen:
durch verstärkte Produktion von Hautpigment (Melanin*) entstehende Flecken. Sie entstehen vor allem auf Hautpartien, die dem Licht stark ausgesetzt sind (z.B. im Gesicht), meist bei sehr hellhäutigen, blonden Personen.

Somnambulismus:
siehe Schlafwandeln*.

Somnolenz:
die erste Stufe einer Bewußtseinstrübung, ein eher schläfriger Zustand, wobei der Betroffene durch leichte äußere Reize wieder „aufzuwecken" ist.

Sonde:
ein Instrument, das in natürliche Körperöffnungen eingeführt wird, um z.B. das Gewebe auszutasten, um Messungen vorzunehmen oder um eine Flüssigkeit in den Körper zu bringen. Eine Sonde kann hohl sein, wie z.B. eine Ernährungssonde, die als Schlauch in den Magen oder Dünndarm gelegt wird, sie kann aber auch stabförmig sein, wie z.B. eine Knopfsonde, mit der der Arzt die Tiefe einer Wunde austasten kann.

Sonnenbrand:
eine Rötung der Haut aufgrund der Einwirkung eines Übermaßes von UV-Strahlung (vgl. Lichtdermatosen*). Großflächige starke Sonnenbrände können wie Verbrennungen einen starken Flssigkeitsverlust bewirken. Gefährlicher ist aber die langfristige Schädigung der Haut, mit einem erhöhten Risiko der Entstehung eines Hautkrebses (Melanom*).

Sonnenhut:
siehe Echinacea*.

Sonnenstich:
ein Hitzeschaden durch die direkte Einwirkung von starker Sonnenbestrahlung auf den Kopf und den Nacken. Die Symptome sind Übelkeit, Schwindel, Kopfschmerzen, Fieber und in schweren Fällen Krämpfe bis hin zum Koma*. In gewisser Weise ähneln die Symptome einer Gehirnhautentzündung*. Als Sofortmaßnahme sollte man den Kopf hochhalten und wenn möglich in feuchte kühlende Tücher hüllen.

Sonographie:
eine Ultraschalluntersuchung*.

Soor:
siehe Candida*.

Spagyrik:
ursprünglich von Paracelsus* gebrauchter Begriff für die Herstellung von Arzneimitteln nach alchemistischen Prinzipien (vgl. Alchemie*). Als Spagyrik im engeren Sinne wird das von Carl-Friedrich Zimpel (1801-

1879) entwickelte okkulte Verfahren bezeichnet, den „Geist" der Pflanzen und damit ihre Heilkraft durch Gärung und Destillation freizusetzen.

Spastik:
eine krampfartige dauerhaft erhöhte Anspannung der Muskulatur, die sich vor allem bei passiven Bewegungen bemerkbar macht. Es kommt immer wieder zu plötzlichen unwillkürlichen ruckartigen Bewegungen der Gliedmaßen („Taschenmessereffekt"). Die Spastik kann halbseitig oder beidseitig auftreten. Sie wird durch Schäden im Nervensystem verursacht, die häufig im Laufe der vorgeburtlichen Entwicklung und Geburt entstehen können. Im Erwachsenenalter ist meist ein Hirninfarkt (Schädigung von Nervenzellen aufgrund gestörter Durchblutung) die Ursache.

Speiche:
der daumenseitig gelegene der beiden Unterarmknochen (Radius*).

Speichel:
die Absonderung der drei Mundspeicheldrüsen, von der wir täglich im Durchschnitt etwa ein bis zwei Liter produzieren. Der Speichel erfüllt eine ganze Reihe von Aufgaben. Zum einen verflüssigt er die Speisen, damit sie besser zerkaut werden können. Speichel enthält dabei schon stärkeabbauende Enzyme (Amylasen), die bereits im Mund damit beginnen, Stärke in Zucker zu verwandeln. Gleichzeitig sorgt der Speichel für einen gewissen Schutz des Zahnschmelzes und spült anhaftende Speisereste z.T. weg. In ihm sind zudem Substanzen zur Pflege der Mundschleimhäute enthalten. Der Speichel ist außerdem die erste Waffe des Immunsystems* zur Abwehr krankheitserregender Bakterien oder Viren. Es werden mit dem Speichel bestimmte, die Bakterienwände zerstörende Enzyme abgegeben (Lysozym), und er enthält Immunglobuline*. Speichel hat also durchaus eine gewisse entzündungshemmende Wirkung.

Speiseröhre (Ösophagus):
eine von starken Muskelschichten umgebene Röhre von etwa 30 cm Länge, die den Mundraum mit dem Magen verbindet. Die Innenschicht der Speiseröhre wird von einer Schleimhaut gebildet.

Speiseröhrenkrebs:
Dieser in Westeuropa relativ seltene Krebs kommt häufiger in Südostasien oder Japan vor. Seine Entstehung hängt vermutlich sehr mit den Ernährungsgewohnheiten zusammen. Als Risikofaktoren gelten Rauchen, Alkohol und Nitrosamine, das sind Substanzen, die aus Nitritpökelsalz (in vielen Wurstwaren) oder aus sehr nitrathaltigen Gemüsen entstehen können. Im Frühstadium macht sich ein Speiseröhrenkrebs durch einigermaßen unspezifische Schluckbeschwerden bemerkbar, die in der Regel nicht mit Schmerzen verbunden sind, so daß er zumeist erst relativ spät entdeckt wird. Die Heilungsaussichten sind daher insgesamt gesehen nicht besonders hoch, die Fünf-Jahres-Überlebensrate beträgt heute ca. 20 %.

Spekulum:
ein Instrument zur Untersuchung von natürlichen Körperhöhlen. Meist trichter- oder röhrenförmig, häufig mit zusätzlichen optischen Einrichtungen versehen, gibt es z.B. ein Nasen-, Ohren-, Mund-, Scheiden- oder Rektumspekulum.

Sperma:
die bei der Ejakulation des Mannes

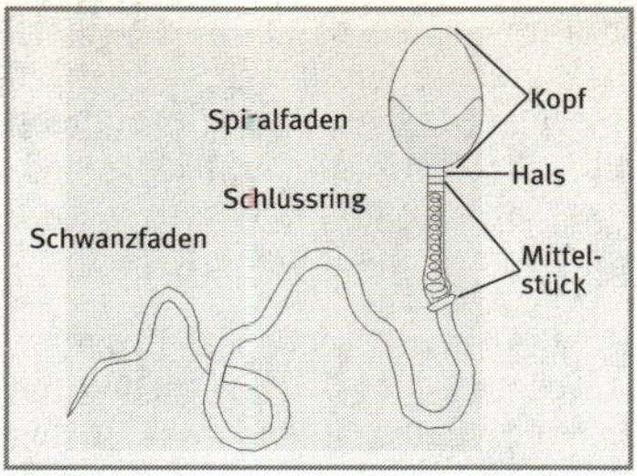

Aufbau eines Spermiums

abgegebene Flüssigkeit. Sie enthält neben den eigentlichen Samenzellen (den Spermien) noch Sekrete aus der Prostata* und der Bläschendrüse (Samenblase).
Die Untersuchung der Spermienflüssigkeit wird zur Überprüfung der Zeugungsfähigkeit durchgeführt. Wichtig ist, daß vor einer Untersuchung fünf sexuell „enthaltsame" Tage liegen. Die Spermienprobe wird durch Masturbation gewonnen.
Die Werte, die erreicht werden sollten, sind folgende (keine Durchschnittswerte, sondern Mindeststandards): Das Gesamtvolumen des Ejakulats sollte zwischen 2-6 ml liegen, die Spermienzahl bei mindestens 20 Millionen pro Milliliter, der Anteil der gut beweglichen Spermien sollte mehr als 50 % ausmachen, und nach zwei Stunden sollten nur wenige davon (15 %) ihre Beweglichkeit einbüßen; die Anzahl der normal geformten Spermien sollte bei mindestens 30 % liegen. Dazu werden die Mengen einiger im Sperma enthaltener Substanzen gemessen, die Aufschluß über die Drüsenfunktionen der Prostata* und der Samenbläschen geben.

Spermizide:
spermientötende Mittel zur Verhütung einer Schwangerschaft. Sie können allein oder in Kombination mit anderen meist mechanischen Verhütungsmitteln, wie z.B. Kondomen oder einem Diaphragma* angewendet werden. Für sich allein ist die Sicherheit dieser Mittel nicht besonders hoch: Von 100 Frauen, die über ein Jahr diese Methode anwenden, werden im Schnitt etwa 5 schwanger.

spezifisch:
charakteristisch, eigentümlich; wird in der Medizin in mehreren Zusammenhängen verwendet:
1. Man bezeichnet Symptome als spezifisch, wenn sie typisch für eine bestimmte Erkrankung sind. Nur selten ist allerdings ein Symptom für sich allein spezifisch, in der Regel braucht man für eine eindeutige Diagnose ein spezifische Kombinationen von Symptomen.
2. Zur Bewertung von Untersuchungs- bzw. Diagnoseverfahren: Mit einem hochspezifischen Test kann sehr zielgenau eine Krankheit festgestellt werden. Meistens ist ein solcher Test jedoch nicht besonders sensitiv, daß heißt, es werden viele Krankheitsfälle übersehen. Daher kombiniert man häufig einen spezifischen mit einem sensitiven Test: Man verwendet z.B. bei einem Aids-Test zunächst ein sehr sensitives Verfahren, bei dem kein Krankheitsfall übersehen wird. Da aber dabei viele Gesunde als krank eingestuft werden, folgt hinterher ein zweiter spezifischer Test, bei dem die Wahrscheinlichkeit, daß ein Gesunder als infiziert eingestuft wird, sehr gering ist.

Sphinkter:
ein Schließmuskel, ein ringförmiger Muskel, der durch seine Kontraktion* ein Hohlorgan, z.B. den After oder die Harnröhre, verschließen kann.

Spina:
anatomischer Ausdruck für einen Grat oder Dorn.

Spina bifida:
eine angeborene Spaltung der Wirbelsäule und des Rückenmarks bzw. von Teilen davon. Kinder mit einer totalen Spaltung sind nicht lebensfähig, während teilweise Spaltungen operativ z.T. zu beheben sind.

Spinalanästhesie:
eine Möglichkeit der Anästhesie des Unterleibs und der Beine durch Einbringung eines Betäubungsmittels in den Flüssigkeitsraum, der das Rükkenmark umgibt. Sie wird angewendet bei Eingriffen im Unterbauch im Bereich unterhalb des Nabels und der Beine, vor allem aber bei Operationen im Bereich der weiblichen Geschlechtsorgane und der Harnwege (Urogenitaltrakt).

Spirale (Intrauterinpessar):
Eine dauerhafte, mechanisch wirksame Verhütungsmethode. Der normale Aufbau einer Spirale besteht aus einem Kunststoffkern, der von einem Kupfermantel umgeben ist, wobei das Kupfer einen zusätzlichen, die Spermien abtötenden Effekt besitzt. Zusätzlich kann eine Spirale noch ein Depot enthalten, von dem aus kontinuierlich Gestagene* in den Körper abgegeben werden, so daß ein weiterer Schutz vor einer Empfängnis gegeben ist. Kupferspiralen müssen nach 3 bis 5 Jahren ausgewechselt werden, die hormonabgebenden Spiralen bereits nach 12 bis 18 Monaten. Die Zuverlässigkeit ist einigermaßen hoch, wobei aber eine Reihe von Nebenwirkungen auftreten können. Insbesondere besteht eine erhöhte Gefahr von Infektionen im Genitalbereich, insbesondere in den Eileitern, es kommt etwa 10mal häufiger als im Durchschnitt zu Eileiter- und Bauchhöhlenschwangerschaften, und nicht zuletzt treten sehr häufig Schmerzen und Blutungen auf. Auch kommt es immer wieder zu spontanen Ausstoßungen einer Spirale. Insgesamt werden etwa 5 bis 15 % aller Spiralen entweder innerhalb eines Jahres entfernt oder ausgestoßen.

Spitzbauch:
ist manchmal in der Spätschwangerschaft zu beobachten. Dabei wölbt sich der Bauch etwa oberhalb des Bauchnabels fast spitz vor. Bei Erstgebärenden kann ein Spitzbauch ein Zeichen für ein zu enges Becken sein.

Spitzfuß (pes equinus, Pferdefuß):
eine meist erworbene Lähmung des Fußes, bei der die Fußspitze nicht mehr angehoben werden kann. Die Ferse berührt beim Gehen nicht den Boden, und man geht wegen einer Wölbung des Fußes zur Sohle hin nur auf den Ballen. Die Ursache sind meist Lähmungen (z.B. Kinderlähmung), in selteneren Fällen auch eine dauerhaft falsche Lagerung bettlägeriger Patienten. Durch orthopädische Maßnahmen kann versucht werden, eine Besserung herbeizuführen, in manchen Fällen ist ein operativer Eingriff angezeigt.

Spitzwegerich:
Plantago lanceolata; Arzneipflanze aus der Familie der Wegerichge-

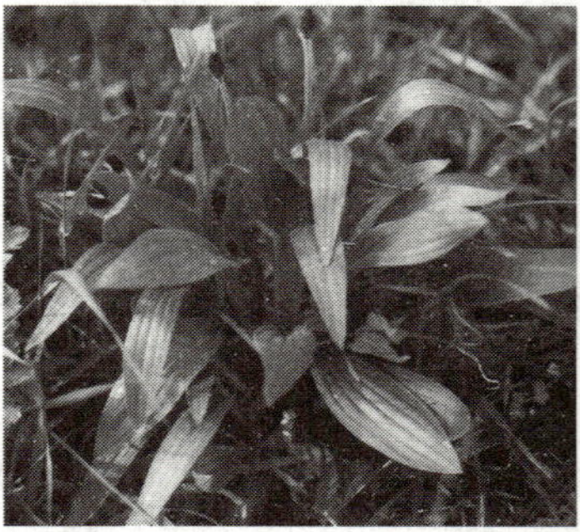

Spitzwegerich

wächse, Plantaginaceae. Verwendete Teile: Blätter; Drogenbezeichnung: Plantaginis lanceolatae folium. Inhaltsstoffe: Schleim-, Gerb- und Bitterstoffe, Iridoidglykoside (u.a. Aucubin und Catalpol), Flavonoide, Kieselsäure, Vitamin C. Heilwirkung und Verwendung: reizlindernd bei Katarrhen der oberen Luftwege; keimtötend und desinfizierend bei Entzündungen der Mund- und Rachenschleimhaut, äußerlich gegen entzündliche Hauterkrankungen; Bestandteil vieler Hustensäfte.

Spitz-Tumor:
ein gutartiger Tumor auf der Haut, der vor allem bei Kindern vor dem 9. Lebensjahr auftritt. Er ist meist ein etwa erbsengroßer roter, glatter, erhabener Hautfleck, der relativ schnell wächst. Er tritt meistens im Gesicht auf.

Splenomegalie:
die Vergrößerung der Milz* (Splen = Milz). Dafür gibt es eine Vielzahl möglicher Ursachen: sehr viele Infektionskrankheiten, die sowohl chronischer als auch akuter Art sein können, ein Blutstau in der Milz durch eine Abflußstörung in der Pfortader* bei Lebererkrankungen, Speicherkrankheiten (durch die Einlagerung verschiedenster Stoffe in die Milz), verschiedene Blut- und lymphatische Erkrankungen sowie rheumatische* Erkrankungen und ein krankhafter Umbau des Bindegewebes.

Spondylarthritis:
eine Gruppe rheumatischer* Erkrankungen, die vorwiegend die Wirbelsäule betreffen.

Spondylitis:
eine Entzündung der Wirbelkörper in der Wirbelsäule.

Spondylitis ankylosans:
siehe Bechterew*-Krankheit.

Sporen:
eine Dauerform, die es einigen Bakterienarten (Bazillen* und Chlostridien*) erlaubt, auch „schlechte", also z.B. nahrungsarme oder sehr trockene Zeiten unbeschadet zu überstehen. Dazu bilden sie extrem starke Zellwände aus und legen ihren gesamten Stoffwechsel nahezu lahm. Durch bestimmte Außenreize, die ihnen signalisieren, daß jetzt wieder bessere Lebensbedingungen vorherrschen, entwickeln sich die Sporen zurück in normale Bakterien. Sporen sind enorm widerstandsfähig gegenüber hohen Temperaturen, Trokkenheit, Nahrungsmangel und giftigen Chemikalien. Nur durch besondere Maßnahmen lassen sich die Sporen (nicht alle!) abtöten, z.B. durch Erhitzen auf über 100 °C bei sehr hohem Druck („Autoklavieren").

Sporothrix-Mykose (Sporotrichose):
eine Infektion durch Pilze, die nach äußeren Verletzungen in den Körper eindringen konnten. Es bilden sich zunächst harte schmerzlose Knoten in der Haut und der Unterhaut, die dann bald erweichen und nach außen hin eine eitrige Flüssigkeit abgeben. Selten kommt es zu einem Befall innerer Organe. In Deutschland tritt diese Erkrankung nur selten auf, verbreiteter ist sie dagegen in den tropischen Ländern.

Sportherz:
keineswegs eine Krankheit, sondern eine Anpassung des Herzens an größere Anforderungen, insbesondere durch Ausdauerleistungen. Dabei vergrößern sich die Vorhöfe und Kammern des Herzens, die Herzwände verdicken sich, und insgesamt

wird die Leistungsfähigkeit des Herzens beachtlich gesteigert. Gegenüber der maximalen Pumpleistung von 20 l/Minute, kann ein Sportherz das Doppelte (40 l/Minute) schaffen. Die Arbeit des Herzens wird insgesamt effektiver. Der Ruhepuls kann auf 30 Schläge pro Minute absinken (das ist allerdings eine ziemlich individuelle Größe), und der Herzmuskel wird deutlich besser durchblutet. Nach dem Abbruch des regelmäßigen Leistungssports bildet sich das Herz langsam wieder zurück. Bei einem abrupten Stop kann es bei ausgeprochenen Hochleistungssportlern zu psychischen und physischen Störungen kommen.

Sprachstörungen:
Um sprechen zu können, müssen eine ganze Reihe von Muskeln, Nerven und Organen zusammenwirken, so daß Sprachstörungen viele Ursachen haben können: Schäden im Bereich von Zunge, Kiefer oder Mund, so daß die Artikulation selbst gestört ist; Störungen an den Muskeln im Mundbereich bzw. an den zugehörigen Nerven; Krankheiten am Kehlkopf; Störungen im Bereich des Sprachzentrums im Gehirn und nicht zuletzt auch psychische Störungen.

Spreizfuß:
eine sehr häufige Deformation des Fußes, nicht selten in Kombination mit einem Senkfuß*, die durch eine dauerhafte starke Überlastung des Vorfußes entsteht und z.B. durch zu hohe Absätze, zu langes Stehen oder auch durch Übergewicht begünstigt wird. Dabei kommt es zu einem Einsinken des Fußquergewölbes, mit einer Verbreiterung des Vorfußes und Deformationen der Zehen. Die Behandlung erfolgt eher symptomatisch, in der Hauptsache durch spezielle Fußeinlagen.

Sprue:
1. Siehe Zöliakie*.
2. Tropische Sprue, eine vermutlich von Bakterien verursachte Erkrankung, die zu sehr voluminösen Stühlen, Durchfällen, einer sogenannten Lackzunge und zu Blutarmut führt. Ursache ist eine Schädigung der Darmschleimhaut mit Störungen in der Verwertung und Aufnahme von Nährstoffen.

Sprunggelenk:
der Fußknöchel; Knochenbrüche am Knöchel sind die häufigsten Brüche an den unteren Extremitäten überhaupt. Fast immer sind Brüche am Knöchel von Bänderrissen begleitet. Von bestimmten Ausnahmen abgesehen wird der Bruch durch eine Operation eingerichtet. Anschließend erfolgt eine spezielle krankengymnastische Behandlung.

Spulwurm (Ascaris lumbricoides):
ein weltweit verbreiteter Darmparasit. Der Wurm erreicht im Dünndarm Geschlechtsreife, und die befruchteten Eier gelangen mit dem Kot nach außen.
Die Ansteckung erfolgt z.B. über entsprechend gedüngte und verseuchte Gartenerde, die dann an die Hände und von dort in den Mund gelangt. Zunächst kommen die Eier in den Dünndarm, wo die Larven schlüpfen und über das Blut zunächst in die Leber und dann in die Lunge wandern, bevor sie dann wieder zurück in den Dünndarm gelangen und dort geschlechtsreif werden. Einzelne Exemplare werden kaum bemerkt, erst ein massenhafter Befall erzeugt Symptome, die zunächst von den Larven in den Lungen ausgelöst werden, wie z.B. eine Bronchitis*. Bald kommt es dann zu Störungen des Magen-Darm-Traktes durch Giftstoffe des Wurmes und durch allergische Reak-

tionen. Später kann es zu Verschlüssen der Gallengänge, der Bauchspeicheldrüse und des Dünndarms kommen.

Spurenelemente:
Stoffe, die im Körper in geringsten Mengen nachzuweisen sind. Einige dieser Spurenelemente sind für den Körper unentbehrlich (Eisen, Zink, Kupfer und andere), und ein Mangel an diesen Elementen führt zu deutlich spürbaren Symptomen; andere erfüllen zwar nützliche Funktionen, doch kommt der Stoffwechsel wahrscheinlich ohne sie aus (z.B. Fluor). Viele Spurenelemente werden mehr oder weniger zufällig vom Körper aufgenommen und können auch giftig sein, wie z B. die Schwermetalle Blei oder Quecksilber.

Sputum:
der Auswurf*, der durch das Husten aus den Atemwegen heraus transportiert wird.

Stäbchen:
1. eine Bezeichnung für stäbchenförmige Bakterien;
2. Zellen in der Netzhaut (siehe Auge*).

Stachelzellen
ein Zelltyp der oberen Hautschicht, des Plattenephithels*. Seinen Namen hat er von den stachelähnlichen Verbindungen zwischen den einzelnen Zellen. Der Stachelzellenkrebs ist eine von diesen Zellen ausgehende Krebserkrankung.

Staging:
die Einteilung von Krebserkrankungen in Bezug auf ihr Wachstum und das Auftreten von Metastasen. Die Beurteilung erfolgt nach der TNM*-Klassifikation.

Stammhirn:
die Verlängerung des Rückenmarks, der Teil des Gehirns*, in dem die elementaren Regulationen des Stoffwechsels gesteuert werden, z.B. befindet sich hier das Atemzentrum oder die Wärmeregulation.

Stammzellen:
allgemein Vorläuferzellen von differenzierten Zellen, im engeren Sinne die Vorläuferzellen der weißen Blutkörperchen (Leukozyten*), die im Knochenmark gebildet werden und später in bestimmten Körperorganen ihre endgültige Ausstattung erhalten.

Staphylokokken:
eine Gattung von Bakterien, zu denen eine ganze Reihe von Krankheitserregern gehört. Ein besonders häufig vorkommender Vertreter, der vor allem in Wunden eitrige Entzündungen (z.B. als Abszeß* oder Furunkel*) ausbilden kann, ist der Staphylococcus aureus. Einige Typen dieser Art geben Giftstoffe ab, die Blutzellen schädigen oder zu einem sogenannten toxischen Schock-Syndrom (siehe Schock*) führen können.

Star:
siehe Grauer*- bzw. Grüner* Star.

Stärke:
ein Kohlenhydrat*, das aus mehreren hundert Traubenzuckermolekülen (Glukose*) zusammengesetzt ist und nur von Pflanzen gebildet wird. Zur Verdauung von Stärke werden spezielle Enzyme eingesetzt (sogenannte Amylasen), die bereits im Mund damit anfangen, die Stärke in ihre Bestandteile, die Traubenzuckermoleküle zu zerlegen. In einem ersten Schritt entsteht dabei Maltose, ein Zucker aus je zwei Traubenzuckermolekülen, der dann von einem weiteren Enzym bis zum Traubenzucker zerlegt wird.

Starrkrampf:
siehe Tetanus*.

Staublunge:
Erkrankungen, die auf Staubablagerungen in der Lunge zurückzuführen sind. Je nach Staubart werden sie z.B. als Silikose (bei Gesteinsstaub) oder Asbestose (Asbest) bezeichnet. Man unterscheidet sie nach dem Verlauf der Krankheit, die man als bösartig, d.h. mit fortschreitender Zerstörung der Lungenfunktionen, oder als gutartig mit reiner Speicherung der Stäube ohne weitergehende Auswirkungen auf die Lungenfunktion klassifiziert. Silikose und Asbestose sind anerkannte Berufskrankheiten.

Stauungsleber:
eine Stauung des aus der Leber* abfließenden Blutes. Meistens ist die Ursache eine Herzschwäche oder eine Thrombose*. Im akuten Fall kommt es wegen der Blutansammlung zu einer starken Vergrößerung der Leber mit einem schmerzhaften Druck auf die die Leber umgebende Kapsel. Bei einer chronischen Stauungsleber kommt es durch den permanent erhöhten Druck zu einer Schrumpfung der Zellen und gleichzeitig zu einer verstärkten Fetteinlagerung in die Leber. Im weiteren Verlauf kann dann verstärkt narbenbildendes Bindegewebe das zerstörte Lebergewebe ersetzen. Dadurch entwikkelt sich eine sogenannte kardiale Leberzirrhose*, die aber nur sehr selten, vermutlich unter zusätzlichen schädigenden Einflüssen in die irreversible „echte" Leberzirrhose übergeht.

Stauungslunge:
Diese entwickelt sich durch einen Blutstau in der Lunge bei Linksherzinsuffizienz*. Es kommt zu Atembeschwerden und einer sogenannten Stauungsbronchitis. Es wird vermehrt Bindegewebe in die Lunge eingebaut, und es können Lungenödeme* oder Asthma* (Asthma cardiale) auftreten.

Stauungsmilz:
siehe Splenomegalie*.

Stauungsniere:
1. Durch einen Harnstau in Folge einer Hemmung des Harnabflusses durch die Harnleiter; das kann zu einer Zerstörung der kleinen Funktionseinheiten der Niere und zu dauerhaften Nierenschäden führen.
2. Blutstauungsniere: Diese entsteht aufgrund einer Rechtsherzinsuffizienz* oder einer Thrombose* in den Nierenvenen, so daß das Blut nur schlecht aus den Nieren abfließen kann. Es kommt zu einer Vergrößerung der Nieren und einer Weitung der Gefäße, wodurch die Filterfunktion gestört wird.

Stauungspapille:
eine durch Drucksteigerung im Gehirn hervorgerufene Vorwölbung des Sehnervenausgangs am Augenhintergrund. Die häufigste Ursache ist ein Tumor im Gehirn (60 % aller Fälle).

Steatorrhö:
der Fettstuhl, ein vermehrtes Ausscheiden von Fett mit dem Stuhl. Fast immer ist eine fehlende Produktion von Verdauungssekreten in der Galle oder der Bauchspeicheldrüse die Ursache. Der Fettstuhl ist aber auch ein typisches Symptom der Zöliakie*. Je nach Ausmaß kann eine Gewichtsabnahme und ein Mangel an Vitaminen* die Folge sein.

Steinschnittlage:
eine Liegeposition zur ärztlichen Untersuchung der weiblichen Geschlechtsorgane oder des Afters.

Steißbein:
der letzte Abschnitt der Wirbelsäule*, in gewisser Weise ein Überrest des Schwanzes unserer tierischen Ahnen, mit im Durchschnitt 4 miteinander verschmolzenen Wirbelkörpern.

Steißlage:
Normalerweise dreht sich das ungeborene Kind in den letzten Schwangerschaftswochen mit dem Kopf nach unten, um dann für die letzten Wochen vor der Geburt in dieser Position zu bleiben. Bei einer Steißlage ist es dazu nicht gekommen. Die Geburt mit dem Steiß voran ist aber durchaus möglich. Das manuelle Drehen des Kindes in der 37. oder 38. Schwangerschaftswoche ist ein gefährliches Unterfangen, und man versucht heute, entweder eine Steißgeburt, oder, wenn es nicht anders geht, einen Kaiserschnitt durchzuführen.

Stenose:
eine Stenose ist die Verengung z.B. eines Hohlorgans*, von Gefäßen oder auch von Herzklappen*.

Stent:
eine Art Rohr, das zur Überbrückung von Verengungen in Gefäße oder Hohlorgane eingesetzt wird. Man kann z.B. einen Stent in die Herzkranzgefäße einbringen, um bei Ablagerungen in den Gefäßen die Durchblutung der Arterien sicherzustellen.

Steppergang:
eine typische Gehweise, die in Folge der Lähmung eines Nervens, des Peronäusnervens, entstehen kann. Die Fußspitze kann dabei nicht mehr angehoben werden, was man durch ein vermehrtes Anheben des Beines auszugleichen versucht. Der Peronäusnerv verläuft auf der Außenseite des Beines und ist unterhalb des Knies an den Köpfchen des Wadenbeins durch Druck von außen sehr leicht Schädigungen ausgesetzt, z.B. durch eine andauernde schlechte Sitzhaltung (mit übergeschlagenen Beinen über Stunden in einem zu engen Bus) oder, wie häufig bei Obdachlosen zu beobachten, durch langes seitliches Liegen auf harten Unterlagen (Parkbank).

Sterbehilfe:
siehe Euthanasie*.

Sterben:
das Erlöschen der Lebensvorgänge bis zum endgültigen Eintritt des Todes (vgl. Tod*).

Sterilisation:
1. Die Desinfektion durch das Abtöten aller Mikroorganismen. Man verwendet chemische Mittel, Erhitzen mit und ohne Feuchtigkeit und radioaktive Bestrahlung.
2. Die Herstellung der Unfruchtbarkeit beim Mann oder der Frau. Von allen Methoden der Schwangerschaftsverhütung ist die Sterilisation die sicherste, aber auch eine endgültige, ohne die Möglichkeit, die Fruchtbarkeit wieder herzustellen. Bei der Frau werden dabei die Eileiter, beim Mann die Samenleiter durchtrennt. Die Operation beim Mann ist weitaus einfacher durchzuführen als bei der Frau. Die Zeugungsfähigkeit erlischt aber in beiden Fällen erst nach einigen Wochen. Alle anderen sexuellen Funktionen bleiben dabei erhalten. Die Sterilisation von Minderjährigen ist gesetzlich absolut untersagt.

Sterilität:
die Unfruchtbarkeit der Frau oder des Mannes, was zur ungewollten Kinderlosigkeit des Paares führt. Davon

spricht man, wenn trotz ungeschütztem Geschlechtsverkehr über ein bis zwei Jahre keine Schwangerschaft eingetreten ist. In 50 % aller Fälle liegt eine Sterilität der Frau, in 35 % des Mannes vor, bei den verbleibenden 15 % ist die Ursache unklar oder beide Partner sind betroffen. Häufig lassen sich organische Störungen nachweisen, doch oftmals spielen psychische Ursachen eine große Rolle. So kann man beobachten, daß häufig der Erfolgsdruck, unter den sich viele Paare mit unerfülltem Kinderwunsch setzen, genau das Gegenteil von dem bewirkt, was er soll. In vielen Fällen tritt eine Schwangerschaft erst dann ein, nachdem ein Paar alle Bemühungen, unbedingt ein Kind zeugen zu wollen, aufgegeben hat.

Sternum:
das Brustbein, das den Brustkorb nach vorne hin abschließt und Lunge und Herz schützt.

Steroide:
eine große Gruppe chemisch ähnlicher Verbindungen, die in der Biologie eine große Rolle spielen. Zu ihnen gehören beispielsweise die Hormone der Nebennierenrinde*, die Sexualhormone, das Vitamin D und die Herzglykoside aus Digitalis* (Fingerhut). Die menschlichen Steroidhormone werden alle aus dem Cholesterin* hergestellt, das selbst ein Steroid ist.

Stethoskop:
das Hörrohr des Arztes zur Auskultation*.

STH:
Abkürzung für somatotropes Hormon, das sogenannte Wachstumshormon, das in der Hypophyse gebildet wird. Es hat eine Reihe von Wirkungen, von denen die Förderung der Entwicklung im Kindes- und Jugendalter die wichtigste ist. Mangel an diesem Hormon verursacht bei Kindern Zwergenwuchs. Durch Gabe von außen kann man heute solche Entwicklungsstörungen ausgleichen. Nebenwirkungsfrei ist dieses Verfahren jedoch nicht, da eventuell die Krebsentstehung gefördert wird.

Stillen:
die natürliche Ernährung des Säuglings mit der Milch der Mutter (Frauenmilch*). Es gibt allerdings einige Hindernisse, die ein Stillen erschweren, wenn nicht unmöglich machen. Hat die Mutter z.B. Tuberkulose, dann darf auf keinen Fall gestillt werden. Das Stillen hat gegenüber der Flaschennahrung eine Reihe von Vorteilen. An erster Stelle steht das Argument, daß die Milch genau den Bedürfnissen des Kindes angepaßt ist. Das Kind erhält zudem einen besonderen Schutz gegenüber Krankheiten, da immunaktive Stoffe in der Milch enthalten sind. Außerdem ist das Risiko einer Allergie beim Stillen nicht vorhanden. Nicht zuletzt konnte in Studien gezeigt werden, daß gestillte Kinder später im Durchschnitt intelligenter waren als „Flaschenkinder".
Die erste Zeit nach der Geburt erfordert von der Mutter sehr viel Geduld, bis sich das Stillen eingespielt hat. Das Stillen sollte nicht länger als insgesamt zwanzig Minuten dauern (je Brust also höchstens zehn Minuten). In den ersten 5 Minuten nimmt das Kind 90 % der Milchmenge einer Brust auf, so daß längeres Stillen für das Kind nicht nur sehr anstrengend und fruchtlos ist, sondern auch für die Mutter die Gefahr des Wundseins der Brustdrüse und damit einer Entzündung deutlich erhöht. Zwischen den Stillzeiten sollten möglichst ein-

einhalb bis zwei Stunden liegen (das gilt nicht für die ersten Lebenswochen). Mit vier bis fünf Monaten kann langsam mit dem Abstillen* begonnen werden, bis zum sechsten Lebensmonat sollte auf jeden Fall neben der Beikost teilweise noch gestillt werden.

Stimmbänder:
siehe Stimmritze*.

Stimmritze:
Diese wird von den V-Förmig gespannten Stimmlippen (Stimmbänder) innerhalb des Kehlkopfes gebildet. Mit dem Durchströmen der Luft durch die Stimmritze werden die Stimmbänder in Schwingungen versetzt und erzeugen auf diese Weise Töne. Durch die sogenannten Stellknorpel können die Stimmbänder verstellt und unterschiedliche Tonhöhen bzw. Modulationen erzeugt werden.

Stimulanzien:
anregende Medikamente, die zu den Psychopharmaka zählen und im allgemeinen nur für eine kurzzeitige Anwendung geeignet sind, da sie häufig in die Abhängigkeit führen können. Es gibt allerdings auch mildere Stimulanzien wie z.B. das Coffein aus dem Kaffee.

Stirnhöhle:
eine der Nasennebenhöhlen*.

Stoffwechsel (Metabolismus):
Damit wird die Gesamtheit aller im Körper stattfindenden chemischen Prozesse umschrieben. Man kann den Stoffwechsel zunächst in einen aufbauenden, abbauenden und intermediären Stoffwechsel unterscheiden. Der aufbauende Stoffwechsel (Anabolismus) umfaßt alle Reaktionen, bei dem Nährstoffe aufgenommen und in Körperbausteine umgebaut werden. Der abbauende Stoffwechsel (Katabolismus) beinhaltet dagegen alle Prozesse, bei denen Körpersubstanzen abgebaut und ausgeschieden werden (z.B. zur Gewinnung von Energie). Der Intermediärstoffwechsel liegt sozusagen zwischen diesen beiden Prozessen. In ihm werden körpereigene Substanzen in andere ebenfalls körpereigene Substanzen umgewandelt (z.B. der Umbau von Proteinen* in Glukose*). Neben dieser Dreiteilung besitzt jede Stoffgruppe, die im Körper vorkommt, ihren eigenen Stoffwechsel: So gibt es einen Fettstoffwechsel, einen Kohlenhydratstoffwechsel und auch einen Energiestoffwechsel. Im Prinzip hat jeder einzelne Stoff seinen eigenen Stoffwechsel.

Stoffwechselkrankheiten:
Krankheiten, die sich durch einen Ausfall eines oder mehrerer wichtiger Enzyme* oder Hormone* auszeichnen. Das typische Beispiel dafür ist die Zuckerkrankheit, bei der das Insulin nicht oder nur unzureichend gebildet wird.

Storchenbiß:
ein bei Neugeborenen vorkommendes harmloses sogenanntes Feuermal im Bereich des Nackens, das sich zumeist während des ersten Lebensjahres von allein wieder zurückbildet.

Störfeldtheorie:
Theorie, derzufolge Erkrankungen innerer Organe „störende Impulse“ an andere Organe senden können und damit auch hier Störungen bewirken. Der Organismus kann diese bis zu einem gewissen Punkt ausgleichen; jedoch bei dauerhafter Störung kommt es zu einer Äußerung von Krankheitssymptomen. Siehe Neuraltherapie* nach Huneke.

Stottern:
eine vermutlich psychisch bedingte Sprachstörung, die vor allem bei Jungen vorkommt. Der Fluß der Sprache ist dabei behindert und es kommt immer wieder zu Stockungen mit häufiger Wiederholung einer Silbe. Das Auftreten des Stotterns ist dabei von dem Grad der gefühlsmäßigen Beteiligung des Stotterers an der aktuellen Situation abhängig. Stottern sollte immer durch eine entsprechende logopädische Therapie behandelt werden, da es auf Dauer zu psychischen Folgeschäden führen kann, insbesondere durch die damit verbundenen Beeinträchtigungen des Selbstbewußtseins. Stottern ist keinesfalls ein Ausdruck von verminderter Intelligenz.

Strabismus:
das Schielen, im Prinzip alle Fehlstellungen bei der Sehrichtung eines Auges im Vergleich zum anderen. Das eine Auge fixiert dabei einen Gegenstand, während das andere davon abweicht und ein anderes Bild aufnimmt. Den Formen nach unterscheidet man Einwärts-, Auswärts- und Höhenschielen, bzw. das Begleit- und das Lähmungsschielen. Das Schielen entwickelt sich fast immer schon in der frühen Kindheit. Das Sehzentrum im Gehirn reagiert darauf, indem es die Bilder des schielenden Auges ausblendet, so daß dieses sozusagen stillgelegt wird. Das führt letztendlich zu einer immer weiter schwindenden Sehfähigkeit dieses Auges. Man testet daher bereits etwa im dritten Lebensmonat die Sehfähigkeit des Säuglings mit speziellen Tests. In vielen Fällen läßt sich bereits eine Besserung durch eine Okklusionstherapie erzielen, bei der das „gute“ Auge abgedeckt und damit das schwache zum Sehen gezwungen wird. Je nach Ausprägung bringen spezielle Augenübungen und Brillen Erfolge, vielfach ist aber auch eine Operation angezeigt.

Strahlenpilze:
siehe Aktinomykose*.

Strahlentherapie:
1. Im weiteren Sinne die Behandlung von Krankheiten mit Strahlung, von der Röntgenstrahlung bis zum sichtbaren Licht.
2. Die Verwendung sogenannter ionisierender Strahlung (das kann Röntgenstrahlung*, aber auch radioaktive Strahlung sein) zur Zerstörung von Gewebswucherungen, meist bei Krebserkrankungen. Die Strahlung schädigt vor allem schnell wachsendes Gewebe, so daß Krebsgewebe sehr viel empfindlicher darauf reagiert als das normale gesunde Körpergewebe. Um trotzdem möglichst schonend vorzugehen, werden die unterschiedlichsten Techniken verwendet: Z.B. kann man von verschiedenen Richtungen gleichzeitig auf das Tumorgewebe zielen, so daß dieses zwar gebündelt bestrahlt wird, das umliegende Gewebe aber jeweils nur einen Teil der Strahlung abbekommt. Eine andere Möglichkeit ist das Einbringen von Sonden in den Körper, um von dort aus gezielt zu bestrahlen; oder es werden radioaktive Substanzen eingenommen, die sich in bestimmten Organen anreichern und dort das umliegende Gewebe zerstören. So verfährt man beispielsweise bei der Radiojodtherapie* zur Behandlung der Schilddrüse. Da insbesondere sich schnell vermehrendes Gewebe getroffen wird, werden neben dem Tumor selbst vor allem die blutbildenden Zellen des Knochenmarks (mit Auswirkungen vor allem auf das Immunsystem), die Schleimhäute und die Keimdrüsen geschädigt. Langfristig wirkt ioni-

sierende Strahlung selbst krebserregend.

Streptokinase:
von Streptokokken* produzierte Substanz, die zur Auflösung von Blutgerinnseln verwendet wird (Fibrinolyika*). Besonders wirksam ist Streptokinase nach einem Herzinfarkt, wobei es, sofern in den ersten Stunden im Anschluß an den Herzinfarkt* gegeben wird, in vielen Fällen die verstopfte Arterie der Herzkranzgefäße wieder öffnen kann. Allerdings kommt es in einigen Fällen zu allergischen Reaktionen (anaphylaktischer* Schock).

Streptokokken:
eine große Gruppe von Bakterien, zu denen eine Vielzahl von Krankheitserregern gehört. Sie verursachen z.B. Scharlach*, Wundrose*, Sepsis* bei Neugeborenen, Gehirnhautentzündung*, Mittelohrentzündung*, Mandelentzündung* und Wundinfektionen. Die Streptokokken werden auch für das Entstehen von Autoimmunkrankheiten* verantwortlich gemacht, bei denen das Immunsystem* nach Abwehr einer Streptokokkeninfektion körpereigenes Gewebe mit dem Erreger verwechselt. Daraus können sich dann u.a. rheumatische* Erkrankungen und Nierenerkrankungen (Glomerulopathie*) entwickeln.

Streß:
1. Ein bestimmter Zustand eines Organismus, der einem akuten oder dauerhaften schädigenden Reiz (den sogenannten Stressoren) ausgesetzt ist. Auslöser von („organischem") Streß können z.B. körperliche Beeinträchtigungen wie Verletzungen, Infektionen, Kälte oder Verbrennungen sein.
2. Der psychische Streß wird durch emotional wirksame Faktoren, wie Ärger, Angst, Leistungsdruck, aber auch durch Freude ausgelöst. Alle diese Faktoren haben gemeinsam, daß der Körper in Reaktion darauf in eine Art Alarmbereitschaft versetzt wird. Die Antwort des Stoffwechsels auf psychischen Streß ist zunächst die Produktion des Hormons ACTH* in der Hypophyse, das die Bildung von Adrenalin* und Noradrenalin, aber auch von Cortisonen* in Gang setzt. Das bedeutet kurzfristig die Möglichkeit, adäquat auf eine bestimmte Situation reagieren zu können, langfristig jedoch, bei andauerndem Streß, bedeutet es eine Herabsetzung der Abwehrkräfte, erhöhten Blutdruck, erhöhte Blutfettwerte usw. mit allen Folgen für die Gesundheit. Eine Normalisierung des Stoffwechsels kann im Prinzip nur durch körperliche Bewegung erzielt werden.
Allerdings ist Streß nicht gleich Streß: Man unterscheidet zwischen gesundem Streß, dem Eustreß, und schädlichem Streß, dem Disstreß. Während letzterer die oben geschilderten Folgen nach sich zieht, hat der Eustreß eine positive Wirkung auf den Stoffwechsel, da er eine angepaßte Reaktion auf in der Regel positive Außenreize darstellt, ohne überzuschießen. Ein Beispiel für den Eustreß ist die Freude und Aufregung, wenn man sich einer interessanten und ausfüllenden Aufgabe gegenübersieht.

Struma:
siehe Kropf*.

Studien:
in der Medizin Untersuchungen darüber, ob ein bestimmter Faktor (z.B. Medikamente, Ernährung, Lebensweise) einen gesundheitlichen Einfluß auf eine bestimmte Gruppe von Menschen hat oder nicht; z.B. müssen vor der Einführung eines Medi-

kamentes mehrere Studien unter Beteiligung einer bestimmten Anzahl Patienten durchgeführt werden, bevor eine Zulassung erteilt werden kann. Andere Studien stellen einen statistischen Zusammenhang zwischen Lebensgewohnheiten und Krankheitsrisiko her (z.B. ob der Genuß von viel Fett das Herzinfarktrisiko erhöht). Ob eine Studie aussagekräftig ist, hängt u.a. davon ab, ob genug Personen beteiligt sind und wie lange eine Studie läuft, d.h. ob auch später (z.T. nach Jahren) auftretende Ereignisse berücksichtigt werden.

Stuhl:
der Kot, den man täglich in Mengen von 200 g bis 500 g ausscheidet. Der Hauptbestandteil des Stuhles besteht aus Bakterien, die aus dem Dickdarm stammen, daneben sind auch abgeschilferte Zellen der Darmschleimhaut und Verdauungsendprodukte enthalten. Die Farbe des Stuhles stammt von den Gallenfarbstoffen (Bilirubine*).

Sturzgeburt:
eine veraltete Bezeichnung für eine extrem schnelle Geburt; wird im juristischen Sprachgebrauch für eine Geburt verwendet, bei der das Kind aus welchen Gründen auch immer bei der Geburt auf den Boden stürzt, ohne daß dabei die Dauer der Geburt irgendeine Rolle spielte.

subcutan:
allgemein für „unter die Haut", z.B. im Falle, daß eine Injektion unter die Haut gespritzt wird.

Sucht:
siehe Abhängigkeit*.

Sudeck-Syndrom:
eine Erkrankung von Gliedmaßen nach zumeist leichten äußeren Verletzungen oder Operationen, mit dumpfen, kaum einem bestimmten Bereich zuzuordnenden Schmerzen, Ödembildungen (Ödeme*) und Bewegungsstörungen. Nach längerem Verlauf kommt es zu einem Abbau der Muskeln und Knochenschwäche. Die Ursache dieser Erkrankung ist unbekannt, eine Therapie daher nur symptomatisch.

Suizid:
Selbsttötung oder Selbstmord.

Sulfonamide:
Bezeichnung für Medikamente, die den Stoffwechsel der Bakterien stören und ihre Vermehrung verhindern (Chemotherapie*).

Sympathikus:
siehe vegetatives* Nervensystem.

Symptom:
ein entweder vom Patienten direkt spürbares oder erst durch spezielle Untersuchungen (z.B. Labortests) feststellbares Krankheitszeichen.

Synapsen:
die Verbindungsstellen zwischen den Nervenzellenden, an denen ein Nervensignal von einer Zelle an die nächste weitergegeben wird. Dies geschieht mit Überträgerstoffen, die von der einen Nervenendigung freigesetzt werden und über den Zwischenraum (Synapsenspalt) zur anderen wandern.

Synästhesie:
eine Störung im Sinnesempfinden mit gleichzeitigem Auftreten verschiedener Sinnesqualitäten; wenn z.B. beim Hören von Geräuschen auch Bilder im Gehirn entstehen.

Syndrom:
ein gemeinsames Auftreten von Sym-

ptomen* zu einem typischen Krankheitsbild.

Synkope:
eine nur Sekunden bis wenige Minuten andauernde Bewußtlosigkeit. Ein Symptom bei Herzerkrankungen, Kreislaufstörungen, Durchblutungsstörungen im Gehirn oder anderen Störungen im zentralen Nervensystem.

Syphilis (Lues):
chronisch verlaufende Infektionskrankheit, die über Jahrzehnte andauert und dann in ein langsam fortschreitendes Siechtum führt. Kurz nach der Ansteckung zeigt sich an der Ansteckungsstelle ein schmerzloses Geschwür (1. Stadium), zumeist an den Genitalien, aber auch im After- oder Mundbereich. Etwa zwei bis drei Wochen später kommt es zu einer generalisierten Infektion des Körpers, wobei die Symptome davon abhängen, welches Organ am stärksten betroffen ist. Besonders häufig kommt es zu Hautausschlägen und zu einem Befall der Schleimhaut, von der aus eine große Infektionsgefahr auf andere Personen ausgeht (2. Stadium). Das dritte und letzte Stadium beginnt häufig nach einer jahrelangen Ruhezeit, während der die Symptome des 2. Stadiums abgeklungen sind. An nahezu allen Organen können sich dann Geschwulste bilden, die gewebszerstörende Auswirkungen haben. Im weiteren Krankheitsverlauf greift die Syphilis (häufig erst nach Jahren) auch auf das zentrale Nervensystem über, und es kommt je nach befallenem Gewebe zu den entsprechenden Ausfallerscheinungen insbesondere zu Lähmungen (vgl. Paralyse*). Die Behandlung erfolgt im allgemeinen mit Penicillin.

Systole:
das Zusammenziehen des Herzmuskels, wobei das Blut über die Aorta* durch den Blutkreislauf gedrückt wird. In der anschließenden Diastole*, der Erschlaffung des Herzmuskels, füllt sich das Herz wieder mit Blut.

Szintigraphie:
die bildliche Darstellung von Organen mit Hilfe radioaktiv strahlender Substanzen. Diese werden in den Körper eingebracht und können später von einem entsprechenden Aufnahmengerät registriert werden. Die Verteilung der Substanzen im Körper kann dann bildlich dargestellt werden. Am häufigsten wird dazu das Jod-131 verwendet, das sich in der Schilddrüse anreichert, wodurch man krankhafte Veränderungen in der Schilddrüse gut erkennen kann.

Tachykardie:
ein Anstieg der Herzfrequenz (Pulsschlag) auf über 100 Schläge pro Minute. Das Gegenteil der Bradykardie*.

Talgdrüsen:
im Unterhautgewebe befindliche Drüsen, die Talg abgeben, ein Gemisch aus Fetten, Zellen und Säuren, das die Haut vor der Austrocknung schützt. Talgdrüsen befinden sich vor allem an den Haarwurzeln. In den Handflächen und auf der Fußsohle befinden sich keine Talgdrüsen.

Tai-Chi-Chuan:
meditative Form der Gymnastik, die wie Qi*-Gong aus China stammt. Bei der Durchführung sollen Bewußtsein, Körperbewegung und Atem eine harmonische Verbindung eingehen; die Übungen spiegeln das Zusammenspiel der Urprinzipien Yin* und Yang wider. Tai-Chi-Chuan schult das Körperbewußtsein und die Koordination, fördert Gelassenheit und Ruhe und trägt zur Entspannung bei; verschiedene Erkrankungen können durch diese Bewegungsform günstig beeinflußt werden (Herz- und Kreislauferkrankungen, Verdauungsstörungen, neurovegetative Störungen), vor allem aber dient sie der Gesunderhaltung (insbesondere auch der Muskeln, Sehnen und Gelenke) und dem Abbau von Streßzuständen.

Tanztherapie:
körperorientierte Form der Psychotherapie in Nachbarschaft zur Musiktherapie* und zur Bewegungstherapie*. Durch Tanztherapie sind Beeinträchtigungen der körperlichen Ausdrucksfreiheit (verbunden mit einer mangelnden emotionalen Ausdrucksfähigkeit) bis hin zu körperlichen Behinderungen beeinflußbar; Spontaneität soll an die Stelle von Hemmungen treten.

Taubheit:
der vollständige Verlust der Hörfähigkeit. Bei angeborener Taubheit entwickelt sich ohne ein spezielles Training auch Sprachlosigkeit (Taubstummheit), da die Kinder nichts hören, wonach sie die Sprache erlernen könnten. Das Erlernen funktioniert nur, wenn man die Sprache in fühl- und sichtbare Signale umsetzt, so daß eine Kontrolle der eigenen Lautbildung möglich wird.

Taucherkrankheit:
die sogenannte Caisson-Krankheit, die bei einer plötzlichen äußeren Druckerhöhung, z.B. bei zu schnellem Auftauchen aus zu großen Tiefen, aber auch bei zu schnellem Aufsteigen im Flugzeug ohne Druckausgleichskabine auftritt. Dabei wird die im Blut bei hohem Druck gelöste Luft (in der Hauptsache Stickstoff) plötzlich freigesetzt (das Blut „sprudelt"), so daß es zu Luftembolien* und zu Gewebsschädigungen kommen kann.

Tausendgüldenkraut:
Erythraea centaurium bzw. Centaurium erythraea; Arzneipflanze aus der Familie der Enziangewächse, Gentianaceae. Verwendete Teile: Kraut; Drogenbezeichnung: Centaurii herba. Inhaltsstoffe: Bitterstoffglykoside (Amarogentin, Gentiopikrin), Flavonoide, Sterole. Heilwirkung und Verwendung: regt als Tee Appetit und Magen- sowie Gallensekretbildung an, lindert Blähungen und Krämpfe; wirkt tonisierend und stimulierend auf sämtliche Verdauungsprozesse.

Tautreten:
Verfahren nach Sebastian Kneipp* zur Abhärtung, wobei der Patient für einige Minuten barfuß in feuchtem Gras läuft; danach folgt eine Wieder-

erwärmungsphase durch das Gehen in Fußbekleidung.

Tbc:
Abkürzung für Tuberkulose*.

TCM:
Abkürzung für Traditionelle* Chinesische Medizin.

Teerstuhl:
ein durch seine tiefschwarze Farbe gekennzeichneter Stuhl. Der Grund für diese Farbe liegt in einer Blutung, die meist im Magen oder im oberen Teil des Darmes zu suchen ist. Bei Blutungen, die weiter unten im Darm auftreten, kommt es zu Teerstühlen nur, wenn die Verweilzeit des Blutes im Darm entsprechend hoch ist. Ansonsten ist eine Darmblutung im unteren Bereich im Stuhl als hell- bis dunkelrote Färbung zu erkennen. Ein Teerstuhl ist immer ein Hinweis auf eine ernsthafte Erkrankung.

Teleangiektasien:
erweiterte Blutgefäße direkt unter der Haut. Sie treten bei verschiedenen Krankheiten auf oder bei einer Venenschwäche in den Unterschenkeln.

Temperament:
konstant an die individuelle Persönlichkeit gebundene Art und Weise des Erlebens, Fühlens und Handelns. Schon in der Antike wurde der Versuch gemacht, das Temperament eines Menschen mit seiner gesundheitlichen Verfassung in Beziehung zu setzen und aufgrund dieser Beziehung auch die Entstehung von Krankheiten zu erklären; solche Erklärungsmodelle, wie sie vor allem von Hippokrates* und Galen* begründet wurden, hatten bis ins späte Mittelalter Gültigkeit. Nach der Theorie der Humoralpathologie* herrschte bei jedem Temperamentstyp eine bestimmte Säftemischung vor. Man unterschied vier Grundtypen des Temperaments: den Sanguiniker (lebhaft, lebensbejahend, „temperamentvoll"; Vorherrschen von Blut), den Choleriker (reizbar, jähzornig; Vorherrschen von gelber Galle), den Phlegmatiker (ruhig, langsam, schwerfällig; Vorherrschen von Schleim) und den Melancholiker (antriebsschwach, pessimistisch, schwermütig; Vorherrschen von schwarzer Galle).

Temperatur:
siehe Fieber*.

Tennisellenbogen (Tennisarm):
eine durch Überlastung hervorgerufene Reizung der Ansatzstelle der Muskulatur am Knochen. Der Arm sollte völlig ruhiggestellt und mit Wärme behandelt werden. Zusätzlich sind cortisonhaltige Injektionen möglich. Wenn auf diese Weise keine Besserung erreicht wird, kann auch eine Operation durchgeführt werden.

teratogen:
die „fruchtschädigende" Wirkung einer Substanz, deren Verabreichung während der Schwangerschaft zu Mißbildungen des ungeborenen Kindes führt. Da die meisten Medikamente auf eine mögliche teratogene Wirkung nicht ausreichend getestet werden, sollten sie während der Schwangerschaft auf keinen Fall eingenommen werden. Traurige Berühmtheit erlangte das Contergan, das in den sechziger Jahren als Schlafmittel eingesetzt wurde und zu Fehlbildungen führte.

Teratom:
eine bereits im Embryo entstehende Geschwulst, die aus sehr vielfältigen Gewebetypen zusammengesetzt ist,

wie z.B. Haut, Haaren, Knochen oder auch Zähnen. In seltenen Fällen enthalten Teratome auch bösartige Krebszellen, sie werden zumeist bereits kurz nach der Geburt operativ entfernt.

Terrainkur:
Kurform, die die am Kurort vorgegebenen landschaftlichen und klimatischen Bedingungen nutzt; gezielte Bewegung, lange Spaziergänge und das emotionale Erleben der Landschaft sollen die Lebensfreude und das Körperbewußtsein fördern und bei Herz-Kreislauf-Erkrankungen, Stoffwechselstörungen sowie Streß und Erschöpfung helfen.

Testis:
siehe Hoden*.

Testosteron:
siehe Androgene*.

Tetanie:
anfallsartig auftretende Krämpfe bzw. Störungen in den Bewegungsabläufen durch Übererregbarkeit der Muskulatur. Im akuten (manifesten) Fall kommt es zu z.T. schmerzhaften Krämpfen in der Muskulatur, typisch ist die „Pfötchenstellung" der Hand. Das Gesicht verkrampft sich ebenfalls, und die Mimik zeichnet sich durch den gespitzten Mund aus. Die latente Tetanie ist durch zusätzliche uncharakteristische psychische Störungen gekennzeichnet. Bei der chronischen Tetanie kommen neben den Symptomen der manifesten Tetanie noch die Entwicklung eines Grünen* Stars, Migräne*, Candida* auf der Haut und Bindehautentzündungen* hinzu. Sehr häufig ist die Tetanie ein Symptom von Kalziummangel. Ursache dafür können u.a. eine Unterfunktion der Nebenschilddrüse*, Rachitis* oder Funktionsstörungen der Nieren sein. Zur Behandlung eines akuten Tetanieanfall bei Kalziummangel gibt man Injektionen mit Kalzium.

Tetanus:
der Wundstarrkrampf, vom Bakterium Chlostridium tetani verursacht. Die Bakterien gelangen meist mit Erde in eine Wunde und damit in den Körper. Sie produzieren dort nach wenigen Tagen bis zwei Wochen Inkubationszeit einen Giftstoff, der zu Krämpfen zunächst in der Kiefer- und Zungenmuskulatur, später dann auch im Nacken, Rücken und im Bauch führt. Bei nicht geimpften Personen beträgt die Sterblichkeit ca. 50 %, zumeist durch Übergreifen der Krämpfe auf die Atemmuskulatur. Zur Vorbeugung sollte man entsprechend dem Impfplan eine Schutzimpfung durchführen, im Verletzungs- und Krankheitsfall wird eine passive Impfung mit Antikörpern gegen die Bakterien durchgeführt.

Tetrahydrofolsäure:
die aktive Form der Folsäure, siehe Vitamine*.

Tetrazykline:
sehr wirksame Antibiotika*, die zur Bekämpfung sehr vieler Bakterien eingesetzt werden können und deshalb zu den Breitbandantibiotika* gezählt werden.

Thalamus:
der sogenannte Sehhügel im Gehirn. Der Thalamus dient als eine Art Umschaltstation für akustische, visuelle und andere (Temperatur, Schmerz etc.) körperliche Signale zur Großhirnrinde. Dabei erfahren diese Signale auch eine gefühlsmäßige Komponente und werden mit Lust- bzw. Unlustgefühlen „beladen". Außerdem ist der Thalamus am Zustande-

kommen von gefühlsartigen Reflexen wie Fluchtreflex, Abwehrreflex usw. beteiligt.

Thalassämie:
die sogenannte Mittelmeeranämie, eine Erbkrankheit, die vor allem bei den Anwohnern des Mittelmeers und in Vorderasien vorkommt. Man unterscheidet eine schwere von der leichten Form, je nachdem ob von beiden Elternteilen oder nur von einem ein entsprechendes Gen weitergegeben wurde. Die Anämie* (Blutarmut) entsteht durch die verminderte Bildung bestimmter Proteine*, die zur Bildung funktionsfähiger roter Blutkörperchen notwendig sind. Zur Behandlung führt man, wenn möglich, eine Knochenmarkstransplantation durch. Unbehandelt sterben die schwer Erkrankten im frühen Erwachsenenalter, die leichte Form der Thalassämie bedarf keiner Behandlung. Wie die Sichelzellenanämie* bietet die Thalassämie einen Schutz gegenüber der Malaria*, so daß sich diese Erbkrankheit in der Bevölkerung trotz aller Nachteile halten kann.

Thalassotherapie:
an Meeresküsten durchgeführte Kurform, welche die klimatischen Reizfaktoren (salzhaltige Gischt des Meeres, Wind) in besonderer Weise (u.a. Bewegung an der freien Luft, Solbäder) nutzt.

Thalidomid:
Das Mittel, das unter dem Markennamen Contergan bekannt geworden ist; wird heute als wirksames Medikament gegen Lepra* verwendet.

Therapie:
alle zur Behandlung und Heilung einer Krankheit durchführbaren Methoden.

Therme:
Quelle, deren Wassertemperatur am Quellaustritt zwischen 20 und 50 °C beträgt; bei therapeutischer Nutzung spricht man von einer Heilquelle*.

Thiamin:
Vitamin B_1, siehe Vitamine*.

Thorax:
der Brustkorb.

Thrombin:
ein Faktor zur Steuerung der Blutgerinnung; wird durch einen speziellen Aktivator gebildet und ist an der Auslösung der Gerinnungsreaktion maßgeblich beteiligt. Es löst die Aggregation (Zusammenballung) der Thrombozyten* aus und bildet aus dem Fibrinogen das Fibrin*, das dann das eigentliche Blutgerinnsel zur Abdichtung einer Blutung bildet.

Thrombolyse:
die Auflösung eines Blutgerinnsels (eines Thrombus, vgl. Thrombose*), durch Medikamente (Thrombolytika).

Thrombopenie:
eine zu geringe Anzahl an Thrombozyten* (Blutplättchen) im Blut (weniger als 150 000 je mm^3). Echte Symptome stellt man erst fest, wenn weniger als 30 000 Thrombozyten je mm^3 Blut vorhanden sind, es kommt dann zu Blutungen der Schleimhäute, starken Blutungen schon bei kleinen Verletzungen und zur Bildung von Hämatomen*.

Thrombophlebitis:
eine Entzündung der oberflächlichen Venen, meist mit der Bildung einer Thrombose* verbunden. Die Behandlung erfolgt mit kühlenden Umschlägen oder Salben mit Heparin*, das gerinnselhemmend wirkt.

Thrombose:
der Verschluß von Blutgefäßen aufgrund der Bildung von Blutgerinnseln (Thrombus) aus Fibrin* und Zusammenballungen von Thrombozyten*. Bei der Bildung von Thrombosen treffen in der Regel drei krankhafte Faktoren zusammen:
1. Schäden in den Gefäßwänden, z.B. durch eine Entzündung, Arteriosklerose oder Verletzungen. Diese Gefäßwandschäden sind gleichsam die Kristallisationskeime für die Bildung von Blutgerinnseln.
2. Eine herabgesetzte Strömungsgeschwindigkeit des Blutes z.B. bei Herzschwäche*, bei Krampfadern oder bei Operationen.
3. Eine Störung im Gerinnungsgleichgewicht des Blutes, mit einem Übergewicht der Gerinnung gegenüber einer Herabsetzung der gerinnungshemmenden Faktoren. Das kann eine Folge von Leberfunktionsstörungen, Medikamenten, Entzündungen, Operationen etc. sein. In den meisten Fällen entsteht eine Thrombose in den Beinen. Bei einer Thrombose in den Arterien* (zumeist begünstigt durch Arteriosklerose*) kommt es zu einem akuten Schmerz in dem betroffenen Glied. Man gibt Thrombolytika, um das Gerinnsel wieder aufzulösen. In den Venen* sind die Symptome nicht so deutlich. Man unterscheidet eine Thrombose in den oberflächlichen Venen (siehe Thrombophlebitis*) und den tiefen Venen (Phlebothrombose). Letztere ist gefährlicher, da bei ihr die Gefahr besteht, daß der Thrombus sich losreißt und über das Blut in arterielle Gefäße der Lunge gelangt und dort eine Embolie* verursacht. Die Symptome einer tiefen Thrombose sind eine Überwärmung und Schwellung des Gewebes und die Ausbildung stark sichtbarer oberflächlicher Venen, die als Umleitung für das Blut dienen. Es muß im Gegensatz zur Thrombophlebitis strengste Bettruhe eingehalten werden, um ein Losreißen des Gerinnsels zu verhindern. Es werden gerinnungshemmende oder gerinnungsauflösende Medikamente gegeben; eventuell ist ein operativer Eingriff zur Beseitigung des Gerinnsels angezeigt.
Zur Vorbeugung einer Thrombose werden nach jeder größeren Operation bereits gerinnungshemmende Medikamente in geringer Dosierung verabreicht. Dazu kommen gegebenenfalls Kompressionsstrümpfe, eine möglichst frühzeitige Mobilisation* und Gymnastik.

Thrombozyten:
die Blutplättchen, die die Blutgerinnung einleiten und sich zu einem sogenannten Thrombus (Blutgerinnsel) zusammenballen können.

Thymian:
Thymus vulgaris, Gartenthymian; Arzneipflanze aus der Familie der Lippenblütler, Lamiaceae. Verwendete Teile: das blühende Kraut; Drogenbezeichnung: Thymi herba. Inhaltsstoffe: ätherisches Öl (mit Thymol und Carvacrol), Gerbstoffe, Flavonoide. Heilwirkung und Verwendung: krampflösend und desinfizierend bei akuter und chronischer Bronchitits, Asthma und Keuchhusten, außerdem bei Krämpfen im Magen-Darm-Bereich; hautreizende Wirkung bei Einreibung und als Badezusatz.

Thymus:
das Bries, eine zum lymphatischen System gehörende Drüse, die sich hinter dem Brustbein befindet. Sie wächst nur im Kindesalter bis etwa zum Erreichen der Geschlechtsreife, dann bildet sie sich wieder zurück und wandelt sich in Fettgewebe um.

Die Thymusdrüse ist ein wesentlicher Faktor bei der Ausbildung des Immunsystems, insbesondere bei der Reifung des sogenannten zellvermittelten Immunsystems* (vgl. Lymphozyten*). Außerdem hat die Thymusdrüse Einfluß auf das Körperwachstum und den Knochenbau.

tibetische Medizin:
Medizinsystem, das sich unter dem Einfluß der Traditionellen* Chinesischen Medizin, dem indischen Ayurveda* und der Unani*-Medizin sowie in starker Prägung durch den Buddhismus herausbildete. Physiologische Prozesse werden mit dem Fließen bzw. Nichtfließen dreier Körperenergien erklärt; anatomische Kenntnisse orientieren sich vor allem am chinesischen Vorbild. Die Diagnose wird nach einer Pulsdiagnose und Befragung, gegebenenfalls unter Zuhilfenahme einer Betrachtung der Zunge (Zungendiagnose*) und des Urins des Patienten (Urindiagnose*) erstellt. Im Mittelpunkt der Therapie stehen Arzneien aus pflanzlichen, tierischen und mineralischen Stoffen, daneben auch die Moxibustion* und eine spezielle Massagetechnik; integraler Bestandteil ist außerdem der religiöse Glaube, der den Heilungsprozeß unterstützen soll (Rezitieren von Mantras, d. h. Anrufungen heilender Götter bzw. Buddhas).

Tinnitus:
permanente Ohrgeräusche, auch als „Klingeln" bekannt, die nicht durch äußerliche Geräusche hervorgerufen wurden, also nur vom Patienten selbst gehört werden. Die meisten dieser Geräusche werden von Erkrankungen des Ohres selbst hervorgerufen, z.B. in Folge eines Hörsturzes*. Häufig bleiben die Ursachen eines Ohrgeräusches im Dunkeln; in diesen Fällen vermutet man psychosomatische Ursachen (vgl. Psychosomatik*). Vom echten Tinnitus zu unterscheiden ist das Hören des eigenen Pulses, wie es bei zu hohem Blutdruck oder Durchblutungsstörungen von Arterien in der Nähe des Ohres vorkommt.

Titer:
Mit der Messung des „Titers" wird bestimmt, ob man gegen einen Krankheitserreger immun ist oder nicht. Dazu wird Blut entnommen und das Blut in Stufen immer weiter verdünnt. Auf welcher Stufe dann immer noch eine Reaktion zwischen einem Krankheitserreger und den Antikörpern* im Blut feststellbar ist, wird als Titer angegeben. Der Titer gibt z.B. Auskunft darüber, ob ein Impfschutz noch ausreichend gegeben ist oder ob eine bestimmte Infektionskrankheit schon einmal aufgetreten ist (z.B. wichtig bei Röteln vor einer geplanten Schwangerschaft).

T-Lymphozyten:
Bestandteil des Immunsystems* (vgl. auch Lymphozyten*).

TNM-Klassifikation:
eine international einheitlich definierte Beschreibung des Stadiums bösartiger Tumoren. Dabei beschreibt T die Größe des Primärtumors (der Muttergeschwulst), wobei z.B. T0 gar keiner, T1 ein sehr kleiner, T4 ein sehr großer Tumor ist. TX ist ein Primärtumor, dessen Größe nicht zu bestimmen ist. Mit N (= Nodulus) wird das Vorhandensein von Metastasen in den Lymphknoten der näheren Umgebung der Muttergeschwulst beschrieben. N0 bedeutet keine, N1-4 das Vorhandensein von Tochtergeschwülsten in den Lymphknoten. Mit M (= Metastase) schließlich beschreibt man, ob Fernmeta-

stasen, also Metastasen außerhalb des unmittelbaren Nahbereichs der Muttergeschwulst, beispielsweise in anderen Organen vorliegen. M0 bedeutet keine, M1, es sind Fernmetastasen vorhanden. Gegebenenfalls läßt sich der Befund M1 noch durch Angabe eines Kürzels für das Organ, in dem die Metastase(n) gefunden wurde(n), ergänzen. Wird dieser Befund nach einer Operation des Tumors erstellt, setzt man das Kürzel „p" vor das TNM. Letztendlich kann man auch noch angeben, mit welchen diagnostischen Maßnahmen man den Befund gewonnen hat. Dazu wird der Buchstabe C mit einer entsprechenden Nummer hinzugefügt (damit wird ausgedrückt, wie sicher man sich mit der getroffenen Einstufung ist). Ein etwa 2 bis 5 cm großer Brustkrebs mit ausgedehnten Lymphknoten- sowie Fernmetastasen wird z.B als T2N3M1 klassifiziert.

Tocopherole:
Vitamin E, siehe Vitamine*.

Tod:
Die medizinische Beschreibung des Todes ist der unumkehrbare Funktionsverlust des Atem-, Herz-Kreislauf- und Zentralnervensystems. Laut Gesetz kann der Tod nur von einem Arzt festgestellt werden.
Als frühestes Kriterium für den Tod gilt heute der sogenannte Hirntod*, bei dem alle Hirnfunktionen des gesamten zentralen Nervensystems unwiderruflich ausgefallen sein müssen. Das ist unabhängig von dem Zustand der Herz- und Atemfunktion, die durchaus noch aktiv sein können. Der klinische Tod ist durch einen vollständigen Stillstand aller Kreislauf- und Atemfunktionen gekennzeichnet, gekoppelt mit dem (unter Umständen umkehrbaren) Ausfall der Großhirnfunktionen. Der klinische Tod ist nicht immer unumkehrbar, da eine Wiederbelebung durchaus noch gelingen kann. Als dritte Stufe gibt es noch den biologischen Tod: In diesem Fall sind alle Organe und Zellen endgültig abgestorben.

Tokographie:
die Aufzeichnung der Wehen während der Schwangerschaft, meist kurz vor der Geburt und normalerweise gemeinsam mit den kindlichen Herztönen, siehe CTG*.

Tollwut:
eine von Viren verursachte Krankheit, die zumeist durch den Biß eines Hundes übertragen wird. Die Inkubationszeit nach der Ansteckung beträgt etwa drei Wochen bis drei Monate, selten auch länger. Es kommt zunächst zu einer lokalen Entzündung der Bißwunde bzw. der Narbe (Rötung) und Kopfschmerzen, später dann zu Krämpfen vor allem der Schlund-, Kehlkopf- und Atemmuskulatur. Die Erkrankten leiden an Atemnot, starkem Speichelfluß und sehr starkem Durst, ohne tatsächlich Wasser schlucken zu können (Wasserscheu). Bald kommt es dann zu Lähmungen auch des Herzens und zum Tod. Die Übertragung erfolgt über den Speichel, hauptsächlich befallen wird das zentrale Nervensystem. Zur Behandlung muß möglichst schnell nach dem Biß von einem tollwutverdächtigen Tier eine passive Schutzimpfung durchgeführt werden, nach Auftreten der ersten Krankheitszeichen ist es dazu häufig schon zu spät.

Tomographie:
eine Schichtaufnahme des Körpers, z.B. im Rahmen einer Computertomographie*.

Tonsillen:
die Mandeln, Tonsillitis ist eine Mandelentzündung*.

Tonus:
Der Grad der Anspannung, zumeist eines Muskels, aber auch anderer Organe. Einen dauerhaft erhöhten Tonus der Muskulatur bezeichnet man als spastisch*. Für die Regulation des Tonus sorgen die Nerven.

Totaloperation (auch Totalexstirpation):
die totale Entfernung eines Organs oder Organsystems.

Totenflecken:
eines der sogenannten „sicheren Todeszeichen". Totenflecken entwickeln sich durch das Absacken des Blutes in die tieferliegenden Körperteile und treten in Form von rötlichbläulichen Verfärbungen der Haut auf. Sie entstehen etwa eine halbe bis eine Stunde nach Eintritt des Todes und lassen sich nach sechs Stunden noch wegdrücken, so daß an Hand der Totenflecken der Zeitpunkt des Todes eingeschätzt werden kann.

Totenstarre:
Die Totenstarre beginnt etwa 4 bis 12 Stunden nach Eintritt des Todes im Bereich des Unterkiefers und der Halsmuskulatur und breitet sich dann auf den gesamten Körper aus. Die Ursache dafür liegt im Abbau von ATP, das u.a. als Brennstoff für die Muskulatur verwendet wird. Bei großer körperlicher Anstrengung vor dem Tod tritt die Totenstarre früher ein, wie auch bei höheren Temperaturen. Nach ein bis sechs Tagen löst sich die Totenstarre wieder.

Totgeburt:
eine juristisch geregelte Bezeichnung für ein tot auf die Welt gekommenes Kind, das mindestens 500 g wiegt und an dem keines der bei einer Lebendgeburt festzustellenden Lebenszeichen zu erkennen ist, also Herzschlag, Atmung und pulsierende Nabelschnur. Es besteht Meldepflicht bei den kommunalen Behörden (in Deutschland).

Toxikologie:
die Lehre von den Auswirkungen giftiger Stoffe auf einen Organismus.

Toxine:
ganz allgemein Giftstoffe. Bei bakteriellen Toxinen unterscheidet man Exotoxine, die von den lebenden Bakterien bei einer Infektion in den Körper abgegeben werden, von den Endotoxinen, die im Inneren der Bakterien vorhanden sind und erst nach dem Absterben der Bakterien (z.B. durch die Einwirkung des Immunsystems*) freigesetzt werden. Sterben plötzlich sehr viele dieser Bakterien auf einmal ab, kann es durch die freigesetzten Endotoxine zu einem septisch-toxischen Schock (siehe Schock*) kommen.

Toxoplasmose:
eine von einzelligen Lebewesen, sogenannten Urtierchen, hervorgerufene Infektion, die zumeist von Haustieren oder durch das Essen von rohem Fleisch übertragen wird. Im allgemeinen handelt es sich um eine harmlose Krankheit, von der man häufig überhaupt nichts spürt. Sehr selten kommt es zu Lymphknotenschwellungen, Fieber und einem Befall innerer Organe. Bei einer erstmaligen Toxoplasmoseinfektion während der Schwangerschaft ist mit Mißbildungen oder einer Totgeburt zu rechnen. Aus diesem Grund sollte während der Schwangerschaft kein rohes Fleisch gegessen und der Umgang mit Katzen gemieden werden.

Trachea:
siehe Luftröhre*.

Trachom:
die sogenannte ägyptische Augenkrankheit, eine Infektion der Bindehäute (durch Chlamydia trachomatis, vgl. Chlamydien*) die unbehandelt zur Vernarbung und schließlich zur Erblindung durch Übergreifen auf die Hornhaut führt. Die Übertragung geschieht meist durch Fliegen und wird durch unhygienische Verhältnisse begünstigt. Das Trachom ist heute die häufigste Ursache der Erblindung überhaupt und in Entwicklungsländern weit verbreitet. Schätzungsweise 500 Millionen Menschen sind daran erkrankt. Bei frühzeitiger Behandlung mit Antibiotika sind die Heilungschancen sehr gut.

Traditionelle Chinesische Medizin (Abkürzung TCM):
auf den Grundlagen des Konfuzianismus und des Taoismus, insbesondere der Lehre von den Fünf Elementen und der Yin*-Yang-Lehre beruhendes traditionelles Heilsystem in China, dessen Wurzeln weit in die Jahrtausende vor Christus zurückreichen. Statt einer Physiologie, wie es sie in der westlichen Medizin gibt, wird in der TCM von einem Wechselspiel der beiden gegensätzlichen Urprinzipien Yin und Yang ausgegangen, welche die Lebensenergie Qi hervorbringen. Auch Organe im westlichen Sinne gibt es nicht; was in der TCM als „Organ" verstanden wird, nämlich fünf dem Prinzip Yin zugeordnete Speicher- und sechs dem Prinzip Yang zugeordnete Hohlorgane, ist eher im Sinne von Funktionskreisen zu verstehen (beispielsweise steht „Lunge" für die gesamte Atmungsfunktion). Diese „Organe" oder Funktionskreise stehen mit der Lebensenergie Qi, welche den Körper in Meridianen* durchströmt, in Verbindung. Durch diese Verbindung können Funktionsstörungen nach außen treten und sichtbar werden; umgekehrt können über sie krankmachende Einflüsse in den Körper gelangen. Die Begriffe „Gesundheit" und „Krankheit" gibt es in der TCM nicht, sondern es gibt ein normales und ein gestörtes Fließen der Lebensenergie Qi.
Bei der Diagnose wird keine Unterscheidung zwischen körperlichen und seelischen (bzw. psychischen) Krankheiten getroffen; auch werden keine lokal begrenzten Krankheiten diagnostiziert. Der Arzt verschafft sich vielmehr einen Gesamteindruck vom Zustand des Patienten durch Befragung (im Sinne einer Anamnese), Betrachten (Gesichtsausdruck und -farbe, Gestik und Verhalten; vgl. Antlitzdiagnostik*, Pathophysiognomik*), Hören (Redeweise des Patienten, Atemgeräusch), Riechen (Körpergeruch), Betasten und Befühlen (Pulsdiagnostik*). Die Therapie zielt darauf ab, das Qi wieder zum Fließen zu bringen. Sie richtet sich nicht nur nach der Krankheit, sondern auch nach der Grundkonstitution des Patienten sowie nach jahreszeitlichen, klimatischen und geographischen Umständen. Zu den Heilmaßnahmen können Arzneigaben, Diätvorschriften, Massage, Akupunktur* und Kauterisation* gehören, außerdem aktive körperliche Übungen wie Qi*-Gong und Tai*-Chi-Chuan.

Tränendrüse:
die hier gebildete Tränenflüssigkeit wird über etwa 6 bis 12 Ausführungsgänge auf die Bindehäute geleitet und hält sowohl diese als auch die Hornhaut des Auges feucht. In der Tränenflüssigkeit sind Salze, aber auch spezielle antibakterielle Enzyme* enthalten. Welche Funktion der

Tränenfluß beim Weinen hat, ist dagegen nur wenig aufgeklärt.

Tranquilizer:
eine Substanzklasse, zu der vor allem beruhigende, angstlösende, schlaffördernde und die Muskulatur entspannende Medikamente gehören. Eine dauerhafte Einnahme von Tranquilizern bewirkt häufig einen Gewöhnungseffekt, der letztendlich in die Abhängigkeit* führen kann, da ohne Tranquilizer die damit bekämpften Symptome nur um so stärker wieder hervortreten. Allerdings kann eine kurzzeitige Behandlung mit Tranquilizern eine Behandlung der zugrunde liegenden psychischen Störungen erst ermöglichen (der Patient wird „ansprechbar").

Transaminasen:
Enzyme*, die verschiedene Aminosäuren* ineinander umwandeln können. Auf diese Weise braucht der Körper nicht alle Aminosäuren mit der Nahrung aufzunehmen, sondern kann selbst einige herstellen.

Transdermal:
meist über ein Pflaster zugeführte Medikamente, die durch die Haut in den Körper eindringen. Der Vorteil bei dieser Methode liegt darin, daß der Wirkstoff nur nach und nach in den Körper gelangt und eine bestimmte Konzentration über längere Zeit aufrecht erhalten werden kann. Die bekanntesten sind wohl das Nikotinpflaster oder Hormonpflaster bei Beschwerden in den Wechseljahren*.

Transferrin:
eine Substanz, die für den Transport des Eisens im Blut zuständig ist. Bei Eisenmangel ist die Konzentration dieses Proteins erhöht, da der Körper auf diese Weise versucht, möglichst alles Eisen, das sich eventuell noch im Blut befindet, zu binden und zu verwerten.

Transfusion:
siehe Bluttransfusion*.

Transfusionszwischenfälle:
siehe Bluttransfusion*.

Transplantation:
prinzipiell jede Übertragung von Gewebe oder nur von Zellen von einem Individuum auf ein anderes oder auch von einem Teil des Körpers in bzw. auf einen anderen. Dabei können Blut, Blutgefäße, Hornhaut (des Auges), Haut, Nieren, Leber, Herz, Lungen, Knochenmark, Knochen, Zellen der Bauchspeicheldrüse, Thymus oder Dünndarm übertragen werden.
Am einfachsten sind Transplantationen z.B. der Haut von einer Körperstelle zur nächsten, da hierbei keinerlei Reaktionen des Immunsystems* befürchtet werden müssen. Wird dagegen Gewebe von einer Person zur anderen übertragen, dann kommt es immer zu einer Abwehrreaktion des Immunsystems* des Empfängers, da (mit Ausnahme von eineiigen Zwillingen) immer ein gewisser Unterschied in der Eiweißstruktur des Gewebes besteht, das deshalb vom Empfänger als fremd bekämpft wird. Je ähnlicher (verwandter) sich Spender und Empfänger sind, desto schwächer ist die Abwehrreaktion. Um einen möglichst geeigneten Empfänger für ein zur Verfügung stehendes Organ zu ermitteln, gibt es inzwischen übernationale Institutionen, die in einer zentralen Datenbank alle Informationen über die in Frage kommenden Empfänger gespeichert haben. Trotz allem ist die Reaktion des Immunsystems des Empfängers nicht immer vorherzu-

sehen, und es kommt oft zu Abstoßungsreaktionen.
Meistens aber kann mit Hilfe von Medikamenten das Immunsystem derart in Schach gehalten werden, daß das transplantierte Organ schließlich normal funktionieren kann. Allerdings besteht durch diese Medikamente für den Rest des Lebens eine erhöhte Gefahr gegenüber allen Infektionskrankheiten und auch gegenüber Krebs. Neben der totalen Transplantation und dem Ersatz eines Organs gibt es inzwischen auch die zeitweilige Transplantation, bei der man ein zusätzliches Organ sozusagen dem eigenen Organ als Hilfe zur Seite gibt, bis sich das eigene Organ soweit erholt hat, daß es seine Funktionen wieder allein wahrnehmen kann. Diese Methode wird vor allem bei vorübergehenden Funktionsausfällen der Leber verwendet.

Traubenzucker:
siehe Glukose*

Trauma:
eine Verletzung; kann sowohl körperlicher als auch seelischer Art sein.

Tremor:
das Zittern einzelner Muskeln oder Muskelgruppen. Die Ursache ist ein rhythmisches Zusammenziehen der Muskeln, das entweder in Ruhe (Ruhetremor), bei dauerhafter Anspannung der Muskeln (Haltetremor), bei ungezielten allgemeinen Bewegungen im Falle der Parkinson-Krankheit* (Aktionstremor) oder aber bei gezielten Bewegungen auftreten kann, wobei das Zittern um so größer wird, je mehr man sich dem Ziel der Bewegung nähert (Intentionstremor).

Trennkost nach Hay:
siehe Haysche* Trennkost.

Trichinose:
ein Befall mit Würmern, den Trichinen (Trichinella spiralis). Die Larven gelangen durch das Essen von rohem bzw. nicht ausreichend erhitztem Schweinefleisch in den Dünndarm. Dort entwickeln sie sich zu den eigentlichen Würmern und gebären, soweit sie befruchtet wurden, ein- bis zweitausend Larven, die dann über den Blutkreislauf in die Muskulatur wandern.
Dort rollen sie sich ein und kapseln sich ab und können dort für Jahrzehnte überdauern. Die Symptome nach dem Befall sind zunächst allergischer Art, mit Durchfällen, Erbrechen und unter Umständen Herz-Kreislaufschwäche und Nierenversagen. Später treten dann Ödeme* im Gesicht und den Lidern, Fieber, schmerzhafte Muskelverhärtungen und Schwellungen auf. Befallen die Trichinen die Zwerchfell- oder Kehlkopfmuskulatur, ist die Sterblichkeit ziemlich hoch. Die Behandlung erfolgt mit einem speziellen Medikament, das auch noch gegen eingekapselte Trichinen in den Muskeln wirksam ist.

Trichterbrust:
eine angeborene Fehlbildung, bei der das Brustbein zu weit in Richtung der Wirbelsäule nach innen verlagert ist. Kommt es dadurch (nur in schweren Fällen) zu Beeinträchtigungen des Herzens und der Lungenfunktion, dann wird eine operative Korrektur durchgeführt.

Trigeminusneuralgie:
eine Erkrankung des Nervs, der den größten Teil des Gesichts versorgt (sogenannter fünfter Hirnnerv). Dabei kommt es zu spontan auftretenden sekundenlangen Schmerzattacken mit jeweils schmerzfreien Intervallen. Auslöser sind häufig äu-

ßere Reize, wie Kälte, Sprechen, Berührungen, Kaubewegungen usw. Über die Ursachen weiß man wenig, meist tritt der Schmerz nach dem 50. Lebensjahr und vor allem bei Frauen auf. Bei Auftreten im früheren Lebensalter sind meist Augen- oder Zahnerkrankungen als auslösende Faktoren nachzuweisen.

Triglyceride:
die sogenannten Neutralfette, aus je drei Fettsäuren* und Glycerin aufgebaut, siehe Fette*.

Trikuspidalklappe:
die Herzklappe* zwischen dem rechten Vorhof und der rechten Herzkammer (vgl. Herz).

Tripper:
siehe Gonorrhoe*

Trisomie 21:
siehe Down*-Syndrom.

Trommelfell:
eine sehnige, dreischichtige Haut, die den äußeren Gehörgang von der Paukenhöhle des Mittelohrs abtrennt. Vom Trommelfell werden die äußeren Geräusche aufgenommen und in Schwingungen umgesetzt, die dann an die Gehörknöchelchen* weitergeleitet werden. Ein „geplatztes" Trommelfell entsteht durch einen sehr starken Druck auf das Ohr. Es heilt in der Regel von allein, das Ohr sollte aber in keinem Fall durchgespühlt werden.

Trommelschlegelfinger:
ein Symptom vor allem bei chronischen Herz- und Lungenerkrankungen mit mangelhafter Sauerstoffversorgung des Gewebes. Es kommt dabei zu einer Verdickung der Fingerspitzen, mit einem sehr charakteristischen Aussehen der Hand.

TSH:
eine Abkürzung für thyreoideastimulierendes Hormon, das in der Hypophyse* gebildet wird und die Bildung der Schilddrüsenhormone anregt (vgl. Schilddrüse*). Die TSH-Produktion wird ihrerseits durch ein spezielles Hormon aus dem Hypothalamus* und durch die Konzentration der Schilddrüsenhormone selbst reguliert.

Tuberkulose:
eine bakterielle Infektionskrankheit (durch Tuberkelbakterien), die durch Tröpfcheninfektion von Mensch zu Mensch, seltener über verseuchte Milch von Rindern übertragen wird. Die Verläufe der Krankheit können außerordentlich unterschiedlich sein. Zumeist wird zunächst die Lunge betroffen (90 %), seltener die Haut oder der Darm. Es bilden sich die sogenannten Tuberkulome, das sind bindegewebsartige Einschlüsse der Bakterien, die sich abgekapselt haben. In diesen Kapseln können die Bakterien über Jahre überleben, selbst wenn die Tuberkulose schon ausgeheilt erscheint. Bei der Lungentuberkulose bilden sich dabei Hohlräume in der Lunge, sogenannte Kavernen, die schließlich zum Funktionsverlust der betroffenen Lungenareale führen. Besteht eine Verbindung von den Kavernen zu den Atemwegen, dann spricht man von der ansteckenden offenen Tuberkulose. Die ersten Symptome sind eher allgemeiner Art: z.B. Gewichtsabnahme, Ermüdbarkeit, leichtes Fieber und Husten, auch ohne Auswurf. Insbesondere bei geschwächten Personen kann es zu einer Ausstreuung der Bakterien auf andere Organe (Hauttuberkulose, Knochentuberkulose) kommen. Je nach Befall ist dabei eine Vielzahl von Symptomen möglich. Die Tuberkulose ist nach wie vor schwer zu

behandeln. Man verwendet heute eine Kombinationstherapie verschiedener Antibiotika*, die über Monate hinweg durchgeführt werden muß.

Tubus:
ein Rohr, das in die Luftröhre eingeführt und zur Beatmung und zur Einleitung von Narkosegasen verwendet wird (vgl. Narkose*).

Tumor:
Eine sehr allgemeine Bezeichnung für das Wachstum von Geweben über das normale Maß hinaus (vgl. Krebs*). Bösartige Tumoren werden als Karzinome* oder Sarkome* bezeichnet, während gutartige Tumore einfach nur die Endung -om an die entsprechende Gewebsbezeichnung erhalten, von der sie ausgehen (z.B. Lipom*, vom Fettgewebe ausgehende gutartige Geschwulst).

Tumormarker:
bestimmte meist im Blut feststellbare Substanzen, die Aufschluß darüber geben, ob und in welchem Umfang ein Tumor an Größe zugenommen hat.

Typhus:
auch Typhus abdominalis (= Unterleibstyphus), eine durch verseuchte Nahrungsmittel oder Wasser übertragene bakterielle Infektion. Sie beginnt langsam mit einem stufenartigen Fieberanstieg, Mattigkeit und Kopfschmerzen. Ab der zweiten Krankheitswoche bleibt das Fieber permanent hoch (> 40 °C) und es kommt zu den charakteristischen „erbsbreiartigen" Durchfällen. Weitere typische Typhussymptome sind die grau-gelb belegte Typhuszunge, eine relative Absenkung der Herzfrequenz (Bradykardie*), ein Mangel an Leukozyten* (Leukopenie) sowie ein charakteristischer rötlicher, kleinfleckiger Hautausschlag (Roseolen). Man behandelt symptomatisch insbesondere durch Infusionen, um den Flüssigkeitsverlust der Durchfälle auszugleichen, und mit einer Chemotherapie. Die Sterblichkeit liegt bei etwa 1 %, wobei die Todesfälle meist auf nicht ausreichende Behandlung und auf Komplikationen wie Darmgeschwüre mit Darmdurchbrüchen und Gehirnhautentzündungen* zurückzuführen sind.

Überbein:
siehe Ganglion*.

Übertragung:
ein Begriff aus der Geburtshilfe. Eine Übertragung ist die Verlängerung der Schwangerschaft über das dem Kind Zuträgliche hinaus. Im allgemeinen spricht man von einer Übertragung, wenn das Kind zwei Wochen über den errechneten Termin noch im Bauch der Mutter bleibt. Man kann eine Übertragung häufig an der Farbe des Fruchtwassers erkennen; eine grünliche Verfärbung ist ein deutliches Zeichen dafür (siehe Amnioskopie*).

Überwärmungstherapie (auch „künstliche Hyperthermie"):
Erhöhung der Körpertherapie durch künstliche (physikalische) Mittel zu thrapeutischen Zwecken, etwa durch Sauna*, Bad, Packung oder Wickel. Durch dieses Verfahren wird die Durchblutung angeregt und im Wechsel mit Kaltanwendungen auch das Immunsystem gestärkt (vgl. Abhärtung*).

Uhrglasnägel:
in alle Richtungen rundlich gewölbte Fingernägel, kommen zumeist im Zusammenhang mit Trommelschlägelfingern* vor und können auf eine schlechte Sauerstoffversorgung bei Herz- und Lungenerkrankungen hindeuten.

Ulcus:
ein Geschwür*.

Ulcus cruris:
ein Geschwür am Unterschenkel; ein relativ häufig vorkommender Defekt häufig an der Innenseite der Beine oberhalb der Knöchel. Die Ursache ist meistens eine andauernde Venenschwäche (Krampfadern*), wodurch die entsprechenden Hautbereiche nur unzureichend mit Blut versorgt werden. Auch arterielle Durchblutungsstörungen kommen als Ursachen in Frage. Auf Dauer hilft nur die Behandlung der Ursachen, in Extremfällen kann man eine operative Abdeckung der Beinwunde versuchen.

Ulcus duodeni:
siehe Zwölffingerdarmgeschwür*.

ultradiane Rhythmen:
siehe Biorhythmus*.

Ultraschalluntersuchung:
die Sonographie, eines der besten und ungefährlichsten diagnostischen Verfahren; dabei werden Schallwellen außerhalb des menschlichen Hörbereichs verwendet (20 kHz bis 10 GHz). Im Prinzip funktioniert eine Ultraschalluntersuchung wie ein Echolot. Man mißt die Zeit, in der eine Schallwelle den Weg vom Sender zum reflektierenden Körpergewebe und wieder zurück braucht. Aus dieser Zeit kann die Tiefe eines Gewebes ermittelt werden. Gleichzeitig wird die Schalldichte bestimmt, d.h. man mißt, in welchem Umfang das Gewebe die Strahlung aufnimmt oder wieder reflektiert. Dadurch werden unterschiedliche Gewebe voneinander abgehoben, und man erhält ein zweidimensionales Bild. Besonders bewährt hat sich die Ultraschalldiagnostik bei Untersuchungen während der Schwangerschaft, bei Gefäßuntersuchungen und bei Untersuchungen von Herz, Nieren, Bauch und den weiblichen Geschlechtsorganen. Besonderer Vorteil gegenüber den Röntgenuntersuchungen ist die gesundheitliche Unbedenklichkeit, gegenüber der Kernspintomographie* die relative Kostengünstigkeit einer Ultraschalluntersuchung.

Ultraviolettstrahlung:
außerhalb des sichtbaren Bereichs liegende Strahlung mit kürzeren Wellenlängen (kurz UV-Strahlung). Sie ist im normalen Sonnenlicht vorhanden, und man unterteilt sie in UV-A- (im Bereich von 315-400 nm) und UV-B-Strahlung (im Bereich von 280-315 nm). Die UV-Strahlung hat einerseits gesundheitsfördernde, im Übermaß aber auch schädliche Wirkungen. Sie bewirkt z.B. die Bildung des Vitamin D, kann aber bei zu starker Strahlung zu Sonnenbränden (langfristig auch zu Hautkrebs) und zu Entzündungen des Auges bis hin zur Erblindung führen.

Ulzeration:
die Ausbildung eines Geschwürs in der Haut oder den Schleimhäuten.

Umstimmung:
therapeutische Reizsetzung zur Verbesserung der körpereigenen Immunabwehr- und Selbstheilungsregulationen, etwa durch Ableitung*, das Baunscheidt*-Verfahren, Eigenblut-* und Eigenurintherapie*, Heilfasten*, Klimatherapie* und andere.

Umweltmedizin:
eine fachübergreifende medizinische Disziplin, die sich mit umweltbedingt entstanden Krankheiten befaßt. Das besondere Problem der Umweltmedizin ist die eindeutige Zuordnung eines Krankheitsbildes zu den auslösenden Umweltfaktoren.

Umwelttoxikologie:
ein medizinisches Fachgebiet, das sich mit der Einwirkung von Giftstoffen aus der Umwelt auf den Menschen beschäftigt.

Unani-Medizin:
in Indien im Zuge der Islamisierung im 13. Jahrhundert eingeführtes Medizinsystem, das auf der von der arabischen Medizin übernommenen Vier-Säfte-Lehre der griechischen Humoralpathologie* beruht. Heute spielt es auf dem indischen Subkontinent nur noch eine marginale Rolle, doch einige Elemente vermischten sich mit der traditionellen indischen Medizin. Vgl. Ayurveda*.

Universalspender:
Personen mit der Blutgruppe Null, Rhesus negativ, die allen anderen Personen im Notfall Blut spenden können. Im Gegensatz dazu können sie nur von Menschen ihrer eigenen Blutgruppe welches erhalten. Im Gegenzug können Personen mit AB Rhesus positiv das Blut aller anderen Blutgruppen erhalten, aber nur an Personen mit identischer Blutgruppe spenden (siehe Blutgruppen*).

Unterguß:
Guß nach Sebastian Kneipp* am Unterkörper, der vorn am Körper bis über den Rippenbogen, seitlich bis über die Hüfte und an der Rückseite bis über das Gesäß hinaufgeführt wird.

Unterleibsentzündung:
eine ältere Bezeichnung für eine Entzündung in den weiblichen Geschlechtsorganen, z.B. in der Gebärmutter* oder den Eileitern*.

Urämie:
die sogenannte Harnvergiftung, im Prinzip umfaßt sie alle Symptome, die bei einem weitgehenden Ausfall der Nierenfunktionen auftreten. Man unterscheidet die akute Urämie, die innerhalb weniger Tage nach einem akuten Nierenversagen auftritt, und die chronische Urämie, die sich langsam durch einen fortschreitenden Funktionsverlust der Nieren ent-

wickelt. Es kommt zu einer zunehmenden Ansammlung von Giftstoffen im Blut und zu einem Ungleichgewicht im Mineralstoffhaushalt. Die Symptome sind Durchfall, Erbrechen, Krämpfe, Blutungen, starke Schläfrigkeit, Bewußtlosigkeit bis hin zum Nierenkoma (urämisches Koma). Die einzig mögliche Behandlung ist eine Dialyse* in Kombination mit einer Diät.

Ureter:
der Harnleiter, eine etwa 30 cm lange Verbindungsröhre zwischen Nieren und Harnblase. Der Ureter ist von Muskeln durchzogen, die dabei helfen, den Urin in die Harnblase zu befördern (vgl. Peristaltik*).

Urethra:
die Harnröhre, die von der Blase zur Scheide oder zum Penis verläuft; beim Mann etwa 24 cm, bei der Frau bis zu 5 cm lang.

Urin:
siehe Harn*.

Urintherapie:
siehe Eigenurintherapie*.

urogenital:
die Harn- und Geschlechtsorgane betreffend.

Urolithiasis:
das Auftreten von Steinen im Bereich der Harnwege, siehe Harnsteine*.

Urologie:
das Fachgebiet der Medizin, das sich mit den Erkrankungen der ableitenden Harnwegen und der männlichen Geschlechtsorgane beschäftigt.

Urtikaria:
die Nesselsucht, die Bildung von Quaddeln auf der Haut aufgrund von allergischen oder reizenden Substanzen, zumeist Nahrungsmittel.

Urtinktur:
flüssige Ausgangssubstanz für homöopathisch aufbereitete Arzneimittel; vgl. Essenz*.

Uterus:
siehe Gebärmutter*.

Vagina (Scheide):
Die Vagina ist eine Art Röhre, die von Muskulatur umgeben ist und die Verbindung von der Gebärmutter nach außen herstellt. In die Scheide wird während des Geschlechtsverkehrs das erigierte Glied des Mannes eingeführt. Nach außen hin wird die Scheide durch die Schamlippen, zur Gebärmutter hin durch das Scheidengewölbe mit dem in die Scheide hineinragenden Muttermund abgegrenzt. Die Scheide ist innen von einer Schleimhaut bekleidet, die von speziellen Bakterien* (Milchsäurebakterien) besiedelt ist, die Schutz vor krankheitserregenden Keimen bieten.

Vaginismus:
eine Art von Scheidenkrampf, der bei jeder Art von Berührung, insbesondere beim Geschlechtsverkehr auftreten kann. Dabei zieht sich die ringförmige Scheidenmuskulatur reflexartig zusammen, so daß das Eindringen des Penis nicht möglich ist. Man beobachtet diesen Krampf auch bei der Einführung eines Fingers oder eines Untersuchungsgerätes (Spekulum). Die Ursachen liegen fast immer in der Psyche. Häufig hilft eine Paarberatung.

Vagotomie:
die Durchtrennung des Vagus*-Nervs, wird bei chronischen, auf anderem Wege nicht behandelbaren Magen- bzw. Zwölffingerdarmgeschwüren angewendet. Über diesen Nerv des parasympathischen Nervensystems (siehe vegetatives* Nervensystem) wird der Magen zur Produktion von Magensäure angeregt, was durch die Unterbrechung des Nervs zum Teil unterbunden werden kann.
Zunehmend werden heute nur bestimmte Äste des Nervs durchtrennt, um Auswirkungen in anderen Bereichen des Körpers zu vermeiden. Insgesamt eine umstrittene Methode.

Vagus (Nervus vagus):
der sogenannte 10. Hirnnerv, der Hauptnerv zur Steuerung des parasympathischen Nervensystems (siehe vegetatives* Nervensystem). Dieser Nerv versorgt z.B. das Herz, Blutgefäße, Lunge, Speiseröhre, Magen und Darm.

Vakzine:
allgemein Bezeichnung für Impfstoffe (vgl. Schutzimpfung*). Vakzine bestehen entweder aus lebenden Krankheitserregern, die zuvor in ihrer Virulenz*, in ihrer Vermehrungsfähigkeit und ihrer Aktivität eingeschränkt („abgeschwächt“) wurden, oder aus Teilen der Oberfläche von abgetöteten Krankheitserregern. Die Proteine* auf den Oberflächen dieser Krankheitserreger werden dann vom Immunsystem* gleichsam vorgemerkt und bei einer späteren Infektion sofort wiedererkannt. Das Immunsystem kann darauf sofort mit der Produktion der passenden Antikörper* beginnen, so daß die Krankheitserreger keine Chance haben, sich im Körper auszubreiten. Die Bezeichnung Vakzine leitet sich von der Kuhpockenimpfung gegen die Pocken* ab, der ältesten Schutzimpfung überhaupt (von vaccinus, lateinisch für „von der Kuh“).

Varikophlebitis:
die Entzündung von Krampfadern* in Folge einer Thrombose* in den oberflächlichen Beinvenen. Um die Abheilung der Entzündung zu ermöglichen, wird die Thrombose mit thrombusauflösenden Medikamenten behandelt oder operativ entfernt.

Varikosis:
deutlich sichtbare äußere Krampfadern*.

Varikozele:
ein sogenannter Krampfaderbruch meist am linken Hoden. Es handelt sich dabei um erweiterte Venen im Bereich des Samenstranges. Eine Varikozele entsteht meist zwischen dem 15. und 25. Lebensjahr, ohne daß die eigentliche Ursache dafür bekannt ist. Man geht davon aus, daß diese „Krampfadern" die Fruchtbarkeit aufgrund einer Erwärmung des Hodens einschränken können, so daß die Entfernung der Varikozele angeraten wird. Von anderer Seite wird die Meinung vertreten, daß die Behandlung überflüssig sei, da eine eingeschränkte Fruchtbarkeit bisher nicht bewiesen werden konnte. Voraussetzung einer Behandlung sollte eine individuelle Untersuchung des Spermas* sein.

Varizen:
siehe Krampfadern*.

Vasodilatanzien (Vasodilatatoren):
Medikamente zur Erweiterung der Blutgefäße, die vor allem mit dem Ziel eingesetzt werden, den Blutdruck zu senken. Sie bewirken eine Erschlaffung der Gefäßmuskulatur und damit eine Absenkung des Gefäßwiderstandes gegen den vom Herzen ausgehenden Druck.

Vasokonstringienzien:
bewirken das Gegenteil der Vasodilatanzien*, indem sie die Muskulatur der Gefäße anspannen, wodurch diese verengt werden und der Blutdruck gesteigert wird.

Vaterschaftsfeststellung:
Die Vaterschaft wurde früher mit einem gewissen Unsicherheitsfaktor über die Blutgruppen festgestellt, während heute genetische Verfahren Anwendung finden. Die Fehlerwahrscheinlichkeit ist dabei äußerst gering. Man mißt dabei den Anteil gleicher Bestandteile der DNS* zwischen dem Kind und den als Vätern in Frage kommenden Männern.

Veganer:
Vegetarier*, der Produkte von lebenden Tieren meidet, etwa Milch und Eier.

Vegetarier:
jemand, der ausschließlich oder vorwiegend pflanzliche Nahrung zu sich nimmt; vgl. Veganer*.

vegetatives Nervensystem:
das sogenannte autonome Nervensystem, das der Steuerung durch den bewußten Willen entzogen und höchstens indirekt zu beeinflussen ist. Über das vegetative Nervensysteme werden die Vitalfunktionen des Körpers gesteuert. Dazu gehören z.B. die Atmung, die Magen- und Darm-

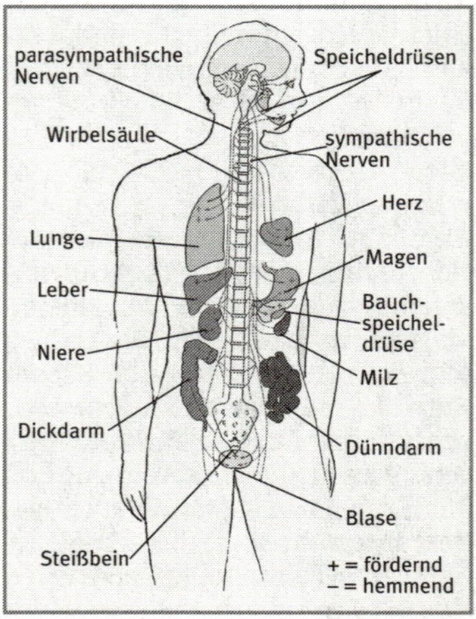

Wirkung des vegetativen Nervensystems auf die Organe

tätigkeit, der Wasserhaushalt, der Stoffwechsel oder die Sekretion von Drüsen wie der Schilddrüse* oder der Nebennierenrinde*. Das vegetative Nervensystem erhält gemeinsam mit dem endokrinen* Drüsensystem das Gleichgewicht aller Systeme des Organismus aufrecht. Die Steuerungszentren liegen vor allem im Zwischenhirn (siehe Gehirn), z.T. auch in anderen Hirnabschnitten. Man unterscheidet in der Hauptsache zwei Systeme:

1. Der Sympathikus tritt insbesondere bei körperlichen Tätigkeiten in Aktion. Er regt den Herzschlag an, fördert eher abbauende Stoffwechselprozesse, insbesondere wenn sie mit Energieerzeugung zu tun haben. Er dämpft gleichzeitig die Aktionen des Verdauungssystems.

2. Der Parasympathikus begünstigt dagegen die Stoffwechselprozesse, die der Erholung, der Speicherung von Energie und dem Aufbau von Stoffen dienen. In der Regel sind stets beide Systeme gleichzeitig aktiv und erhalten ein stabiles Gleichgewicht im Organismus. Je nach Anforderung liegt das Übergewicht jeweils auf der einen oder anderen Seite.

Vegetotherapie:
von Wilhelm Reich (1897-1957) entwickelte Form der Psychotherapie, die auf der Vorstellung beruht, daß sich charakterliche „Panzerungen“ somatisch in chronischen Muskelverspannungen, die zu Krankheiten führen können, äußern. Durch Bewegungs- und Atemübungen sowie durch eine besondere Massagetechnik sollen diese Verspannungen und Panzerungen gelockert werden und dem Patienten seine emotionale Erlebnisfähigkeit zurückgegeben werden. Aus der Vegetotherapie wurde die Bioenergetik* des Reich-Schülers A. Lowen entwickelt.

Venen:
Blutgefäße, in denen das Blut zurück zum Herzen transportiert wird. Im Gegensatz zu den Arterien* wird dabei das Blut aber nicht mit Hilfe des Herzschlages durch die Gefäße gedrückt, sondern muß sozusagen von alleine und dann z.T. auch noch bergauf (z.B. aus den Beinen) fließen. Mehrere Mechanismen sind dabei behilflich: Zum einen gibt es insbesondere in den Beinen Venenklappen, die wie kleine Ventile zwar das Blut nach oben, aber nicht mehr zu-

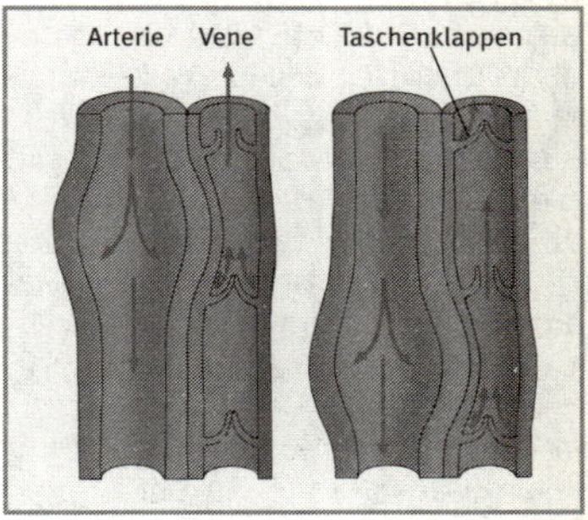

Prinzip des Bluttransports in den Venen

rückfließen lassen. Außerdem sind die zentralen Venen zumeist direkt neben den Arterien gelagert, so daß sie den Pulsschlag der Arterien zur Antreibung des Blutflusses nutzen können.
Als drittes bewirkt die normale Muskelarbeit bei Bewegung eine Druckausübung auf die Venen, mit einer Beschleunigung des Blutflusses. Da aber viele Menschen sitzen oder stehen müssen und sich dabei nicht bewegen, kann diese Muskelpumpe den Blutfluß nicht unterstützen, das Blut staut sich in den Beinvenen, diese werden ausgeweitet, mit der Folge, daß auch die Venenklappen nicht mehr richtig schließen. Wenn

das Blut aber nicht mehr über die großen zentralen Venen zurückfließen kann, staut es sich in den äußeren Venen, die sich dann in Krampfadern* verwandeln können. Wie bei so vielen Zivilisationskrankheiten kann mehr körperliche Bewegung diesem Leiden am allerbesten vorbeugen.

Venenentzündung:
eine Entzündung der äußeren Venen meist aufgrund einer Thrombose* in einer Vene selbst. Sie werden mit Umschlägen mit gerinnungshemmenden Medikamenten (Heparin*) und durch Hochlegen der Beine behandelt.

Venerologie:
die Lehre von den Geschlechtskrankheiten, sie ist bei den Hautärzten oder den Urologen angesiedelt.

Ventilation:
in der Medizin die Bezeichnung für den Gasaustausches in der Lunge* bzw. den Lungenbläschen, den gesamten Prozeß des Ein- und Ausatmens umfassend.

ventral:
bauchwärts, auf der Bauchseite.

Ventrikelseptumdefekt:
ein Loch in der Wand zwischen den Herzkammern. Meistens handelt es sich dabei um einen angeborenen Herzfehler*; seltener entsteht dieser Defekt in Folge eines Herzinfarktes.

Verbrennungen:
eine Gewebsschädigung aufgrund einer äußeren oder (durch elektrischen Schlag) inneren Überhitzung. Je nach der Ausdehnung der Verbrennung in die tieferen Hautschichten unterteilt man die äußeren Verbrennungen in mehrere Grade:
Grad 1: eine Verletzung nur der Oberhaut mit Rötung der Haut, Schmerzen, Schwellung und einer narbenlosen Abheilung.
Grad 2a: das Abheben der Oberhaut von der unteren Hautschicht und die Ausbildung einer Blase.
Grad 2b: eine teilweise Zerstörung der unteren Hautschichten mit Brandschorf. Nach der Abheilung bleiben Narben zurück.
Grad 3: eine völlige Zerstörung aller Hautschichten und unter Umständen Fortschreiten in tiefere Schichten. Es bleiben Narben zurück, und häufig bilden sich Keloide*.

Verdauungssystem:
Die Verdauung umfaßt das mechanische Zerkleinern der Nahrung, die anschließende Zersetzung durch Magensäure und Enzyme*, die Aufnahme der Nährstoffe und die Ausscheidung der Reststoffe über Kot und Urin. Der erste Schritt der Verdauung geschieht im Mund. Die Nahrung wird durch das Kauen zerkleinert, und es werden bereits mit dem Speichel Enzyme abgegeben, die Stärke zu Zucker abbauen können. Der Magen als zweite Station wirkt vor allem durch die Magensäure und durch eiweißspaltende Enzyme. Im anschließenden Zwölffingerdarm werden die Verdauungssäfte der Bauchspeicheldrüse und der Leber (die Gallenflüssigkeit) abgegeben. Diese enthalten Enzyme, die sowohl Kohlenhydrate, Proteine und Fette zersetzen können, und weitere Stoffe, die dabei helfen, die Fette in die Darmschleimhaut einzuschleusen. Im Dünndarm werden ebenfalls noch Enzyme abgegeben und die meisten Nährstoffe in das Blut aufgenommen. Im Dickdarm erfolgt dann die letzte Verdauungsstufe: Hier sind die Darmbakterien vorherrschend, die die bisher unverdau-

lichen Nahrungsbestandteile, die sogenannten Ballaststoffe* abbauen können. Dabei wird durchaus ein Teil der darin enthaltenen Energie verwertet. Hauptaufgabe des Dickdarms ist allerdings die Aufnahme von Wasser und Mineralstoffen aus der Nahrung.

Vergiftung:
eine umfassende Bezeichnung für alle Krankheitserscheinungen, die durch die Einwirkung schädigender Stoffe entstanden sind. Man unterscheidet eine akute von einer chronischen Vergiftung. Bei einer akuten Vergiftung sind bei der Verständigung des Notarztes die sogenannten „5 W" wichtig: Was? Wieviel? Wer? Wie? Wann? Also was eingenommen wurde, wieviel davon, wer ist der Vergiftete (wie alt!), wie ist das Gift in den Körper gelangt und wann ist das geschehen?

Verkleppern:
Applikationsmethode in der Homöopathie*, die mehrere Arzneigaben innerhalb sehr kurzer Zeit (mehrmals täglich) bei gesteigerter Wirkung ermöglicht. Hierzu werden wenige Globuli* oder Tropfen einer C*- oder D*-Potenz in Wasser aufgelöst und dieses vor jeder Einnahme noch einmal verrührt.

Verödung:
im engeren Sinne die Blockierung von oberflächlichen Krampfadern*. Dabei wird in die Venen ein Mittel gespritzt, das dort eine örtlich begrenzte Entzündung verursacht, wodurch die Venen verkleben und damit sozusagen stillgelegt werden.

Verrenkung:
das Ausrenken eines Gelenks, z.B. des Gelenkkopfes aus der Gelenkpfanne im Schultergelenk. Auf gar keinen Fall darf ein Laie eine Einrenkung durchführen. Das ausgerenkte Glied sollte möglichst schmerzfrei gelagert (z.B. durch eine Schlinge oder eine Schiene) und der Arzt aufgesucht werden.

Verruca:
Warzen, gutartige Wucherungen auf der Haut, die fast immer durch Viren hervorgerufen werden. Man unterscheidet mehrere Typen:
1. Die sogenannten gewöhnlichen Warzen sind rundliche graue bis schwärzliche Erhebungen auf der Haut von zumeist runzeliger Oberfläche. Typisch ist ihr Auftreten an den Händen. Man behandelt sie mit Salicylsäurepflastern oder trägt sie operativ ab. Manchmal hilft auch das „Besprechen" von Warzen.
2. Die sogenannten Pinselwarzen oder Stielwarzen findet man vor allem bei älteren Menschen, bevorzugt in der Gesichtsgegend. Sie werden behandelt wie die gewöhnlichen Warzen.
3. Die Flachwarzen treten vor allem bei Jugendlichen und Kindern auf, häufig in größerer Anzahl, dabei vor allem im Gesicht und auf den Händen. Es handelt sich um flache 3-4 mm große Flecken, die z.B. durch eine Kryotherapie* (Anwendung extremer Kälte) beseitigt werden können. Bei Kindern verschwinden sie allerdings häufig von selbst.
4. Die Dornwarzen befinden sich zumeist unter der Fußsohle und an Druckstellen. Sie wachsen häufig in die Tiefe und können schmerzhaft sein.

Verstauchung:
eine Überdehnung der Bänder an einem Gelenk durch ein zu starkes Umknicken. Meistens ist eine Verstauchung eine Sache von wenigen Tagen und bald wieder verschwun-

den. Bei andauernden Schmerzen und Bewegungseinschränkungen sollte aber in jedem Fall ein Arzt aufgesucht werden.

Verstopfung (Obstipation):
eine Verdauungsstörung mit zu hartem und zu seltenem Stuhlgang. Die Verstopfung ist eine typische Zivilisationskrankheit, die zumeist auf drei Faktoren zurückgeführt werden kann:
1. zu ballaststoffarme Ernährung,
2. zu wenig Bewegung,
3. zu geringe Flüssigkeitsaufnahme über den Tag verteilt. Andere Faktoren sind z.B. Streß, wobei die Adrenalinausschüttung dafür sorgt, daß die Verdauungsvorgänge verlangsamt werden, oder auch Schlankheitskuren kombiniert mit Abführmitteln*. Dabei kann ein Mangel an dem Mineralstoff Kalium* entstehen, was die Darmmuskulatur schwächt. Die Anwendung von Abführmitteln* ist nur in Ausnahmefällen zu empfehlen.

Vertigo:
siehe Schwindel*.

Vesicula:
ein mit Flüssigkeit gefülltes Bläschen auf der Haut, gehört zu den Primäreffloreszenzen (siehe Effloreszenzen*).

Vestibularapparat:
das Gleichgewichtsorgan des Ohres. Daneben hat es weitere Funktionen wie die Beeinflussung des Blutdrucks, der Blutzusammensetzung und der Gerinnungeszeit (siehe Ohr*).

Vibrio:
eine Gruppe von Bakterien, zu der als medizinisch wichtigster Vertreter das Vibrio cholerae, der Erreger der Cholera zählt. Es gibt vom Vibrio cholerae eine ganze Reihe von Vertretern, von denen aber nur wenige tatsächlich zu deutlichen Cholera-Symptomen führen. Seinen Ursprung hat es vermutlich im Ganges-Delta in Bangladesch genommen und tritt seit 1817 weltweit auf. Fast immer wird es durch verseuchtes Wasser, seltener durch damit in Kontakt gekommene Lebensmittel übertragen.

Viren:
Viren sind ganz besondere Lebewesen, die alleine nicht existieren können, sondern immer fremde Lebewesen bzw. Zellen brauchen. Viren selbst haben weder Enzyme* noch einen eigenen Stoffwechsel. Sie bestehen im Prinzip nur aus dem genetischen Material (DNS* manchmal auch RNS*) und einer schützenden Hülle um sie herum. Sie vermehren sich, indem sie sich zunächst an die Oberfläche einer fremden Zelle anheften und dann auf verschiedenem Wege ihr Erbmaterial in die Zelle hineinschleusen. Anschließend nützen sie den Stoffwechsel der Zelle für ihre Zwecke aus und bringen ihn dazu, neue Viren herzustellen. Die Zelle stirbt in der Regel ab, nachdem sie diese Aufgabe erfüllt hat. Es ist relativ schwierig, Viren im Labor nachzuweisen. Sie sind viel kleiner als Bakterien* und lassen sich nur unter dem Elektronenmikroskop nachweisen; sie sind auch nur sehr schwer unter Laborbedingungen zu kultivieren (man braucht dazu lebende Zellen!). Allerdings lassen sie sich durch gentechnische Verfahren nachweisen. Auch ist die Behandlung von Virenkrankheiten weitaus schwieriger als bei Bakterien. Antibiotika sind gegenüber Viren ohne Wirkung. Man gibt entweder Mittel, die in den Vermehrungsmechanismus der Viren eingreifen (Virustatika), oder man gibt, falls möglich, Antikörper gegen

die Viren (sogenannte Passivimpfung, siehe Schutzimpfung*). Darüber hinaus ist eine aktive Schutzimpfung gegenüber einigen Viren (z.B. Masern* oder Kinderlähmung*) als vorsorgliche Maßnahme wirksam.

Virginische Zaubernuß:
siehe Hamamelis*.

Virulenz:
der Grad der Aggressivität eines Erregers in bezug auf die Fähigkeit, in relativ geringer Anzahl trotzdem eine Krankheit hervorzurufen.

Visus:
in der Augenmedizin die Sehschärfe, im weiteren Sinne das Sehen allgemein.

Vitamine:
der Begriff „Vitamin" ist eine Zusammensetzung aus „Vita" für Leben und „Amine" für eine stickstoffhaltige Substanz. Er wurde um die Jahrhunderwende geprägt, als man in Ostasien auf verbreitete Vitaminmangelerkrankungen (Beriberi*) aufmerksam wurde. Dort gelang es Casimir Funk, einige Kristalle aus dem Reis zu isolieren, die diese Mangelerscheinungen beseitigen konnten und die außerdem stickstoffhaltig waren. Allerdings weiß man heute, daß keineswegs alle Vitamine Stickstoff enthalten.
Vitamine sind Substanzen, die der Körper nicht selbst herstellen kann, die er aber im Stoffwechsel für ganz bestimmte Funktionen braucht. Eine Übersicht gibt die nebenstehende Tabelle.
Mit einer abwechslungsreichen Ernährung wird der Vitaminbedarf im Regelfall gut abgedeckt. Eine Ausnahme bildet die Folsäure bei Schwangeren, die in größeren Mengen (0,6 mg/Tag) aufgenommen werden sollte, als mit der normalen Ernährung zu erreichen ist. Die sogenannten fettlöslichen Vitamine kann der Körper in größeren Mengen speichern, dazu zählen die Vitamine A, D, E und K. Von den wasserlöslichen Vitaminen wird nur das Vitamin B_{12} in größeren Mengen gespeichert (in der Leber).
Vitamin A: Das Vitamin A benötigen wir vor allem für die Augen und den Aufbau sowie die Regeneration der Haut und der Schleimhäute. Ein Mangel an diesem Vitamin führt zu Nachtblindheit* und einer erhöhten Infektionsanfälligkeit durch die Schwächung der Schleimhäute und deren Abwehrfunktion gegenüber Krankheitserregern. Vitamin A kann der Körper selbst aus Beta-Karotin herstellen. Das Vitamin A selbst kommt nur in tierischen Nahrungsmitteln vor, vor allem in der Leber, in der Butter und vielen (fetten) Käsesorten. Es kann nur im Zusammenhang mit Fett aufgenommen werden, da es sich in Wasser nicht löst. Das gleiche gilt für das nur in pflanzlichen Lebensmitteln vorkommende Beta-Karotin, das in großen Mengen in Möhren, Spinat, Mangold oder Brokkoli zu finden ist.
Vitamin D: das einzige Vitamin, das der Körper im Prinzip komplett selbst herstellen kann, sofern er ausreichend Sonnenlicht bekommt. Mit Hilfe der UV-Strahlung wird im Stoffwechsel aus Cholesterin* das Vitamin D erzeugt. Bei Säuglingen (insbesondere im Winterhalbjahr) gibt man aber sicherheitshalber Vitamin-D-Tabletten, da in Europa eine ausreichende Einwirkung von UV-Strahlung nicht sichergestellt werden kann. Vitamin D sorgt dafür, daß das Kalzium aus der Nahrung im Darm in den Körper aufgenommen wird. Dabei arbeitet es mit den Hormonen Calcitonin* und Parathormon* zu-

Substanz	Vitamin	Tagesdosis*	Bemerkungen
Retinol	Vitamin A	1 mg (oder 6 mg Beta-Carotin)	Kann vom Körper aus Beta-Carotin hergestellt werden.
Thiamin	Vitamin B1	1,3 mg	Bei Mangel entsteht Beriberi
Riboflavin	Vitamin B2	1,7 mg	–
Niacin	–	0,02 mg	–
Pyridoxin	Vitamin B6	1,8 mg	–
Cobalamin	Vitamin B12	0,003 mg	Bei Mangel entsteht die perniziöse Anämie
Biotin	Vitamin H	0,1 mg	–
Folsäure	–	0,15 mg	Schwangere benötigen die vierfache Menge
Pantothensäure	–	6 mg	Mangelzustände sind nicht bekannt
Ascorbinsäure	Vitamin C	75 mg	Bei Mangel entsteht Skorbut
Cholecalciferol	Vitamin D3	0,005 mg	Bei Mangel entsteht Rachitis, wird unter Sonnenbestrahlung vom Körper selbst hergestellt
Tocopherol	Vitamin E	12 mg	Mangel kommt häufig vor
Linolsäure	Vitamin F	–	Wird heute nicht mehr zu den Vitaminen gezählt
Phyllochinone, Menachinone	Vitamin K	0,08 mg	–
Citrin, Rutin, Hesperidin u.a.	Vitamin P	–	Wird heute nicht mehr zu den Vitaminen gezählt

* Richtwerte für gesunde Erwachsene.

sammen. Mangel an Vitamin D führt zu Rachitis*. In der Nahrung ist es nur in Fisch in größeren Mengen vorhanden, etwas Vitamin D befindet sich auch in der Milch.

Vitamin E: eine Sammelbezeichnung für mehrere Substanzen unterschiedlicher Wirksamkeit, die als Tocopherole bezeichnet werden; das Alpha-Tocopherol ist das wirksamste unter ihnen. Vitamin E ist ein sehr wirksamer „Radikalenfänger" (vgl. Radikale*) und schützt die Zellen vor schädigenden Einflüssen dieser aggressiven Substanzen. Die Symptome eines Mangels an Vitamin E machen sich daher nur langsam in einer erhöhten Anfälligkeit gegenüber Herz-Kreislauf-Erkrankungen und Krebs bemerkbar. Die besten Lieferanten für Vitamin E sind pflanzliche Öle (am besten die mit nicht ganz so viel mehrfach ungesättigten Fettsäuren, weil diese Vitamin E verbrauchen) und Nüsse aller Art. Ein Mangel kommt aber nur selten vor und ist dann meistens die Folge von Alkoholmißbrauch.

Vitamin K: dieses Vitamin kommt fast überall in der Nahrung vor, so daß ein Mangel nur selten beobachtet wird. Es wird für die Blutgerinnung* gebraucht, da es an der Produktion einiger Blutgerinnungsfaktoren beteiligt ist; ein Mangel an Vitamin K führt zu Blutungen. Die Blockade des Vitamin K durch gerinnungshemmende Medikamente wird zur Vorbeugung und Behandlung von Thrombosen* durchgeführt.

Vitamin B_1: Das Vitamin B_1 hat viele Funktionen: einerseits spielt es beim Abbau der Kohlenhydrate* in Energie eine Rolle, andererseits ist es für die normale Funktionsfähigkeit der Nervenzellen wichtig. Ein extremer Mangel an diesem Vitamin führt zu Beriberi*, in weniger schweren Fällen treten Müdigkeit und eine erhöhte Infektionsanfälligkeit auf. Vitamin B_1 befindet sich vor allem in Getreideprodukten, allerdings fast nur in Vollkorngetreide. Ein guter Lieferant ist auch Schweinefleisch.

Vitamin B_2: Das Vitamin B_2 ist an sehr vielen Stoffwechselvorgängen beteiligt. Ein Mangel ist allerdings noch nie beobachtet worden, da dieses Vitamin in sehr vielen Lebensmitteln enthalten ist Am meisten befindet es sich in der Milch und in Milchprodukten. Allerdings sollte man die Lichtempfindlichkeit des Vitamin B_2 beachten und Milch nicht unbedingt in durchsichtigen Glasflaschen kaufen.

Niacin: Die Versorgung mit diesem Vitamin war noch Anfang des Jahrhunderts in vielen Gebieten der Welt, in denen sich die Menschen fast nur von Mais ernährten, ein großes Problem. Im Mais ist das Niacin so fest gebunden, daß es nicht in den Darm aufgenommen werden kann. Die resultierende Mangelkrankheit wird Pellagra* genannt. Ein weniger ausgeprägter Mangel trifft vor allem die Haut und das Nervensystem. Die beste Niacinquelle ist Fleisch und Fisch, aber auch Kaffee enthält viel davon.

Vitamin B_6: Dieses Vitamin spielt im Eiweißstoffwechsel eine wesentliche Rolle. Es kommt in fast allen Nahrungsmitteln in gewissen Mengen vor, so daß es zu einem Mangel nur in besonderen Fällen kommen kann. Die besten Lieferanten von Vitamin B_6 sind Fleisch, Hülsenfrüchte, Gemüse und Nüsse.

Folsäure: Dieses Vitamin spielt bei der Blutbildung eine große Rolle, so daß sich ein Mangel langfristig in einer Anämie* äußert. Besonders wichtig ist Folsäure für Schwangere, da es erwiesenermaßen die Fehlgeburtsrate und die Zahl der Mißbildungen vermindern kann. Da aber die natürliche Versorgung mit Folsäure zu diesem Zweck nicht ausreicht, wird Schwangeren empfohlen, Folsäure zusätzlich als Präparat einzunehmen. Folsäure findet sich vor allem in Gemüse, in etwas geringeren Mengen auch in Getreideprodukten. Aus tierischen Produkten wird Folsäure allerdings bei weitem besser aufgenommen als aus pflanzlichen. Gegen Erhitzen ist Folsäure extrem empfindlich, Gemüse sollte daher immer nur kurz gekocht werden.

Vitamin B_{12}: Zusammen mit der Folsäure ist das Vitamin B_{12} maßgeblich an der Blutbildung beteiligt. Der Mangel an diesem Vitamin wird als perniziöse* Anämie bezeichnet, ist aber in der Regel weniger auf einen direkten Vitaminmangel als vielmehr auf einer Aufnahmestörung im Verdauungstrakt zurückzuführen. Dieses Vitamin ist nur in tierischen Lebensmitteln (Fleisch, Leber, Eier) vorhanden, so daß strenge Vegetarier häufig zuwenig davon aufnehmen.

Pantothensäure: ein universell im Stoffwechsel verwendetes Vitamin.

Es ist in einer Vielzahl von Lebensmitteln enthalten, so daß ein Mangel kaum zu beobachten ist. Meistens kommt ein Panthotensäuremangel nur bei einer allgemeinen Unter- bzw. Fehlernährung vor.
Biotin: wichtig für Haut und Haare und für den Auf- und Abbau von Fett. Ein Mangel wurde früher nur bei Säuglingen beobachtet, die mit Fertigmilch ernährt wurden, heute wird die Säuglingsmilch mit Biotin angereichert. Biotin kommt in vielen Lebensmitteln vor, am meisten befindet sich in gekochten Eiern (aus rohen Eiern kann das Biotin nicht aufgenommen werden) und in Sojaprodukten.
Vitamin C: Das Vitamin C ist ein guter Radikalenfänger (vgl. Radikale*), schützt also vermutlich langfristig vor Krebs und Herz-Kreislauf-Erkrankungen. Es wird gebraucht, um Bindegewebe (Kollagen*) herzustellen, es ist wichtig für das Immunsystem, fördert die Eisenaufnahme und wird für die Produktion verschiedener Hormone benötigt. Ein extremer Mangel an Vitamin C ist als Skorbut* bekannt, ein leichter Mangel führt schnell zu Lustlosigkeit und Müdigkeit. Im Prinzip ist die Versorgung mit Vitamin C im Durchschnitt ausreichend, von einigen Ernährungsexperten wird allerdings empfohlen, eine bei weitem größere Menge aufzunehmen. Vitamin C ist in allen Gemüse- und Obstsorten enthalten, sehr viel Vitamin C enthalten Paprika, Brokkoli, schwarze Johannisbeeren und Kiwi.

Vitaminmangelkrankheiten:
entstehen, wenn ein Mangel an einem oder mehreren Vitaminen herrscht. Die bekanntesten sind der Skorbut*, Rachitis*, Beriberi*, Pellagra*, aber auch die Nachtblindheit*. Man kennt recht unterschiedliche Ausprägungen des Vitaminmangels. Ein derart starker Mangel, daß daraus Krankheiten entstehen, kommt zumindest in Deutschland nur noch unter ganz besonderen Umständen vor. Häufiger ist ein latenter Mangel, der zwar zu leichten Störungen des Allgemeinbefindens führt, aber keine eindeutig erkennbaren Symptome zeigt. Durch eine abwechslungsreiche Ernährung lassen sich diese milden Formen des Vitaminmangels normalerweise leicht ausgleichen.

Vollwerternährung:
auf die von Werner Kollath geprägte Bezeichnung des Vollwerts (siehe Ernährung* nach Kollath) zurückgehende Ernährungsweise mit möglichst naturbelassenen, unbehandelten und unverarbeiteten Lebensmitteln überwiegend vegetabiler Art (viel Rohkost, Vollkorngetreideprodukte) möglichst aus kontrolliert biologischem/ökologischem Anbau. Vgl. Vegetarier*, Veganer*.

Vomitus:
das Erbrechen, eine andere Bezeichnung dafür ist Emesis.

Vorsteherdrüse:
siehe Prostata*.

Wacholder:
Juniperus communis; Arzneipflanze aus der Familie der Zypressengewächse, Cupressaceae. Verwendete Teile: die Früchte; Drogenbezeichnung: Juniperi fructus. Inhaltsstoffe: ätherisches Öl (u.a. Mycren, Sabinen, Thujen und Limonen), Sesquiterpenkohlenwasserstoffe, Terpenalkohole, Flavonglykoside, Gerbstoffe, Zucker. Heilwirkung und Verwendung: als Tee wirksam gegen Nierenbecken- und Blasenentzündungen wie auch Gicht und rheumatische Beschwerden (wasser- und harntreibend); appetitanregend; Inhalationen mit Wacholderöl gegen Erkrankungen der Atemwege, Husten und Bronchitis; äußerlich hautreizend und durchblutungsfördernd.

Wachstum:
Die endgültige Größe eines Menschen wird zwischen dem 20. und 25. Lebensjahr erreicht. Anschließend wird man eher wieder kleiner, was auf die langsame Erosion z.B. der Bandscheiben zurückzuführen ist (in der Hauptsache durch Wasserverlust verursacht). Gesteuert wird das Wachstum in der Hauptsache vom Hormon STH*, das in der Hypophyse* produziert wird. Ob das Wachstum eines Kindes in etwa normal verläuft, läßt sich an Hand der Perzentil-Linien erkennen. Dabei wird von der Geburt an eingestuft, inwieweit man mit dem Durchschnitt aller Kinder in Gewicht und Größe übereinstimmt oder abweicht (z.B. genau im Durchschnitt oder schwerer als 90 % aller anderen Kinder). Bleibt ein Kind in etwa in seiner „Gewichtsklasse" und rutscht nicht über mehrere Perzentil-Linien nach oben oder unten, darf das Wachstum als normal angesehen werden. Man unterscheidet mehrere Wachstumsphasen, je nachdem ob mehr an Breite und Fülle oder mehr an Länge zugenommen wird. Zwischen dem 1.-4. Lebensjahr (erste Fülle) geht das Wachstum vor allem in die Breite (allerdings mit einigen Streckungsphasen zwischendurch), im 5.-7. Lebensjahr in die Länge (erste Streckung), im 8-10. Lebensjahr erfolgt die zweite Fülle, im 11.-15. Lebensjahr die zweite Streckung. Im 15.-20. Lebensjahr erfolgt dann die sogenannte Reifung, ein gleichzeitiges Längen- und Breitenwachstum, das bei Mädchen früher als bei Jungen beendet ist.

Wadenkrampf (Krampussyndrom):
ein meist morgendlich in einer Wade (selten beidseitig) auftretender Krampf. Am besten ist es, den Fuß mit den Zehen in Richtung Fußrücken zu drücken; das kann man selber machen, oder es hilft einem jemand dabei. Die Ursachen für diese Krämpfe „aus dem Nichts" sind meistens unklar, vielfach liegt ein Mangel an Mineralstoffen, vor allem an Magnesium vor.

Wadenwickel:
Wickel nach Sebastian Kneipp* vom Fußknöchel bis zur Kniekehle (wobei der Fuß frei bleibt) gegen Fieber, Schlafstörungen und venöse Beschwerden (Krampfadern).

Wahn:
eine Störung in der Wahrnehmung der Realität. Die Erkrankten haben ein Bild von alltäglichen Gegebenheiten, das mit der Realität zu keiner Deckung mehr gebracht werden kann. Bei dem Betroffenen herrscht die Gewißheit vor, daß seine Ansicht der Dinge absolut richtig und unwiderlegbar sei (z.B. daß er verfolgt werde oder daß sein Ehepartner ihn betrüge). Häufig werden aus diesen einfachen Wahnideen ganze Wahnsysteme aufgebaut. Man kennt z.B.

den Eifersuchtswahn oder den Größenwahn. Der Wahn ist ein häufiges Symptom bei einigen psychischen Erkrankungen (Schizophrenie* u.a.).

Wandernieren (Senknieren):
eine Störung im Fett- und Bindegewebe, in das die Nieren normalerweise eingebettet sind. Dadurch kann die Niere bei bestimmten Körperhaltungen in verschiedene Positionen rutschen (z.B. beim Stehen nach unten). Es liegt zwar keine ernsthafte Erkrankung vor, aber eine Wanderniere kann in einigen Fällen zu starken Beschwerden (Schmerzen) führen. Nur in diesen Fällen ist auch eine Behandlung angebracht.

Wanzen:
eine parasitisch lebende Gruppe von Insekten, die Blut saugen und dabei Krankheiten übertragen können. In Deutschland kommen die Bettwanzen, die als Überträger von Hepatitis B verdächtigt werden, vor.

Wärmetherapie:
siehe Überwärmungstherapie*.

Warzen:
siehe Verucca*.

Wasser:
Das Wasser macht den Großteil unserer Körpersubstanz aus. Während aber beim Säugling noch 75 % des Körpergewichts aus Wasser besteht, sinkt dieser Anteil im höheren Alter auf unter 60 % ab. Von diesem Wasser befindet sich der Großteil (ca. 60-65 %) in den Zellen, der Rest befindet sich entweder im Blut* (ca. 7 %) oder im Raum zwischen den Zellen (ca. 28 %). Täglich werden etwa 2 l Wasser ausgeschieden. Das meiste davon durch den Harn* (1 l), der Rest durch Verdunstung über die Haut und die Lunge. Ein geringer Anteil geht auch mit dem Stuhl verloren. Die Regulation erfolgt über mehrere Hormone, die auf die Tätigkeit der Nieren einwirken. Je größer die Flüssigkeitsausscheidung über die Nieren ist, desto weniger Arbeit brauchen sie zu leisten. Die Nieren brauchen ausreichend Wasser, um ihre Entgiftungsarbeit für den Stoffwechsel zu leisten. Zu wenig zu trinken, bedeutet also auch immer eine Belastung für die Nieren. Die Trinkmenge pro Tag sollte daher mindestens 1,5 bis 2 l betragen.

Wasserbruch:
ein äußerlich einem Leistenbruch ähnliches Phänomen, nur daß anstatt Eingeweideteilen Wasser in den Hodensack gelangt. Häufig tritt ein Wasserbruch bei Neugeborenen auf, seltener im Erwachsenenalter, wobei in beiden Fällen über die Ursachen nur Vermutungen bestehen. Kleine Wasserbrüche brauchen nicht behandelt zu werden, während bei größeren Wasserbrüchen eine Operation durchgeführt wird.

Wasserkopf (Hydrocephalus):
eine Erweiterung der Flüssigkeitsräume im Gehirn aufgrund einer Verstopfung der Abflußkanäle oder einer krankhaft vermehrten Wassersekretion im Gehirn. Bei Säuglingen und Kleinkindern, manchmal auch schon bei ungeborenen Kindern kommt es zu einem starken Wachstum des Schädels. Nach abgeschlossenem Wachstum entsteht eine Steigerung des Druckes im Gehirn (siehe Gehirnkompression*). Man versucht deshalb, der Flüssigkeit einen Abfluß z.B. in den Bauchraum zu eröffnen (siehe Shunt*).

Wassersackniere:
siehe Hydronephrose*

Wasserstoff:
das einfachste chemische Element mit dem Symbol H (für Hydrogenium). In Verbindung mit Sauerstoff*, Kohlenstoff oder Stickstoff ist Wasserstoff an der Bildung fast aller für das Leben bedeutsamen Stoffe beteiligt. Gibt Wasserstoff ein Elektron ab, dann entsteht ein positiv geladenes Teilchen (H^+), dessen Konzentration im Wasser dafür bestimmend ist, wie sauer oder basisch eine Flüssigkeit ist (vgl. pH*-Wert).

Wassertherapie:
siehe Hydrotherapie*.

Wassertreten:
Kaltwasseranwendung nach Sebastian Kneipp*, wobei das Bein bei jedem Schritt ganz aus dem bis handbreit unter die Kniekehle reichenden Wasser herausgezogen werden soll (auch im Sitzen möglich). Anwendungsbereiche sind venöse Beschwerden, Neigung zu Ödemen, niedriger Blutdruck, Einschlafschwierigkeiten, Kreislaufstörungen, Fußschweiß und Abhärtung*.

Wechselfieber:
siehe Malaria*.

Wechseljahre (Klimakterium):
1. Bei der Frau die Zeit von den ersten unregelmäßigen Blutungen bis zum endgültigen Ende aller Monatsblutungen. Fast die Hälfte aller Frauen leidet in dieser Zeit unter Beschwerden, dem sogenannten Menopausensyndrom. Die drei klassischen Symptome sind Hitzewallungen, Schwindel* und Schweißausbrüche. Dazu kommen häufig seelische Probleme, die sich in Reizbarkeit, Lustlosigkeit, einem allgemeinen Leistungsabfall und Schlafstörungen äußern können. Vielfach werden die betroffenen Frauen übergewichtig; ein großes Problem ist auch die Osteoporose*. Die Behandlung mit Östrogenen* kann den Problemen entgegenwirken, insbesondere auch der Osteoporose. Sie ist allerdings umstritten, denn vermutlich erhöht sich durch diese Behandlung das Krebsrisiko.
2. Beim Mann die Zeit des Rückganges der Androgenproduktion (vgl. Androgene*) etwa zwischen dem 45. und 60. Lebensjahr. Die Wechseljahre des Mannes sind in der Regel nicht so stark ausgeprägt, und nur ein Teil der Männer bekommt von diesen Vorgängen überhaupt etwas mit. Die Symptome liegen vor allem in der Verminderung des Geschlechtstriebes und der sexuellen Aktivität. Es besteht eine Neigung zu Depressionen, und es kann zu einem Nachlassen der Leistungsfähigkeit kommen.

Wegerich:
siehe Flohsamen*.

Wegwarte:
Cichorium intybus, Zichorie; Arzneipflanze aus der Familie der Korbblütler, Cichoriaceae. Verwendete Teile: Kraut (Drogenbezeichnung: Cichorii herba) und Wurzel (Cichorii radix). Inhaltsstoffe: Inulin, Sesquiterpenlactone, Vitamine und Mineralstoffe. Heilwirkung und Verwendung: Anregungs- und Kräftigungsmittel gegen Appetitlosigkeit und Leberfunktionsstörungen.

Wehen:
die schmerzhafte unwillkürliche Zusammenziehung der Gebärmuttermuskulatur bei der Geburt*, aber auch schon während der Schwangerschaft. Man unterscheidet verschiedene Wehentypen:
1. Die Schwangerschaftswehen, die in den Wochen bis Tagen vor der Geburt auftreten können. Man vermu-

tet, daß diese Wehen eine Art von Training der Gebärmuttermuskulatur für die Geburt sein könnten. Zu den Schwangerschaftswehen zählen auch die Senkwehen, die einige Wochen vor der Geburt bewirken, daß das Kind mit dem Kopf nach unten rutscht.
2. Die Eröffnungswehen: Sie verkürzen langsam den Gebärmutterhals und eröffnen den Muttermund, bis dieser vollständig „verstrichen" (nach den Seiten weggedrückt) ist.
3. Preßwehen: Dies sind die eigentlichen Austreibungswehen, die erst dann wirksam sind, wenn der Muttermund vollständig geöffnet ist. Die Gebärmuttermuskulatur wird dabei von der Bauchmuskulatur unterstützt. Sie dauern, bis das Kind geboren ist.
4. Die Nachgeburtswehen: Sie dienen dazu, nach der Geburt auch die Plazenta aus der Gebärmutter zu treiben.
5. Nachwehen: Sie treten in den Tagen nach der Geburt auf und bewirken die langsame Verkleinerung der Gebärmutter zu „normalen" Größenverhältnissen.

Wehenschreiber:
siehe CTG*.

Weicher Schanker (Ulcus molle):
eine meldepflichtige Geschlechtskrankheit, die zwar in Europa selten, dafür aber häufiger in Südamerika oder Afrika auftritt; wird durch Geschlechtsverkehr übertragen, wonach es innerhalb weniger Tage zu einem Auftreten von Geschwüren an den Geschlechtsorganen kommt. Nach einiger Zeit schwellen dann auch die Lymphknoten in der Leistengegend an. Der Weiche Schanker wird mit Sulfonamiden* behandelt.

Weitsichtigkeit:
dabei werden zwar in der Ferne liegende Gegenstände scharf gesehen, alles jedoch, was im näheren Bereich des Auges liegt, bleibt verschwommen. Die typische Altersweitsichtigkeit ist auf die nachlassende Elastizität der Linse zurückzuführen, die seltene jugendliche Weitsichtigkeit beruht auf einem zu kurzen Augapfel.

Wermut:
Artemisia absinthum; Arzneipflanze aus der Familie der Korbblütler, Asteraceae. Verwendete Teile: Kraut; Drogenbezeichnung: Absinthii herba. Inhaltsstoffe: ätherischs Öl (Thujon, Thujol), Gerb- und Bitterstoffe (Absinthin, Artabsin). Heilwirkung und Verwendung: aromatisches Bittermittel, appetitanregend; wirksam gegen Magenschmerzen; regt die Gallensekretbildung an; traditionell auch ein Mittel gegen Würmer. Das Homöopathikum Absinthium (Kürzel: Absin.) wird aus frischen Blättern und Blüten des Wermuts hergestellt.

Wickel:
Wasseranwendung mit heißen, warmen oder kalten feuchten Tüchern, die nicht wie Auflagen nur auf den zu behandelnden Körperteil gelegt, sondern um diesen ganz herumgewickelt werden; möglich ist dabei je nach Heilanzeige die Verwendung von Kräutern, Essigwasser und Peloiden*. Vgl. Hydrotherapie*.

Wiederbelebung:
siehe Herzdruckmassage*.

Windeldermatitis:
die Entzündung der Haut bei Säuglingen und Kleinkindern aufgrund einer Reizung durch Feuchtigkeit, Urin, Fäkalien oder Seifenreste bei mehr oder weniger luftdicht abge-

schlossenen Windeln. Häufig kommt es in Folge einer Entzündung zu einer Besiedlung der betroffenen Hautflächen mit Candida* oder Bakterien (Staphylokokken*). Zur Vorsorge sollten die Windeln häufig gewechselt und die Haut immer gut abgetrocknet werden. Wenn möglich, sollten die Kinder mit Windeldermatitis so lange es geht ohne Windeln gelassen werden, am besten mit nacktem Po.

Windpocken:
eine außerordentlich ansteckende Kinderkrankheit (die Pocken, so sagt man, werden „durch den Wind" übertragen). Fast alle Kinder, die mit Windpocken in Berührung kommen, erkranken daran. Die Inkubationszeit* beträgt etwa zwei bis drei Wochen. Man stellt zunächst am Bauch und anden Beinen kleine, gut abgegrenzte Pusteln fest, die innerhalb von ein bis zwei Tagen verkrusten. In diesem Stadium können die Pusteln dann sehr stark jucken. Es entstehen dabei neben den verkrustenden Pusteln immer wieder neue Windpocken, so daß nach einigen Tagen schließlich Pusteln in allen Stadien zu sehen sind (die sogenannte „Sternenkarte"). Meistens greifen sie zum Ende der Erkrankung auch auf das Gesicht über. Begleitend kann ein mäßiges Fieber auftreten. Häufig ist jedoch keinerlei Beeinträchtigung der Befindlichkeit der Kinder zu erkennen, je jünger die Kinder sind, desto harmloser verlaufen die Windpocken. Komplikationen sind sehr selten, wie bei fast allen viralen Kinderkrankheiten besteht eine geringe Gefahr einer Gehirnhautentzündung. Von den Pusteln bleiben in der Regel keine Narben zurück. Falls die Pusteln sehr stark jucken, kann man eine Salbe auftragen, die den Juckreiz dämpft und die Abheilung der Pusteln beschleunigt. Windpocken sind etwa zwei Tage vor dem Ausschlag bis zum Verkrusten der letzten Pusteln ansteckend. Eine Schutzimpfung wird normalerweise nicht durchgeführt.

Wirbelsäule:
Die Wirbelsäule ist der Stützpfeiler für den Rumpf und hat außerdem das Gewicht des Kopfes zu tragen. Sie setzt sich aus etwa 33 Wirbelknochen und den dazwischen liegenden Bandscheiben* zusammen, die der Polsterung und Beweglichkeit dienen. Dazu kommen zur Stabilisierung noch Bänder, die die Wirbel verbinden. Im Inneren der Wirbelsäule befindet sich der Wirbelkanal, durch den die Nervenleitungen (Rückenmark) zu den äußeren Körpergliedern verlaufen. Bis auf die unteren Wirbelknochen laufen von fast jedem Wirbel Nerven aus der Wirbelsäule heraus. Man unterscheidet bei der Wirbelsäule verschiedene Abschnitte: die Halswirbelsäule mit 7 Wirbeln, die Brustwirbelsäule mit 12 Wirbeln,

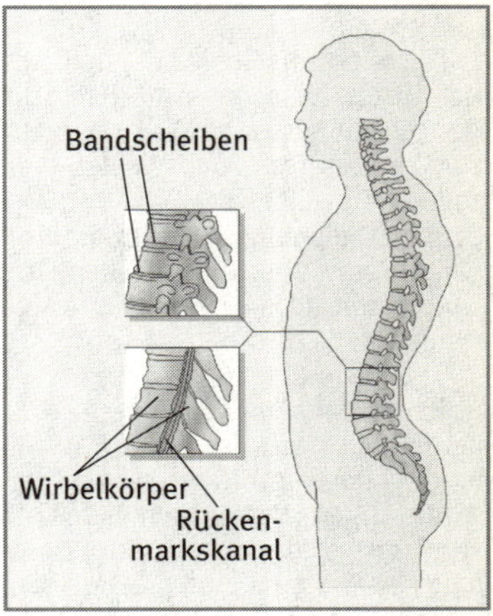

Die Wirbelsäule von der Seite.

die Lendenwirbelsäule mit 5 Wirbeln, das Kreuzbein mit 5 Wirbeln, die zwischen dem 20. und 25. Lebensjahr zu einem Knochen (dem Kreuzbein) verschmelzen, und zuletzt das Steißbein, das aus 3-5 miteinander verschmolzenen Wirbelresten besteht. Zur Abfederung von Stößen ist die Wirbelsäule leicht gebeugt: im Hals zunächst etwas nach vorne (sogenannte Lordose*), im Brustbereich nach hinten (Kyphose*) und im Lendenbereich wieder nach vorne. Die Beweglichkeit bzw. Biegsamkeit wird durch die Wirbelgelenke mit den dazwischen liegenden Bandscheiben gewährleistet, für deren Funktion eine ausreichend starke Rumpfmuskulatur unerläßlich ist.

Wirkstoff:
1. Die wirksame Substanz eines Arzneimittels, dem meist andere Substanzen zur besseren Haltbarkeit oder zur Verbesserung der Wirksamkeit zugesetzt sind.
2. Sehr allgemein alle Stoffe im Körper, die eine Wirkung entfalten, also z.B. Vitamine*, Hormone* oder Enzyme*.

Wochenbettdepression:
bei Frauen nach der Geburt auftretende Phase mit depressiven Verstimmungen, vermutlich aufgrund von Umstellungen im Hormonhaushalt. Die Wochenbettdeprassion dauert zumeist nicht länger als ein bis drei Tage und verschwindet dann wieder, kann sich aber in besonderen Fällen zu einer regelrechten, einer Behandlung bedürftigen Depression* entwickeln.

Wochenbettfieber:
das Auftreten von Entzündungen nach der Geburt aufgrund von bakteriellen Infektionen durch bei der Geburt entstandener Wunden. Das Wochenbettfieber ist heute selten geworden, war aber früher durch unhygienische Verhältnisse in den Entbindungsanstalten die häufigste Todesursache von Frauen nach der Geburt. (Die veraltete Vorstellung, daß eine Mutter nach der Geburt einige Wochen im Bett verbringen müsse, führte bei vielen Frauen nicht zuletzt zum Auftreten von Thrombosen*.)

Wolfsrachen:
siehe Lippen*-Kiefer-Gaumenspalte.

Wortfindungsstörung:
die Unfähigkeit, meist in speziellen Situationen einen Gegenstand, eine Begebenheit usw. mit dem passenden Ausdruck aus der Alltagssprache zu benennen; kann ein Symptom bei Sprachstörungen sein.

Wunde:
eine Zerstörung von Gewebe, die zu einer Unterbrechung im Gewebszusammenhang führt. Man unterscheidet mechanische Wunden durch äußere Gewalteinwirkung, thermische Wunden durch Verbrennungen* oder Erfrierungen*, chemische Wunden z.B. nach Verätzungen mit Säuren oder Laugen und strahlenbedingte Wunden, die durch die Einwirkung z.B. von Ultraviolettstrahlung hervorgerufen werden.

Wundheilung:
alle Vorgänge, die zum Verschluß einer Wunde und der Regeneration des zerstörten Gewebes führen. Man unterscheidet die primäre Wundheilung, bei der es zu einer komplikationslosen Heilung ohne Infektionen kommt, von der sekundären Wundheilung, bei der die Wundränder entweder weiter auseinander liegen oder es zu einer meist bakteriellen Infek-

tion der Wunde gekommen ist. Ganz davon abgesehen hängt die Wundheilung natürlich von Art und Ausmaß der Wunde ab, so heilt eine Schnittwunde im allgemeinen besser als eine oberflächliche größere Wunde.
Die Wunde wird durch die Neubildung von Gewebe geschlossen, die Bildung von neuer Haut geschieht von den Wundrändern her. Bei der primären Wundheilung bleibt fast keine Narbe zurück, während bei der sekundären Wundheilung durch starke Bildung von Granulationsgewebe* ein bindegewebsreiches Narbengewebe entsteht. Zur Erstversorgung von Wunden gilt vor allem die Regel, die Wunde nicht auszuwaschen oder gar zu versuchen, Verunreinigungen aus der Wunde zu reiben. Bei größeren Wunden sollte eine saubere Abdeckung erfolgen und die weitere Versorgung dem Arzt überlassen bleiben. Gegebenenfalls muß eine vorsorgliche Behandlung gegen eine Tetanusinfektion (Tetanus*) erfolgen.

Wundrose (Erysipel):
eine Infektion der Haut durch Streptokokken*. Sie dringen über winzige Risse oder Verletzungen in die Haut ein (meist an den Füßen oder im Gesicht) und verursachen neben einer starken schmerzhaften Rötung der betroffenen Hautstellen (der Gesichtshaut oder der Haut des Unterschenkels) hohes Fieber mit Schüttelfrost*. Meistens heilt die Wundrose bald wieder ab, kann aber an anderer Stelle plötzlich wieder auftauchen und so zu einem wochenlangen Krankheitsverlauf führen. Durch die Behandlung mit Antibiotika* ist eine wirksame Behandlung möglich.

Wundstarrkrampf:
siehe Tetanus*.

Wünschelrute:
Gerät (Metallgerte oder gegabelter Zweig), das bestimmte unterirdische „Reizzonen" (Erdstrahlen*) anzeigen soll, welche die Gesundheit des Menschen nach Auffassung der Anhänger der Radiästhesie* beeinträchtigen. Der Einfluß solcher vermeintlicher Störquellen auf den Menschen sowie die Wirksamkeit der Wünschelrute wird wie die des Pendels* von der wissenschaftlichen Medizin bezweifelt.

Würmer:
eine sehr allgemeine Bezeichnung für die unterschiedlichsten Parasiten*, die ein wurmähnliches Aussehen gemeinsam haben. Die krankheitserregenden Würmer werden unter der Bezeichnung „Helminthes" zusammengefaßt. Man unterteilt sie in drei große Gruppen (was nicht immer ganz eindeutig durchzuhalten ist):
1. Saugwürmer (Trematoden): Dazu gehört z.B. der Erreger der Bilharziose* (Schistosomiasis); eine Gruppe von Würmern, die als Zwischenwirte zumeist Wasserschnecken brauchen. Sie dringen zumeist über die Haut wieder in den menschlichen Körper ein.
2. Bandwürmer* (Cestoden): Zu dieser Gruppe gehören insbesondere die Rinder- oder Schweinebandwürmer, die als Hauptwirt den Menschen, als Zwischenwirte entsprechend Rinder oder Schweine benötigen und als sogenannte Finnen* im Fleisch dieser Tiere überdauern. Nach dem Verzehr des rohen oder unzureichend gekochten Fleisches gelangen sie in den menschlichen Körper. Ebenso zählen dazu die Hunde- oder Fuchsbandwürmer* (Echinokokken*), bei denen der Mensch der (Fehl)-Zwischenwirt ist und sich Finnen schädigend in den Organen einnisten können.

3. Fadenwürmer (Nematoden*): eine sehr große Gruppe, zu der u.a. die Madenwürmer*, Spulwürmer*, Trichinen* und Hakenwürmer gehören. Sie haben sehr unterschiedliche Vermehrungsstrategien z.T. mit oder ohne Zwischenwirt.

Wurmfortsatz:
der Blinddarm, siehe Darm*.

Xanthelasmen:
hellgelbe millimetergroße Platten im Bereich der Augenlider. Es handelt sich dabei hauptsächlich um Cholesterin*, das in spezielle Speicherzellen eingelagert wird. Tritt vor allem bei älteren Personen auf und ist dann eine harmlose, nur kosmetisch störende Erscheinung. Xanthelasmen bei jüngeren Personen sind dagegen ein Hinweis auf eine Fettstoffwechselstörung. In diesen Fällen hilft die Beseitigung der Ursache, sonst kann (meist nur vorübergehend) mit einer Laserbehandlung eine Besserung erreicht werden.

Xanthom:
gelbe gutartige Knoten in der Haut, die wie die Xanthelasmen* durch die unverhältnismäßige Einlagerung von Fetten (meist Cholesterin*) entstanden sind. Sie sind die Folge von Störungen im Fettstoffwechsel und verschwinden häufig spontan wieder, wenn die Ursache beseitigt ist.

X-Beine:
das X-ähnliche Aussehen der Beine, mit Zusammenstoßen der Knie und Auseinanderlaufen der Unter- und Oberschenkel; kann bei extremen Formen zu Schäden in den Kniegelenken (Arthrose*) führen; normal bei Kindern zwischen dem 2. und 6. Lebensjahr.

X-Chromosom:
Die beiden Chromosomen* X und Y bestimmen durch ihre Kombination das Geschlecht eines Menschen. Die mütterliche Eizelle liefert immer ein X-Chromosom, die männliche Samenzelle trägt entweder ein X- oder ein Y-Chromosom bei. Je nachdem, ob nun zwei X-Chromosomen oder ein X- und ein Y-Chromosom zur Urzelle des Embryos verschmolzen sind, entwickelt sich daraus ein Mädchen (XX) oder ein Junge (XY).

Xeroderma pigmentosum:
eine sehr seltene schwere Erbkrankheit, bei der durch Ultraviolettstrahlung* hervorgerufene Schäden der Haut nicht wieder repariert werden können. Es fehlt ein Enzym, das zu dieser Aufgabe unbedingt gebraucht würde. Bereits im Säuglingsalter zeigen sich Pigmentflecken, woraus sich später häufig ein Hautkrebs entwickelt. Selten erreichen die Erkrankten das Einschulungsalter.

Xerophtalmie:
eine Austrocknung des Auges aufgrund eines Mangels an Vitamin A (siehe Vitamine*). In den Entwicklungsländern eine häufige Ursache für die Erblindung bei unterernährten Kindern.

Y-Chromosom:
eines der beiden geschlechtsbestimmenden Chromosomen* (vgl. X-Chromosom).

Yersinia:
eine Gruppe von Bakterien* zu denen u.a. der Auslöser der Pest* Yersinia pestis zählt; nach A.J.E. Yersin, einem Schweizer Tropenarzt, benannt.

Yin und Yang:
entgegengesetzte, einander aber ergänzende Naturprinzipien in der chinesischen Philosophie (Taoismus) seit etwa 400 v. Chr., die die Zweiseitigkeit aller Phänomene beschreiben; dabei ist Yin das passive, weiche, weibliche Prinzip, Yang das aktive, harte, männliche. Das Zusammenspiel beider bringt in jedem Organismus die Lebensenergie Qi hervor. Vgl. Traditionelle* Chinesische Medizin, Qi*-Gong, Tai*-Chi-Chuan.

Yoga:
jahrtausendealtes Meditationssystem der traditionellen indischen Medizin mit weltanschaulich-religiösem Hintergrund, das neben spirituellen Zielen auch der körperlich-seelischen Gesunderhaltung bzw. Krankheitsprophylaxe dienen kann. Im Westen ist vor allem der Hatha Yoga bekannt, der die Seite der körperlichen Übungen betont, welche zum Teil wie die Gymnastik auch Zwecke einer Beweglicheitsschulung erfüllen, andererseits wie andere meditative Übungen (z. B. Autogenes* Training) entspannend und streßabbauend wirken.

Ysop:
Hyssopus officinalis; Arzneipflanze aus der Familie der Lippenblütler, Lamiaceae. Verwendete Teile: Kraut; Drogenbezeichnung: Hyssopi herba. Inhaltsstoffe: ätherisches Öl (Kampfer, Pinocamphon), Gerbstoffe, Flavonglykoside, Sitosterin, Ursolsäure. Heilwirkung und Verwendung: beruhigend bei Magen-Darm-Störungen (Blähungen, Völlegefühl, Koliken), appetitanregend und tonisierend; schleimlösend bei trockenem Husten, beruhigend bei Asthma; wegen der diuretischen (harntreibenden) Wirkung Bestandteil von Blasentees.

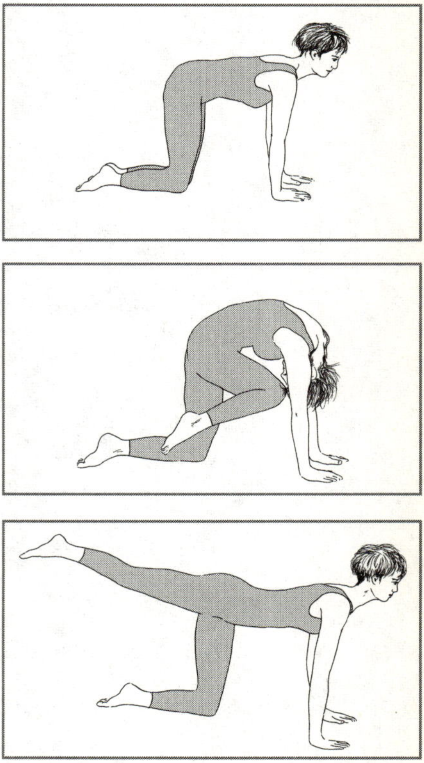

Yogaübung „Die Katze“

Zahn:
Der Kern eines Zahnes besteht aus der sogenannten Pulpa, dem Zahnmark, in dem die Nerven und die Blutgefäße verlaufen. Um dieses herum liegt das Zahnbein (Dentin), das im Wurzelteil vom Wurzelzement und oberhalb vom Zahnschmelz umgeben ist. Dieser ist die härteste Substanz des Körpers überhaupt. Das vollständige Gebiß, einschließlich der Weisheitszähne, besteht (von innen nach außen) aus 8 Schneidezähnen, 4 Eckzähnen, 8 sogenannten Prämolaren (Backenzähne mit zwei Höckern) und 12 Molaren, den eigentlichen Mahlzähnen.

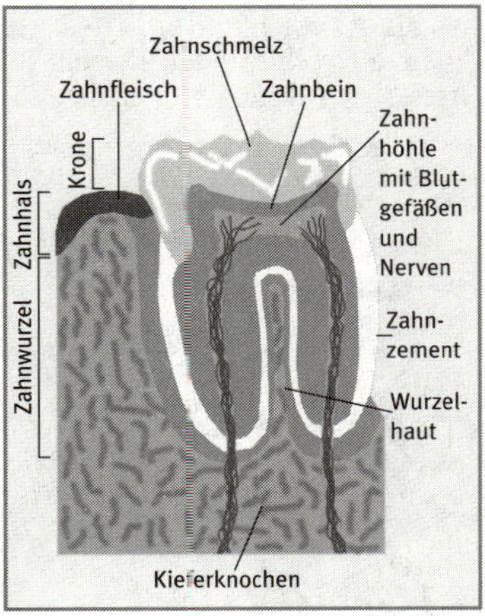

Schnitt durch einen Backenzahn

Zahnbelag (Plaque):
Der Zahnbelag setzt sich aus Speiseresten, Bakterien und vor allem aus speziellen klebrigen Substanzen (Schleimstoffe) zusammen, die von den Bakterien gebildet werden. Der Zahnbelag läßt sich vom Speichel nicht wegspülen und bietet dem Karies* Vorschub, da sich im Zahnbelag Säuren ansammeln, die den Zahn angreifen, und gleichzeitig der Einbau von Mineralstoffen aus dem Speichel verhindert wird. Der Zahnschmelz kann nicht „repariert" werden, wird weich, und es entsteht unter dem Zahnbelag ein Loch im Zahn.

Zahnstein:
die Ablagerung eines Gemisches mineralischer Substanzen unter Beimengung von Gewebsresten und Bakterien an den Zähnen. Zahnstein selbst ist nicht schädlich für die Zähne, kann aber durch seine rauhe Oberfläche die Anlagerung von Zahnbelag* fördern.

Zapfen:
siehe Auge*.

Zaunrübe, Rote:
Bryonia dioica; Gift- und Arzneipflanze aus der Familie der Kürbisgewächse, Cucurbitaceae. Verwendete Teile: Wurzel; Drogenbezeichnung: Bryoniae radix. Inhaltsstoffe: Cucurbitacine, Glykoside, ätherisches Öl, Gerbstoff. Heilwirkung und Verwendung: drastisches Abführmittel bzw. Brechmittel; kolikartige Schmerzen als Nebenwirkung; wegen der starken Giftigkeit keinesfalls zur Selbstbehandlung geeignet. In der Homöopathie wird sowohl die Rote (Bryonia dioica) als auch die Weiße Zaunrübe (Bryonia alba) verwendet; Bryonia alba aut dioica (Kürzel: Bry.) ist ein wichtiges Konstitutionsmittel.

Zecken:
den Spinnentieren (Milben) zugehörige Parasiten, die sich vom Blut von Säugetieren ernähren. Sie leben zumeist im dichten Unterholz im Wald und in Hecken und lassen sich auf ihre Opfer fallen, in deren Haut sie sich festbeißen. Ihr Biß ist meist schmerzlos, und erst später macht er sich zumeist durch ein leichtes Jucken bemerkbar. Zecken sollten

mit Hilfe einer Pinzette vorsichtig herausgedreht werden, und zwar so, daß bereits gesaugtes Blut aus der Zecke nicht wieder in den Körper gedrückt wird. Von den Zecken werden die Borreliose* und eine Form der viralen Gehirnhautentzündung (Frühsommer*-Meningoenzephalitis) übertragen.

Zelle:
die kleinste Funktionseinheit aller Organismen (mit Ausnahme der Viren) mit der Fähigkeit, Stoffwechselleistungen zu erbringen. Die einzelnen menschlichen Zellen können sich sowohl in ihrer Größe als auch in ihrem Aufbau (abhängig von der Funktion) sehr von einander unterscheiden. Durchschnittliche menschliche Zellen haben einen Durchmesser von 0,02-0,03 mm, während die Eizelle (die Urzelle des Embryos) eine Größe von 0,2 mm erreicht. Umgeben und abgegrenzt wird die Zelle von einer Membran*, einer Haut, die sich in der Hauptsache aus Fettsäuren und Cholesterin* zusammensetzt. Diese Membran ist sehr beweglich und locker zusammengehalten, und viele Stoffe können relativ leicht hindurchkommen. In die Membran hinein sind aber zusätzlich noch eine Menge von Proteinen* und Schleusen eingebaut, um einen weiteren Stoffaustausch zu gewährleisten. Die Zelle ist mit Zellplasma gefüllt, d.h. mit Wasser und einem bestimmten Gehalt an Mineralstoffen und Proteinen. Im Zellkern, einem abgeschlossenen Bereich im Inneren der Zelle befindet sich das

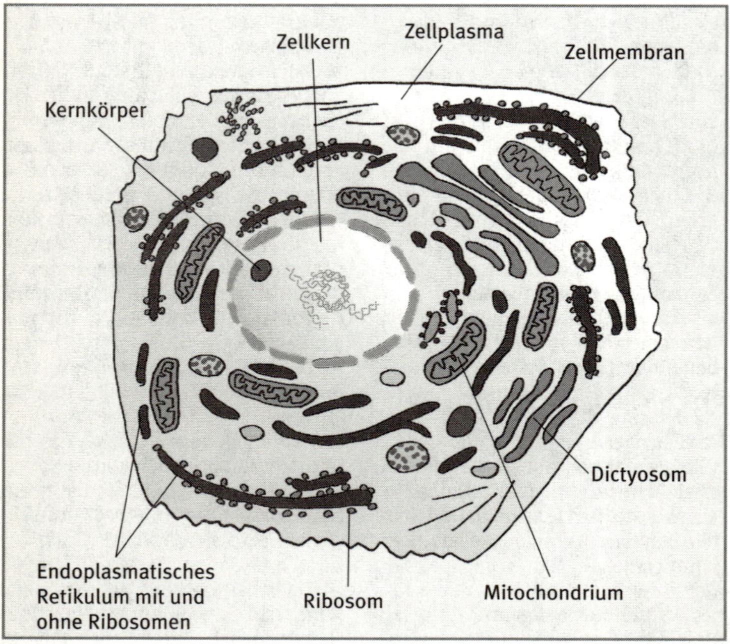

Tierzelle

Erbgut (die Chromosomen*). Die inneren Funktionseinheiten der Zelle werden Organellen genannt. Dazu zählen z.B. die Mitochondrien, die als Kraftwerke der Zelle für die Energiegewinnung zuständig sind. Wichtig ist auch das „Endoplasmatische Retikulum“ (kurz ER), das in einem großen Bereich der Zelle Kanäle und Hohlräume bildet, in denen Stoffe besser transportiert werden können. Gleichzeitig bilden die Wände der Hohlräume eine vergrößerte innere Oberfläche der Zelle, an der viele Stoffwechselvorgänge stattfinden können. Auf der Oberfläche des ER befinden sich auch die Ribosomen, an denen der Aufbau der Proteine* (bzw. Enzyme*) stattfindet. Sogenannte Golgi-Körper dienen vor allem in Drüsenzellen (z.B. in der Leber oder der Bauchspeicheldrüse) als Aufbewahrungsort und Transporteure des Drüsensekrets.

Zellulitis:
eine Degeneration des Unterhautbindegewebes hauptsächlich im Bereich von Oberschenkel und Gesäß, die meist bei Frauen auftritt. Aufgrund des Aussehens spricht man von einer „Orangenhaut“ oder einem „Matratzenphänomen“. Eine Behandlung dieses medizinisch nicht als krankhaft angesehen Phänomens ist nicht möglich. Eine gewisse Vorbeugung bieten Sporttreiben und eine Gewichtsreduzierung.

Zellulose:
unverdaulicher Bestandteil pflanzlicher Nahrungsmittel. Zellulose ist ein Ballaststoff*, kann aber z.T. von den Bakterien des Dickdarms abgebaut werden.

Zentrales Nervensystem:
das Gehirn* und das Rückenmark; im Gegensatz zum peripheren (äußeren) Nervensystem in den Organen und Gliedern des Körpers.

zentraler Venenkatheter:
die Einführung eines Katheters (Schlauches) in eine Vene meist am Oberkörper. Man verwendet diesen Katheter zur künstlichen Ernährung, zur kontinuierlichen Gabe von Medikamenten oder zum Messen des Venendrucks.

Zerrung:
eine Überdehnung eines oder mehrerer Bänder, meistens durch das übermäßige Umknicken eines Gelenkes. Bei einer Zerrung entstehen winzige Risse in den Bändern, die ein paar Tage Ruhe brauchen, um heilen zu können. Eine zu frühe Belastung kann schwerere Verletzungen des Bandes nach sich ziehen.

Zerumen:
das Ohrenschmalz, ein Sekret der Talg- und Schweißdrüsen im äußeren Gehörgang (siehe Ohr*). Es transportiert abgeschilferte Zellen und sonstige Schmutzpartikel nach außen. Durch die Bildung eines Pfropfes kann der äußere Gehörgang komplett verlegt werden. Man spült dann mit warmen Wasser das Ohr durch, was aber nur bei intaktem Trommelfell geschehen darf.

Zervix:
der Gebärmutterhals, der Kanal, der vom Gebärmutterkörper zum Muttermund, dem Ausgang der Gebärmutter*, in die Scheide führt.

Zervixkarzinom:
siehe Gebärmutterkrebs*.

Zink:
ein wichtiges Spurenelement des Körpers. Es ist Bestandteil vieler Enzyme (z.B. des Insulins*). Das kom-

plette Fehlen von Zink führt zum Zwergenwuchs, eine in Ägypten und dem vorderen Orient gelegentlich beobachtete, auf einseitige Ernährung zurückzuführende Entwicklungsstörung bei Kindern.

Zipperlein:
Podagra, das Auftreten der Gicht* in der großen Zehe.

Zirbeldrüse (Epiphyse):
eine Drüse im Zwischenhirn, die das Hormon Melatonin* produziert.

zirkadiane Rhythmen:
siehe Biorhythmus*.

Zirrhose:
die Umwandlung von Gewebe eines Organs in Bindegewebe, was zur Verhärtung und zum Funktionsverlust führen kann (vgl. Leberzirrhose*).

Zitronenmelisse:
siehe Melisse*.

Zöliakie (Sprue):
die Unverträglichkeit von Gluten*, dem sogenannten „Klebereiweiß", ein Protein* das in vielen Getreidesorten (vor allem Weizen und Roggen) vorkommt. Dabei führt das Gluten zu schweren Veränderungen der Darmschleimhaut, was vor allem Auswirkungen auf die Aufnahmefähigkeit des Darmes für Nährstoffe hat. Das bedeutet, daß alle Nährstoffe einschließlich der Vitamine und Mineralstoffe nur unzureichend in den Körper aufgenommen werden. Man stellt diese Erkrankung zumeist bei der ersten Zufütterung des Säuglings mit Getreideprodukten fest. Es treten vor allem Durchfälle auf, und es kommt insgesamt zu einem Entwicklungsstillstand (Gedeihstörung). Die einzige Möglichkeit der Behandlung besteht in einer absolut glutenfreien Diät, wobei sich eine Besserung der Symptome häufig erst nach einigen Wochen ergibt. Vorbeugend sollten (allergiegefährdeten) Säuglingen vor Vollendung des ersten Lebensjahres keine glutenhaltigen Nahrungsmittel gegeben werden.

Zoster:
siehe Gürtelrose*.

Zucker:
gehören zu den Kohlenhydraten*; im Gegensatz zu den sogenannten komplexen Kohlenhydraten (z.B. Stärke) eher kleine Moleküle, die vom Körper schnell abzubauen und zu verwerten sind.

Zuckerkrankheit (Diabetes mellitus):
Ein Bezeichnung für alle Erkrankungen, die mit einem erhöhten Blutzuckerspiegel einhergehen. Der Begriff Diabetes mellitus (honigsüßer Durchfluß) entstand aus der früher üblichen Methode, den Urin zu probieren, um einen eventuellen Zuckergehalt festzustellen. Auch heute noch kann eine Zuckerkrankheit an Hand des Zuckergehaltes im Urin nachgewiesen werden. Die allen Formen der Zuckerkrankheit gemeinsame direkte Ursache ist der Mangel an Insulin* bzw. dessen Wirkungslosigkeit an den Zellrezeptoren (siehe Rezeptoren*). Der Mangel an Insulin bewirkt, daß Zucker aus dem Blut nicht in die Verbraucherzellen eingeschleust werden kann, also in erhöhter Konzentration im Blut verbleibt. Dabei gilt eine Menge von 120 mg Zucker in 100 ml Blut (nüchtern) als Grenzwert für eine Erkrankung. Die Nieren werden damit nicht fertig und lassen den Zucker zwangsweise in den Harn. Bei der Ausscheidung des Zuckers in den Harn geht sehr viel Flüssigkeit verloren, was zu einer deutlich erhöhten Harnmenge

und zu einem entsprechend starken permanenten Durstgefühl führt. Weitere Symptome sind Gewichtsabnahme, eine allgemeine Mattigkeit, die Neigung zu Hautkrankheiten, Wundheilungsstörungen, Harnwegsinfektionen und Potenz- bzw. Menstruationsstörungen. Die Symptome sind sehr stark vom Ausmaß des Insulinmangels abhängig. Im Extremfall kann ein diabetisches Koma* eintreten. Die Spätschäden einer Zuckerkrankheit können sehr schwerwiegend sein. Am gefährlichsten ist die starke Erhöhung des Risikos einer Arteriosklerose*, da die Blutfettwerte und der Cholesterinspiegel permanent erhöht sind. Auch in den Kapillaren* kommt es zu schwerwiegenden Durchblutungsstörungen. Letzteres kann zu einer Beschädigung der Netzhaut* des Auges und in den äußeren Gliedmaßen zum Absterben des Gewebes führen (besonders häufig in den Zehen).
Man unterteilt die Zuckerkrankheit in zwei Typen:
Diabetes mellitus Typ I: wird auch jugendlicher (juveniler) Diabetes genannt, da er vor allem bei Kindern und Jugendlichen vor dem 30. Lebensjahr auftritt. Bei diesem Typ ist die Bauchspeicheldrüse nicht in der Lage, genug Insulin zu produzieren. Die Ursache dafür ist nicht bekannt, man vermutet z.T. erbliche Faktoren, in anderen Fällen konnten Hinweise für eine Autoimmunkrankheit* festgestellt werden. Meistens tritt der Diabetes mellitus Typ I akut auf, und es gibt keinen Zusammenhang mit dem Körpergewicht.
Diabetes mellitus Typ II: Bei diesem Typ, der etwa 90 % aller Erkrankungen ausmacht, wird zwar genug Insulin produziert, es kann aber seine Wirkung nicht erfüllen, da die Rezeptoren* an den Zellen nicht mehr auf das Insulin ansprechen. Man spricht deshalb auch von einem „relativen" Insulinmangel. Hier spielt die erbliche Veranlagung eine große Rolle, jedoch sind andere Faktoren der Lebensführung mindestens ebenso bedeutend. Der Diabetes mellitus vom Typ II gilt als Zivilisationskrankheit, bei der Übergewicht und Bewegungsmangel eine entscheidende Rolle spielen. Zur Behandlung hilft die Gabe von Insulin nicht viel, das ja im Körper ausreichend vorhanden ist. Die wichtigsten therapeutischen Maßnahmen bestehen in einer Diät, Gewichtsreduktion und mehr Bewegung.
Die schwerste Komplikation bei einer Zuckerkrankheit besteht in dem stark erhöhten Risiko einer Arteriosklerose*. Bei fast zwei Dritteln aller Diabetiker ist die Todesursache darauf zurückzuführen. Gefährlich sind auch Durchblutungsstörungen, die insbesondere die Netzhaut schädigen, aber auch zum Absterben von Gliedmaßen, meist beginnend beim Großzeh, führen können.

Zunge:
ein fast nur aus Muskeln bestehendes Organ, auf dessen Oberfläche sich die Geschmacksknospen befinden, mit deren Hilfe die vier Geschmäcke süß, sauer, salzig und bitter wahrgenommen werden können (alle anderen Aromen werden über die Nasenschleimhäute aufgenommen). Die Zunge brauchen wir außerdem zum Schlucken von Speisen und zur Modulation der Sprache.

Zungendiagnostik:
diagnostische Methode der Traditionellen* Chinesischen Medizin, in der davon ausgegangen wird, daß (ähnlich wie in der Irisdiagnostik* und Ohrakupunktur*) bestimmte Areale auf der Zunge die inneren Organe repräsentieren, vom Aussehen der

Zunge also auf innere Erkrankungen geschlossen werden kann. Dieses Verfahren wird von manchen Behandlern innerhalb der Alternativmedizin* aus ihrem ursprünglichen, traditionellen Zusammenhang gelöst und teilweise auf willkürliche Weise verändert angewandt.

Zwangsernährung:
eine Ernährung ohne oder gegen den Willen der betroffenen Person. Die gesetzliche Regelung einer Zwangsernährung betrifft vor allem Häftlinge im Hungerstreik, wobei festgelegt ist, daß keine Verpflichtung zur Zwangsernährung besteht. Ärztliche Organisationen lehnen die Zwangsernährung gegen den Widerstand des Betroffenen bei erkennbar freier Willensbestimmung aus ethischen Gründen ab. Ist aber die freie Willensbestimmung aus welchen Gründen auch immer eingeschränkt, gilt eine Zwangsernährung als angemessene Therapie.

Zwangsneurose:
eine Neurose*, die von zwanghaftem Denken bzw. Handlungen geprägt ist. Typische Beispiele für eine Zwangsneurose sind u.a. der Waschzwang oder der Putzzwang. Diese Handlungen dienen im allgemeinen nicht einem Lustgewinn, sondern der Vermeidung von Angstzuständen. Diese treten dann auf, wenn die Zwangshandlung nicht ausgeführt werden kann. Die wirksamste Behandlungsmethode ist eine Verhaltenstherapie.

Zwerchfell:
eine muskulöse Scheidewand, die den Bauch- vom Brustraum trennt. Das Zwerchfell ist kuppelförmig in den Brustraum vorgewölbt und hängt am Brustkorb und der Wirbelsäule. Durch verschiedene Durchlässe treten die wichtigsten Blutgefäße, Nerven und die Speiseröhre. Das Zwerchfell ist insbesondere für die Atmung wichtig. Das Zusammenziehen des Zwerchfellmuskels bewirkt eine Bewegung des Zwerchfells nach unten, der Brustkorb wird größer, und Luft wird in die Lungen hineingesogen. Die Atmung über das Zwerchfell wird auch als Bauchatmung bezeichnet, im Gegensatz zur Brustatmung, bei der der Brustkorb gehoben und gesenkt wird.

Zwerchfellhernien:
Dies sind Durchbrüche meist von Teilen des Magens durch das Zwerchfell. Dabei rutscht ein Teil des Magens vom Bauch- in den Brustraum hinein. Sehr häufig ist das die Ursache für einen Funktionsverlust des Magenverschlusses zur Speiseröhre, so daß immer wieder Magensäure und Speisebrei in die Speiseröhre gelangt und dort für Sodbrennen* sorgt. Vorsorglich sollte eine Zwerchfellhernie operativ behandelt werden.

Zwiebel:
Allium cepa; Arzneipflanze aus der Familie der Zwiebelgewächse, Alliaceae. Verwendete Teile: Zwiebel; Drogenbezeichnung: Allii cepae bulbus. Inhaltsstoffe: Allicin, Alliin, Flavonoide (Quercetin), Adenosin, Kalium, Vitamin C. Heilwirkung und Verwendung: tötet Krankheitskeime, Bakterien, Viren und Pilze ab, lindert Entzündungen; blutverdünnend, beugt Gefäßverschlüssen (Arteriosklerose) vor, senkt den Cholesterinspiegel; vorbeugend gegen Krebs. Auch in der Homöopathie wird die Zwiebel, Allium Cepa (Kürzel: All-c.), verwendet.

Zwillinge:
auf etwa 80 bis 90 Geburten kommt eine Zwillingsgeburt. Man unter-

scheidet eineiige Zwillinge, bei denen sich die befruchtete Eizelle in zwei genetisch identische Embryos teilt, von zweieiigen Zwillingen, die aus der Befruchtung zweier unterschiedlicher Eizellen hervorgegangen sind. Diese unterscheiden sich wie ganz normale Geschwister. Eineiige Zwillinge sind immer gleichgeschlechtlich, während zweieiige Zwillinge auch gegensätzlichen Geschlechts sein können. Zwillinge sind bei der Geburt in der Regel leichter als einzeln geborene Kinder, und sie werden zumeist etwas zu früh geboren. Es besteht ein bei weitem erhöhtes Risiko der Säuglingssterblichkeit während der Geburt. Aus diesem Grunde wird es manchmal vorgezogen, vorzeitig über einen Kaiserschnitt* zu entbinden.

Zwitter:
siehe Hermaphroditismus*.

Zwölffingerdarm (Duodenum):
ein ziemlich kurzer Abschnitt des Dünndarms, der direkt am Magenausgang beginnt (siehe Darm*).

Zwölffingerdarmgeschwür (Ulcus duodeni):
für das Zwölffingerdarmgeschwür gilt ähnliches wie für das Magengeschwür*, was daran liegt, daß der Zwölffingerdarm sich direkt an den Magen anschließt und nur über den Pförtner von ihm getrennt ist. Allerdings ist ein Zwölffingerdarmgeschwür fünfmal häufiger als ein reines Magengeschwür. Häufigste Ursache ist auch hier die Besiedlung der Magenschleimhaut mit dem Bakterium Helicobacter pylori. Dazu kommen Risikofaktoren wie eine gesteigerte Magensäureproduktion, eine beschleunigte Magenentleerung in den Zwölffingerdarm und eine verminderte Produktion von Substanzen (Bikarbonate), die die Magensäure neutralisieren können. Komplikationen sind Blutungen, das Übergreifen des Geschwürs auf andere Organe, ein Durchbruch der Darmwand und eine Verengung des Magenausgangs. Die Behandlung erfolgt wie beim Magengeschwür vor allem durch Bekämpfung der Bakterien. Bei Komplikationen muß operativ eingegriffen werden.

Zyanose:
die sogenannte Blausucht. Der Name leitet sich von der krankhaften Blaufärbung der Haut bei einem Sauerstoffmangel des Blutes ab. Eine Zyanose kann sich auf äußere Körperteile, die Finger, die Nase, die Ohren, die Lippen usw. beschränken (sogenannte Akrozyanose) oder den gesamten Körper umfassen (generalisierte Zyanose). Bei der generalisierten Zyanose kann die Ursache bei einem Herzfehler* (vor allem bei Säuglingen) oder bei Lungenerkrankungen und den damit einhergehenden Behinderungen des Gasaustausches liegen. Eine Akrozyanose tritt meist bei einem verlangsamten Blutfluß auf, z.B. bei Herzschwäche, einem Schock* oder bei äußerer Kälte.

Zyklus:
ein sich periodisch wiederholender Vorgang, z.B. die Menstruation*.

Zyste:
Ein Hohlraum in einem Organ, der z.T. in mehrere Kammern aufgeteilt ist. In diesem Hohlraum können sich verschiedene Flüssigkeiten (Wasser, Blut oder Eiter) befinden. Echte Zysten sind mit einem Epithel* ausgekleidet; sogenannte unechte Zysten sind nur von Bindegewebe umgeben.

Zystektomie:
die Entfernung der Harnblase aufgrund eines bösartigen Tumors. Der Harn wird dabei in den Darm umgeleitet oder aus der Haut ausgeleitet.

Zystennieren:
das Auftreten von Zysten in den Nieren mit einem fortschreitenden Verlust ihrer normalen Funktionsfähigkeit. Dabei handelt es sich zumeist um eine vererbte Erkrankung, seltener um eine erworbene Störung (meist in Folge anderer Nierenerkrankungen). Im Alter wird bei weiter fortschreitender Erkrankung eine Dialyse* notwendig.

zystische Fibrose:
siehe Mukoviszidose*.

Zystitis:
eine Entzündung der Harnblasenschleimhaut, in schweren Fällen auch der gesamten Harnblasenwand. In 80 % aller Fälle handelt es sich um eine Infektion mit E.*-Coli-Bakterien, die vom Darmbereich über die Harnröhre in die Harnblase vorgedrungen sind. Aber auch mechanische Reize (z.B. Geschlechtsverkehr) können in einigen Fällen zu einer (nicht-bakteriellen) Entzündung führen. Die Symptome sind meist Schmerzen beim Wasserlassen und ein sehr häufiges Bedürfnis zum Wasserlassen mit jeweils nur sehr geringen abgehenden Harnmengen. Es empfiehlt sich, viel zu trinken, bei schweren Fällen sind Antibiotika* angebracht.

Zytodiagnostik:
die Untersuchung von Zellmaterial, das über eine Punktion* oder durch einen Abstrich gewonnen wurde. Es kann sich aber auch um Sekrete, Auswurfmaterial usw. handeln. In der Hauptsache dient die Zytodiagnostik der Feststellung von Krebserkrankungen bzw. der Krebsvorsorge.

Zytostatika:
allgemein Substanzen, welche das Wachstum und die Vermehrung von Zellen hemmen, im engeren Sinne Chemotherapeutika zur Behandlung von Krebserkrankungen (vgl. Chemotherapie*). Dabei macht man sich den Umstand zunutze, daß Krebszellen sich weitaus schneller vermehren als die meisten Körperzellen, so daß Krebszellen durch Substanzen, die sich vermehrende Zellen vergiften können, stärker geschädigt werden als die übrigen Körperzellen. Die schweren Nebenwirkungen einer Chemotherapie treffen daher vor allem die Körpergewebe, die ebenfalls häufige Zellteilungen durchführen: Das sind das blutbildende System (Knochenmark), zudem die Schleimhäute, die sich ständig regenerieren müssen und das Haarwurzelgewebe. Äußerlich macht sich das in einer stark geschwächten Immunabwehr, Übelkeit mit Erbrechen und Haarausfall bemerkbar. Aus diesem Grund muß auch immer abgewogen werden, ob der Vorteil der Behandlung die deutliche Herabsetzung der Lebensqualität des Krebskranken aufwiegt oder nicht. Dazu kommt, daß selten vorhergesagt werden kann, wie jemand auf eine Chemotherapie reagiert. Eine Heilung einer Krebserkrankung mit Zytostatika ist nur in Ausnahmefällen (z.B. bei Lymphkrebs) möglich, es handelt sich zumeist nur um eine rein palliative (d.h. den Krebs zurückhaltende) Therapie.

Anhang

Informationen zur schnellen Selbsthilfe:

Atemnot (Luftnot):

Ursachen:

1. *allergisch (Pollen, Haustiere, Hausstaubmilben)*
2. *infektbedingt*
3. *Herzschwäche*
4. *Veranlagung*

Sofortmaßnahmen:

1. *frische Luft; durch Nase einatmen*
2. *beengende Kleidung öffnen*
3. *bei Kindern: feuchte, warme Dämpfe, z. B. Kamillenblüten-Aufguß inhalieren lassen*
4. *Arzt rufen*

Blutergüsse:

Kalte Umschläge

Fieber:

Wadenwickel (nicht bei kleinen Kindern): kleines Handtuch in kaltes Wasser tauchen, um beide Waden legen, mit trockenen Handtüchern umwickeln. Alle 2 Stunden wechseln. Kranken viel zu trinken geben.
Bei Kindern bis ca. 3. Lebensjahr: Einlauf mit ca. 1/4 Liter Wasser (handwarm); viel trinken lassen.

Fremdkörper in Luft- oder Speiseröhre:

Kleinkinder an den Füßen hochhalten und mit der flachen Hand zwischen die Schulterblätter schlagen. Kommt der Fremdkörper nicht heraus, Rettungsdienst rufen und wenn möglich ein Muster des Gegenstandes (z.B. Spielstein) mitgeben.

Herzinfarkt – so erkennt man ihn:

Schwere, lang andauernde Schmerzen im Brustkorb, die bis in einen (meist den linken) oder beide Arme, die Schulterblätter, den Bauch und den Unterkiefer ausstrahlen können.

Starkes Engegefühl, Brennen oder heftiger Druck im Brustkorb Blasse, fahle Gesichtsfarbe, kalter Schweiß auf der Stirn und

Oberlippe oder auch im ganzen Gesicht; Luftnot (flaches Atmen), die zum Hinsetzen oder Hinlegen zwingt.

Plötzlicher Kreislaufzusammenbruch mit oder ohne Bewußtlosigkeit.
Bei den ersten Anzeichen eines Herzinfarktes sofort den Notarzt (über Notruf 112) rufen!

Impfungen:

Kinder:
ab 3. Monat: Diphtherie/Tetanus/Hämophilus influenza B (Hib); Polio
ab 2. Lebensjahr: Diphtherie/Tetanus/Keuchhusten
ab 6. Lebensjahr: Masern, Mumps, Röteln, Tetanus/Diphtherie Auffrischung
ab 10. Lebensjahr: Polio Auffrischung
11. - 15. Lebensjahr: Röteln, Tetanus, Diphtherie

Erwachsene:
alle 10 Jahre auffrischen: Polio (Kinderlähmung), Tetanus, Diphtherie bei Auslandsreisen: ggf. Malaria-Schutz, Hepatitis A, Typhus

Insektenstich in Mund oder Rachen:

Schnell kühlen: Kalte Umschläge um den Hals und Eis lutschen.

Nasenbluten:

Patient/in hinsetzen (evtl. Kopf mit den Händen abstützen). Kalte Umschläge im Nacken sorgen dafür, daß sich die zur Nase führenden Blutgefäße verengen.

Niemals den Kopf in den Nacken legen, Wasser in die Nase ziehen oder die Nase mit Verbandsmatereial verstopfen.

Bei anhaltendem starken Nasenbluten Notarzt verständigen.

Schlaganfall - so erkennt man ihn:

Ausfallerscheinungen, Halbseitenlähmung, Hängender Mundwinkel, Schiefgesicht, halbgeschlossene Lidspalte, Desorientierung, Verwirrtheit, Sprachstörung, Ausfall der Sprache, Störung von Wahrnehmung und Empfindung, Bewußtseinsverlust, Atem- und Kreislaufstillstand

Bei Schlaganfall den Notarzt (über Notruf 112) rufen!

Sonnenstich

Anzeichen für einen Sonnenstich: hochroter, heißer Kopf, kühle Haut, Unruhe, Kopfschmerz und Schwindel, Übelkeit (u.U. Erbrechen), steifer Nacken, bei Kleinkindern auch hohes Fieber.

Kind mit erhöhtem Kopf hinlegen und den Kopf mit feuchten Umschlägen kühlen.

Achtung: Bei schwerem Sonnenstich kann Lebensgefahr durch den zu hohen Hirndruck bestehen (ggf. Arzt rufen).

Verätzungen:

Wichtig: Immer angeben, durch welchen Stoff die Verätzung ausgelöst wurde. Patient/in nicht zum Erbrechen bringen! Flüssigkeit (Wasser, Tee) in kleinen Schlucken trinken.

Vergiftungen:

Bei Vergifteten niemals Erbrechen künstlich herbeiführen! Keine Milch zu trinken geben – sie beschleunigt zum Teil die Aufnahme des Giftes ins Blut. Sofort Arzt oder Rettungsdienst rufen – sie können Erstmaßnahmen empfehlen.

Diese Angaben sind für den Notruf wichtig:
- Alter und Gewicht des Betroffenen
- Art des Giftes (leere Packungen oder Reste – auch verdorbene Speisen – mitgeben)
- Zeitpunkt der Einnahme
- Bereits durchgeführte Maßnahmen

Verbrennungen:

So ist's richtig: Verbrannte Bereiche sofort mit kalten Wasser kühlen (Übergießen oder Eintauchen) bis Schmerzlinderung einsetzt. Nicht mit Eis kühlen (kann Erfrierungen des Gewebes verursachen).

Mit der Haut verklebte Kleidungsstücke oder sonstige Materialien (geschmolzener Kunststoff etc.) nicht entfernen.

Nach der Kühlung die Stelle mit keimfreiem Material locker abdecken.
Achtung: Falsche "Hausmittel" wie Öl, Fett, Puder, Mehl Salben usw. können zusätzlich zu Infektionen führen.

Kleine Verbrennungen nach Kühlung evtl. dick mit Zahnpaste bestreichen, ca. 2 Stunden belassen.

Verstauchungen/Verrenkungen:

Ruhigstellen, nicht selber einrenken! Kühle Umschläge lindern die Schmerzen und halten die Schwellung klein.

Vorsicht: Eis- und Kühlsprays können zu Gewebeerfrierungen führen!

Wunden:

Wunden nur keimfrei bedecken - nicht auswaschen, auch nicht desinfizieren oder mit Salben bedecken. Bei starken Blutungen einen Druckverband anlegen, wo dies nicht möglich ist (z.B. am Kopf) keimfreies Material aufpressen, Arzt rufen.

Zeckenbiß:

Zecke dicht über der Haut mit Pinzette fassen und herausdrehen (wie Schraube). Nicht quetschen! Nicht mit Öl oder Chemiekalien betupfen! Bißstelle mit Jodsalbe versorgen.
Bei auffallender Rötung Arzt aufsuchen.

Notrufe:

112 *Feuerwehr, Rettungsnotdienst*
110 *Polizei*

Notrufe (evtl. mit der Vorwahl einer größeren Stadt in Ihrer Nähe):

19211 *ADAC Pannendienst*
0180-25026 *Zentralruf der Autoversicherer*
19222 *Krankenwagennotruf*
19292 *Ärztlicher Bereitschaftsdienst*

Die folgenden Informationszentralen geben Ihnen Auskunft bei Vergiftungsfällen:

Zentralruf für Vergiftungen bei Kindern: Tel. 030/19240

Berlin:
Beratungsstelle für Vergiftungserscheinungen und Embryonaltoxikologie
Pulsstraße 3-7
14059 Berlin
Tel. 030/19240

Berlin:
Universitätsklinikum Rudolf
Virchow, Station 43
Augustenburger Platz 1
13353 Berlin
Tel. 030/4505-3555

Bonn:
Informationszentrale gegen Vergiftungen, Zentrum für Kinderheilkunde der Rheinischen Friedrich Wilhelms-Universität:
Adenauerallee 119
53113 Bonn
Tel. 0228/287-3211

Erfurt:
Gemeinsames Giftinformationszentrum der Länder Mecklenburg-Vorpommern, Sachsen, Sachsen-Anhalt und Thüringen:
Nordhäuser Straße 74
99089 Erfurt
Tel. 0361/730-730

Freiburg:
Universitätskinderklinik Freiburg; Informationszentrale für Vergiftungen:
Mathildenstr. 1
79106 Freiburg
Tel. 0761/270-4361

Göttingen:
Giftinformationszentrum Nord:
Robert-Koch-Straße 40
37075 Göttingen
Tel. 0551/39-2132
Notruf: 0551/19240

Homburg:
Informations- und Beratungszentrum für Vergiftungsfälle:
66421 Homburg/Saar
Tel. 06841/16-2257
Notruf: 06841/19240

Mainz:
Beratungsstelle bei Vergiftungen:
II. Med. Poliklinik d. Universität
Langbeckstraße 1
55131 Mainz
Tel. 06131/232-466
Notruf: 06131/19240

München:
Giftnotruf München
Ismaninger Straße 22
81675 München
Tel. 089/4140-2211
Notruf 089/19240

Nürnberg:
II. Medizinische Klinik des städtischen Krankenhauses
Nürnberg Nord
Flurstraße 17
90149 Nürnberg
Tel. 0911/398-2451

Notizen

Notizen